"十四五"普通高等教育本科规划教材

供本科护理学类专业用

妇产科护理学

第 3 版

U0197447

主　编　陆　虹　柳韦华

副主编　金子环　侯　睿　陈爱香　邱萍萍

编　委　（按姓名汉语拼音排序）

陈爱香（长治医学院护理学系）　　　　　邱萍萍（福建医科大学护理学院）

陈新霞（山东大学护理与康复学院）　　　石　艳（重庆医科大学附属第二医院）

董胜雯（天津医科大学护理学院）　　　　陶艳萍（昆明医科大学第一附属医院）

郭　黎（首都医科大学护理学院）　　　　王连红（遵义医科大学护理学院）

郭晓琴（山西医科大学护理学院）　　　　杨连卫（大连大学护理学院）

侯　睿（北京大学护理学院）　　　　　　伊焕英（海南医学院国际护理学院）

金丽花（延边大学护理学院）　　　　　　岳洁雅（北京大学第一医院）

金子环（华北理工大学护理与康复学院）　张　凤（南通大学医学院护理学院）

李　青（承德医学院护理学院）　　　　　张　丽（滨州医学院老年医学院）

李晓丹（北京大学人民医院）　　　　　　张雪琨（苏州大学护理学院）

柳韦华（山东第一医科大学护理学院）　　赵海丽（青海大学附属医院）

陆　虹（北京大学护理学院）　　　　　　赵　艳（北京大学第三医院）

北京大学医学出版社

FUCHANKE HULIXUE

图书在版编目（CIP）数据

妇产科护理学 / 陆虹，柳韦华主编 . —3 版 . —北
京：北京大学医学出版社，2022.10
ISBN 978-7-5659-2632-7

Ⅰ . ①妇… Ⅱ . ①陆… ②柳… Ⅲ . ①妇产科学－护
理学－高等学校－教材 Ⅳ . ① R473.71

中国版本图书馆 CIP 数据核字（2022）第 065698 号

妇产科护理学（第 3 版）

主　　编：陆　虹　柳韦华
出版发行：北京大学医学出版社
地　　址：（100191）北京市海淀区学院路 38 号　北京大学医学部院内
电　　话：发行部 010-82802230；图书邮购 010-82802495
网　　址：http：//www.pumpress.com.cn
E-m a i l：booksale@bjmu.edu.cn
印　　刷：北京瑞达方舟印务有限公司
经　　销：新华书店
责任编辑：崔玲和　　责任校对：靳新强　　责任印制：李　啸
开　　本：850 mm×1168 mm　1/16　　印张：27　　字数：779 千字
版　　次：2007 年 6 月第 1 版　2022 年 10 月第 3 版　2022 年 10 月第 1 次印刷
书　　号：ISBN 978-7-5659-2632-7
定　　价：65.00 元

第3轮修订说明

国务院办公厅印发的《关于加快医学教育创新发展的指导意见》提出以新理念谋划医学发展、以新定位推进医学教育发展、以新内涵强化医学生培养、以新医科统领医学教育创新；要求全力提升院校医学人才培养质量，培养仁心仁术的医学人才，加强护理专业人才培养，构建理论、实践教学与临床护理实际有效衔接的课程体系，提升学生的评判性思维和临床实践能力。《教育部关于深化本科教育教学改革全面提高人才培养质量的意见》要求严格教学管理，把思想政治教育贯穿人才培养全过程，全面提高课程建设质量，推动高水平教材编写使用。新时代本科护理学类人才培养及教材建设面临更高的要求和更大的挑战。

为更好地支持服务高等医学教育改革发展、本科护理学类人才培养，北京大学医学出版社有代表性地组织、邀请全国高等医学院校启动了本科护理学类专业规划教材第3轮建设。在各方面专家的指导下，结合各院校教学教材调研反馈，经过论证决定启动27种教材建设。其中修订20种教材，新增《基础护理学》《传染病护理学》《老年护理学》《助产学》《情景模拟护理综合实训》《护理临床思维能力》《护理信息学》7种教材。

修订和编写特色如下：

1．调整参编院校

教材建设的院校队伍结合了研究型与教学型院校，并注重不同地区的院校代表性；由知名专家担纲主编，由教学经验丰富的学院教师及临床护理教师参编，为教材的实用性、权威性、院校普适性奠定了基础。

2．更新知识体系

对照教育部本科《护理学类专业教学质量国家标准》及相关考试大纲，结合各地院校教学实际修订教材知识体系，更新已有定论的理论及临床护理实践知识，力求使教材既符合多数院校教学现状，又适度引领教学改革。

3．创新编写特色

本着"以人为中心"的整体护理观，以深化岗位胜任力培养为导向，设置"导学目标"，使学生对学习的基本目标、发展目标、思政目标有清晰了解；设置"案例""思考题"，使教材贴近情境式学习、基于案例的学习、问题导向学习，促进学生的临床护理评判性思维能力培养；设置"整合小提示"，探索知识整合，体现学科交叉；设置"科研小提示"，启发创新思维，促进"新医科"人才培养。

4．融入课程思政

将思政潜移默化地融入教材中，体现人文关怀，提高职业认同度，着力培养学生"敬佑生命、救死扶伤、甘于奉献、大爱无疆"的医者精神，引导学生始终把人民群众生命安全和身体健康放在首位。

5．优化数字内容

在第2轮教材与二维码技术初步结合实现融媒体教材建设的基础上，第3轮教材改进二维码技术，简化激活方式、优化使用形式。按章（或节）设置一个数字资源二维码，融拓展知识、微课、视频等于一体。设置"随堂测"二维码，实现即时形成性评测及反馈，促进"以学生为中心"的自主学习。

为便于教师、学生下载使用，PPT课件统一做成压缩包，用微信"扫一扫"扫描封底激活码，即可激活教材正文二维码、导出PPT课件。

第2轮教材的部分教材主编因年事已高等原因，不再继续担任主编。她们在这套教材的建设历程中辛勤耕耘、贡献突出，为第3轮教材建设日臻完善、与时俱进奠定了坚实基础。各方面专家为教材的顶层设计、编写创新建言献策、集思广益，在此一并致以衷心感谢！

本套教材供本科护理学类专业用，也可供临床护理教师和护理工作者使用及参考。希望广大师生多提宝贵意见，反馈使用信息，以逐步完善教材内容，提高教材质量。

前　言

本教材严格按照国家教育部规定的护理学高等教育培养目标、规格及护理学专业教学大纲的要求，同时突出临床护理特色，增强学生临床思维能力，真正做到学有所用。为此，本教材一方面本着"以人为中心"的整体护理观，融入预防、康养理念，注重"生命全周期、健康全过程"，首先叙述妇女妊娠、分娩、产褥期的正常生理变化过程及其护理活动内容，在此基础上介绍异常过程及患病妇女的护理、计划生育和妇女保健指导内容；另一方面，在编写体例方面进行了以下几项较大的改革：

1. 知识输入的方式更注重理论知识和临床实践的双向滋养、整合，体现出理论如何指导实践、实践中的问题体现了哪些基础知识。设置"整合小提示"和"科研小提示"，促进学生自主学习、情境性学习，给予学生可进行拓展式自主学习、整合式自主学习的位点提示。以启发学生不同学科间的知识整合，促进学科交叉融合，培养创新思维，提示循证、转化等创新来源。

2. 知识输出的方式更强调即时评价反馈，针对重点知识点设置"随堂测"，通过选择题、典型案例题，使随堂测验题目与预期学习结果相一致，学生在移动终端交互答题，得到实时的自我评价和反馈，使数字化信息技术真正服务于学生自主学习、知识有效构建、在线即时形成性评价。

3. 能力输出的方式更注重深掘发展潜力，导学目标分为"基本目标"和"发展目标"。其中，"发展目标"体现了整体护理的创新性、整合性，科研创新意识和知识迁移，综合应用。综合性病例/案例设置在章后思考题中，体现知识的综合应用，考查能力的整合式输出。同时将思政有机、无形地融入教材，如在案例中体现人文关怀、在知识链接中体现科学精神。

本书可供高等医学院校护理学专业本科学生、在职护士及成人高等教育自学考试护理学专业学生学习使用，也可供从事各层次护理学专业的教学人员使用。

护理学相对于临床医学而言仍然是一门年轻的学科，在我国起步较晚，多层次的护理教育尚在完善阶段。虽然在编者们的共同努力下，我们力争使本教材突出专业特点和适应现代护理学发展的需要，但由于能力与经验以及时间所限，书中难免有错误和不当之处，恳请使用本教材的师生及护理界同仁们批评、指正。

本教材的编写得到了北京大学医学出版社的大力支持，北京大学第一医院岳洁雅老师承担了编写兼秘书工作，在此特致谢意。同时感谢各位编者的大力支持以及通力合作。

陆　虹

目　录

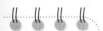

目 录

绪 言

导学目标

通过本章内容的学习，学生应能够：

◆ **基本目标**

1. 陈述妇产科护理学的发展趋势。
2. 解释妇产科护理学的内容、学习目的及方法。

◆ **发展目标**

结合所学护理相关理论，阐述护理相关理论在妇产科护理领域的应用。

◆ **思政目标**

学习为人民健康服务的护理专业精神。

【妇产科护理学的发展】

随着社会和医学实践的发展，为适应新时期人类健康保健和临床医疗的需要，护理学已逐渐发展成为医学领域内一门独立的学科。妇产科护理学作为护理学的一个亚学科，也逐渐形成独特的专业，其理论和模式反映了当代妇产科护理发展的新趋势。

妇产科护理最早源于产科护理。自有人类以来，就有专人参与照顾妇女的生育过程，这就是早期的产科及产科护理雏形。近代，妇女所选择的分娩场所也由家庭转为医院。随着分娩场所的变迁，参与产科护理的人员结构和性质也发生了根本性变化。最初只有女性才能参与妇女生育过程的照顾。这些人往往拥有较多的子女，有着丰富的生育经历，所具有的接产技术通常以学徒的学习方式从他人那里获得。当分娩场所由家庭转移到医院时，即需要一批受过专业训练、具备特殊技能的护理人员参与产科的护理工作。第二次世界大战以前，妇产科照顾的重点仅限于急症、重症状态的护理，以及预防妇产科传染病方面的工作。当时，护士的角色有很大的局限性。为适应社会发展过程中人们对生育及医疗照顾需求的改变，妇产科护理也经历着"以疾病为中心的护理"向"以患者为中心的护理"变革。世界卫生组织（WHO）于1978年正式提出"2000年人人享有卫生保健"的战略目标，使护士的角色功能进一步扩充。从面向未来考虑，开展"以整体人的健康为中心的护理"将成为当代护理学的发展趋势。我国于2016年审议通过的《"健康中国2030"规划纲要》也提到要实施母婴安全计划和健康儿童计划，全面提升妇幼健康水平，关注焦点需从母婴生存扩展为促进全生命周期健康水平。

为适应医学模式转变和社会发展过程中人们对生育、健康及医疗保健需求的变化，妇产科护理模式势必随现代护理学发展趋势做出相应调整。同其他专科护理一样，妇产科护理的范畴

随堂测 1-1

也从单纯的"护理疾病"发展为"保障人类健康"。护士的工作场所逐渐由医院扩大到家庭、地区和社会；工作内容也从传统地、机械地、被动地执行医嘱，对患者的躯体护理，扩大到提供整体化护理。开展"以家庭为中心的产科护理（family centered maternity care）"代表了产科护理的发展趋势。

开展"以家庭为中心的产科护理"，对孕妇家庭而言，有利于建立养育和亲密的家庭关系，有利于产生积极的生育经验和满足感，父母及新生儿之间容易建立积极的亲子关系，有助于父母建立护理新生儿的自信心；对医护人员而言，不仅能为护理对象提供连续的健康照顾，还可及时获得个案及家庭的反馈信息，真正落实"以患者为中心"的服务宗旨，充分发挥护士独立性角色功能，提高护理人员的工作成就感。大量资料表明，开展"以家庭为中心的产科护理"具有可行性。欧美一些国家为能提供"以家庭为中心的产科护理"方式，对如下方面进行了改革：①鼓励家庭成员积极参与孕妇的生育过程。②为加强家庭成员对分娩过程的直接参与，减轻成员间的"分离性焦虑"，建立类似家庭环境的待产、分娩单位。③改变分娩医疗技术，结合具体情况对既往待产期间活动限制、分娩时的固定体位、分娩室的环境布置以及待产时例行的种种措施等均按需求进行调整，并予以满足。同时，强调产时父母及新生儿的早期接触和产后"母婴同室（rooming-in）"的护理方式。④提倡早期出院计划，为减少产妇住院可能造成的家庭成员间"分离性焦虑"，在产妇及新生儿无异常情况时，充分做好出院前指导，鼓励产妇尽早出院。

事实上，国内现代产科护理发展迅速，正逐渐顺应世界产科护理的发展趋势，从国情出发着手于多种形式的改革和尝试。例如，我国开展了创建爱婴医院活动，有力地促进了政府、社会、家庭和医疗机构对自然分娩和母乳喂养的重视和支持。此外，有关开展纯母乳喂养活动中的"母婴同室"等形式均属提供类似家庭环境的待产和分娩机构，是贯彻执行"以家庭为中心的产科护理"的具体表现。

此外，随着循证实践思想在全球卫生保健领域的影响不断深入，医学逐渐由传统的经验医学发展为循证医学，Sackett教授在1996年正式提出循证医学（evidence-based medicine，EBM）的定义："循证医学是审慎地、明确地、明智地运用最新、最佳证据做出临床决策"。循证医学实践意味着临床医师将其个人的临床经验与来自系统研究的最新、最佳证据相结合。妇产科护理实践也逐渐由经验护理转向循证护理，循证护理可改变临床护理人员以经验和直觉为主的习惯和行为，对提高妇产科护理实践的科学性和有效性、推动我国妇产科护理的发展有着极为重要的作用。近年来，循证护理在我国妇产科护理领域得到了较为广泛的应用，例如，正常分娩、母乳喂养、围产期保健等指南和专家共识的制定，围绕某个妇产科临床问题的证据总结和证据应用等。

【妇产科护理学的内容、学习目的及方法】

妇产科护理学是一门诊断并处理女性对现存和潜在健康问题的反应、为妇女健康提供服务的科学，也是现代护理学的重要组成部分。

妇产科护理学的内容与妇产科护理的任务密不可分。妇产科护理学的研究对象包括生命各阶段不同健康状况的女性，以及相关的家庭成员和社会成员。学习妇产科护理学的目的在于学好理论和掌握技术，发挥护理特有职能，为患者提供缓解痛苦、促进康复的护理活动，帮助护理对象尽快获得生活自理能力，为健康女性提供自我保健知识，预防疾病并维持健康状态。因此，妇产科护理学的内容包括孕产妇的护理、妇科疾病患者的护理、计划生育指导及妇女保健等。

由于当前妇产科护理工作的内容和范畴比传统的妇产科护理扩展很多，因此对专科护士的基础文化水平、专业实践能力、工作经验、责任心及职业道德等方面提出了更高的要求，学习妇产科护理学的人必须具备前期课程的基础。除医学基础学科和社会人文学科知识外，还需具

随堂测 1-2

知识链接

《柳叶刀中国女性生殖、孕产妇、新生儿、儿童和青少年健康特邀重大报告》

女性生殖、孕产妇、新生儿、儿童和青少年健康（women's reproductive, maternal, newborn, child, and adolescent health, RMNCAH）是下一代健康发展的基石，也是未来人口和社会发展的驱动力，对于面临人口老龄化和低生育水平的中国来说尤为重要。在过去的几十年里，中国的 RMNCAH 领域在降低孕产妇及儿童死亡率的发展目标上取得了巨大成就。然而，随着中国的发展目标逐渐转向"确保健康和福祉"，整个国家在 RMNCAH 领域面临着新的挑战。联合国可持续发展目标（sustainable development goals, SDGs）和《"健康中国 2030"规划纲要》的发展愿景中也指出 RMNCAH 领域的关注焦点须从母婴生存扩展为促进全生命周期健康水平。

为实现 SDGs 和《"健康中国 2030"规划纲要》中 RMNCAH 相关发展目标，该重大报告提出了一个旨在 2030 年实现 RMNCAH 全民健康覆盖的战略框架，包括 4 个基本驱动力：筹资、人力开发、药品和技术、信息技术（IT）系统。为实现 RMNCAH 全民健康覆盖这个目标，构建一个基于卫生体系内、外部因素的支持性环境至关重要，这些因素包括治理与领导、政策与立法、社会与社区。根据该战略框架，该重大报告针对以下 5 大领域提出了一系列建议：生殖健康、孕产妇和新生儿健康、儿童和青少年健康、卫生体系、社会环境，并讨论如何将这些建议转化为政策。

来源：Qiao J, Wang Y, Li X, et al. A Lancet Commission on 70 years of women's reproductive, maternal, newborn, child, and adolescent health in China [J]. Lancet, 2021, 397 (10293): 2497-2536.

备护理学基础、内科护理学、外科护理学等知识。必须充分认识到妇产科护理学是一门实践性学科，在学习的全过程强调理论联系实际。例如，在临床实践中，坚持针对个体差异性提供个体化整体护理的原则，运用所学护理程序、科学管理方法等知识为护理对象提供高质量的护理活动，最大限度地满足护理对象的需求。

妇产科护理学不仅具有医学特征，还具有独立和日趋完整的护理及相关理论体系。如家庭理论、奥瑞姆（Orem）自护理论、罗伊（Roy）适应模式、马斯洛（Maslow）需要层次论、母性角色的获得理论、产前压力理论、母亲情绪健康的躺椅理论及健康生成论等，都是妇产科护理活动的指导理论。同学们应该熟悉、精通相关理论，在实践中运用并发展这些理论。例如，强调"针对个案不同需求提供不同层次的服务，最终使其具备不同程度的自理能力"是奥瑞姆自护理论的核心。妊娠期是妇女生命过程中的一个特殊生理阶段，为此，正常的孕产妇应该摆脱患者的角色，承担相应的自我护理活动。在个案所处环境发生变化时，护士可以罗伊适应模式为指导，充分认识环境中的主要刺激、相关刺激和固有刺激，运用有效的护理措施控制刺激强度，使其作用限于个案所能承受的范围内，从而使受作用者获得适应性反应，这是从作用（或刺激）因素考虑。也可从受作用因素（接受刺激的个体）考虑，通过护理措施扩大服务对象的适应范围，使全部刺激纳入机体的适宜性范围之内，进而通过机体适当反应，排除干扰，达到新的平衡。

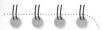

小 结

　　妇产科护理学具有悠久的发展历史。随着社会和医学实践的发展，妇产科护理学在护理理念、工作场所、工作内容和护理模式等方面发生了转变。未来妇产科护理将开展以循证护理为指导、以家庭为中心的产科护理，且更加关注促进全生命周期健康水平。在学习妇产科护理学的过程中，需要注意理论联系实践，并在实践中运用和发展妇产科护理学的相关理论。

思考题

1. 请结合我国现状，阐述我国妇产科护理的发展趋势。
2. 请举例说明与妇产科护理相关的理论。

（陆　虹）

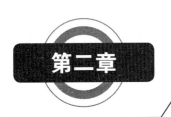 **第二章** 女性生殖系统解剖与生理

导学目标

通过本章内容的学习，学生应能够：

◆ **基本目标**

1. 描述女性内、外生殖器官的构成和解剖特点。
2. 复述女性生殖器官的邻近器官及临床意义。
3. 说明女性骨盆及骨盆底的解剖特点和临床意义。
4. 解释卵巢的功能及月经的周期性变化。

◆ **发展目标**

正确评估女性生殖系统及相关组织的生理变化特点，为向女性提供具有安全性和高质量的健康照护奠定理论和实践基础。

◆ **思政目标**

比较妇产科护理学和其他医学之间的相互关系，辩证地看待知识之间、人体器官之间乃至事物间的相互关系和普遍规律。

女性生殖系统包括内、外生殖器官及其相关的血管、淋巴和神经等组织，既有自己独特的生理功能，又与其他系统的功能相互联系、相互影响。

第一节　女性生殖系统解剖

案例 2-1

某患者，女性，30 岁，因"宫内妊娠 39^{+2} 周，G_2P_1，临产"入院。2 年前患者分娩一女婴后，因重度产褥中暑导致低位截瘫，双下肢运动功能中度障碍。入院后检查：胎心率 135 次 / 分，宫缩间隔 3 ～ 4 分钟，持续 40 ～ 50 秒，骨盆外测量正常。

请回答：

1. 该孕妇是否有可能自然分娩？
2. 产科检查该孕妇的生殖器有哪些特点？

【外生殖器】

女性外生殖器是女性生殖器官的外露部分，又称外阴（vulva），是指耻骨联合至会阴及两股内侧之间的区域（图2-1）。

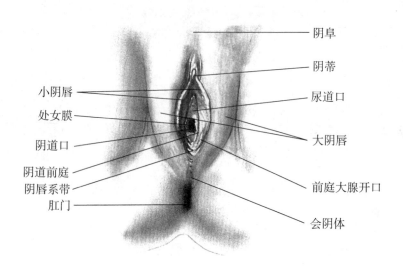

图2-1　女性外生殖器

（一）阴阜

阴阜（mons pubis）为耻骨联合前面隆起的脂肪垫。青春期该部皮肤开始生长阴毛，分布呈倒置的三角形。阴毛为女性第二性征之一，其疏密、粗细、色泽可因个体和种族而异。

（二）大阴唇

大阴唇（labium majus）为两股内侧一对纵行隆起的皮肤皱襞，起自阴阜，向下、向后止于会阴。两侧大阴唇前端为子宫圆韧带的终点，前端左右两侧相互联合形成大阴唇前联合，后端在会阴体前相融合，称为阴唇后联合。大阴唇外侧面皮肤青春期后多有色素沉着和阴毛生长，皮层内有皮脂腺和汗腺；内侧面湿润似黏膜。大阴唇皮下为疏松结缔组织和脂肪组织，内含丰富的血管、淋巴管和神经，外伤后易形成血肿。成年未产妇女的两侧大阴唇自然合拢；受阴道分娩影响，经产妇的大阴唇向两侧分开；绝经后大阴唇呈萎缩状，阴毛也逐渐稀少。

（三）小阴唇

小阴唇（labium minus）为大阴唇内侧的一对纵行薄皮肤皱襞，表面湿润、微红、无毛，富含神经末梢，对性刺激敏感。两侧小阴唇前端融合，再分为前后两叶包绕阴蒂，前叶形成阴蒂包皮，后叶形成阴蒂系带。大、小阴唇后端汇合，在正中线形成阴唇系带。受分娩影响，此系带经产妇常不明显。

（四）阴蒂

阴蒂（clitoris）为一个圆柱状的小器官，位于两侧小阴唇顶端下方，部分被阴蒂包皮包绕，与男性阴茎同源，由海绵体组织构成。阴蒂分为3个部分，前端为阴蒂头，中部为阴蒂体，后端为两个阴蒂脚，附着于两侧耻骨支上。仅阴蒂头暴露于外阴，富含神经末梢，对性刺激敏感。

（五）阴道前庭

阴道前庭（vaginal vestibule）为一个菱形区域，前为阴蒂，后为阴唇系带，两侧为小阴唇。在此区域内，前方有尿道外口，后方有阴道口。阴道口与阴唇系带之间有一浅窝，称舟状窝，又称阴道前庭窝，经产妇因分娩时阴唇系带撕裂伤，此窝消失。此区域内有以下结构。

1. 前庭球　又称球海绵体，位于阴道前庭两侧深部，表面被球海绵体肌覆盖。

2. 前庭大腺　又称巴氏腺，位于大阴唇后部，被球海绵体肌所覆盖，左右各一，如黄豆大小。腺管细，长 1 ～ 2 cm，向内侧开口于阴道前庭后方小阴唇下端与处女膜中下 1/3 之间的沟内，正常情况下不能触及此腺。性兴奋时，腺体分泌黏液，起滑润作用。若腺管口闭塞，可形成前庭大腺囊肿；若伴有感染，可形成前庭大腺脓肿，此时能触及并看到。

3. 尿道外口　位于阴蒂头的后下方，呈圆形，边缘折叠而合拢。尿道外口后壁有一对并列的尿道旁腺，其分泌物有滑润尿道口的作用。

4. 阴道口及处女膜　阴道口位于尿道外口后方的前庭后部，其周缘覆盖一层较薄的黏膜皱襞，称为处女膜。处女膜中央有一小孔。处女膜的厚薄、孔的大小及形状因人而异。处女膜多在初次性交时破裂，剧烈运动或其他原因也可使处女膜破裂。受阴道分娩影响，产后仅留有处女膜痕。

【内生殖器】

女性内生殖器包括阴道、子宫、输卵管及卵巢，后二者合称为子宫附件（图 2-2）。

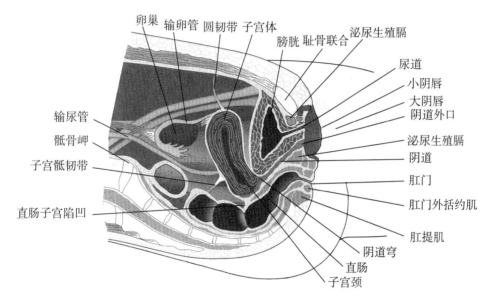

图 2-2　女性内生殖器（矢状面）

（一）阴道

阴道（vagina）是性交器官，也是月经血排出和胎儿娩出的通道。

1. 位置和形态　阴道位于真骨盆下部中央，为一上宽下窄的通道。阴道前后壁长度不同，前壁长 7 ～ 9 cm，与膀胱和尿道相邻；后壁长 10 ～ 12 cm，与直肠贴近，其上部 1/4 紧邻直肠子宫陷凹，下 3/4 为阴道直肠隔。阴道上端包绕宫颈，下端开口于阴道前庭后部。子宫颈与阴道间的圆周状隐窝，称为阴道穹（vaginal fornix），按其位置分为前、后、左、右 4 部分，其中阴道后穹隆（阴道穹后部）最深，其顶端与直肠子宫陷凹紧密相邻，后者为盆腹腔的最低部位。当该陷凹有积液时，可经阴道后穹隆进行穿刺或引流，因此它是诊断某些疾病或实施手术的途径。

2. 组织结构　阴道壁自内向外由黏膜层、肌层和纤维组织膜构成。黏膜层有很多横行皱襞，具有较大的伸展性，其上端 1/3 黏膜受性激素影响有周期性变化。平时阴道前后壁互相贴合。幼女及绝经后妇女的阴道黏膜上皮甚薄，皱襞少，伸展性小，容易受创伤及感染。此外，阴道壁富有静脉丛，损伤后易出血或形成血肿。

（二）子宫

子宫（uterus）是产生月经、孕育胚胎和胎儿的空腔器官。

1. 位置　子宫位于骨盆腔中央，前为膀胱，后邻直肠，下端接阴道，两侧连输卵管和卵巢。子宫底位于骨盆入口平面以下，子宫颈外口位于坐骨棘水平稍上方。当膀胱空虚时，成人子宫呈轻度前倾前屈位。

2. 形态　子宫为有腔壁厚的肌性器官，呈倒置的梨形，前面扁平、后面稍凸出，其大小、形态依年龄或生育情况而变化。成人未孕子宫重 50～70 g，长 7～8 cm，宽 4～5 cm，厚 2～3 cm；子宫腔呈上宽下窄的三角形，容量约 5 ml，两侧与输卵管相通，下端连接子宫颈管。子宫包括子宫体和子宫颈两部分。子宫体较宽，位于子宫上部，其顶部称为子宫底，子宫底两侧称为子宫角，与输卵管相通。子宫的下部较窄，呈圆柱状，称为子宫颈。子宫颈内腔呈梭形，称为子宫颈管，成年妇女长 2.5～3 cm，其下端称为子宫颈外口，开口于阴道。子宫体与子宫颈的比例因年龄和卵巢功能而异，婴儿期为 1∶2，育龄期为 2∶1，绝经后为 1∶1（图 2-3）。

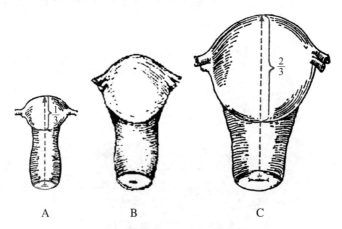

图 2-3　不同年龄子宫体与子宫颈发育的比较
A. 婴儿子宫；B. 绝经后子宫；C. 育龄期子宫

子宫体与子宫颈之间形成的最狭窄部分，称为子宫峡部，在非妊娠期长约 1 cm。子宫峡部的上端因解剖上较狭窄，称为解剖学内口；下端因黏膜组织在此处由宫腔内膜转变为宫颈黏膜，称为组织学内口。妊娠期子宫峡部逐渐延伸变长，至妊娠末期长度可达 7～10 cm，形成子宫下段，成为软产道的一部分。子宫颈以阴道为界，分为上、下两部分，上部占子宫颈的 2/3，两侧与子宫主韧带相连，称子宫颈阴道上部；下部占子宫颈的 1/3，伸入阴道内的部分称子宫颈阴道部（图 2-4）。未产妇的子宫颈外口呈圆形；经阴道分娩的产妇子宫颈外口因受分娩的影响形成横裂，将子宫颈分成前唇和后唇。

3. 组织结构　子宫体与子宫颈的组织结构不同。

（1）子宫体：由内向外分为子宫内膜层、肌层和浆膜层。子宫内膜为子宫体的最内层，衬于宫腔表面，无内膜下层组织，分为致密层、海绵层和基底层。内膜表面 2/3 为致密层和海绵层，受卵巢性激素影响发生周期性变化，统称为功能层。靠近子宫肌层的 1/3 内膜为基底层，不受卵巢性激素的影响，不发生周期性变化，可增生修复功能层。肌层位于内膜层和浆膜层之间，是子宫壁最厚的一层，由大量平滑肌组织、少量弹性纤维与胶原纤维组成。肌层分为 3 层：内层肌纤维环行排列，外层肌纤维纵行排列，中层肌纤维交叉排列，在血管周围呈"8"字形围绕血管，收缩时可有效地压迫其间穿行的血管，起到止血作用（图 2-5）。浆膜层为子宫壁的外层，是覆盖宫底部及其前后面的脏腹膜，与肌层紧贴。在子宫前面，近子宫峡部处的腹膜向前反折覆盖膀胱，形成膀胱子宫陷凹。在子宫后面，腹膜沿子宫壁向下延伸，至子

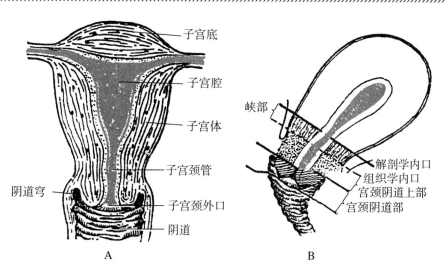

图 2-4 子宫各部
A. 子宫冠状断面；B. 子宫矢状断面

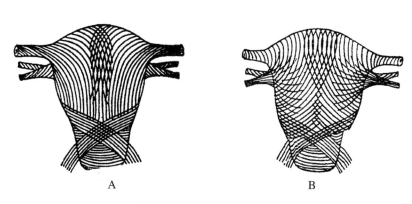

图 2-5 子宫肌层肌束排列
A. 外层；B. 内层

宫颈后方及阴道后穹隆再折向直肠，形成直肠子宫陷凹（rectouterine pouch），也称道格拉斯腔（Douglas pouch）。

（2）子宫颈：主要由结缔组织构成，含有少量平滑肌纤维、血管及弹性纤维。子宫颈管黏膜为单层高柱状上皮，黏膜层腺体可分泌碱性黏液，形成宫颈管内黏液栓，堵塞子宫颈管。子宫颈阴道部被覆复层鳞状上皮，表面光滑，子宫颈外口柱状上皮与鳞状上皮交界处是宫颈癌的好发部位。

4. 子宫韧带 最重要的有 4 对（图 2-6），相互作用以维持子宫的位置。

（1）圆韧带：呈圆索状，起于两侧子宫角的前面，输卵管近端的稍下方，在阔韧带前叶的覆盖下向前外侧走行，到达两侧骨盆侧壁，再穿越腹股沟管，终止于大阴唇前端，维持子宫前倾位。

（2）阔韧带：为子宫两侧呈翼状的双层腹膜皱襞，由覆盖子宫前后壁的腹膜自子宫侧缘向两侧延伸达盆壁而成，维持子宫在盆腔的正中位。子宫动、静脉和输尿管均从阔韧带基底部穿过。

（3）主韧带：位于阔韧带的下部，横行于子宫颈两侧和骨盆侧壁之间，为一对坚韧的平滑肌和结缔组织纤维束，是固定子宫颈位置、防止子宫脱垂的主要结构，又称子宫颈横韧带。

（4）宫骶韧带：起自子宫体和子宫颈交界处（相当于子宫峡部水平）后面的上侧方，向两侧绕过直肠到达第二、第三骶椎前面的筋膜。向后、向上牵引子宫颈，维持子宫于前倾的

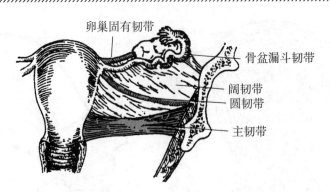

图 2-6　子宫各韧带

位置。

（三）输卵管

输卵管（fallopian tube）是卵子和精子结合的场所，也是运送受精卵的通道（图 2-7）。

1. 位置与形态　输卵管为一对细长而弯曲的肌性管道，位于阔韧带上缘内，内侧与子宫角相连通，外端游离呈伞状，与卵巢相近，全长 8 ~ 14 cm。根据输卵管的形态由内向外可分为 4 部分。①间质部：为潜行于子宫壁内的部分，长约 1 cm，管腔最窄；②峡部：间质部外侧的一段，管腔较狭窄，长 2 ~ 3 cm；③壶腹部：在峡部外侧，管腔较宽大且弯曲，长 5 ~ 8 cm，内含丰富的皱襞，为正常情况下受精的部位；④伞部：输卵管的末端，长 1 ~ 1.5 cm，管口处有许多指状突起，呈伞状，开口于腹腔，有"拾卵"作用。

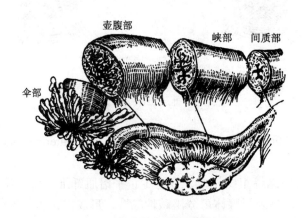

图 2-7　输卵管各部及其横断面

2. 组织结构　输卵管管壁分 3 层：外层为浆膜层，由阔韧带上缘腹膜延伸包绕输卵管而成；中层为平滑肌层，该层肌肉的收缩有协助拾卵、运送受精卵并在一定程度上阻止经血逆流和宫腔内感染向腹腔内扩散的作用；内层为黏膜层，由单层高柱状上皮组成。上皮细胞分为纤毛细胞、无纤毛细胞、楔状细胞和未分化细胞 4 种。纤毛向宫腔方向的摆动，能协助受精卵的运行。输卵管肌肉的收缩和黏膜上皮细胞的形态、分泌及纤毛摆动，均受性激素的影响而有周期性的变化。

（四）卵巢

卵巢（ovary）是产生与排出卵子、分泌甾体激素的性腺器官。

1. 位置与形态　卵巢为一对扁椭圆形腺体，由外侧的骨盆漏斗韧带（卵巢悬韧带）和内侧的卵巢固有韧带悬于盆壁与子宫之间，借卵巢系膜与阔韧带相连。卵巢的大小和形状因个体、年龄及处于月经周期阶段的不同而不同。育龄女性卵巢大小约为 4 cm×3 cm×1 cm，重

5～6 g，呈灰白色，青春期开始排卵，卵巢表面逐渐变得凹凸不平；绝经后，卵巢萎缩变小、变硬。

2.组织结构 卵巢表面无腹膜，这样有利于成熟卵子的排出，但同时也易于卵巢癌的恶性细胞播散。卵巢表层由单层立方上皮（即生发上皮）覆盖，其下为致密纤维组织，称为卵巢白膜。白膜下的卵巢组织分为外层的皮质和内层的髓质。皮质是卵巢的主体，含大小不等的各级发育卵泡、黄体和它们退化形成的残余结构及间质组织；髓质与卵巢门相连，含有疏松结缔组织及丰富的血管、神经、淋巴管及少量的平滑肌纤维（图 2-8）。平滑肌对卵巢的运动有作用。

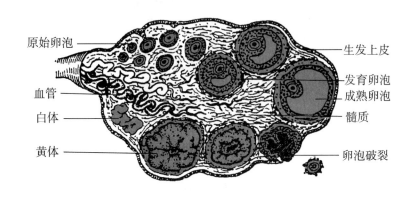

图 2-8 卵巢的构造（切面）

随堂测 2-2

【血管、淋巴及神经】

（一）血管

女性内、外生殖器官的血液供应主要来自卵巢动脉、子宫动脉、阴道动脉及阴部内动脉。各部位的静脉均与同名动脉伴行，但在数量上较动脉多，并在相应器官及其周围形成静脉丛。静脉丛互相吻合，故盆腔静脉感染易于蔓延。

（二）淋巴

女性生殖器官具有丰富的淋巴系统，通常沿相应的血管排列，成群或成串分布，其数目、大小和确切位置变异很大。淋巴液首先汇集进入沿髂动脉的各淋巴结，然后注入沿腹主动脉周围的腰淋巴结，最后汇入第二腰椎前方的乳糜池。当内、外生殖器官发生感染或肿瘤时，往往沿各部回流的淋巴管传播扩散或转移，导致相应淋巴结的肿大。

（三）神经

女性生殖器官由躯体神经和自主神经共同支配。支配外生殖器的神经主要为阴部神经，由第 2、第 3、第 4 骶神经的分支组成，含感觉与运动神经纤维，与阴部内动脉途径相同。在坐骨结节内侧下方分为会阴神经、阴蒂背神经及肛门神经（痔下神经）3 支，分布于会阴、阴唇、阴蒂、肛门周围。内生殖器官主要由交感神经和副交感神经支配。交感神经纤维自腹主动脉前神经丛分出，下行入盆腔，分为卵巢神经丛和骶前神经丛两部分，其分支分布到卵巢、输卵管、子宫体、子宫颈、膀胱上部等。子宫平滑肌有自主节律活动，完全切除其神经后子宫仍能有节律地收缩，还能完成分娩活动。临床上可见低位截瘫的产妇能顺利自然分娩。

【骨盆】

女性骨盆（pelvis）除了具有支持躯干和保护骨盆内脏器的作用外，同时也是胎儿娩出时必经的骨性产道，其大小、形态对分娩过程有直接影响。

（一）骨盆的组成

骨盆由骨骼、关节及其韧带组成。

1．骨盆的骨骼 骨盆由左右 2 块髋骨、1 块骶骨和 1 块尾骨组成。每块髋骨又由髂骨、坐骨和耻骨融合而成。骶骨由 5 ～ 6 块骶椎融合而成，呈楔（三角）形。尾骨由 4 ～ 5 块尾椎合成（图 2-9）。

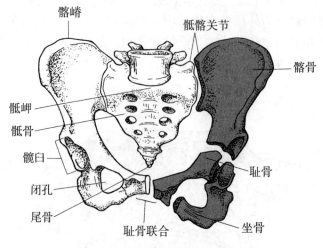

图 2-9　正常女性骨盆（前上观）

2．骨盆的关节 骨盆的关节包括耻骨联合、骶髂关节和骶尾关节。在骨盆的前方，两耻骨之间由纤维软骨连接，形成耻骨联合。在骨盆后方，两髂骨与骶骨相接，形成骶髂关节。骶骨与尾骨相连，形成骶尾关节，有一定活动度，分娩时尾骨后移可加大出口前后径，最多可达 2 cm。

3．骨盆的韧带 连接骨盆各部之间有两对重要的韧带（图 2-10）：一对是骶骨、尾骨与坐骨结节之间的骶结节韧带，另一对是骶骨、尾骨与坐骨棘之间的骶棘韧带。妊娠期受性激素的影响，韧带松弛，有利于胎儿娩出。

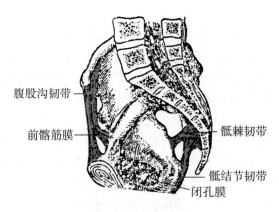

图 2-10　骨盆的韧带

（二）骨盆的分界

以耻骨联合上缘、髂耻缘和骶岬上缘的连线为界，将骨盆分为假骨盆和真骨盆两部分（图 2-11）。分界线以上部分为假骨盆，又称大骨盆，与产道无直接关系，但假骨盆的某些径线可作为了解真骨盆大小的参考。分界线以下部分为真骨盆，又称小骨盆，是胎儿娩出的骨产道。小骨盆有上、下两口，上口为骨盆入口，下口为骨盆出口，其间为骨盆腔。骨盆腔呈前壁浅、后壁深的形态，前壁为耻骨联合和耻骨支，长约 4.2 cm；后壁是骶骨和尾骨，骶骨弯曲的长度

1

1

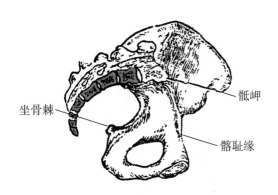

图 2-11　骨盆的分界（侧面观）

约为 11.8 cm；两侧为坐骨、坐骨棘和骶棘韧带。

（三）骨盆的类型

根据骨盆形状（按 Callwell 与 Moloy 分类），骨盆分为 4 种类型（图 2-12）：女型、男型、类人猿型、扁平型。女型骨盆入口呈横椭圆形，入口横径较前后径稍长，耻骨弓较宽，坐骨棘间径 ≥ 10 cm，最常见，为女性正常骨盆。我国妇女 52% ~ 58.9% 为此类型骨盆。

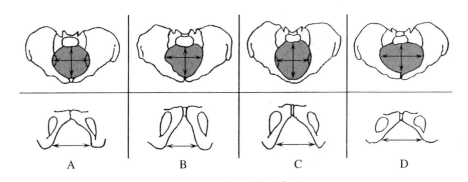

图 2-12　骨盆的基本类型

A. 女型；B. 男型；C. 类人猿型；D. 扁平型

【骨盆底】

骨盆底由多层肌肉和筋膜构成，封闭骨盆出口。其主要作用是承托并支持盆腔脏器于正常的位置。骨盆底前方为耻骨联合和耻骨弓，后方为尾骨尖，两侧为耻骨降支、坐骨升支和坐骨结节。两侧坐骨结节前缘的连线将骨盆底分为前、后两个三角区：前三角区为尿生殖三角，向后下倾斜，有尿道和阴道通过；后三角区为肛门三角，向前下倾斜，有肛管通过。骨盆底由外向内分为 3 层。

（一）外层

外层为浅层筋膜与肌肉，位于外生殖器、会阴皮肤及皮下组织的下面，由会阴浅筋膜及其深面的球海绵体肌、坐骨海绵体肌、会阴浅横肌及肛门外括约肌组成。此层肌肉的肌腱汇合于阴道外口与肛门之间，形成会阴中心腱（perineal central tendon）（图 2-13）。

（二）中层

中层为尿生殖膈，由上、下两层坚韧的筋膜及其间的会阴深横肌、尿道括约肌组成，有尿道和阴道穿过（图 2-14）。

（三）内层

内层即盆膈，是骨盆底最内层、最坚韧的一层组织，由肛提肌及其筋膜组成，自前向后

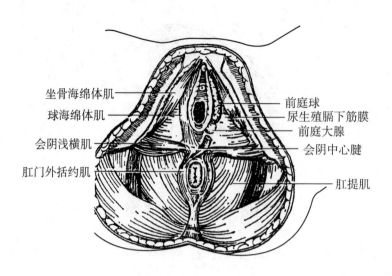

图 2-13　骨盆底浅层肌

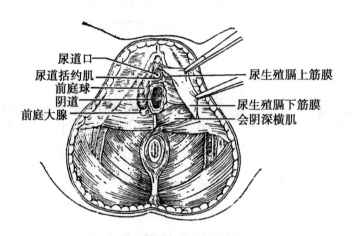

图 2-14　骨盆底中层肌肉及筋膜

依次有尿道、阴道和直肠穿过。肛提肌是位于骨盆侧壁呈对称分布的肌肉，向下、向内合成漏斗形，每侧肛提肌自前内向后外由耻尾肌、髂尾肌、坐尾肌组成，构成骨盆底的大部分（图2-15），起最重要的支持作用。

（四）会阴

会阴是指位于阴道口和肛门之间的软组织，厚 3 ～ 4 cm，又称为会阴体，由外向内为皮肤、皮下脂肪、筋膜、部分肛提肌和会阴中心腱，逐渐变窄，呈楔形。会阴伸展性大，妊娠后期会阴组织变软，有利于分娩。分娩时需保护此区，以免造成会阴裂伤。

【邻近器官】

女性生殖器与尿道、膀胱、输尿管盆腔段、直肠及阑尾相邻。不仅位置相邻，血管、神经、淋巴系统也相互有密切联系。当女性生殖器出现病变时，常会累及邻近器官，增加诊断与治疗的难度。

（一）尿道

尿道（urethra）为一肌性管道，始于膀胱三角尖端，穿过尿生殖膈，止于阴道前庭部的尿道外口，长 4 ～ 5 cm，直径约为 0.6 cm。由于女性尿道短而直，与阴道邻近，故易发生泌尿系统感染。

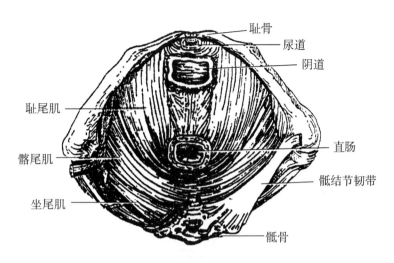

图 2-15　骨盆底内层肌肉

（二）膀胱

膀胱（urinary bladder）为一囊状肌性器官，位于耻骨联合和子宫之间。膀胱底部与子宫颈及阴道前壁相贴，其间仅有少量疏松结缔组织，盆底肌肉及其筋膜受损时，膀胱与尿道可随子宫颈及阴道前壁一并脱出。膀胱充盈时可凸向盆腔甚至腹腔，影响子宫体的位置，在手术中容易被误伤，并妨碍盆腔检查，故妇科检查及手术前必须排空膀胱。

（三）输尿管

输尿管（ureter）为一对圆索状肌性管道，长约 30 cm，内径粗细不一，最细者 3 ～ 4 mm，最粗者 7 ～ 8 mm。起自肾盂，在腹膜后沿腰大肌前面偏中线侧下行（腰段）；在骶髂关节处，跨过髂外动脉起点的前方进入骨盆腔（盆段），并继续在腹膜后沿髂内动脉下行，到达阔韧带基底部向前内方，于子宫颈外侧约 2 cm 处穿过子宫动脉下方，在子宫颈阴道上部的外侧 1.5 ～ 2.0 cm 处斜向前内穿越输尿管隧道进入膀胱（图 2-16）。在施行高位结扎卵巢血管、子宫动脉及打开输尿管隧道时，应避免损伤输尿管。

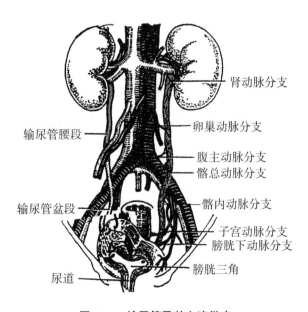

图 2-16　输尿管及其血液供应

随堂测 2-3

（四）直肠

直肠（rectum）上接乙状结肠，下续肛管，全长 10 ～ 14 cm。前为子宫及阴道，后为骶骨，直肠前面与阴道后壁相连，盆底肌肉与筋膜受损伤，常与阴道后壁一并膨出。肛管长 2 ～ 3 cm，在其周围有肛门内、外括约肌和肛提肌。肛门外括约肌为骨盆底浅层肌肉的一部分。妇科手术及阴道分娩时应保护会阴，避免损伤肛管、直肠。

（五）阑尾

阑尾（vermiform appendix）为连于盲肠内侧壁的盲端细管，远端游离，长 7 ～ 9 cm，常位于右髂窝内，下端有时可达右侧输卵管及卵巢位置，因此妇女患阑尾炎时有可能累及右侧附件及子宫。妊娠期阑尾的位置可随子宫增大而逐渐推移向外上侧方。

第二节　女性生殖系统生理

案例 2-2

某患者，女性，50 岁，既往身体健康，近半年来多次心悸、烦躁、易激动。月经史：$11\dfrac{5 \sim 7}{28}$。半年前曾有 2 个月的停经史，以后的月经为 $\dfrac{10 \sim 15}{23 \sim 35}$，经量时多时少。婚育史：已婚，育有 1 子 1 女。体格检查：外阴、阴道、子宫及双侧附件未见异常。B 超检查盆腔无占位性病变，心电图正常。

请回答：

1. 该患者出现的症状和体征可能是什么原因所致？
2. 该患者的月经是否正常？为什么？

妇女一生从胚胎形成到衰老是一个渐进的生理过程，受遗传、环境、营养等因素的影响而有个体差异。根据年龄和生理特点，可将女性一生分为胎儿期、新生儿期、儿童期、青春期、性成熟期、绝经过渡期和绝经后期 7 个阶段。

【女性一生各时期的生理特点】

（一）胎儿期

胎儿期是指从受精卵形成至胎儿娩出。受精卵是由父系和母系来源的 23 对（46 条）染色体组成的新个体，其中性染色体在性发育中起决定性作用，性染色体 X 与 Y 决定着胎儿的性别，即 XX 合子发育为女性，XY 合子发育为男性。

（二）新生儿期

新生儿期是指出生后 4 周内。女性胎儿在子宫内受到母体卵巢和胎盘所产生的性激素影响，出生后外阴较丰满，乳房略隆起，甚至分泌少许乳汁。出生后数日内，由于脱离了母体环境，血中女性激素水平迅速下降，阴道可出现少量血性分泌物。这些均为正常的生理变化，短期内均能自然消失。

（三）儿童期

儿童期是指从出生 4 周到 12 岁左右。此期儿童生长发育速度很快，但生殖器官发育仍不成熟。儿童早期（出生 4 周到 8 岁前）下丘脑 - 垂体 - 性腺轴的功能处于抑制状态，此期生殖器为幼稚型，子宫、输卵管及卵巢位于腹腔内。儿童后期（8 ～ 12 岁）下丘脑促性腺激素释放激素（gonadotropin- releasing hormone，GnRH）抑制状态解除，卵巢内的卵泡受垂体促性腺

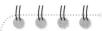

激素的影响有一定发育并分泌性激素，但仍达不到成熟阶段。子宫、输卵管及卵巢逐渐向骨盆腔内下降。脂肪在胸、肩部及耻骨前面堆积，乳房和内生殖器开始发育，开始显现女性特征，其他性征也开始出现。

（四）青春期

青春期是指由儿童期到性成熟期的一段快速生长时期，此阶段生殖器官、内分泌、体格逐渐发育至成熟。WHO 规定青春期为 10 ~ 19 岁。

青春期发动时间主要取决于遗传因素，也与地理位置、体质、营养状况以及心理精神等因素有关。青春期发动通常始于 8 ~ 10 岁，此阶段中枢性负反馈抑制状态开始解除，GnRH 呈脉冲式释放，引起促性腺激素和卵巢性激素水平升高，最终获得成熟的生殖功能。按照顺序，先后经历乳房萌发、肾上腺功能初现、生长加速和月经初潮 4 个不同的阶段，各阶段可有重叠，大约需 4.5 年的时间。此期的生理特点如下。

1. 第一性征变化　在促性腺激素的作用下，生殖器官从幼稚型变为成人型，阴阜隆起，大、小阴唇变肥厚并有色素沉着；阴道长度及宽度增加，阴道黏膜变厚并出现皱襞；子宫增大，尤其子宫体明显增大，子宫体与子宫颈的比例为 2 ：1；输卵管变粗，弯曲度减小，黏膜出现许多皱襞与纤毛；卵巢增大，卵泡开始发育和分泌雌激素，皮质内有不同发育阶段的卵泡，致使卵巢表面稍呈凹凸不平。此时虽已初步具有生育能力，但整个生殖系统的功能尚不完善。

2. 第二性征出现　除生殖器以外，女性其他特有的性征（即第二性征）出现，音调变高、乳房发育、阴毛及腋毛分布、骨盆横径发育大于前后径，以及胸、肩部皮下脂肪增多等，这些变化呈现女性特征。

3. 生长加速　由于雌激素、生长激素和胰岛素样生长因子Ⅰ（IGF-Ⅰ）分泌增加，11 ~ 12 岁青春期少女体格生长呈直线加速，平均每年生长约 9 cm，月经初潮后生长速度减缓。

4. 月经初潮　月经第一次来潮称为月经初潮，为青春期的重要标志，平均晚于乳房发育约 2.5 年。月经来潮提示卵巢产生的雌激素达到一定水平，能引起子宫内膜脱落出现月经。但此时中枢系统对雌激素的正反馈机制尚未成熟，即使卵泡发育成熟，也不能排卵，故月经周期常不规律。

5. 其他　青春期女性发生较大的心理变化，出现性意识，情绪容易激动，关注自我形象，想象力和判断力明显增强。

（五）性成熟期

性成熟期又称生育期，约从 18 岁开始，历时 30 年左右。此期卵巢功能成熟并分泌性激素，已建立规律的周期性排卵，生殖器各部及乳房在卵巢分泌的性激素作用下发生周期性变化，是卵巢生殖功能与内分泌功能最旺盛的时期。

（六）绝经过渡期

绝经过渡期是指从开始出现绝经趋势直至最后一次月经的时期，可始于 40 岁，历时短至 1 ~ 2 年，长至 10 ~ 20 年。此期卵巢功能逐渐衰退，卵泡数量明显减少，且易发生卵泡不能发育成熟及排卵，因而月经常不规律，多数为无排卵性月经。最终卵巢内卵泡自然耗竭，或剩余的卵泡对垂体促性腺激素丧失反应，卵巢功能衰竭导致绝经。月经永久性停止，称为绝经。我国妇女平均绝经年龄为 49.5 岁，80% 在 44 ~ 54 岁。

WHO 将围绝经期定义为从卵巢功能开始衰退直至绝经后 1 年内的时期。此阶段由于卵巢功能逐渐减退，雌激素水平降低，可出现血管舒缩障碍和神经精神症状，表现为潮热、出汗、情绪不稳定、不安、抑郁或烦躁、失眠等，称为绝经综合征。目前认为，激素替代治疗可以有效地缓解绝经相关症状，在绝经早期（治疗"窗口期"）使用，可在一定程度上预防老年慢性疾病的发生。

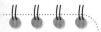

（七）绝经后期

绝经后期是指绝经后的生命时期。一般 60 岁以后女性机体逐渐老化进入老年期，此期卵巢功能已衰竭，主要表现为雌激素水平低落，不足以维持女性第二性征，生殖器进一步萎缩、老化，易发生阴道炎，骨代谢异常引起骨质疏松等，其他各脏器也容易发生疾病。

【月经及月经期的临床表现】

（一）月经

月经（menstruation）是指伴随卵巢周期性变化而出现的子宫内膜周期性脱落及出血。规律月经的出现是生殖功能成熟的重要标志。月经初潮多在 13 ～ 14 岁，也可早至 11 岁或迟至 16 岁。16 岁以后月经尚未来潮者应引起临床重视。月经初潮主要受遗传因素控制，营养、体重、气候、环境等因素也起着重要作用。

（二）月经血的特点

月经血呈暗红色，除血液外，还有子宫内膜碎片、宫颈黏液、炎症细胞及脱落的阴道上皮细胞。来自子宫内膜的大量纤维蛋白溶酶对纤维蛋白具有溶解作用，故月经血通常不凝固，在出血量多或出血速度快的情况下偶尔可出现血凝块。

（三）正常月经的临床表现

正常月经具有周期性及自限性。出血的第 1 日为月经周期的开始，两次月经第 1 日的间隔时间称为一个月经周期。月经周期的长短因人而异，一般为 21 ～ 35 日，平均 28 日。每次月经持续时间称为经期，一般为 2 ～ 8 日，平均 4 ～ 6 日。经量为一次月经的总失血量，正常经量为 20 ～ 60 ml，超过 80 ml 为月经过多。

月经属于生理现象，一般无特殊不适，但由于盆腔充血以及前列腺素的作用，可以出现下腹及腰骶部下坠不适或子宫收缩痛，个别可有膀胱刺激症状、轻度神经系统不稳定症状、胃肠功能紊乱、鼻黏膜出血及皮肤痤疮等。

【卵巢功能及其周期性变化】

（一）卵巢的功能

卵巢具有生殖功能和内分泌功能，即产生卵子并排卵、分泌女性激素两大功能。

（二）卵巢的周期性变化

1．卵泡发育和成熟

（1）青春期前：卵泡自胚胎形成后即进入自主发育和闭锁的轨道，此过程不依赖于促性腺激素，其机制尚不清楚。新生儿出生时约有 200 万个卵泡，儿童期多数卵泡退化，至青春期只剩下约 30 万个卵泡。

（2）青春期到绝经前：此阶段卵巢在形态和功能上发生的周期性变化称为卵巢周期。进入青春期后，卵泡由自主发育至发育成熟的过程依赖于促性腺激素的刺激。性成熟期女性每个月经周期发育一批（3 ～ 11 个）卵泡，经过募集、选择，其中一般只有一个优势卵泡完全成熟，称为成熟卵泡或赫拉夫卵泡（Graafian follicle）。其余卵泡发育到一定程度即通过细胞凋亡机制而自行退化，称为卵泡闭锁。女性一生中只有 400 ～ 500 个卵泡发育成熟并排卵。

知识链接

成熟卵泡的结构

成熟卵泡的结构，如图 1 所示，由外向内依次为：

1．**卵泡外膜**　为致密的卵巢间质组织，与卵巢间质无明显界限。

2．**卵泡内膜**　为从卵巢皮质层间质细胞衍化而来的多边形细胞，较颗粒细胞大，含有丰富的血管。

3. 颗粒细胞 细胞呈立方形，细胞间无血管存在，营养主要来自外周的卵泡内膜。

4. 卵泡腔 腔内充满大量清澈的卵泡液和雌激素。

5. 卵丘 呈丘状突出于卵泡腔，卵细胞深藏其中。

6. 放射冠 为直接围绕卵细胞的一层颗粒细胞，呈放射状排列。

7. 透明带 为放射冠与卵细胞之间的一层很薄的透明膜。

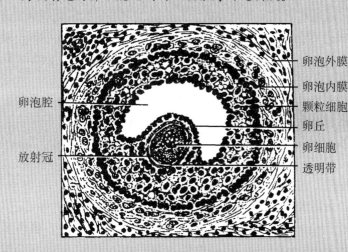

图1 成熟卵泡的结构示意图

来源：谢幸，孔北华，段涛. 妇产科学 [M]. 9版. 北京：人民卫生出版社，2018：20-21.

2. 排卵 随着卵泡的发育成熟，其逐渐向卵巢表面移行并向外突出，当接近卵巢表面时，该处表面细胞变薄，最后破裂，出现排卵。排卵多发生在下次月经来潮前14日左右。卵子可由两侧卵巢轮流排出，也可由一侧卵巢连续排出。

3. 黄体形成及退化 排卵后卵泡液流出，卵泡腔内压力下降，卵泡壁塌陷，卵泡壁的卵泡颗粒细胞和内膜细胞向内侵入，周围由结缔组织的卵泡外膜包绕，形成黄体（corpus luteum）。排卵后7～8日（相当于月经周期第22日左右），黄体体积和功能达到高峰，直径为1～2cm。

卵子若未受精，黄体在排卵后9～10日开始退化，黄体功能一般限于14日左右。黄体细胞逐渐萎缩变小，周围的结缔组织及成纤维细胞侵入黄体，逐渐由结缔组织代替，组织纤维化，外观色白，称白体（corpus albicans）。黄体衰退后月经来潮，卵巢中又有新的卵泡发育，开始新的周期。

（三）卵巢性激素的合成及分泌

卵巢主要分泌雌激素（estrogen，E）、孕激素（progesterone，P）和少量的雄激素（androgen，A），三者均为甾体激素。

1. 雌激素 卵泡开始发育时，雌激素分泌量很少；随卵泡的发育，雌激素分泌量逐渐增加，于排卵前达高峰，排卵后暂时下降；排卵后1～2日，黄体开始分泌雌激素，使血液循环中雌激素又逐渐上升，排卵后7～8日黄体成熟时，血液循环中雌激素形成又一高峰。随后，黄体逐渐萎缩，雌激素水平持续下降，在月经期降至最低水平。雌激素主要的生理功能如下。

（1）对生殖系统的作用：促使和维持子宫发育；增加子宫平滑肌对缩宫素的敏感性；促

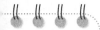

使子宫内膜增生和修复；使宫颈口松弛，宫颈黏液分泌量增加、性状变稀薄，有利于精子通过；协同促性腺激素促使卵泡发育；促进输卵管上皮细胞的分泌活动，加强输卵管肌节律性收缩的振幅；促进阴道上皮细胞增生、分化、成熟和角化，使细胞内糖原含量增加；促进外生殖器发育。

（2）对第二性征的作用：促使乳腺管增生，乳头、乳晕着色；促进其他第二性征的发育。

（3）代谢作用：促进水钠潴留；促进肝高密度脂蛋白合成，抑制低密度脂蛋白合成，降低循环中胆固醇水平；维持和促进骨基质代谢。

（4）调节作用：通过对下丘脑和垂体的正、负反馈调节，控制促性腺激素的分泌。

2. 孕激素　卵泡期卵泡不分泌孕酮，排卵前成熟卵泡分泌少量孕酮，排卵后黄体分泌孕酮逐渐增加，至排卵后 7～8 日，黄体成熟时分泌量达最高峰，以后逐渐下降，到月经来潮时降至卵泡期水平。孕激素通常是在雌激素作用的基础上发挥效应。

（1）对生殖系统的作用：使增殖期子宫内膜转化为分泌期，为受精卵着床做好准备；降低子宫平滑肌兴奋性及其对缩宫素的敏感性，抑制子宫收缩，有利于胚胎及胎儿宫内生长发育；使宫口闭合，黏液分泌量减少，性状变黏稠；抑制输卵管肌节律性收缩的振幅；加快阴道上皮细胞脱落。

（2）对乳房的作用：促进乳腺腺泡发育。

（3）代谢作用：促进水钠排泄。

（4）调节作用：参与下丘脑和垂体的正、负反馈调节；兴奋下丘脑体温调节中枢，可使基础体温在排卵后升高 0.3～0.5 ℃。可以此作为判定是否排卵、排卵日期及黄体功能的标志之一。

3. 雄激素　女性雄激素主要来自肾上腺，卵巢也分泌部分雄激素，包括睾酮、雄烯二酮和脱氢表雄酮。雄激素的主要生理功能如下。

（1）对生殖系统的作用：促使阴蒂、阴唇和阴阜的发育，促进阴毛、腋毛的生长；雄激素过多会对雌激素产生拮抗作用，如减缓子宫及其内膜的生长和增殖速度，抑制阴道上皮的增生和角化；长期使用雄激素，可出现男性化的表现；雄激素还与性欲有关。

（2）代谢作用：促进蛋白合成和肌肉生长，刺激骨髓中红细胞的增生；性成熟期前，促使长骨骨基质生长和钙的保留；性成熟后可导致骨骺闭合，使生长停止；可促进肾远曲小管对水、钠的重吸收并保留钙。

【子宫内膜及生殖器官其他部位的周期性变化】

卵巢周期使女性生殖器官发生一系列变化，尤以子宫内膜的变化最为显著（图 2-17）。

（一）子宫内膜的周期性变化

现以正常月经周期 28 日为例，将子宫内膜的连续性变化说明如下：

1. 增殖期（proliferative phase）　月经周期的第 5～14 日。与卵巢周期中的卵泡期相对应。在雌激素作用下，基底层表面上皮、腺体、间质、血管均呈增殖性变化。该期子宫内膜厚度自 0.5 mm 增生至 3～5 mm。子宫内膜的增生与修复在月经周期第 2～3 日即已开始。

2. 分泌期（secretory phase）　月经周期第 15～28 日，与卵巢周期中的黄体期相对应。黄体分泌的孕激素、雌激素使增殖期子宫内膜继续增厚，腺体进一步增长、弯曲，出现分泌现象；血管迅速增加，更加弯曲；间质疏松、水肿。此时内膜厚且松软，含有丰富的营养物质，利于受精卵着床发育。至月经周期第 24～28 日，内膜厚达 10 mm，呈海绵状。

3. 月经期　月经周期第 1～4 日，为子宫内膜功能层从基底层崩解脱落期，这是孕激素和雌激素撤退的结果。月经前 24 小时，内膜螺旋动脉节律性收缩及舒张，继而出现逐渐加强的血管痉挛性收缩，导致远端血管壁及组织缺血、缺氧、坏死、剥脱，脱落的内膜碎片及血液一起从阴道流出，表现为月经来潮。

随堂测 2-4

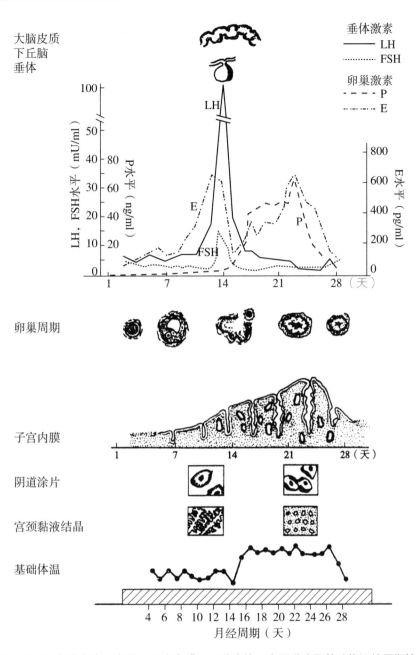

图 2-17　月经周期中激素、卵巢、子宫内膜、阴道涂片、宫颈黏液及基础体温的周期性变化

（二）生殖器官其他部位的周期性变化

在卵巢性激素周期性作用下，阴道黏膜、宫颈黏液及输卵管也发生相应性变化。

1. 阴道黏膜的周期性变化　以阴道上段最明显。排卵前，阴道上皮在雌激素的作用下，底层细胞增生，逐渐演变为中层与表层细胞，使阴道上皮增厚；表层细胞角化，在排卵期最明显。上皮细胞内富含糖原，糖原经寄生在阴道内乳杆菌的作用下分解成乳酸，保持阴道内一定的酸性环境（pH 3.8～4.4），使其他病原体的生长受到限制。排卵后，在孕激素的作用下，阴道黏膜表层细胞脱落，脱落的细胞多为中层细胞或角化前细胞（图 2-17）。临床上可借助阴道脱落细胞的变化，间接地了解雌激素水平和有无排卵情况。

2. 宫颈黏液的周期性变化　受卵巢性激素的影响，子宫颈腺细胞分泌黏液，其物理、化学性质及分泌量均有明显的周期性改变。雌激素可刺激分泌细胞的分泌功能，随着雌激素水平不断提高，宫颈黏液分泌量逐渐增加，黏液稀薄、透明，有利于精子通行。至排卵前，黏液

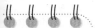

拉丝度可长达 10 cm 或以上。将黏液做涂片检查,干燥后可见羊齿植物叶状结晶,这种结晶在月经周期第 6 ~ 7 日开始出现,到排卵期最典型。排卵后,受孕激素影响,黏液分泌量逐渐减少,变黏稠而混浊,拉丝度差,易断裂。涂片检查时结晶逐步模糊,至月经周期第 22 日左右完全消失,代之以排列成行的椭圆体(图 2-17)。

3. 输卵管的周期性变化 包括形态和功能两个方面。在雌激素的作用下,输卵管黏膜上皮纤毛细胞生长,体积增大;非纤毛细胞分泌增加,为卵子提供运输和种植前的营养物质。雌激素可促进输卵管发育及输卵管肌层的节律性收缩振幅。孕激素则可抑制输卵管的节律性收缩振幅,抑制输卵管黏膜上皮纤毛细胞的生长,减低分泌细胞分泌黏液的功能。雌、孕激素的协同作用,保证受精卵在输卵管内正常运行。

【月经周期的调节】

月经周期的调节是一个非常复杂的过程,主要涉及下丘脑、垂体和卵巢。三者之间相互调节、相互影响,形成一个完整而协调的神经内分泌系统,称为下丘脑 - 垂体 - 卵巢轴(hypothalamic-pituitary-ovarian axis),此轴又受中枢神经系统控制(图 2-18)。

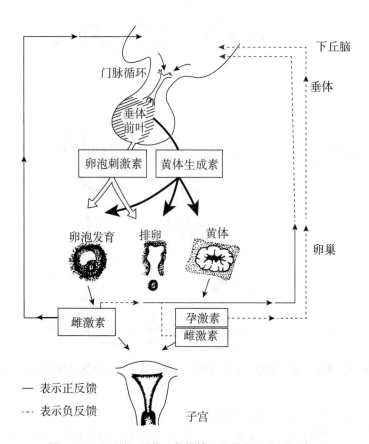

图 2-18 下丘脑 - 垂体 - 卵巢轴之间的相互关系示意图

(一)下丘脑促性腺激素释放激素

下丘脑弓状核神经细胞分泌的促性腺激素释放激素(GnRH)是一种十肽激素,直接通过下丘脑 - 垂体门脉系统输送到腺垂体,调节垂体促性腺激素的合成和分泌。GnRH 的分泌特征是脉冲式释放,脉冲频率为 60 ~ 120 分钟,其频率与月经周期时相有关。

(二)腺垂体生殖激素

腺垂体(垂体前叶)分泌的直接与生殖调节有关的激素有促性腺激素和催乳素。

1. 促性腺激素 腺垂体的促性腺激素细胞分泌卵泡刺激素(follicle-stimulating hormone,

FSH）和黄体生成素（luteinizing hormone，LH）。它们对 GnRH 的脉冲式刺激起反应，自身也呈脉冲式分泌，并受卵巢性激素的调节。FSH 和 LH 均为糖蛋白激素，共同促进卵泡发育及成熟、促进排卵并形成黄体。

2. 催乳素　催乳素（prolactin，PRL）是由腺垂体的催乳细胞分泌的多肽激素，具有促进乳汁合成的功能。

（三）卵巢性激素的反馈作用

卵巢分泌的雌、孕激素对下丘脑和垂体具有反馈调节作用。

1. 雌激素　对下丘脑产生负反馈和正反馈两种作用。在卵泡期早期，一定水平的雌激素负反馈作用于下丘脑，抑制 GnRH 释放，并降低垂体对 GnRH 的反应性，从而实现对垂体促性腺激素脉冲式分泌的抑制。在卵泡期晚期，随着卵泡的发育成熟，当雌激素水平 ≥ 200 pg/ml 并维持 48 小时以上时，雌激素即可发挥正反馈作用，刺激 LH 分泌高峰。在黄体期，雌、孕激素协同作用时，对下丘脑有负反馈作用。

2. 孕激素　在排卵前，低水平的孕激素可增强雌激素对促性腺激素的正反馈作用。在黄体期，高水平的孕激素对促性腺激素的脉冲分泌产生负反馈抑制作用。

（四）月经周期的调节机制

1. 卵泡期　在上一次月经周期的黄体萎缩后，雌、孕激素水平降至最低，对下丘脑和垂体的负反馈作用解除，下丘脑又开始分泌 GnRH，使垂体 FSH 分泌增加，促进卵泡发育，分泌雌激素，子宫内膜发生增殖期变化。随着雌激素逐渐增加，其对下丘脑的负反馈作用增强，抑制下丘脑 GnRH 的分泌，使垂体 FSH 分泌减少。随着卵泡逐渐发育，接近成熟时，卵泡分泌的雌激素 ≥ 200 pg/ml，并持续 48 小时以上时，即对下丘脑和垂体产生正反馈作用，形成 LH 和 FSH 高峰，两者共同促使成熟卵泡排卵。

2. 黄体期　排卵后，循环中 LH 和 FSH 均急剧下降，在少量 LH 和 FSH 作用下，黄体形成并逐渐发育成熟。黄体主要分泌孕激素，也分泌雌二醇，使子宫内膜发生分泌期变化。排卵后第 7 ~ 8 日，循环中孕激素、雌激素均达到高峰。由于大量孕激素、雌激素的共同负反馈作用，又使垂体 LH 和 FSH 分泌相应减少，黄体开始萎缩，雌激素、孕激素分泌减少，子宫内膜失去性激素支持发生剥脱，形成月经来潮。雌激素、孕激素的减少解除了对下丘脑和垂体的负反馈抑制，FSH 分泌增加，卵泡开始发育，下一个月经周期重新开始，如此周而复始（图 2-18）。

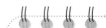

随堂测 2-5

小　结

女性生殖系统由内、外生殖器构成。外生殖器包括阴阜、大阴唇、小阴唇、阴蒂和阴道前庭。内生殖器包括阴道、子宫、输卵管及卵巢。

阴道后穹隆与直肠子宫陷凹紧密相邻，可经此穿刺、引流或手术。子宫的四对韧带是维持其正常位置的重要结构。输卵管为受精场所及运送受精卵的通道，壶腹部是正常的受精部位。卵巢是性腺器官，具有生殖和内分泌双重功能。青春期至绝经前卵巢形态和功能呈现周期性变化。

月经初潮是青春期的重要标志，乳房萌发为青春期发动的标志。规律性月经的出现是生殖功能成熟的标志。月经周期主要受下丘脑 - 垂体 - 卵巢轴的神经内分泌调节，下丘脑 - 垂体 - 卵巢轴的神经内分泌活动也受大脑高级中枢的影响。

思考题

1．试比较雌、孕激素的生理功能。

2．子宫内膜的周期性变化是怎样的?

3．李女士，28 岁，已婚，临床诊断疑似"输卵管异位妊娠破裂"。

请思考:

（1）若发生异位妊娠破裂，血液最可能积聚在哪里？

（2）若进行诊断性穿刺，应选择哪个穿刺部位？为什么？

（陈爱香）

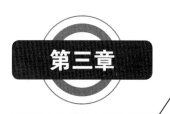

第三章　病史采集与检查

案例 3-1

某孕妇，34 岁，G_2P_0，妊娠 37^{+4} 周，规律宫缩 2 小时入院待产。

请回答：

1. 该孕妇入院后需要从哪些方面进行护理评估？
2. 采集健康史时，应注意哪些内容？
3. 从哪些方面评估该孕妇的心理社会状况？

【护理评估】

（一）健康史采集

健康史是护理评估的基础，也是护理程序执行的基本依据。护士通过观察、询问交流的方式，对护理对象的资料进行完整的搜集、整理，并加以判断。应采用启发式提问，避免暗示和主观臆测。对不能自己口述的危重症患者，可询问最了解病情的家属或亲友。由于女性生殖系统疾病涉及生育、性等非常私密的话题，故在搜集资料的过程中，应注意对患者的隐私进行保护，尽可能避免第三者在场，且应语言亲切、态度和蔼，体贴并尊重患者。当患者不愿说出实情时，不宜反复追问，待进行身体评估时，可根据检查结果补充提问。

健康史采集的内容包括一般项目、主诉、现病史、既往史、个人史、月经史、婚育史、家族史8个方面。

1. 一般项目 包括患者的姓名、年龄、籍贯、婚姻状况、民族、职业、教育程度、宗教信仰、家庭住址、入院日期、入院诊断及入院方式、病史陈述者及可靠程度。若非患者本人陈述内容，应注明陈述者与患者的关系。

2. 主诉 是指促使患者此次就诊的主要症状（或体征）及持续时间。通过主诉，可以初步判定疾病的大体范围，尽可能避免直接使用病名。主诉通常不超过20个字。产科常见的症状有停经、停经后阴道出血、下腹疼痛或不适、见红、产后发热等。妇科常见的症状有外阴瘙痒、白带异常、阴道出血、闭经、不孕、下腹部疼痛、下腹部包块等。应按照疾病发展顺序书写，如"停经×日，阴道出血×日，腹痛×小时"。若患者无任何自觉症状，仅在妇科体检时发现了问题，如子宫肌瘤，可写为"体检时发现子宫肌瘤×日"。

3. 现病史 为患者此次疾病的发生、发展及诊疗的全过程。应围绕患者主诉，按照时间顺序进行询问。现病史包括发病的时间、主要症状的特点、可能的诱因、伴随症状、病情演变过程、就医情况、治疗和护理措施及效果。此外，应详细询问患者的饮食、睡眠、排便、活动能力及其相应的心理反应、自我感觉、角色关系、应激能力的变化等。

4. 月经史 包括患者月经初潮年龄、月经周期、经期持续时间、经量、经期伴随症状。如12岁月经初潮，月经周期为28~30天，经期为5~6天，可简写为$12\frac{5~6}{28~30}$。了解经量的多少，可询问每日更换卫生巾的次数，有无血块，经血的颜色，经前期有无不适（乳房胀痛、水肿、精神抑郁或易激动等），有无痛经及疼痛的特点。常规询问末次月经（last menstrual period，LMP）、经量和持续时间，若不同于以往，应追问再前一次的月经情况。绝经者须询问绝经年龄，绝经后有无阴道出血或其他不适。

5. 婚育史 包括结婚年龄、婚次、是否近亲结婚（直系血亲及三代旁系血亲）、男方健康状况、同居情况。生育情况包括足月分娩、早产、流产次数以及现存子女数（可简写为：足-早-流-存），如足月分娩1次，无早产，流产1次，现存子女1人，可简写为1-0-1-1，或用孕×产×（如G_2P_1）表示。同时应询问并记录分娩方式、新生儿出生情况、有无难产史、产后或流产后有无出血及感染、末次分娩或流产的时间、计划生育措施及效果。

6. 既往史 询问患者既往健康状况和疾病情况，尤其是与妇产科疾病密切相关的病史，如生殖系统炎症、损伤、肿瘤、畸形、产后出血等，有无结核病、肝炎等传染病史、预防接种史、手术外伤史、输血史、药物及食物过敏史。若曾患有某种疾病，应记录疾病名称、患病时间及诊疗转归。

7. 个人史 患者的生活和居住情况、出生地和曾居住地区、个人嗜好、生活自理程度、生活方式、生活习惯。了解患者与他人、家属的关系，对待工作或退休的满意度，有无烟酒嗜好等。

8. 家族史 患者的父母、兄弟、姐妹及子女的健康状况。家族成员中有无遗传性疾病（血友病、白化病等）及可能与遗传有关的疾病（糖尿病、高血压、肿瘤），有无传染病（如结核病等）。健康史采集后，应如实记录，若非患者本人口述，则应记录病史叙述者与患者的关系及病史信息的可靠性。

（二）身体评估

健康史采集完成后，应进行身体评估，包括全身检查、腹部检查和盆腔检查。应按下列顺序先后进行。

1. 全身检查 测量体温、脉搏、呼吸、血压、体重、身高，观察精神状态、神志、面容、体态、皮肤、营养发育、头部器官，检查浅表淋巴结（特别是左锁骨上淋巴结和腹股沟淋巴

随堂测3-1

结）、颈部、乳房（注意其发育、皮肤有无凹陷、有无肿块或分泌物）、心脏、肺、脊柱及四肢等。

2. 腹部检查 是妇产科患者身体评估的重要组成部分，应在盆腔检查前进行。患者平卧，暴露腹部，观察腹部的形状，有无隆起或凹陷，腹壁有无瘢痕、水肿、妊娠纹、静脉曲张、腹壁疝、腹直肌分离等。触诊腹壁厚度，肝、脾、肾有无肿大及压痛，腹部其他部位是否扪及包块及有无压痛、反跳痛或肌紧张。若扪到包块时，应描述包块的部位、大小 [以厘米（cm）为单位或用相当于妊娠月份表示，如包块相当于妊娠 3 个月大]、形态、活动度、表面是否光滑或高低不平、有无压痛。叩诊时，注意鼓音和浊音及分布范围，有无移动性浊音。必要时听诊肠鸣音情况。若为妊娠女性，应进行宫底高度、腹围测量，四步触诊法和胎心率听诊检查（见第四章妊娠期妇女的护理）。

3. 盆腔检查 为妇科特有的检查，包括外阴、阴道、子宫颈、子宫体及双侧附件检查。常用的检查用物包括无菌手套、阴道窥器、一次性垫巾、棉拭子、玻片、宫颈刮板、宫颈细胞刷、宫颈人乳头状瘤病毒（HPV）采样拭子、生理盐水、消毒液、液状石蜡或肥皂水等。

（1）基本要求

1）检查环境温度适宜，注意保护患者隐私，可用屏风遮挡。医师应关心、体贴患者，态度和蔼，语言亲切，检查时动作轻柔，仔细、认真。检查前向患者做好解释工作，让患者尽可能地放松腹肌。

2）检查前嘱患者排尿，排空膀胱，必要时先导尿；若需做尿液检查，应先取尿液样本送化验室，然后再行盆腔检查；粪便充盈者，应先让其排便或给予灌肠。

3）每检查一人，即应更换臀下垫巾（或塑料布、纸单）、无菌手套和检查器械，以免交叉感染。

4）患者取截石位，将臀部置于检查床缘，头部略抬高，两手平放身旁，使腹肌松弛。医师面向患者，立于患者两腿之间。不宜搬动者可在病床上检查。

5）避免在月经期进行盆腔检查。但如为异常出血必须检查者，应先消毒外阴，使用无菌手套及器械，以防感染。

6）无性生活史者，一般禁做阴道窥器和双合诊检查，而仅限于直肠 - 腹部诊。如必须检查时，应争得本人及家属同意后，方可进行。男性医护人员为患者进行检查时，需有其他女性在场，以减轻患者的紧张心理和避免发生不必要的误会。

7）对怀疑有盆腔内病变的腹壁肥厚、精神高度紧张不合作者，盆腔检查不满意时，可行超声检查，必要时可在麻醉下进行盆腔检查。

（2）检查方法及步骤

1）外阴部检查：观察外阴发育、阴毛数量及分布情况（女性型或男性型），有无畸形、水肿、炎症、溃疡、赘生物或肿块，观察皮肤和黏膜的色泽，有无萎缩、增厚或变薄等。用右手拇指和示指分开小阴唇，暴露阴道前庭，观察尿道口和阴道口，注意处女膜是否完整。必要时让患者用力向下屏气，观察有无阴道前壁或后壁膨出、子宫脱垂及尿失禁等。

2）阴道窥器检查

窥器的放置和取出：根据阴道口的大小和阴道壁松弛程度，选用大小合适的阴道窥器。放置窥器时，先将阴道窥器前后两叶合拢，以一只手示指和拇指将两侧小阴唇分开，暴露阴道口；另一只手持阴道窥器，避开敏感的尿道周围区，斜行沿阴道侧后壁缓慢插入阴道内，边推进边将窥器两叶转平，并逐渐张开，直至完全暴露宫颈、阴道壁及阴道穹（图 3-1 和图 3-2）。取出窥器时，应先将两叶合拢，再沿阴道侧后壁缓慢取出。无论放入或取出过程，注意避免夹住小阴唇和阴道壁黏膜，引起患者剧痛或不适。阴道干涩时，可先用润滑剂润滑两叶前端，以减轻插入阴道口时的不适感。若使用金属质地的窥器，在气温较低时，可将前端置于 40 ～

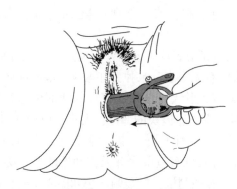

图 3-1　沿阴道侧后壁放入阴道窥器

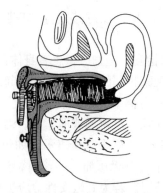

图 3-2　打开阴道窥器暴露宫颈、阴道壁

45 ℃肥皂液中预先加温。如拟做宫颈细胞学或阴道分泌物涂片检查，不宜使用润滑剂，可改用生理盐水润滑。

视诊：①检查阴道，观察阴道壁黏膜色泽、皱襞数量，是否有阴道隔或双阴道等先天畸形，有无溃疡、赘生物或囊肿等。注意阴道分泌物的量、性状、色泽，有无臭味。白带异常者应进行分泌物涂片检查或培养，查找滴虫、白色假丝酵母菌、淋病奈瑟菌等。旋转窥器，观察阴道四壁情况，以免漏诊。②检查宫颈，暴露宫颈后，观察宫颈大小、颜色、外口形状，有无出血、肥大、糜烂样改变，有无撕裂、外翻、腺囊肿、息肉、赘生物，宫颈管内有无出血或分泌物。此时可以采集宫颈管分泌物进行涂片和培养；采集宫颈外口鳞 - 柱交接部脱落细胞，做宫颈细胞学检查和 HPV 检测。

3）双合诊检查：医师一只手的示指、中指放入阴道，另一只手在腹部配合检查。双合诊检查主要检查阴道、子宫颈、子宫体、输卵管、卵巢及宫旁结缔组织以及盆腔内壁情况，是盆腔检查中最重要的项目。

检查方法：医师戴无菌手套，一只手示指、中指蘸润滑剂，沿阴道后壁轻轻插入，检查阴道通畅度、深度、弹性，有无畸形、瘢痕、肿块及阴道穹情况。触诊子宫颈的大小、形状、软硬度及宫颈外口情况，有无接触性出血和宫颈举痛。检查子宫体，将阴道内两指放在子宫颈后方，另一只手掌心朝下手指并拢放在患者腹部平脐处，当阴道内手指向上向前抬举宫颈时，腹部手指向下向后按压腹壁，并逐渐向耻骨联合部位移动，通过双手相互配合进行检查，扪及子宫大小、位置、形状、活动度、软硬度及有无压痛（图 3-3）。扪清子宫后，将阴道内两指由子宫颈后方移至一侧穹隆部，尽可能向盆腔深部扪触；与此同时，另一只手从同侧下腹壁髂嵴水平开始，按压腹壁，并逐渐向耻骨联合移动，与阴道内手指相互配合，以触摸此侧附件区情况，有无肿块、增厚或压痛（图 3-4）。若扪及附件区肿块，应查清其位置、大小、形状、活动度、软硬度、与子宫的关系以及有无压痛等。

子宫的位置多为前倾略前屈。"倾"指子宫体纵轴和身体纵轴的关系。若子宫体朝向耻骨，称为前倾（anteversion）；如子宫体朝向骶骨，称为后倾（retroversion）。"屈"指子宫体与子宫颈间的关系。若两者间的纵轴形成的角度朝向前方，称为前屈（anteflexion）；形成的角度朝后方，称为后屈（retroflexion）。育龄女性腹壁较薄时，偶可触及正常卵巢，大小为 3 ～ 4 cm，触后稍有酸胀感；正常输卵管不能扪及。

4）三合诊检查：经直肠、阴道，联合腹部检查。在生殖器官肿瘤、盆腔结核、子宫内膜异位症、盆腔炎症检查时尤显重要。三合诊检查可查清后倾或后屈子宫的大小，发现子宫后壁、直肠子宫陷凹、宫颈旁、宫骶韧带及双侧盆腔后壁的病变，特别是病变与盆壁间的关系，以及与子宫或直肠的关系，也可扪诊阴道直肠隔、直肠内或骶骨前方有无病变。

检查方法：医师戴手套，一只手中指涂液状石蜡或肥皂液润滑，示指放入阴道，中指插入

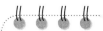

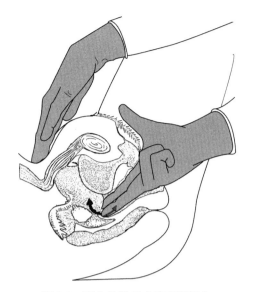

图 3-3 双合诊检查（检查子宫）

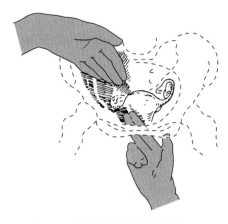

图 3-4 双合诊检查（检查附件）

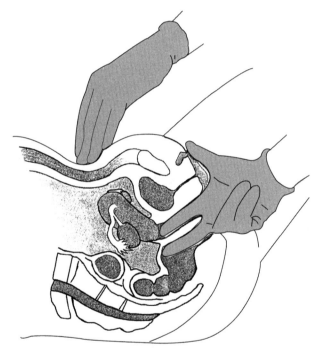

图 3-5 三合诊检查

直肠，另一只手在腹部配合，其余检查步骤与双合诊检查相同（图 3-5）。

5）直肠 - 腹部诊（肛 - 腹诊）：医师一只手示指伸入直肠，另一只手在腹部配合检查，称为直肠 - 腹部诊，适用于无性生活史、阴道闭锁或有其他原因不宜行双合诊检查的患者。

检查方法：医师戴手套，一只手示指伸入直肠，另一只手在腹部配合检查。

6）注意事项：行双合诊检查、三合诊检查或直肠 - 腹部诊时，除应按常规操作外，掌握下述各点有利于检查顺利进行：①有性生活女性，阴道可轻松容两指，若有阴道萎缩，当两手指放入阴道后，患者感疼痛不适时，可单用示指替代双指进行检查；②三合诊检查时，伸入肛门的手指应涂润滑剂，并嘱患者像解大便一样同时向下屏气，使肛门括约肌放松，可减轻患者的不适感；③当患者腹肌紧张时，可边检查边与其交谈，使其张口呼吸而使腹肌放松；④当医师无法查明盆腔内解剖关系时，应停止检查，可改为盆腔超声检查。若继续强行扪诊，患者难以忍受，也无法获得满意的盆腔检查结果。

（3）记录：盆腔检查结束后，将检查结果按照解剖部位顺序记录。

1）外阴：发育情况、阴毛分布形态、婚产式（未婚、已婚未产或经产）。有异常发现时，详加描述。

2）阴道：是否通畅，黏膜情况，分泌物颜色、性状、量及有无臭味。

3）子宫颈：大小、硬度，有无柱状上皮异位、撕裂、息肉、腺囊肿，有无接触性出血、宫颈举痛及摇摆痛等。

4）子宫体：大小、位置、活动度、软硬度、表面有无突起、有无压痛等。

5）附件：有无肿块、增厚、压痛。若扪及肿块，记录其位置、大小、软硬度、活动度、表面是否光滑、有无压痛及与子宫和盆壁的关系。左、右两侧情况应分别记录。

（三）辅助检查

除体格检查外，辅助检查也是评估护理对象必不可少的手段。辅助检查包括血常规、凝血功能、尿常规、肝功能、肾功能、HIV 抗体、梅毒血清学检查、心电图、超声、胸部 X 线检查等常规检查项目，此外妇产科还有一些特殊检查项目。

1. 产科常用检查 四步触诊法、骨盆测量、胎心率听诊、电子胎心监护、胎儿成熟度检查、产科超声检查、胎儿先天畸形或遗传性疾病的宫内筛查及诊断等。

2. 妇科常用检查 阴道分泌物检查、宫颈细胞学检查、HPV 检测、宫颈活组织检查、刮宫术、阴道镜检查、宫腔镜或腹腔镜检查、经阴道后穹隆穿刺术、输卵管通液术等。

护士应了解妇产科常用特殊检查的目的、所需用物、操作步骤，做好检查前的准备工作及检查前后患者的护理。

> **知识链接**
>
> ### 产科超声检查
>
> 产科超声检查的方法有经腹、经阴道与经会阴超声。正确使用超声对胎儿是安全的。产科超声检查的类型包括标准超声检查，即检查胎儿状况、数量、羊水量、胎心搏动、胎盘位置、胎儿发育与结构内容；有限超声，即临床紧急情况时进行的有限超声检查，如妊娠晚期阴道出血，可行有限超声明确胎盘位置；针对性超声检查，即发现胎儿器官畸形时的诊断具体部位的检查，或胎儿多普勒超声、胎儿生物物理评分、胎儿超声心动图等。产科超声检查在妊娠管理中是必不可少的内容。
>
> 来源：赵雪婷，漆洪波．美国妇产科医师学会"产科超声指南 2016"要点解读 [J]．中国实用妇科与产科杂志，2017，33（8）：819-823．

（四）心理社会评估

除了完成全面的健康史采集和身体评估、辅助检查外，患者的心理社会状况也会影响患者对疾病的反应及对治疗、护理措施的反应性。对患者的心理社会评估应包括以下几个方面。

1. 患者对健康问题及医院环境的感知 了解患者对健康问题的感受，对住院、诊断、治疗及护理的期望和感受，是否能接受患者角色，并评价住院是否对患者造成了心理压力。

2. 患者对疾病的反应 应用量化评估表评估患者患病前后的心理反应和对所患疾病的认识、面对压力时的解决方式和能力、处理问题时遇到的困难。可以明确患者的心理社会问题，采取心理护理措施，消除心理因素对健康的影响。

3. 患者的精神心理状态 评估患者的仪表、行为、定向力、注意力、情绪状态、语言及非语言交流情况、思维、感知、判断能力等是否在正常范围。患病后有无焦虑、恐惧、否认、自责、沮丧、悲哀、失控、无助、绝望、愤怒等情绪问题。如妇科检查中的暴露常常使患者感到害羞、困扰，同时一些妇科疾病也会影响患者的家庭与婚姻等，所以要注意患者的情绪变化，及时纠正患者的不良情绪，以利于疾病的预后。

4. 社会支持情况　评估患者的社会支持情况，如婚姻状况、社会关系、经济状况、生活方式，评估家属询问病情的态度及对手术预后的态度等。

【主要护理诊断 / 问题】

护理诊断 / 问题是对护理对象现存或潜在的健康问题及生命过程反应的一种临床判断，并可以通过护理措施加以解决。护士可通过对护理对象的全面评估，确定护理诊断。护理诊断可按照马斯洛（Maslow）需要层次论分类，也可按照戈登（Gordon）的 11 个功能健康型态分类。目前我国采用北美护理诊断协会（North American Nursing Diagnosis Association，NANDA）认可的护理诊断。护士确认相应的护理诊断后，按其重要性和紧迫性排列先后顺序，根据病情轻重缓急采取相应的护理措施。护理诊断是护士执行其独立性功能的表现，但并不能涵盖所有的护理活动，例如遵医嘱给药。

针对健康问题的护理诊断可分为现存的、潜在的、健康的、综合的护理诊断。护理诊断的组成包括名称、定义、诊断依据和相关因素。

如输卵管异位妊娠的护理诊断：

1. 疼痛　与输卵管异位妊娠病灶引起输卵管痉挛或破裂有关。

2. 潜在并发症：失血性休克　与输卵管异位妊娠病灶破裂，腹腔内出血有关。

3. 焦虑　与担心异位妊娠能否导致不孕有关。

【护理目标】

护理目标是评价护理效果的标准，是指通过护理干预，护士期望护理对象达到的健康状态或在行为上的改变。拟订护理目标可以确定护理工作的方向，指导护士为达到目标中期望的结果制定护理措施，并在护理程序的最后一步对护理工作进行效果评价。根据达到目标所需时间的长短，可将护理目标分为长期目标和短期目标。

1. 长期目标　又称远期目标，是指在较长时间内能够达到的目标，常用于出院患者、慢性炎症患者和手术后康复患者。长期目标有利于妇产科护士针对护理对象长期存在的问题采取连续护理行动。

2. 短期目标　又称近期目标，是指在较短时间内能够达到的目标，常用于病情变化快或短期住院的妇产科患者。

长期目标和短期目标在时间上没有绝对的分界，有些护理计划只有长期目标，有些护理计划可能具有长期和短期目标。有些长期目标中期望的结果往往需要一系列的短期目标才能更好实现，或者长期目标包括一系列渐进性的短期目标，这样可以使护士分清各个阶段的工作任务，也可因短期目标的逐步实现而增加患者达到长期目标的信心。

【护理措施】

护理措施是护士为帮助护理对象达到预定护理目标所采取的具体护理活动，一般包括执行医嘱、缓解症状及促进舒适的护理措施，预防、减轻、消除病变反应的措施，用药指导和健康教育等。护理措施的内容分为以下 3 类。

1. 依赖性护理措施　指护士执行医师、营养师或药剂师等的医嘱，如遵医嘱及时应用子宫收缩药与抗生素，预防产后出血与感染。

2. 协作性护理措施　指护士与其他医务人员协同完成的护理活动，如协助医师做好经阴道后穹隆穿刺术。

3. 独立性护理措施　指护士运用自己的专业知识和技能，自行或授权其他护理人员进行的护理活动，包括生活护理、住院评估、患者健康教育、对患者住院环境的管理及对患者病情和心理社会反应的监测等，属于护士独立提出和采取的措施，如产妇的会阴护理、乳房护理及母乳喂养指导。

制定护理措施时，应注意措施必须针对患者的具体情况、有充足的资源、保证患者的安全和保证健康服务活动的协调，同时具有科学性和可实行性，能实现护理目标。

【结果评价】

护理评价是对整个护理效果的鉴定，判断实施护理措施后患者的反应和预期目标是否达到的过程。将患者目前的健康状况与护理目标进行比较，判断目标是否达到，若目标未能完全实现，应寻找原因，重新搜集患者的资料，调整护理诊断和护理计划。

1. 停止 对于已解决的护理问题，护理目标已完全实现，相应护理措施可同时停止。

2. 修订 对护理目标部分实现或未实现的情况进行分析，然后对护理诊断、护理目标、护理措施中不恰当的地方进行修改。

3. 排除 经过分析和实践，排除不存在的护理问题。

4. 增加 根据评价过程中所获得的资料进行判断、分析，发现新的护理诊断，将这些护理诊断及其护理目标和护理措施加入护理计划中。

在评价过程中，应注意总结经验、教训，不断改进和提高护理质量，争取患者早日康复。

小 结

妇产科护理遵照护理评估、护理诊断、护理目标、护理措施和结果评价的护理程序。完整的护理评估是执行护理程序的基础，护理目标是制定护理措施的指导方向，根据结果评价，及时调整护理诊断及护理措施。

护理评估应包括健康史采集、身体评估、辅助检查及心理社会评估4个方面内容。身体评估中腹部检查和盆腔检查是必不可少的内容。盆腔检查的主要内容包括阴道窥器检查、双合诊检查及三合诊检查。

护理诊断应根据重要性及紧迫性排序，护理措施的制定要具有针对性、科学性及可实施性，能够实现护理目标。

 思考题

1. 请描述护理对象健康史的采集方法和主要内容。

2. 复述盆腔检查的主要用物、基本要求和常用检查方法。

3. 某患者，20岁，未婚。以"早期妊娠50天"门诊就诊，拟行人工流产，作为护士，应如何评估该患者，并实施哪些护理措施和健康教育？

(杨连卫)

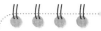

【附1】妇科门诊病例

主诉：外阴瘙痒，白带增多3天。

现病史：患者3天前出现外阴瘙痒，夜间为重，奇痒难耐，伴白带增多，呈豆渣样，曾自行使用外阴清洁洗液无好转。饮食可，睡眠欠佳，二便正常。

既往身体健康，2周前曾患扁桃体炎，一直口服头孢类抗生素至今。孕3产2，平素月经规律。末次月经2周前，经量同既往，使用宫内节育器避孕。否认药物过敏史。

妇科检查：外阴发育正常，经产型，黏膜充血、水肿，见搔抓痕，阴道通畅，黏膜红肿，表面被覆白色豆渣样白带，难以擦除，宫颈光滑，宫口见长1.5 cm的节育器尾丝。宫颈无触痛，子宫前位，正常大小，活动好，无压痛，双侧附件区未触及异常。

辅助检查：阴道分泌物检查WBC（+++），白念珠菌（+）。

诊断：外阴阴道假丝酵母菌病。

处理：停止口服抗生素；达克宁栓，1枚，每日1次，睡前阴道上药，共7天；复方达克宁软膏每日2次涂外阴，保持外阴清洁，下次月经后复查。

【附2】妇科入院记录示例

入院记录

姓名：××	病案号：
	民族：汉族
性别：女	出生地：×省×市×县
年龄：30岁	职业：无业
入院时间：2021-01-04　00：06	病史陈述者：本人及家属
记录时间：2021-01-04　00：52	与患者关系：本人
婚姻状况：已婚	可靠程度：可靠

主诉： 停经44天，阴道出血7天，下腹部隐痛2天，加重12小时

现病史： 患者平素月经规律，$\dfrac{7}{35 \sim 40}$，LMP 2020年11月21日，现停经44天。7天前出现少许阴道出血，无恶心、呕吐，未在意，未治疗，2天前出现右下腹持续性隐痛，12小时前提重物后腹痛加剧，呈撕裂样痛，伴恶心、呕吐、肛门坠胀感，曾晕厥一次，急诊来院。门诊以"输卵管妊娠破裂？"收入院。发病以来患者无发热，无咳嗽、咳痰，无胸闷、气短，饮食好，睡眠欠佳，二便正常，体重无改变。

既往史：

平素健康情况：良好。

疾病史：否认高血压、糖尿病、慢性肾病、甲状腺功能亢进、脑血管病、冠心病及精神病病史。

传染病史：否认肝炎、结核病、其他传染病。

手术史：2009年因阑尾炎行阑尾切除术。

外伤史：否认外伤史。

输血史：否认输血史。

过敏史：否认食物过敏史、药物过敏史。

预防接种史：不详。

个人史：

生于×省×市×县，久居本地，无疫水、疫源地接触史。否认冶游史。否认性病史。否认嗜酒史。从不吸烟。

月经婚育史：

初潮年龄：13 岁，周期：35 ～ 40 天，经期：7 天，经量：中等，有血块，无痛经。末次月经 2020 年 11 月 21 日。26 岁结婚，爱人身体健康。孕产史：孕 2 产 1，现有一子 3 岁，身体健康。宫内节育器：有。

家族史：

否认糖尿病、脑血管病、精神病、冠心病、家族遗传性疾病、家族传染病病史。

以上病史已经陈述者认可。

陈述者签名：　　　　　　　　　与患者关系：　　　　　　　签字日期：

体格检查

T：36.6 ℃　　　　P：80 次/分　　　R：18 次/分　　　　BP：100/60 mmHg

体重：59 kg　　身高（长）：168 cm

一般情况： 发育正常，营养状态良好，意识清楚，正常面容，表情自如，自主体位，查体合作，完全自理。

皮肤及黏膜： 全身皮肤及黏膜无黄染，无皮疹、皮下出血。毛发分布正常、色黑，皮肤颜色正常，皮下无结节，无肝掌、蜘蛛痣，皮肤弹性好，皮肤湿度正常。

淋巴结： 耳前、耳后、枕后、颈前、颈后、颌下、颏下、锁骨上、腋下、腹股沟等淋巴结未触及肿大。

头颅及五官： 头颅大小及外形无异常，无畸形、压痛。双侧眼睑无水肿及下垂，结膜无充血、水肿，角膜无溃疡，眼球运动自如，双侧巩膜无黄染，双侧瞳孔等大同圆，对光反射灵敏。双侧耳郭无畸形，双侧乳突无压痛，双侧听力粗试无障碍。鼻外观无畸形，鼻窦无压痛。口唇无发绀、苍白，咽部黏膜无充血，双侧扁桃体无肿大。

颈部： 颈部对称，无抵抗，颈动脉搏动正常，颈静脉无怒张，气管居中，肝颈静脉回流征阴性，甲状腺无肿大，无压痛、震颤及血管杂音。

胸部： 胸廓正常，胸骨无叩痛。双侧呼吸运动正常，肋间隙正常，双侧触觉语颤正常、对称。

肺部： 双肺呼吸音清，未闻及干、湿啰音，无胸膜摩擦音。双肺叩诊清音，双肺下界移动度正常、对称。

心脏： 心前区无隆起，心尖冲动位于左侧第五肋间锁骨中线内 0.5 cm，无抬举感，无震颤，心相对浊音界无扩大。心率 80 次/分，心律齐，各瓣膜听诊区未闻及杂音，无心包摩擦音。

腹部： 腹平坦，未见胃型、肠型，无腹壁静脉曲张，腹柔软，全腹有压痛、反跳痛，移动性浊音阴性，未触及包块，肝肋下未触及，脾肋下未触及，墨菲征阴性。叩诊呈鼓音，肝区无叩击痛，双肾区无叩击痛。肠鸣音无亢进或减弱，未闻及血管杂音。

脊柱及四肢： 脊柱生理弯度存在，无侧弯，四肢活动自如，无畸形、杵状指（趾），关节无红肿、变形，双下肢无水肿。

肛门及生殖器： 肛门未查。

神经系统： 生理反射存在，病理反射未引出。

专科情况： 外阴发育正常，阴道通畅、无充血，见少许暗红色血液自宫颈口流出，宫颈光滑，举摆痛阳性，宫体前位，正常大小，无压痛。右侧附件区增厚、压痛，左侧附件区未触及异常。

辅助检查： 盆腔超声示盆腔积液（积血可能）；右侧附件区低密度灶。尿妊娠试验阳性。

初步诊断：

1. 右侧输卵管妊娠？

2. 腹腔内出血

医师签名：

签名日期：2021 年 1 月 4 日

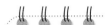

【附3】患者出入院护理评估表示例

患者出入院护理评估表

科室：妇产科病房　　姓名：××　　床号：××　　住院号：××　　诊断：

<table>
<tr><td rowspan="28">入院评估</td><td rowspan="6">一般资料</td><td colspan="2">性别：女</td><td>年龄：30 岁</td><td>职业：无业</td><td>民族：汉</td></tr>
<tr><td colspan="3">文化程度：初中</td><td colspan="2">婚姻：已婚</td></tr>
<tr><td colspan="5">进入方式：入院✓　转入□</td></tr>
<tr><td colspan="5">时间：2021 年 1 月 4 日　00：06</td></tr>
<tr><td colspan="5">方式：抱入□　步行□　扶行✓　轮椅□　平车□</td></tr>
<tr><td colspan="5">既往史：无　　过敏史：无✓　有□　　其他：</td></tr>
<tr><td rowspan="9">护理体格检查</td><td colspan="5">生命体征：
T（℃）：36.6　P（次/分）：80　BP（mmHg）：100/60　R（次/分）：18</td></tr>
<tr><td colspan="5">神志：清楚✓　模糊□　嗜睡□　谵妄□　昏迷□　朦胧□　镇静□　其他：</td></tr>
<tr><td colspan="5">语言沟通：正常✓　障碍□　其他：</td></tr>
<tr><td colspan="5">肢体活动：正常✓　全瘫□　截瘫□　偏瘫□　其他：</td></tr>
<tr><td colspan="5">皮肤：正常✓　疖肿□　皮疹□　黄染□　水肿□　坏疽□　破溃□
溃烂□　其他：</td></tr>
<tr><td colspan="5">护理实施：落实✓　未落实</td></tr>
<tr><td colspan="5">深静脉血栓（DVT）Autar 评分：
压疮：无✓　有□　　Braden 评分：18</td></tr>
<tr><td colspan="5">导管：　　　　其他：　　　　　　发生地点：</td></tr>
<tr><td colspan="5">非计划性拔管评分：</td></tr>
<tr><td colspan="5">护理措施：落实✓　未落实□</td></tr>
<tr><td rowspan="7">生活状态</td><td colspan="5">心理：正常□　淡漠□　焦虑✓　恐惧□　痛苦□　绝望□　其他：</td></tr>
<tr><td colspan="5">心理疏导：落实✓　未落实□</td></tr>
<tr><td colspan="5">排尿方式：自行　排便方式：自行</td></tr>
<tr><td colspan="5">自理能力：重度依赖□　中度依赖✓　轻度依赖□　无须依赖□</td></tr>
<tr><td colspan="5">时间：2021 年 1 月 4 日　00：36　　评分（分）：50</td></tr>
<tr><td colspan="5">跌倒、坠床危险：无✓　有□　评分（分）：0</td></tr>
<tr><td colspan="5">护理措施：落实✓　未落实□</td></tr>
<tr><td rowspan="2">入院健康教育</td><td colspan="5">护理指导：入院介绍✓　饮食指导✓　特殊检查指导✓　用药指导✓　相关告知✓　活动指导✓　专科指导✓</td></tr>
<tr><td colspan="5">饮食：普食□　软食□　半流食□　流食□　禁食水✓　低盐饮食□　低脂饮食□　糖尿病饮食□　鼻饲食□　低碘饮食□　儿童食□　幼儿食□　人工喂养□　母乳喂养□　混合喂养□　其他：</td></tr>
<tr><td>评估时间</td><td colspan="3">2021 年 1 月 4 日 00：52</td><td colspan="2">护士签名</td></tr>
<tr><td colspan="2">转科时间</td><td colspan="3"></td><td colspan="2">转往科室</td></tr>
<tr><td rowspan="4">出院评估</td><td>出院日期</td><td colspan="3">2021 年 1 月 9 日 08：00</td><td>转归</td><td>治愈</td></tr>
<tr><td>出院评估拔管</td><td colspan="5">导管：无　　其他：　　发生地点：
非计划性拔管评分：　　护理措施：落实✓　未落实□</td></tr>
<tr><td>出院健康教育指导</td><td colspan="5">饮食✓　用药✓　专科指导✓　生活指导✓　其他：心理指导</td></tr>
<tr><td>时间</td><td colspan="3">2021 年 1 月 8 日 08：21</td><td colspan="2">护士签名</td></tr>
</table>

妊娠期妇女的护理

第四章

导学目标

通过本章内容的学习，学生应能够：

◆ **基本目标**

1. 复述妊娠、受精、着床、围产医学的定义。
2. 说出胎盘、胎膜、脐带、羊水的功能，早期、中期及晚期妊娠诊断的依据。
3. 解释妊娠期母体生理变化的原因及心理社会变化的特点。
4. 复述四步触诊法的检查步骤。
5. 解释电子胎心监护的术语及定义。
6. 说明妊娠期不同时期的护理要点，识别先兆临产的症状。

◆ **发展目标**

1. 制订以孕产妇为中心的妊娠期健康教育计划，体现以人为本的服务理念。
2. 综合运用产科监测方法对孕产妇进行妊娠期连续护理。

◆ **思政目标**

1. 树立好学善思、细心严谨的学习态度，学习知识的同时树立正确的价值观。
2. 培养尊重、爱护孕产妇，保护孕产妇隐私的职业精神。

第一节　妊娠生理

胚胎和胎儿在母体内生长发育的过程，称为妊娠（pregnancy）。妊娠是从成熟卵子受精开始，到胎儿及其附属物自母体排出终止，这是一个非常复杂而又极其协调的生理过程。

【受精与着床】

受精卵的形成与着床是胚胎早期发育的两个重要过程，任何干扰因素均可导致不孕或早期流产。

（一）受精

精子进入阴道后，经宫颈管进入子宫腔及输卵管腔。在此过程中，精子顶体表面糖蛋白被生殖道分泌物中的α、β淀粉酶降解，同时顶体膜结构中胆固醇与磷脂比率和膜电位发生变化，降低顶体膜的稳定性，此时精子具有受精的能力，此过程称为精子获能（sperm capacitation），需7小时左右。

精子与卵子的结合过程称为受精（fertilization），通常发生在排卵后 12 小时内，整个过程约为 24 小时。当精子与卵子相遇后，精子顶体外膜破裂，释放出顶体酶，在酶的作用下精子穿过放射冠、透明带，与卵子的表面接触，开始受精。精子进入卵子后，卵子透明带结构改变，阻止其他精子进入透明带，称为透明带反应。精原核与卵原核逐渐地融合，核膜消失，染色体相互混合，形成二倍体的受精卵，完成受精过程（图 4-1）。

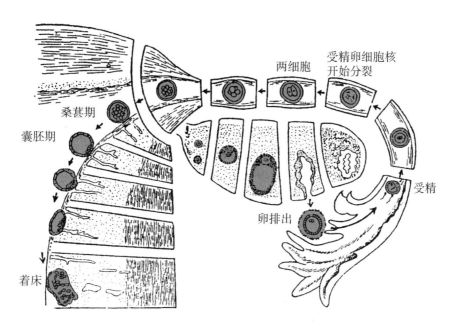

图 4-1　卵子受精与受精卵着床

（二）受精卵的输送与发育

受精卵进行有丝分裂的同时，借助输卵管蠕动和输卵管上皮纤毛摆动，向子宫腔方向移动，约在受精后第 3 日，分裂成 16 个细胞的实心细胞团，称为桑葚胚，随后早期囊胚形成。约在受精后第 4 日，早期囊胚进入子宫腔。受精后第 5 ~ 6 日，早期囊胚的透明带消失，在子宫腔内继续分裂发育成晚期囊胚。

（三）受精卵着床

晚期囊胚种植于子宫内膜的过程称为着床（implantation），在受精后 6 ~ 7 日开始，11 ~ 12 日结束。着床需经过定位、黏附和侵入 3 个阶段。完成着床的条件：①透明带消失；②囊胚滋养层分化出合体滋养层细胞；③囊胚和子宫内膜同步发育且功能协调；④孕妇分泌足量的雌激素和孕酮。

（四）蜕膜的形成

受精卵着床后，在孕激素、雌激素的作用下，子宫内膜腺体增大，腺上皮细胞内糖原增多，结缔组织细胞肥大，血管充血，此时的子宫内膜称为蜕膜（decidua）。按照蜕膜与囊胚的位置关系，将蜕膜分为 3 部分。

1. 底蜕膜　为与囊胚及滋养层接触的蜕膜，将来发育成胎盘的母体部分。

2. 包蜕膜　为覆盖在晚期胚泡表面的蜕膜，随着囊胚的发育成长逐渐凸向子宫腔，在妊娠 12 周左右与壁蜕膜贴近并融合，子宫腔消失。

3. 真蜕膜（壁蜕膜）　为除底蜕膜、包蜕膜以外，覆盖子宫腔表面的蜕膜。

随堂测 4-1

【胚胎、胎儿发育特征及胎儿生理特点】

（一）胚胎、胎儿发育特征

受精后8周内形成的人胚称为胚胎，这个时期是主要的器官分化时期；受精后9周起称为胎儿，此期是各器官进一步发育并逐渐成熟的时期。以4周（一个妊娠月）为一个孕龄单位，胚胎及胎儿发育具有一定的特征（表4-1）。

表4-1　不同孕龄胚胎及胎儿发育特征

孕龄	胚胎及胎儿发育特征		
	身长（cm）	体重（g）	外观及其他特征
4周末			胚盘与体蒂可辨
8周末			初具人形。头大，占胎体近一半。眼、耳、鼻、口可辨。四肢已具雏形。早期心脏已形成，超声可见原始心脏搏动
12周末	9	14	外生殖器已发育，部分可辨性别。胎儿四肢可活动。肠管已有蠕动。指（趾）已分辨清楚，指（趾）甲开始形成
16周末	16	110	从外生殖器可确定胎儿性别。头皮已长毛发。开始出现呼吸运动。部分孕妇已能自觉胎动
20周末	25	320	皮肤暗红，全身覆有胎脂并有毳毛。开始具有吞咽、排尿功能
24周末	30	630	各脏器均已发育。皮下脂肪开始沉积，皮肤出现皱纹，出现睫毛及眉毛
28周末	35	1000	皮下脂肪沉积不多，皮肤呈粉红色，有时可有胎脂。可以有呼吸运动，但Ⅱ型肺泡细胞产生的表面活性物质含量较少，出生后易患呼吸窘迫综合征。若能加强护理，胎儿可能存活
32周末	40	1700	皮肤呈深红色，面部毳毛已脱落。出生后加强护理可存活
36周末	45	2500	皮下脂肪较多，毳毛明显减少，面部褶皱消失。指（趾）甲已达指（趾）端。出生后能啼哭及吸吮，生存力良好
40周末	50	3400	发育成熟。皮肤呈粉红色，皮下脂肪多，足底皮肤有纹理。男性胎儿睾丸已降至阴囊内，女性胎儿大、小阴唇发育良好。出生后哭声响亮，吸吮能力强

（二）胎儿生理特点

1. 循环系统　胎儿营养供给和代谢产物排出均需经胎盘传输由母体完成。血液循环特点：①来自胎盘的血液进入胎儿体内后分为3支：一支直接入肝；另一支与门静脉汇合入肝，此两支血液经肝静脉入下腔静脉；另一支经静脉导管直接入下腔静脉。②卵圆孔位于左、右心房之间，其开口处正对下腔静脉入口，下腔静脉进入右心房的血液绝大部分经卵圆孔进入左心房，而上腔静脉进入右心房的血液流向右心室，随后进入肺动脉。③肺循环阻力较大，肺动脉血液绝大部分经动脉导管流入主动脉，仅部分血液经肺静脉进入左心房。左心房血液进入左心室，继而进入主动脉直至全身，然后经腹下动脉再经脐动脉进入胎盘，与母体进行气体及物质交换。

因此，胎儿体内无纯动脉血，而是动、静脉混合血。血液优先保证胎儿心脏、脑、肝及上肢的血液供应。进入肝、心脏、头部及上肢的血液含氧量较高，营养较丰富，以适应需要。

2. 血液系统

（1）红细胞生成：早在受精第3周，卵黄囊开始造血，以后肝、骨髓、脾逐渐具有造血功能。妊娠足月时，骨髓产生90%的红细胞。至妊娠32周红细胞生成素大量产生，故妊娠32周后出生的新生儿红细胞数均增多，约为6.0×10^{12}/L。胎儿红细胞体积大，生命周期短，约90日，需不断生成红细胞。

（2）血红蛋白生成：妊娠前半期均为胎儿血红蛋白，至妊娠最后 4 ～ 6 周，成人血红蛋白增多，至临产时胎儿血红蛋白仅占 25%。

（3）白细胞生成：妊娠 8 周以后，胎儿血液循环出现粒细胞。妊娠 12 周，胸腺、脾产生淋巴细胞，成为体内抗体的主要来源。妊娠足月时，白细胞计数可高达（15 ～ 20）×10^9/L。

3．呼吸系统　胎儿期胎盘代替肺功能，母儿血液在胎盘进行气体交换。胎儿期胎儿呼吸系统结构与功能逐渐发育完善。妊娠 11 周超声检查可见胎儿胸壁运动，妊娠 16 周时出现呼吸运动。新生儿出生后肺泡扩张，开始具备呼吸功能。出生时若胎肺不成熟，可导致呼吸窘迫综合征，影响新生儿存活。胎儿肺成熟包括肺组织结构成熟和功能成熟，后者系Ⅱ型肺泡细胞能合成肺泡表面活性物质，包括卵磷脂和磷脂酰甘油。通过检测羊水中卵磷脂及磷脂酰甘油值，可以判断胎肺成熟度。

4．神经系统　胎儿大脑随妊娠进展逐渐发育、长大，胚胎期脊髓已长满椎管，随后生长速度变缓。妊娠 6 个月脑、脊髓和脑干神经根的髓鞘开始形成。妊娠中期胎儿内耳、外耳及中耳已形成，妊娠 24 ～ 26 周胎儿已能听见一些声音。妊娠 28 周胎儿眼睛开始出现对光反应，对形象及色彩的视觉出生后才逐渐形成。

5．消化系统

（1）胃肠道：妊娠 16 周胃肠功能基本建立，胎儿能吞咽羊水，吸收水、氨基酸、葡萄糖及其他可溶性营养物质。

（2）肝：胎儿肝内缺乏许多酶，不能结合因红细胞破坏产生的大量游离胆红素。胆红素经胆道排入小肠氧化成胆绿素。胆绿素的降解产物导致胎粪呈黑绿色。

6．泌尿系统　妊娠 11 ～ 14 周胎儿肾已有排尿功能，妊娠 14 周胎儿膀胱内已有尿液。胎儿通过排尿参与羊水循环。

7．内分泌系统　妊娠第 6 周胎儿的甲状腺开始发育，妊娠 10 ～ 12 周已能合成甲状腺素。甲状腺素对胎儿各组织、器官的正常发育均有作用，尤其是对大脑的发育。妊娠 12 周开始胎儿甲状腺对碘的蓄积高于母亲甲状腺，因此，妊娠期补碘要慎重。胎儿肾上腺发育良好，胎儿肾上腺皮质主要由胎儿带组成，能产生大量甾体激素，与胎儿肝、胎盘、母体共同完成雌三醇的合成。妊娠 12 周胎儿胰腺开始分泌胰岛素。

8．生殖系统　胎儿的性别由受精卵形成时所确定的性染色体决定。男性胎儿睾丸在妊娠第 9 周开始发育，在临产前降至阴囊内；女性胎儿卵巢在妊娠 11 ～ 12 周开始发育。在妊娠 12 周时部分可通过外生殖器分辨性别。

9．胎儿功能发育

（1）运动功能：胎动是胎儿最初的运动形式，于妊娠 8 周时即可出现，妊娠 32 ～ 34 周时为最活跃的时期。

（2）神经反射：妊娠 3 个月已出现巴宾斯基反射、吸吮反射及握持反射；妊娠 5 个月后，逐渐获得防御反射、吞咽反射和眨眼反射等。

（3）认知功能：妊娠 3 个月时，味觉感受器开始发育，于妊娠 6 个月时形成；妊娠 4 ～ 5 个月，胎儿有视觉反应能力，已初步建立触觉反应；妊娠 6 个月时，听觉感受器已基本发育成熟；妊娠 7 ～ 8 个月时，嗅觉感受器已相当成熟。

【胎儿附属物的形成与功能】

胎儿附属物由胎盘、胎膜、脐带和羊水构成，并对维持胎儿宫内的生命及生长发育起重要作用。

（一）胎盘

1．胎盘的结构　胎盘由胎儿部分的羊膜和叶状绒毛膜及母体部分的底蜕膜构成。

（1）羊膜：是胎盘的最内层附着在胎盘胎儿面的半透明膜，光滑，无血管、神经或淋巴，有一定弹性。

（2）叶状绒毛膜：构成胎盘的胎儿部分，是胎盘的主要结构。晚期胚泡着床后，滋养层细胞迅速分裂增殖并形成许多不规则突起，与胚外中胚层共同组成绒毛膜。在胚胎早期，整个胚胎表面的绒毛发育均匀，随胚胎长大，与底蜕膜相接触的绒毛因营养丰富不断分支，发育良好，称为叶状绒毛膜；其他绒毛因远离底蜕膜，缺乏血液供应而萎缩、退化，形成平滑绒毛膜。绒毛上的合体滋养细胞溶解周围的蜕膜形成绒毛间隙，大部分叶状绒毛膜悬浮于绒毛间隙中，称为游离绒毛；长入底蜕膜中的绒毛称为固定绒毛。

受精后第 2 ~ 3 周是绒毛发育分化最旺盛的时期，约在受精后第 3 周末，绒毛内血管形成，与胚胎血管相连接，胎儿 - 胎盘循环建立。

（3）底蜕膜：为来自胎盘附着部位的子宫内膜，占胎盘的很小部分。固定绒毛的滋养层细胞与底蜕膜共同形成绒毛间隙的底，称为蜕膜板。从此板向绒毛膜伸出蜕膜间隔，不超过胎盘厚度的 2/3，将胎盘母体面分成肉眼可见的 20 个左右母体叶（图 4-2）。

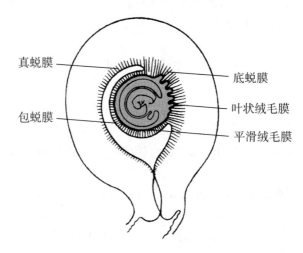

图 4-2　早期妊娠的子宫蜕膜与绒毛的关系

2．胎盘的功能　胎盘的功能极其复杂，介于胎儿与母体之间，是维持胎儿生长发育的重要器官，具有物质交换、防御、合成及免疫等功能。

（1）物质交换功能：包括气体交换、营养物质供应和排出胎儿代谢产物等。

1）气体交换：母儿间 O_2 和 CO_2 在胎盘中以简单扩散方式进行交换，相当于胎儿呼吸系统的功能。子宫动脉血氧分压（PO_2）高于绒毛间隙内血 PO_2 和胎儿脐动脉血 PO_2，但胎儿血红蛋白对 O_2 亲和力强，能从母血中获得充分的 O_2。CO_2 的扩散速度比 O_2 快 20 倍，且胎儿血对 CO_2 亲和力低于母血，故胎儿血 CO_2 容易通过绒毛间隙直接向母体迅速扩散。

2）营养物质供应：葡萄糖是胎儿代谢的主要能源，以易化扩散方式通过胎盘，胎儿体内的葡萄糖均来自母体。氨基酸、钙、磷、碘和铁以主动运输的方式通过胎盘。游离脂肪酸、水、钾、钠、镁、维生素 A、维生素 D、维生素 E、维生素 K 以简单扩散方式通过胎盘。

3）排出胎儿代谢产物：胎儿代谢产物如尿素、尿酸、肌酐、肌酸，经胎盘转输入母血，由母体排出体外。

（2）防御功能：胎盘屏障作用极为有限。各种病毒（如风疹病毒、巨细胞病毒）及大部分药物均可通过胎盘，影响胎儿生长发育。细菌、弓形虫、衣原体、梅毒螺旋体不能通过胎盘屏障，但可在胎盘部位形成病灶，破坏绒毛结构后进入胎儿体内感染胎儿。母血中免疫抗体（如 IgG）能通过胎盘，使胎儿在出生后短时间内获得被动免疫力。

（3）合成功能：胎盘合体滋养细胞能合成多种激素、酶、神经递质和细胞因子，对维持正常妊娠起重要作用。

1）人绒毛膜促性腺激素（human chorionic gonadotropin，hCG）：为糖蛋白激素，在受精后10天左右可用放射免疫测定法自母体血清中测出，妊娠8～10周达高峰，持续10日后迅速下降，产后2周内消失。

2）人胎盘催乳素（human placental lactogen，HPL）：为单链多肽激素。妊娠5周即可在母体血浆中测出HPL，随妊娠进展，其分泌量持续增加，至妊娠39～40周达高峰并维持至分娩，产后迅速下降，产后7小时即测不出。

3）雌激素及孕激素：为甾体激素，妊娠早期均由卵巢黄体产生。①雌激素：妊娠10周后主要由胎儿-胎盘单位合成。至妊娠末期，雌三醇值为未孕妇的1000倍，雌二醇及雌酮值为未孕妇的100倍。②孕激素：妊娠8～10周后，胎盘合体滋养细胞开始产生孕激素。孕激素在雌激素的协同作用下，对妊娠期子宫内膜、子宫肌层、乳腺以及母体其他系统的生理变化起重要作用。

4）酶：胎盘能合成多种酶。①缩宫素酶（oxytocinase）：为糖蛋白，随妊娠进展，逐渐增多，至妊娠末期达高峰。其生物学意义尚不十分明确，主要作用是灭活缩宫素分子，维持妊娠。胎盘功能不良，如死胎、先兆子痫、胎儿生长受限（FGR）时，血中缩宫素酶降低。②耐热性碱性磷酸酶（heat stable alkaline phosphatase，HSAP）：妊娠16～20周母血中可测出，直至胎盘娩出后下降，产后3～6日消失。动态监测其变化，可作为评价胎盘功能的一项指标。

（4）免疫功能：胎儿是同种半异体移植物（semiallogenic graft）。正常妊娠母体能容受、不排斥胎儿，其具体机制目前尚不清楚，可能与早期胚胎组织无抗原性、母胎界面的免疫耐受以及妊娠期母体免疫力低下有关。

知识链接

胎盘生长因子

胎盘生长因子（placental growth factor，PLGF）属于血管内皮生长因子（vascular endothelial growth factor，VEGF）家族成员，主要由胎盘滋养叶细胞分泌，对滋养叶细胞和内皮细胞的功能具有特殊的调节作用。PLGF可促进血管生成，改善血流灌注。在正常妊娠时，随着妊娠进展，孕妇血清中的PLGF水平变化呈峰形。

PLGF对孕产妇妊娠过程中胎盘的形成和发育具有极为重要的作用，PLGF水平降低可导致绒毛内血管发育受阻，胎盘血管网络形成不良，引起胎盘缺血、缺氧，难以为胎儿提供良好的生存环境，最终可能引发一系列疾病，如流产、妊娠高血压、先兆子痫、胎儿生长受限、早产，严重时甚至会引起死胎、子痫和胎盘早剥等。

PLGF不仅可以鉴别胎盘源性先兆子痫，还可以区分胎盘源性宫内生长受限，是一项非常有潜力的预测不良妊娠结局的血清学指标。

来源：顾红梅，柴晓文. 胎盘生长因子对妊娠影响的研究进展[J]. 国际生物医学工程杂志，2020，43（2）：166-170.

科研小提示

妊娠37周之前发生的胎膜早破称为未足月胎膜早破，是早产儿宫内感染及发生呼吸道或神经系统并发症和死亡的危险因素。为提高早产儿生存率，如何建立胎膜早破早期识别和干预体系，值得探讨。

来源：董会敏，宋娟，决珍珍，等. 胎膜早破极早产儿的临床特征和主要不良结局的预测因素分析[J]. 中国当代儿科杂志，2021，23（6）：575-581.

（二）胎膜

胎膜（fetal membranes）是由外层的平滑绒毛膜和内层的羊膜组成的，其重要作用是维持羊膜腔的完整性，对胎儿起到保护作用。胎膜含大量花生四烯酸（前列腺素前身物质）的磷脂，且含能催化磷脂生成游离花生四烯酸的溶酶体，在分娩发动上有一定作用。

（三）脐带

脐带（umbilical cord）是连接胎儿与胎盘的条索状组织，胎儿借助脐带悬浮于羊水中。足月妊娠脐带长 30 ～ 100 cm，平均约 55 cm，直径 0.8 ～ 2.0 cm。脐带表面有羊膜覆盖，呈灰白色，内有 1 条脐静脉，2 条脐动脉，脐血管周围为含水量丰富的来自胚外中胚层的胶样组织，称为脐带胶质（Wharton jelly），有保护脐血管的作用。脐带是母儿间气体交换、营养物质供应和代谢产物排出的重要通道。脐带受压使血流受阻时，可致胎儿缺氧，甚至危及胎儿的生命。

（四）羊水

充满在羊膜腔内的液体，称为羊水（amniotic fluid）。

1．羊水的来源　妊娠早期，羊水主要来自母体血清经胎膜进入羊膜腔的透析液；妊娠中期以后，羊水主要来自胎儿尿液，羊水的渗透压逐渐降低；妊娠晚期，胎肺参与羊水的生成，每日大约 350 ml 液体从肺泡分泌至羊膜腔；羊膜、脐带胶质及胎儿皮肤也可渗出少量的液体至羊膜腔中。

2．羊水的吸收　胎儿吞咽是羊水吸收的主要方式。妊娠 18 周开始胎儿出现吞咽动作，近足月时每日可吞咽 500 ～ 700 ml 液体。羊水吸收的另一个重要途径是经羊膜 - 绒毛膜界面的膜内转运向胎儿胎盘血管的转移，其中只有微量的羊水转移至母体血浆。另外，脐带每小时能吸收羊水 40 ～ 50 ml；妊娠 20 周前，胎儿角化前皮肤有吸收羊水的功能，但量很少。

3．母体、胎儿、羊水三者间的液体平衡　羊水在羊膜腔内不断进行液体交换，以保持羊水量相对恒定。

（1）媒介：母儿间的液体交换主要通过胎盘，每小时约 3600 ml。

（2）调节因素：①自妊娠后半期开始，胎儿排尿是羊水的主要来源；②胎儿分泌的肺泡液；③每日约有 400 ml 的羊水通过膜内运输进入胎盘表面的胎儿血管；④胎儿吞咽是羊水吸收的主要途径。

4．羊水量、性状及成分　妊娠期羊水量逐渐增加，妊娠 38 周约为 1000 ml；此后羊水量逐渐减少。至妊娠 40 周羊水量约为 800 ml。过期妊娠羊水量明显减少，可减少至 300 ml 以下。妊娠早期羊水为无色澄清液体。妊娠足月羊水略混浊、不透明，可见羊水内悬有小片状物（胎脂、胎儿脱落上皮细胞、毳毛、毛发、少量白细胞、白蛋白、尿酸盐等）。羊水中含大量激素和酶。足月妊娠时，羊水比重为 1.007 ～ 1.025，pH 约为 7.20，水分占 98% ～ 99%，1% ～ 2% 为无机盐及有机物。

5．羊水的功能

（1）保护胎儿：羊膜腔内恒温，适量的羊水对胎儿有缓冲作用，可避免胎儿受到挤压，防止胎儿肢体粘连，避免子宫肌壁或胎儿对脐带直接压迫导致胎儿窘迫；临产宫缩时，羊水能使宫缩压力均匀分布，避免胎儿局部受压致胎儿窘迫。胎儿吞咽或吸入羊水可促进胎儿消化道和肺的发育，羊水过少可引起胎儿肺发育不全。

（2）保护母体：减少胎动所致的不适感；临产后，前羊水囊借助楔形水压扩张子宫口及阴道；破膜后羊水冲洗阴道，减少感染机会。

随堂测 4-2

第二节　妊娠期母体变化

妊娠期间为了满足胚胎、胎儿生长发育的需要，并为分娩做准备，在胎盘产生激素的参与以及神经内分泌的影响下，母体各系统发生一系列适应性的生理变化。了解妊娠期母体的变化，有助于护理人员对孕妇进行相关知识宣传教育；指导孕妇及其家庭成员正确应对相关症状和体征；帮助孕妇识别潜在的或现存的非正常的生理变化。

【生殖系统的变化】

（一）子宫

子宫是妊娠期及分娩后变化最大的器官，在孕育胚胎、胎儿以及分娩过程中都起到了重要的作用。

1. 子宫体　逐渐增大、变软。妊娠早期，子宫略成球形且不对称，妊娠12周后，子宫均匀增大并超出盆腔。子宫大小由非妊娠时的（7～8）cm×（4～5）cm×（2～3）cm增大至妊娠足月时的35 cm×25 cm×22 cm。子宫壁厚度非妊娠时约1 cm，妊娠中期逐渐增厚为2.0～2.5 cm，妊娠末期又渐薄，妊娠足月时为0.5～1.0 cm。子宫腔容积由非妊娠时约5 ml增加至妊娠足月时约5000 ml。子宫增大不是由于细胞的数目增加，而是因为子宫平滑肌细胞变肥大、延长，细胞质内充满具有收缩活性的肌动蛋白和肌浆球蛋白，为临产后子宫收缩提供物质基础。

2. 子宫的血流量　随着子宫增大和胎儿、胎盘发育的需要，子宫循环血流量逐渐增加。子宫动脉逐渐由非妊娠时的屈曲至妊娠足月时变直，以适应胎盘内绒毛间隙血流量增加的需要。妊娠足月时，子宫血流量为450～650 ml/min，较非妊娠时增加4～6倍。宫缩时，肌壁间血管受压，子宫血流量明显减少。

3. 子宫峡部　是子宫体与子宫颈之间最狭窄的组织结构。非妊娠期长约1 cm，妊娠12周以后，子宫峡部逐渐被拉长、变薄，扩展为子宫腔的一部分，称为子宫下段，临产时长7～10 cm，成为软产道的一部分。

4. 子宫颈　妊娠早期因宫颈黏膜充血、水肿，致使宫颈变软，外观肥大，呈紫蓝色。宫颈管内腺体肥大，宫颈黏液分泌增多，形成黏稠的黏液栓，富含免疫球蛋白及细胞因子，保护子宫腔不受感染。

（二）卵巢

妊娠期卵巢略增大，停止排卵和发育新的卵泡。妊娠后，卵巢黄体在人绒毛膜促性腺激素（hCG）的作用下转变为妊娠黄体，妊娠黄体产生孕激素以维持妊娠的继续。妊娠10周后，黄体功能被胎盘取代，妊娠黄体开始萎缩。

（三）输卵管

妊娠期输卵管伸长，但肌层无明显肥厚，黏膜上皮细胞变扁平，在基质中可见蜕膜细胞。有时黏膜也可见到蜕膜反应。

（四）阴道

阴道黏膜充血、水肿，呈紫蓝色。阴道壁皱襞增多，周围结缔组织变松软，伸展性增加，有利于分娩时胎儿通过。阴道脱落细胞及分泌物增多，呈白色糊状。妊娠期阴道分泌物pH降低，不利于一般致病菌生长，有利于防止感染。

（五）外阴

外阴局部充血，皮肤增厚，大、小阴唇色素沉着；大阴唇结缔组织松软，伸展性增加，有利于分娩时胎儿娩出。

【乳房的变化】

妊娠早期乳房开始增大，充血明显，孕妇自觉乳房发胀。乳头、乳晕增大，颜色加深，乳晕上的皮脂腺肥大，形成散在的结节状突起，称为蒙氏结节（Montgomery's tubercles）。妊娠期乳腺为泌乳做好了准备，但受大量雌、孕激素的影响，一般无乳汁分泌。在妊娠后期，尤其近分娩期，挤压乳房时可有数滴稀薄黄色液体溢出，称为初乳（colostrum）。分娩后胎盘娩出，雌、孕激素水平迅速下降，新生儿吸吮乳头，乳汁开始分泌。

【血液循环系统的变化】

（一）心脏

妊娠期由于子宫增大，膈肌升高，心脏向左、上、前移位，更贴近胸壁，心尖部左移和心脏浊音界稍扩大。心脏容量从妊娠早期至妊娠末期增加约10%，心率每分钟增加10～15次。由于血流量增加、血流加速及心脏移位，使大血管扭曲，多数孕妇心尖区及肺动脉区可闻及柔和的吹风样收缩期杂音，产后逐渐消失。

（二）心排血量

心排血量自妊娠10周开始增加，至妊娠32～34周时达高峰。心排血量易受孕妇体位的影响，约5%孕妇可因体位改变使心排血量减少而出现不适。当孕妇长时间取仰卧位时，可引起回心血量减少，每搏输出量降低，血压下降，称为仰卧位低血压综合征（supine hypotensive syndrome），侧卧位时即可解除。临产后，尤其是第二产程期间，心排血量显著增加。

（三）血容量

血容量自妊娠6～8周开始增加，至妊娠32～34周时达高峰，增加约35%，平均约1450 ml。维持此水平至分娩。其中血浆量平均增加1000 ml，红细胞平均增加450 ml，血浆量增加多于红细胞增加，出现生理性血液稀释。

（四）静脉压

妊娠期盆腔血液回流至下腔静脉的血量增加，右旋增大的子宫又压迫下腔静脉使血液回流受阻，使孕妇下肢、外阴及直肠的静脉压增高，加之妊娠期静脉壁扩张，孕妇易发生痔、外阴及下肢静脉曲张。

（五）血液成分

1. 红细胞 妊娠期血浆量的增加多于红细胞，出现血液稀释，红细胞计数约为$3.6×10^{12}$/L，血红蛋白约为110 g/L，较非孕妇低。孕妇体内储存铁相对不足，应在妊娠中、晚期开始补充铁剂，以防出现缺铁性贫血。

2. 白细胞 从妊娠7～8周开始轻度增加，至妊娠30周时达高峰，为$(5～12)×10^9$/L，主要为中性粒细胞增加。临产后和产褥期白细胞计数增加显著，为$(14～16)×10^9$/L。产后1～2周内白细胞水平恢复正常。

3. 血小板及凝血因子 妊娠期由于血小板破坏增加、血液稀释或免疫因素等，可导致血小板数量减少，部分孕妇在妊娠晚期会进展为妊娠期血小板减少症。虽然血小板数量下降，但血小板功能增强，以维持止血。血小板计数多在产后1～2周恢复正常。凝血因子Ⅱ、Ⅴ、Ⅶ、Ⅷ、Ⅸ、Ⅹ均增加，仅凝血因子Ⅺ、Ⅻ降低，使血液处于高凝状态，为防治围生期出血做好准备。产后2周凝血因子水平恢复正常。

【消化系统的变化】

妊娠早期（停经6周左右），约有半数妇女出现不同程度的恶心、呕吐等早孕反应，一般于妊娠12周左右自行消失。

由于孕激素的影响，胃肠道平滑肌张力下降，蠕动减少、减弱，胃排空时间延长，易出现上腹部饱胀感、便秘和痔。妊娠中、晚期，由于胃部受子宫压迫及贲门括约肌松弛，胃内酸性内容物可回流至食管下部，产生灼热感。

【呼吸系统的变化】

妊娠期呼吸系统的改变表现为胸廓横径及前后径均加宽，周径加大，横膈抬高，呼吸时膈肌活动幅度增加，肺通气量增加约40%。妊娠中期，肺通气量增加大于耗氧量，孕妇有过度通气现象，有利于保证孕妇和胎儿所需的氧气供给。妊娠晚期，因子宫增大，腹肌活动幅度减少，使呼吸运动以胸式为主，此外，孕妇因横膈上升，平卧后可出现呼吸困难，睡眠时稍垫高头部可减轻症状。呼吸道黏膜轻度充血、水肿，易发生上呼吸道感染。

【泌尿系统的变化】

妊娠期肾略增大，肾血浆流量（renal plasma flow，RPF）增加约35%，肾小球滤过率（glomerular filtration rate，GFR）增加约50%，导致排尿量增加，代谢产物排出增多，肾负担加重。RPF与GFR均受体位影响，孕妇仰卧位时尿量增加，故夜尿量多于日尿量。此外，由于GFR增加，而肾小管对葡萄糖重吸收能力没有相应增加，约15%孕妇饭后出现生理性糖尿，应注意与糖尿病鉴别。

妊娠早期，增大的子宫压迫膀胱，容易引起尿频。妊娠12周以后子宫体高出盆腔，尿频的症状逐渐消失。妊娠中期，受孕激素影响，肾盂及输尿管增粗，蠕动减弱，肾盂及输尿管肌张力降低，且右侧输尿管受右旋子宫压迫，孕妇易发生右侧肾盂积水和肾盂肾炎，可通过左侧卧位预防。妊娠末期，由于胎先露进入盆腔压迫膀胱，孕妇再次出现尿频，甚至腹压稍增加即会出现尿液外溢现象。

【内分泌系统的变化】

妊娠黄体和胎盘分泌大量雌、孕激素，对下丘脑及垂体具有负反馈作用，使促性腺激素分泌减少，故妊娠期无卵泡发育成熟，也无排卵。垂体催乳素随妊娠进展而增量，至分娩前达高峰，约为非妊娠期的10倍，与其他激素协同作用，促进乳腺发育，为产后泌乳做准备。

妊娠期腺垂体可增大1～2倍，嗜酸性细胞增多且肥大，形成"妊娠细胞"，约于产后10日恢复。产后出血者，可使增生、肥大的腺垂体缺血及坏死，导致希恩（Sheehan）综合征。

妊娠期甲状腺可有中度增大，血清甲状腺激素增加，但因游离的甲状腺素少，不易出现甲状腺功能亢进的表现。

【其他变化】

（一）体重

妊娠早期孕妇体重增加不明显，于妊娠13周后，平均每周体重增加350 g，至妊娠足月时，体重平均增加约12.5 kg。若每周体重增加超过500 g，需警惕隐性水肿。

（二）皮肤

妊娠期垂体分泌促黑素细胞激素增加，加之雌激素明显增多，使孕妇面颊、乳头、乳晕、腹白线、外阴等处出现色素沉着。面颊出现呈蝶状褐色的斑，称为妊娠黄褐斑（chloasma gravidarum），于产后逐渐消退。随着妊娠子宫增大，腹壁皮肤弹性纤维过度伸展而断裂，出现紫色或淡红色不规则平行略凹陷的条纹，称为妊娠纹（striae gravidarum），产后变为银白色，持久不退。

▌知识链接

微量营养素摄入对孕妇及胎儿影响

微量营养素（micronutrient）是指人体内含量较少但对保证机体正常生理过程顺利进行、促进生长发育有重要作用的两类营养物质，包括维生素（如维生素A、B、C、D等）及矿物质（如铁、锌、铜、碘、硒等）。微量营养素能为整个妊娠期提供必要的物质保障，且对生殖细胞的产生、胎盘功能的发挥、胎儿的发育等过程起关键性调节作用。

微量营养素的缺乏可能影响妊娠期母体正常生理功能，导致不良结局的发生，如缺铁性贫血、先兆子痫、产后出血等，还可导致胎儿早产、流产、出生缺陷等，甚至对胎儿远期健康造成影响，导致儿童心脏、肺、免疫系统、神经认知功能等发育不全。

过量摄入微量营养素也会对机体造成负面影响，可导致胎儿出生缺陷及孕妇胃肠道不良反应等。

故探究并总结妊娠期微量营养素摄入的适宜量具有重要意义。

来源：张蔓，金泓宇，陈一虹，等．妊娠期微量营养素摄入对孕妇及胎儿影响研究进展［J］．中国实用妇科与产科杂志，2021，37（3）：399-402.

随堂测 4-3

（三）矿物质代谢

胎儿生长发育需要大量的钙、磷、铁。近足月妊娠的胎儿体内含钙约 30 g、磷 14 g，且绝大部分是在妊娠后期 3 个月内积累的，故应及时补充维生素 D 及钙，以提高血钙浓度。

【心理调适】

妊娠期，孕妇的心理会随着妊娠的进展而有不同的变化。在妊娠过程中，妇女向母亲角色转变，自我概念会发生变化，家庭中的各角色也发生重新定位和认同，原有的生活形态和互动情形也发生改变。因此，了解孕妇及家庭成员的心理变化，护理人员可给予适当的护理照顾，使孕妇及家庭能适当地调节心理状态，迎接新生命的来临。

（一）孕妇常见的心理反应

1.惊讶和震惊　在妊娠初期，不管是否为计划妊娠，几乎所有的孕妇都会产生惊讶和震惊的反应。

2.矛盾心理　许多妇女妊娠后会出现矛盾心理，这是人在适应新角色时的正常反应。矛盾心理尤其以计划外妊娠的孕妇多见，孕妇既因新生命的孕育而喜悦，又担心妊娠不是时候。可能是因工作、学习、社会支持系统、经济等原因暂时不想要孩子；也可能是由于初为人母，缺乏抚养孩子的知识和技能；或是因早孕反应不适应所致。

3.接受　当孕妇自觉胎儿在腹中活动，真正感受到"孩子"的存在时，会开始接受妊娠这一事实，出现了"筑巢反应"，即为孩子的未来做准备，如关心孩子的喂养和生活护理等方面的知识等。

4.情绪波动　由于体内激素变化及自身或家庭情况、生活方式的转变，可使孕妇的情绪波动较大。孕妇往往表现为易激动、烦恼、生气、哭泣。尤其在妊娠晚期，因子宫明显增大，给孕妇在体力上加重负担，行动不便，甚至出现腰背痛、睡眠障碍等症状。随着预产期的临近，孕妇常因胎儿将要出生而感到愉快，又因担心能否顺利分娩以及分娩的疼痛而焦虑。

5.内省　孕妇表现出以自我为中心，专注于自己的身体，注重穿着、体重和一日三餐，同时也较关心自己的休息和独处，这种专注使孕妇能计划、调节、适应，以迎接新生儿的到来。内省行为可能会使配偶及其他家庭成员感受冷落而影响相互之间的关系。

科研小提示

母性应激是指对女性而言，妊娠、生产、哺乳过程中产生的应激反应。母性应激是阻碍母亲适应性改变顺利进行的重要因素。理解母性应激对母性行为与心理功能的影响及机制，可使我们进一步对母性应激制定预防方案和护理措施。

来源：杨瑜，李鸣，陈红．母性应激对母性行为和心理功能的影响［J］．心理科学进展，2020，28（1）：128-140.

（二）孕妇的心理调节

美国妇产科护理学专家鲁宾（Rubin，1984）提出妊娠期妇女为接受新生命的诞生，维持个人及家庭的功能完整，应实现下列妊娠期心理发展任务。

1. 确保安全　确保自己和胎儿能顺利地度过妊娠期、分娩期。孕妇可寻求产科护理相关知识，如阅读有关书籍、遵守医师的建议和指示，使整个妊娠期保持最佳的健康状况。

2. 接受　适应母亲角色的第一步是接受妊娠的事实。在此过程中，配偶是关键人物，来自配偶的关爱、信任与支持可以帮助孕妇有效地适应妊娠过程和母亲角色。

3. 学会奉献　无论是生育或养育新生儿，都包含了许多给予行为。在妊娠过程中，孕妇应学会调整自己，以适应胎儿的成长，顺利担负起产后照顾孩子的重任。

4. 融为一体　孕妇应在情绪上与胎儿连成一体。随着妊娠的进展，孕妇和胎儿建立起亲密的感情，尤其是胎动出现以后，孕妇常借助抚摸、对着腹部讲话等行为表达对胎儿的情感。这种情绪及行为的表现将为孕妇日后与新生儿建立良好的情感奠定基础。

第三节　妊娠诊断

案例 4-1

　　某患者，女性，25岁。平素月经规律，已婚，未避孕。近日自觉恶心、晨起呕吐、乏力、头晕以及饮食欠佳，发现停经已有40余天。

　　请回答：

　　1. 该患者可能出现了什么反应？

　　2. 若需诊断是否妊娠，需做哪些检查？

妊娠期从末次月经的第 1 日开始计算，约为 280 日（40 周）。根据妊娠不同时期的特点，临床上将其分为 3 个时期：从末次月经的第 1 日开始到第 13 周末称为妊娠早期（early trimester of pregnancy）；第 14 周开始至第 27 周末称为妊娠中期（mid trimester of pregnancy）；第 28 周及其后称为妊娠晚期（late trimester of pregnancy）。

【早期妊娠的诊断】

早期妊娠也称为早孕。妊娠早期是胚胎形成、胎儿器官分化的重要时期。早期妊娠诊断的目的主要是确定妊娠、胎数、孕龄，以及排除异位妊娠等病理情况。

（一）临床表现

1. 停经　月经周期正常的育龄期妇女，有性生活史，一旦月经过期 10 日及以上，应首先考虑早期妊娠的可能。若停经已达 8 周以上，则妊娠的可能性更大。停经是妊娠最早的症状，但不是妊娠的特有症状，服用避孕药物、精神、环境因素也可引起闭经，应予鉴别。

2. 早孕反应　约半数的女性在停经 6 周左右出现畏寒、头晕、乏力、嗜睡、食欲减退、喜食酸物或偏食、晨起恶心、呕吐等症状，称为早孕反应（morning sickness）。早孕反应可能与体内 hCG 增多、胃酸分泌减少及胃排空时间延长有关。一般于妊娠 12 周左右早孕反应自然消失。早孕反应的严重程度和持续时间因人而异。

3. 尿频　因妊娠早期前倾增大的子宫压迫膀胱所致，至妊娠 12 周以后，增大的子宫超出盆腔后，尿频症状自然消失。

4. 乳房变化 自妊娠8周起，在雌、孕激素作用下，乳头增大，乳房体积逐渐增大。孕妇自觉乳房轻度胀痛、乳头刺痛，体格检查见乳头及周围乳晕着色加深，有蒙氏结节出现。哺乳期女性妊娠后乳汁量明显减少。

5. 妇科检查 妊娠6～8周时，阴道黏膜及子宫颈充血，呈紫蓝色，双合诊检查子宫峡部极软，子宫体与子宫颈似不相连，称为黑加征（hegar sign）。随着妊娠进展，子宫逐渐增大、变软，呈球形。停经8周时，子宫约为非妊娠时的2倍；妊娠12周时，子宫为非妊娠时的3倍，在耻骨联合上方可以触及。

（二）辅助检查

1. 妊娠试验 通常受精后8～10天可用放射免疫学方法测出受检者血液中β-hCG升高。临床上常用早孕试纸法检测受检者尿液，其优点是简单、快速。妊娠试验阳性，可协助诊断为早期妊娠。

2. 超声检查 是检查早期妊娠快速、准确的方法，是确定宫内妊娠的"金标准"。阴道B超较腹部B超可提前1周诊断早期妊娠，其最早在停经4～5周时，宫腔内可见圆形或椭圆形妊娠囊。停经6周时，妊娠囊内可见胚芽和原始心管搏动。停经14周，测量胎儿冠-臀长能较准确地估计孕周，矫正预产期。停经9～14周B超检查可以排除无脑儿等严重的胎儿畸形。停经11～13^{+6}周时，B超测量胎儿颈后透明层厚度和胎儿鼻骨等指标，可作为妊娠早期染色体疾病筛查的指标。彩色多普勒超声可见胎儿心脏区彩色血流，可以确诊为早期妊娠，胚胎存活。

3. 宫颈黏液检查 宫颈黏液量少、黏稠，涂片干燥后光镜下仅见排列成行的椭圆体，不见羊齿植物叶状结晶，则早期妊娠的可能性较大。

4. 基础体温测定 每日清晨醒来后，在尚未起床及进行任何活动之前，测量体温5分钟（多测口腔体温）并记录于基础体温单上，按日连成曲线。如有感冒、发热或用药治疗等情况，应在体温单上注明。具有双相型体温的女性，停经后高温相持续18日不见下降者，早期妊娠可能性大；如高温相持续3周以上，则早期妊娠可能性更大。

根据病史、体征和辅助检查难以确定早期妊娠时，可嘱1周后复诊。避免将妊娠试验阳性作为唯一的诊断依据，因可出现假阳性，导致误诊。

科研小提示

血清雌二醇及其日变化值是妊娠早期预测妊娠结局的良好指标，需联合孕酮及hCG，拟订这其中的两者或三者的联合参数，探讨更佳的预测模型。

来源：黄帅，张亚男，李佳阳，等.雌激素及雌激素日变化值对妊娠结局的预测研究［J］.中华妇产科杂志，2020，55（1）：49-51.

随堂测4-4

【中、晚期妊娠的诊断】

妊娠中、晚期是胎儿生长和各器官发育成熟的重要时期。中、晚期妊娠诊断的目的主要是判断胎儿的生长发育情况、宫内状况和发现胎儿畸形，尽可能减少有缺陷婴儿的出生及降低母婴死亡率。

（一）临床表现

1. 子宫增大 腹部检查可见增大的子宫，手测子宫底高度或尺测耻上子宫长度可估计胎儿大小及孕周（表4-2）。子宫底高度因孕妇的脐耻间距离、胎儿发育情况、单胎、多胎等有差异，增长过速或过缓均可能为异常（图4-3）。

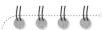

表4-2　不同妊娠周数的子宫底高度及子宫长度

妊娠周数	手测子宫底高度	尺测耻上子宫长度（cm）
12周末	耻骨联合上2～3横指	
16周末	脐耻之间	
20周末	脐下1横指	18（15.3～21.4）
24周末	脐上1横指	24（22.0～25.1）
28周末	脐上3横指	26（22.4～29.0）
32周末	脐与剑突之间	29（25.3～32.0）
36周末	剑突下2横指	32（29.8～34.5）
40周末	脐与剑突之间或略高	33（30.0～35.3）

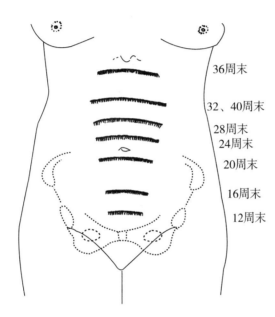

图4-3　妊娠周数与宫底高度

2. 胎动　胎儿的躯体活动称为胎动（fetal movement，FM）。初产妇一般于妊娠18～20周时开始自觉有胎动，经产妇感觉略早于初产妇。胎动随妊娠进展逐渐增强，至妊娠32～34周达高峰，妊娠38周后逐渐减少。正常胎动每小时3～5次。一般在妊娠18周后B超检查可发现。腹壁薄且松弛的孕妇，经腹壁可见胎动。

3. 胎心音　妊娠12周后，用多普勒胎心听诊仪经孕妇腹壁能探测到胎心音，妊娠18～20周可用普通听诊器经孕妇腹壁上听到胎心音。胎心音呈双音，似钟表的"滴答"声，速度较快，正常为110～160次/分。注意：胎心音须与子宫杂音、腹主动脉音及脐带杂音相鉴别。

4. 胎体　妊娠20周以后，经腹壁可以触及子宫内的胎体。妊娠24周以后，采用四步触诊法可以区分胎头、胎背、胎臀及胎儿四肢，进而判断胎产式、胎先露和胎方位。胎头圆而硬；胎背宽而平坦；胎臀宽而软，形状略不规则；胎儿肢体小且有不规则活动。

（二）辅助检查

1. 超声检查　可显示胎儿数目、胎产式、胎先露、胎方位、胎心搏动、胎盘位置、羊水量，评估胎儿体重，同时能测量胎头双顶径、头围、腹围和股骨长度等，了解胎儿生长发育情况。妊娠18～24周，可采用超声进行胎儿系统检查，筛查胎儿有无结构异常。

2. 彩色多普勒超声　可以检测子宫动脉、脐动脉和胎儿动脉的血流速度和波形。妊娠中期子宫动脉搏动指数和阻力指数可以评估先兆子痫的风险，妊娠晚期脐动脉的搏动指数（PI）和阻力指数（RI）可以评估胎盘的血流，胎儿大脑中动脉的收缩期峰值可以辅助判断胎儿贫血程度。

（三）胎势

妊娠 28 周以前，羊水较多、胎体较小，因此胎儿在子宫内的活动范围较大，胎儿在子宫内的位置和姿势易于改变。妊娠 32 周以后，胎儿生长发育迅速、羊水量相对减少，胎儿与子宫壁贴近，因此，胎儿在子宫内的位置和姿势相对恒定。胎儿在子宫内的姿势，简称胎势（fetal attitude）。正常胎势为：胎头俯屈，颏部贴近胸壁，脊柱略前弯，四肢屈曲交叉弯曲于胸腹部前方。由于胎儿在子宫内位置和姿势的不同，因此有不同的胎产式、胎先露和胎方位。

1. 胎产式 胎儿身体纵轴与母体身体纵轴之间的关系称为胎产式（fetal lie）。两轴平行者称为纵产式（longitudinal lie），占妊娠足月分娩总数的 99.75%。两轴垂直者称为横产式（transverse lie），仅占妊娠足月分娩总数的 0.25%。两轴交叉者称为斜产式（oblique lie），属暂时性的，在分娩过程中转为纵产式，偶尔转为横产式（图 4-4）。

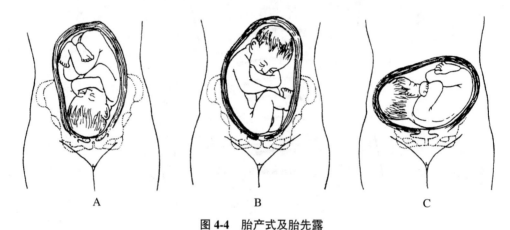

图 4-4 胎产式及胎先露

A. 纵产式 - 头先露；B. 纵产式 - 臀先露；C. 横产式 - 肩先露

2. 胎先露 最先进入骨盆入口的胎儿部分称为胎先露（fetal presentation）。纵产式有头先露、臀先露，横产式有肩先露。头先露又可因胎头屈伸程度不同分为枕先露、前囟先露、额先露、面先露（图 4-5）。臀先露又可因入盆先露不同分为混合臀先露、单臀先露和足先露（图 4-6）。偶见头先露或臀先露与胎手或胎足同时入盆，称为复合先露（compound presentation）。横产式时最先进入骨盆的是胎儿肩部，为肩先露。

3. 胎方位 胎儿先露部指示点与母体骨盆的关系称为胎方位（fetal position），简称胎位。枕先露以枕骨、面先露以颏骨、臀先露以骶骨、肩先露以肩胛骨为指示点。根据指示点与母体

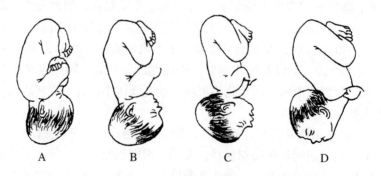

图 4-5 头先露的种类

A. 枕先露；B. 前囟先露；C. 额先露；D. 面先露

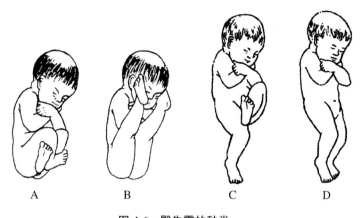

图4-6　臀先露的种类

A. 混合臀先露；B. 单臀先露；C. 单足先露；D. 双足先露

骨盆左、右、前、后、横的关系而有不同的胎位（表4-3）。

表4-3　胎产式、胎先露和胎方位的关系及种类

纵产式 (99.75%)	头先露 (95.75%～97.75%)	枕先露 (95.55%～97.55%)	枕左前（LOA）、枕左横（LOT）、枕左后（LOP） 枕右前（ROA）、枕右横（ROT）、枕右后（ROP）
		面先露 (0.2%)	颏左前（LMA）、颏左横（LMT）、颏左后（LMP） 颏右前（RMA）、颏右横（RMT）、颏右后（RMP）
	臀先露 (2%～4%)		骶左前（LSA）、骶左横（LST）、骶左后（LSP） 骶右前（RSA）、骶右横（RST）、骶右后（RSP）
横产式	肩先露 (0.25%)		肩左前（LScA）、肩左后（LScP） 肩右前（RScA）、肩右后（RScP）

第四节　妊娠期管理

案例 4-2

　　某孕妇，30岁，拟行产前检查，宫底在脐上3横指，胎心听诊在脐下左侧听得最清楚，耻骨联合上扪及圆而硬浮球样物，胎头枕部在骨盆左前。

请回答：

1. 该孕妇的孕周大约是多少？

2. 如何判断胎先露和胎方位？

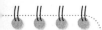

妊娠期的管理是对孕妇进行定期的产前检查，及时发现、处理异常情况，保证孕妇和胎儿的健康，保证安全、顺利分娩。

围生医学（perinatology）又称围产医学，是研究在围生期内加强对围生儿及孕产妇卫生保健的一门科学，对降低围生期母儿死亡率和病残儿发生率、保障母儿健康具有重要意义。围生期是指产前、产时和产后的一段时间。孕产妇要经历妊娠期、分娩期和产褥期3个阶段。胎儿要经历受精、细胞分裂、繁殖、发育和出生后开始独立生活的复杂过程。我国现阶段围生期是指从妊娠满28周（即胎儿体重≥1000 g或身长≥35 cm）至产后1周。

【产前检查】

（一）产前检查的时间与次数

首次产前检查的时间应从确诊妊娠开始，针对发展中国家无合并症的孕妇，世界卫生组织（2016年）建议产前检查次数至少为8次，分别为：妊娠<12周、20周、26周、30周、34周、36周、38周和40周。我国《孕前和孕期保健指南（2018）》推荐的产前检查孕周分别是：妊娠$6 \sim 13^{+6}$周、$14 \sim 19^{+6}$周、$20 \sim 24$周、$25 \sim 28$周、$29 \sim 32$周、$33 \sim 36$周、$37 \sim 41$周（每周1次）。有高危因素者，可酌情增加产前检查次数。

（二）预产期的推算

以末次月经（last menstrual period，LMP）第1日为基准，月份减3或加9，日期加7为预产期（expected date of confinement，EDC）。对于农历日期，计算方法可为月份减3或加9，但日期加15，或将农历末次月经日期换算成公历日期，计算出预产期。实际分娩日期与推算的预产期可以相差1~2周。如孕妇记不清末次月经的日期，可根据早孕反应出现的时间、胎动开始时间、子宫高度及B超检查的胎囊大小、冠-臀长推算预产期。有条件者应根据妊娠早期超声检查报告来核对预产期，尤其对记不清末次月经日期或于哺乳期无月经来潮而受孕者，应采用超声检查来协助推算预产期。

（三）首次产前检查

1. 年龄 要重视孕妇的年龄，年龄过小者生殖系统尚未发育成熟，容易发生难产；超过35岁的高龄孕妇容易发生合并症，胎儿畸形的发病率上升。

2. 职业 如孕妇的职业接触有毒、有害或放射性物质，应加强关注血常规、肝功能结果，劝其妊娠期更换工作。注意胎儿畸形及宫内发育情况。

3. 月经史 月经周期的长短影响预产期的推算和胎儿生长发育的监测。可通过B超检查、早孕反应推算受孕时间及预产期。

4. 孕产史 应了解初产妇孕次、流产次数及原因。应了解经产妇既往孕产经历、分娩方式，有无早产、难产、死胎、死产、产后出血史，了解出生时新生儿的情况。

5. 既往病史 了解孕妇妊娠前有无高血压、心脏病、血液病、糖尿病、肝病及肾病史；有无传染病史等，注意其发病时间及治疗情况，有无手术史及手术情况。

6. 本次妊娠的过程 了解妊娠早期有无早孕反应、病毒感染及用药史；胎动开始的时间和胎动变化；饮食、睡眠、运动及排便情况；有无阴道出血、头痛、视物模糊、心悸、气短、下肢水肿等症状。

7. 家族史 询问患者家族中有无高血压、糖尿病、双胎妊娠、遗传性疾病等病史。对有遗传性疾病家族史的孕妇，可以在妊娠早期行绒毛活检术，或在妊娠中期做羊水或脐静脉血胎儿染色体核型分析，应请遗传专科医师会诊，减少遗传病胎儿的出生率。

8. 配偶健康状况 了解配偶健康情况，有无烟酒嗜好、遗传性疾病及传染性疾病等。

9. 全身检查 了解孕妇的发育、营养状况及精神状态；观察体形、步态、脊柱及下肢有无畸形；评估重要脏器（如心脏、肺、肾、肝）有无异常；检查乳房乳头发育情况；测量血压，正常孕妇血压不超过140/90 mmHg，或与基础血压相比，升高不超过30/15 mmHg，超过者属病理状态；测量身高、体重，关注体重指数，妊娠晚期体重每周增加不应超过 0.5 kg，超过者应注意水肿或隐性水肿的发生；检查血常规、尿常规、B 超、肝功能、肾功能。

10．健康教育　评估孕妇孕期保健及新生儿护理知识水平，帮助其安排好孕妇学校的学习内容。鼓励孕妇学习妊娠期营养、体重管理、运动知识，掌握健康分娩的知识及方法。妊娠中、晚期，鼓励孕妇及家属学习母乳喂养、新生儿护理及产后保健的知识；孕妇心理健康、良好的心态是对胎儿最好的胎教，可预防妊娠期及产后抑郁症的发生。

（四）妊娠中、晚期产前检查

1．问诊　询问孕妇饮食、睡眠、运动情况，有无出血、头痛等异常情况发生。

2．全身检查　测量血压、体重，检查有无水肿，复查血、尿常规。

3．产科检查　腹部检查、胎儿检查、产道检查及 B 超检查。要告知孕妇检查的目的、步骤，取得孕妇合作。男性医务人员进行操作时，要有女性护士陪同，注意保护孕妇的隐私。

腹部检查：孕妇排尿后仰卧于检查床上，头部稍抬高，露出腹部，双腿略屈曲分开，放松腹肌。检查者站在孕妇右侧。

（1）视诊：观察腹部外形及大小，有无妊娠纹、手术瘢痕和水肿。对腹部过大或过小者，均应注意，要进一步核实孕周，排除双胎妊娠、羊水过多、巨大胎儿、胎儿生长受限、孕周推算错误等。腹部横宽宫底位置较低，胎儿可能是横位，排除胎位异常、骨盆异常。如孕妇腹部向前突出（即尖腹），多见于初产妇；如孕妇腹部向下悬垂（即悬垂腹），多见于经产妇，应考虑可能伴有骨盆狭窄。

（2）触诊：用软尺测量子宫高度及腹围。子宫高度是从宫底至耻骨联合上缘的弧形长度。腹围是平脐绕腹一周的长度。用四步触诊法检查子宫大小、胎产式、胎先露、胎方位及胎先露是否衔接（图 4-7）。在做前三步手法时，检查者面向孕妇头部，做第四步手法时，检查者应面向孕妇足端。

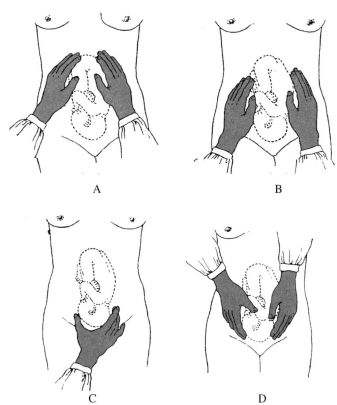

A
B
C
D

图 4-7　胎位检查的四步触诊法
A．第一步；B．第二步；C．第三步；D．第四步

第一步：检查者将双手放置于子宫底部，了解子宫外形，测量子宫底高度，估计胎儿大小与妊娠月份是否相符。然后用双手指腹相对轻推子宫底部，判断在子宫底部的胎儿部分，若为胎头，则硬而圆且有浮球感；若为胎臀，则软而宽且形状略不规则；若在宫底部未触及胎头或胎臀，应考虑横产式的可能。

第二步：检查者将双手分别放置在腹部左、右侧，一只手固定，另一只手轻轻地深按，两手交替，分辨胎背及胎儿四肢的位置。平坦饱满的部分为胎背；可变形的凹凸不平部分为胎儿的肢体，有时能感到胎儿肢体活动。

第三步：检查者右手置于耻骨联合上方，拇指与其余4指分开，握住胎先露，进一步查清是胎头或胎臀，并左右推动以确定是否衔接。如胎先露仍高浮，左右可以移动，表明胎先露尚未入盆；如胎先露已经固定不能被推动，则已衔接。

第四步：检查者面向孕妇足端，两手分别置于胎先露的两侧，沿着骨盆入口方向深按，再次判断胎先露的诊断是否正确，确定胎先露入盆的程度。胎先露为胎头时，一只手能顺利地进入骨盆入口，另一只手则被胎头隆起部阻挡，该隆起部称胎头隆突。枕先露时，胎头隆突为额骨，与胎儿肢体同侧；面先露时，胎头隆突为枕骨，与胎背同侧。当胎先露是胎头或胎臀难以确定时，可通过内诊或B超检查协助诊断。

（3）听诊：胎心音在靠近胎儿背侧上方的孕妇腹壁上听得最清楚。枕先露时，胎心音在脐部下方两侧；臀先露时，胎心音在脐部上方两侧；肩先露时，胎心音在脐部下方听得最清楚（图4-8）。当腹壁紧、子宫较敏感、确定胎儿背部方向有困难时，可借助胎心音及胎先露综合分析判断胎位。

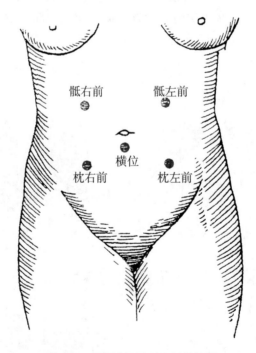

图4-8 不同胎位胎心音听诊位置

4. 骨盆测量 骨盆大小及形状对分娩有直接影响。进行骨盆测量，以判断胎儿能否顺利经阴道分娩。骨盆测量分为外测量和内测量两种。

（1）骨盆外测量：通过骨盆外测量，可以间接判断骨盆内径的大小。此法操作方便、简单，虽然不十分精确，仍然有很大的临床价值。

1）髂棘间径（interspinal diameter，IS）：孕妇取伸腿仰卧位，测量两侧髂前上棘外缘间的距离（图 4-9）。正常值为 23 ～ 26 cm。

2）髂嵴间径（intercrestal diameter，IC）：孕妇取伸腿仰卧位，测量两侧髂嵴外缘最宽的距离（图 4-10）。正常值为 25 ～ 28 cm。

以上两径线可用于间接推测骨盆入口横径的长度。

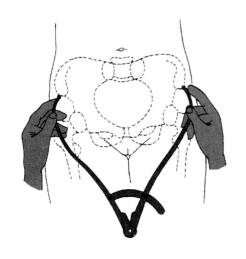

图 4-9　测量髂棘间径

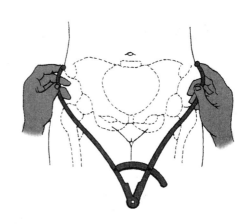

图 4-10　测量髂嵴间径

3）骶耻外径（external conjugate，EC）：孕妇取左侧卧位，右腿伸直，左腿屈曲，测量第五腰椎棘突下（相当于腰骶部米氏菱形窝的上角或相当于髂嵴后连线中点下 1.5 cm）至耻骨联合上缘中点的距离（图 4-11）。正常值为 18 ～ 20 cm。此径线可间接地推测骨盆入口前后径长短，是骨盆外测量中最重要的径线。骶耻外径的值与骨质厚薄有关，用测得的骶耻外径值减去 1/2 的尺桡周径（围绕右侧尺骨茎突和桡骨茎突测得的前臂下缘的周径）值，即相当于骨盆入口前后径值。

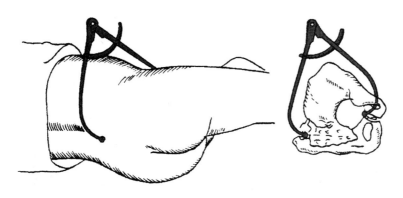

图 4-11　测量骶耻外径

4）坐骨结节间径（intertuberous diameter，IT）：又称出口横径（transverse outlet，TO）。孕妇取仰卧位，两腿屈曲，双手抱双膝。检查者面向孕妇会阴部，触清坐骨结节处，测量两侧坐骨结节内侧缘之间的距离（图 4-12），正常值为 8.5 ～ 9.5 cm。如出口横径＜ 8 cm，应测量出口后矢状径（posterior sagittal diameter of outlet），即坐骨结节间径中点至骶骨尖端的距离，正常为 8 ～ 9 cm。如出口横径与出口后矢状径之和＞ 15 cm，一般足月胎儿可以娩出。

5）耻骨弓角度（angle of pubic arch）：用两拇指尖斜着对拢置于耻骨联合下缘，左、右两

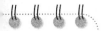

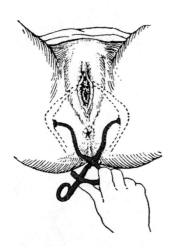

图 4-12　测量坐骨结节间径

拇指平放在耻骨降支的上面,测量两拇指之间的角度即为耻骨弓角度。正常值为 90°,小于 80° 为异常。此角度反映骨盆出口横径的宽度。

(2) 骨盆内测量 (internal pelvimetry):妊娠 24 ~ 36 周时测量。孕妇取截石位,外阴消毒,检查者须戴消毒手套并涂以润滑油,动作应轻柔。

1) 对角径 (diagonal conjugate,DC):为耻骨联合下缘至骶岬上缘中点的距离。检查者一只手的示、中指伸入阴道,用中指尖触骶岬上缘中点,示指上缘紧贴耻骨联合下缘,并标记示指与耻骨联合下缘的接触点。中指尖至此接触点的距离,即为对角径 (图 4-13)。正常值为 12.5 ~ 13 cm,此值减去 1.5 ~ 2 cm 即为骨盆入口前后径的长度,又称为真结合径 (conjugate vera),正常值为 11 cm。如触不到骶岬,说明此径线大于 12.5 cm。

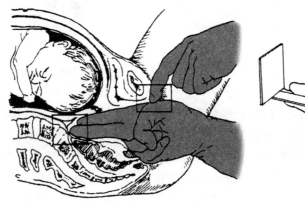

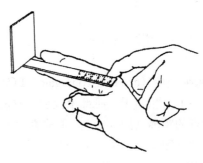

图 4-13　测量对角径

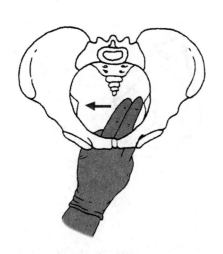

图 4-14　测量坐骨棘间径

2) 坐骨棘间径 (bi-ischial diameter):测量两侧坐骨棘间的距离。正常值约 10 cm。检查者一只手的示、中指伸入阴道内,分别触及两侧坐骨棘,估计其间的距离 (图 4-14)。坐骨棘间径是中骨盆最短的径线,如此径线过小,影响分娩过程中胎头下降。

3) 坐骨切迹宽度 (incisura ischiadica):为坐骨棘与骶骨下部间的距离,即骶骨韧带的宽度,代表中骨盆后矢状径。检查者将伸入阴道内的示指置于韧带上,如能容纳 3 横指 (5.5 ~ 6 cm) 为正常 (图 4-15),否则考虑为中骨盆平面狭窄。

(3) 阴道检查:确诊早期妊娠时应做阴道检查。妊娠最后 1 个月以及临产后,阴道检查时需要严格消毒外阴,戴消毒手套,预防感染。

(4) 肛门检查:可以了解胎先露、骶骨前面弯曲度、坐骨棘及坐骨切迹宽度以及骶骨关节活动度等。

(5) 健康宣传教育:对孕妇进行妊娠期的健康宣传教育,预约下次检查时间。同时,评估孕妇的心理状态,指导其对工作、生活等社会角色和分工做出相应调整。

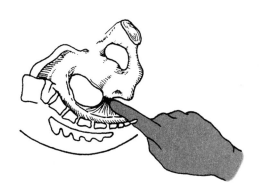

图 4-15 测量坐骨切迹宽度

【胎儿健康状况评估】

（一）胎儿宫内状况

1. 高危儿 ①孕龄＜37 周或≥42 周；②小于孕龄儿或大于孕龄儿；③产时感染；④高危妊娠产妇的新生儿；⑤手术产儿；⑥兄姐有严重的新生儿病史或新生儿期死亡等。

2. 胎儿宫内监测

（1）胎动：胎动监测是孕妇自我评价胎儿宫内状况的简便、经济的有效方法。一般妊娠 20 周开始孕妇自觉胎动。胎动夜间和下午较为活跃。胎动常在胎儿睡眠周期消失，持续 20 ～ 40 分钟。妊娠 28 周以后应每周进行胎动计数 1 次，胎动计数＜ 10 次 /2 小时或减少 50% 者提示有胎儿缺氧的可能。妊娠 28 ～ 36 周应每周进行胎动计数 2 次。妊娠 36 周后应每天进行胎动计数。

（2）B 超：妊娠早期，通过 B 超检查可监测胎儿在宫内的情况。妊娠 5 周可在宫内看见胎囊，妊娠 6 周时可见胎芽和原始心管搏动，妊娠 11 ～ 13^{+6} 周可测量胎儿颈后透明层厚度（NT）及监测胎儿发育情况。妊娠中期检查胎儿是否有畸形，妊娠晚期可以检测胎心率、胎动、羊水及胎儿大小情况，可以对胎位、胎盘的位置、胎盘成熟度进行诊断。

（3）电子胎心监护（electronic fetal monitoring，EFM）：指应用胎心率电子监护仪将胎心率曲线和宫缩压力波形持续地描记成供临床分析的图形，即胎心宫缩图，作为一种评估胎儿宫内状态的手段，其目的在于及时发现胎儿宫内缺氧，以便及时采取进一步的措施。监护可在妊娠 32 周开始，高危妊娠孕妇应酌情提前。

对 EFM 图形的完整描述包括 5 个方面，即胎心率基线水平、胎心率基线变异、加速、减速及宫缩。

1）胎心率基线水平：在 10 分钟内胎心率波动范围在 5 次 / 分内的平均胎心率，并除外加速、减速和显著变异的部分。正常胎心率基线范围是 110 ～ 160 次 / 分。胎儿心动过速（tachycardia）是指胎心率基线＞ 160 次 / 分，持续时间≥ 10 分钟；胎儿心动过缓（bradycardia）是指胎心率基线＜ 110 次 / 分，持续时间≥ 10 分钟。

2）胎心率基线变异：指胎心率基线上的上下周期性波动。中度变异 6 ～ 25 次 / 分，提示胎儿健康；若变异减少（3 ～ 5 次 / 分）或消失（＜ 2 次 / 分），提示胎儿可能缺氧，需进一步评估；若过度变异（＞ 25 次 / 分），提示存在脐带因素。

3）周期性胎心率变化：指与子宫收缩有关的胎心率变化，是评价子宫收缩后胎心率改变的参考指标。周期性胎心率变化可分为 3 种类型。①无变化：指子宫收缩后胎心率仍保持原基线率上，表明胎盘功能良好，胎儿有足够的储备力。②加速（acceleration）：指胎心率一过性增速，也可伴随宫缩的出现和消失，提示胎儿有良好的交感神经反应。妊娠≥ 32 周表现为胎心率加速≥ 15 次 / 分，持续＞ 15 秒，不超过 2 分钟；妊娠＜ 32 周，则加速应≥ 10 次 / 分，

持续 > 10 秒，不超过 2 分钟。③减速（deceleration）：胎心率周期性下降，根据与宫缩关系可分为早期减速、晚期减速、变异减速。早期减速（early deceleration，ED）：指胎心率减速与宫缩同时出现，宫缩达最高峰，胎心率同步下降到最低点，宫缩结束后胎心率回到原水平，胎心率减速幅度不超过 40 次 / 分。早期减速一般由胎头受压引起。判读要点：伴随宫缩出现的减速，通常是对称地、缓慢地下降到最低点再恢复到基线，从开始到最低点的时间 ≥ 30 秒，减速的最低点常与宫缩的峰值同时出现。晚期减速（late deceleration，LD）：指减速始于宫缩高峰后，其特点为下降缓慢，恢复亦缓慢，持续时间较长。晚期减速多提示子宫胎盘功能不良，胎儿缺氧。判读要点：伴随宫缩出现的减速，通常是对称地、缓慢地下降到最低点再恢复到基线，从开始到最低点的时间 ≥ 30 秒，减速的最低点通常延迟于宫缩峰值。变异减速（variable deceleration，VD）：指减速的出现与宫缩无关，减速幅度和持续时间长短不一，图形多变，常呈"V"形和"U"形，下降及回升较迅速。变异减速一般认为是由脐带受压所致。判读要点：变异减速伴随宫缩，减速的起始、深度和持续时间与宫缩之间无规律。

4）宫缩：正常宫缩是指监护 > 30 分钟，每 10 分钟平均宫缩 ≤ 5 次；宫缩过频是指监护 > 30 分钟，每 10 分钟平均宫缩 > 5 次。如有宫缩过频，应确定有无相关联的胎心率减速。宫缩过频可自发产生，也可能由于药物诱发所致。

（4）预测胎儿宫内储备能力

1）无应激试验（non-stress test，NST）：是指在无宫缩、无外界刺激的情况下，对胎儿进行胎心率的观察，了解胎儿的储备能力，可分为 NST 反应型、NST 无反应型。

2）宫缩应激试验（contraction stress test，CST）：是指观察胎心率对宫缩的反应。在宫缩的应激下，子宫动脉血流量减少，可促发胎儿一过性缺氧表现。对已处于亚缺氧状态的胎儿，在宫缩的刺激下，缺氧逐渐加重将诱导出现晚期减速。宫缩的刺激还可引起脐带受压，从而出现变异减速。CST 图形结果判读主要基于是否出现晚期减速。①阴性：无晚期减速或明显的变异减速。②可疑阳性（有下述任一种表现）：间断出现晚期减速或明显的变异减速；宫缩过频（> 5 次 /10 分钟）；宫缩伴胎心率减速，时间 > 90 秒；出现无法解释的监护图形。③阳性：50% 或以上的宫缩后出现晚期减速，即使宫缩频率 < 3 次 / 分。④不满意的 CST：宫缩 < 3 次 /10 分钟或出现无法解释的图形。

（5）胎儿生物物理评分：主要有 Manning 5 项评分法和 Vintzileous 6 项评分法，其中 Manning 5 项评分法备受重视，被喻为"胎儿宫内阿普加（Apgar）评分"。

Manning 5 项评分法以电子胎心监护的无应激试验（NST），结合超声显像观察胎儿呼吸样运动（FBM）、胎动（FM）、胎儿肌张力（FT）、羊水最大暗区垂直深度（AFV）所构成，并进行综合评分，每项 2 分，满分 10 分。结果 ≥ 8 分，为健康胎儿；5 ～ 7 分，为胎儿窘迫可疑，应于 24 小时内复测或进一步评估，若仍 < 6 分，则终止妊娠；若 ≤ 4 分，应及时终止妊娠。

（二）胎盘功能检查

通过胎动、孕妇尿雌三醇、孕妇血清人胎盘催乳素、电子胎心监护、B 超检测，了解胎盘功能，间接地了解胎儿在宫内的健康状况。

1. 胎动 胎盘功能低下时，胎儿宫内缺氧，胎动减少。

2. 孕妇尿雌三醇 24 小时尿雌三醇 > 15 mg 为正常值，10 ～ 15 mg 为警戒值，< 10 mg 为危险值，也可测尿雌激素。

3. 孕妇血清人胎盘催乳素（HPL） 妊娠足月时为 4 ～ 11 mg/L，< 4 mg/L 或突然降低 50%，提示胎盘功能低下。

（三）胎儿成熟度检查

胎儿成熟度（fetal maturity）测定在高危妊娠管理中非常重要，因为新生儿肺透明膜病是早产儿主要死亡原因，因此，了解胎肺成熟度是提高早产儿存活的关键。可通过计算孕周、测

随堂测 4-5

量宫高及腹围、B 超等方法确定胎儿成熟度。

【孕妇健康管理】

孕妇的系统管理是从确定妊娠开始到产后 42 天结束，采取市、区、街道和妇幼保健机构三级管理的模式。建立妊娠期系统使用保健手册的制度，加强对孕产妇的管理，提高产科管理的质量，有效地降低孕产妇的死亡率、围产儿的死亡率及病残儿的出生率。对高危妊娠进行筛查、监护、管理。通过妊娠期系统的产前检查筛查出高危孕妇、胎儿，并及时诊断和治疗。

（一）妊娠期常见症状及护理

妊娠期孕妇面临身体的各种不适，以消化系统症状多见，家庭及医务人员照顾及护理能帮助孕妇减轻症状，度过一个安全、顺利的妊娠过程。

1.恶心、呕吐　妊娠早期多数孕妇会出现胃灼热、恶心、晨起呕吐、食欲缺乏等早孕反应症状，妊娠 12 周左右消失。应避免空腹，清晨起床前吃几块饼干或面包，起床动作应缓慢；少食多餐，忌油腻；给予精神鼓励和支持，以减少心理困扰和忧虑。

2.尿频、尿急　在妊娠早期和妊娠末期，由于子宫压迫膀胱，孕妇有尿急、尿频的症状。排除尿道感染后，尿频、尿急的症状一般在产后即可消失。

3.白带增多　妊娠期间孕妇阴道分泌物增多，在妊娠早期和妊娠末期更为明显，是妊娠期正常的生理现象。指导孕妇穿透气性好的棉质内裤，并经常更换，保持外阴清洁，每日清洗外阴或经常洗澡，避免分泌物刺激外阴皮肤。

4.下肢水肿　妊娠后期，增大的子宫压迫下腔静脉，孕妇易发生下肢水肿，经休息后可消退，属于正常现象。如下肢出现明显凹陷性水肿或经休息后不消退，应及时诊治，应考虑妊娠高血压综合征及妊娠合并肾病、低蛋白血症的发生。指导孕妇左侧卧位，休息时下肢稍垫高，避免长时间站立。适当限制食盐摄入量，不必限制水分的摄入量。

5.便秘　妊娠期因肠蠕动减弱，肠排空时间延长，增大的子宫压迫肠道下段，孕妇常出现便秘的症状。孕妇应养成定时排便的习惯，多吃水果、蔬菜等富含纤维素的食物，同时应增加每日饮水量，注意适当活动。必要时可使用开塞露、甘油栓促进肠蠕动帮助排便。禁用泻剂、灌肠，以免引起流产或早产的发生。

6.腰背痛　妊娠期间由于关节、韧带松弛，增大的子宫向前突，使得躯体重心后移，腰椎向前突，背伸肌持续紧张，孕妇出现轻微腰背痛。应指导孕妇穿低跟鞋，在拾取或抬举物品时，保持上身直立，弯曲膝部，用两下肢的力量抬起。疼痛严重者必须卧床休息，局部热敷可缓解症状。

7.下肢肌肉痉挛　妊娠晚期，由于缺钙，孕妇常发生夜间小腿腓肠肌痉挛的症状，饮食中应增加钙的摄入，孕妇应避免腿部疲劳、受凉，必要时指导孕妇及时补充钙剂。发生下肢肌肉痉挛时，指导孕妇背屈肢体或站直前倾，以伸展痉挛的腓肠肌，局部热敷、按摩，直至痉挛消失。

8.仰卧位低血压综合征　妊娠晚期，若孕妇较长时间取仰卧位时，增大的子宫压迫下腔静脉，使回心血量和每搏输出量减少，会出现低血压的现象。孕妇改为左侧卧位后症状可自然消失。

9.贫血　妊娠的后半期，孕妇对铁的需要量增多，要指导孕妇增加含铁食物的摄入量，如动物肝、瘦肉、蛋黄、豆类。必要时需补充铁剂，将血红蛋白纠正到 11 g/dl 以上。补充铁剂时，饮用温水或水果汁可促进铁的吸收；在餐后服用，以减轻对胃肠道的刺激。

（二）营养指导

孕妇的营养状况直接或间接地影响自身和胎儿的健康。妊娠期间孕妇必须增加营养的摄入，以满足自身及胎儿的双重需要。但孕妇的饮食过多或过少均会影响胎儿发育，并导致并发症的发生。若营养摄入过多，易导致胎儿过大而难产或者致产后妇女体重过高；若营养摄入过少，会导致胎儿体重较轻，骨骼发育差，早产和死产的发生机会增加。医务工作者可以根据孕妇的习惯和信仰等帮助她们制订合理的饮食计划，遵循均衡饮食原则，选择的食物宜重质不重量，采用正确的烹饪方法，避免破坏食物的营养素。要检测孕妇体重的变化，每次产前检查都要测量体重，妊娠早期孕妇每周体重增长 1～2 kg，妊娠中、晚期每周体重增长 0.5 kg，总增长 10～12 kg。

妊娠期间每日最少应增加 100～300 kcal 的热量，应考虑糖类、蛋白质、脂肪三大营养素所占比例，一般推荐糖类摄入量占热量的 60%～65%，脂肪占 25%～30%，蛋白质占 15%。中国营养学会发布了中国孕期妇女平衡膳食宝塔，详见表4-4。

表4-4　中国营养学会（2018年）中国孕期妇女平衡膳食宝塔（每日）

膳食种类	孕中期	孕晚期
加碘食盐	＜6 g	＜6 g
油	25～30 g	25～30 g
奶类	300～500 g	300～500 g
大豆/坚果	20 g/10 g	20 g/10 g
鱼禽蛋肉类	150～200 g	200～250 g
瘦畜禽肉	50～75 g	75～100 g
	每周 1～2 次动物血或肝	
鱼虾类	50～75 g	75～100 g
蛋类	50 g	50 g
蔬菜类	300～500 g	300～500 g
	每周至少 1 次海藻类蔬菜	
水果类	200～400 g	200～400 g
谷薯类	275～325 g	300～350 g
全谷物和杂豆	75～100 g	75～100 g
薯类	75～100 g	75～100 g

（三）健康教育

1．指导孕妇进行自我检测，判断异常症状　如出现阴道出血、严重的妊娠呕吐、头痛、头晕、腹部疼痛、阴道流液、胎动减少，应及时就医。

2．建议孕妇养成清洁卫生的良好习惯　每天沐浴、刷牙，勤换衣服。衣服应宽松、柔软、舒适，冷暖适宜，鞋跟宜低。

3．指导孕妇进行适当的活动和休息　妊娠 28 周后宜适当减少工作量，避免长时间站立或重体力劳动。坐位时可抬高下肢，减轻下肢水肿。保证每日的休息和睡眠，卧床时宜多取左侧卧位，以增加胎盘血液供应。保证适量的运动，如散步、做家务。

4．建议孕妇保持良好、愉快的心情　妊娠期间多与人交谈、参加孕妇学校的学习、读书、听音乐、做瑜伽，保持愉快的心情。

5．指导性生活　正常的孕妇在妊娠期可以有性生活，但应适当减少性生活的次数，必要时应注意身体姿势，以防流产、早产及感染的发生。

6．指导先兆临产等相关知识　如出现阴道血性分泌物或规律宫缩（间歇 5～6 分钟，持续 30 秒）则为临产，应尽快到医院就诊。如阴道突然有大量液体流出，孕妇要取平卧位，立即由家属送往医院。

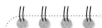

第五节　分娩的准备

孕妇在妊娠晚期应做好分娩的准备工作，识别先兆临产症状；准备好产时、产后、新生儿及住院用品；最重要的是应做好心理准备，克服紧张、焦虑及恐惧情绪。

【先兆临产】

1．宫底下降　妊娠末期胎先露下降入骨盆，孕妇会感觉上腹部较前舒适，进食量增加，呼吸较轻快；由于胎先露入盆压迫膀胱，孕妇常出现尿频症状。

2．不规律宫缩　宫缩的特点是持续时间短且不恒定，间歇时间长而不规则；宫缩的强度不加强，只引起下腹部轻微胀痛；常在夜间出现，清晨消失；镇静药可以抑制宫缩。

3．见红　在分娩发动前 24～48 小时，宫颈内口附近的胎膜与该处的子宫壁分离，毛细血管破裂，经阴道排出少量血液，与宫颈管内的黏液相混排出，称为见红，是分娩即将开始的比较可靠的征象。

【分娩的物品准备】

指导准父母准备分娩后产妇和新生儿的物品，减少紧张和焦虑情绪，增加抚养孩子的责任心和知识。

1．母亲用物　产妇卫生巾、换洗的内衣、大小合适的胸罩、数个垫于胸罩内的小毛巾，以及吸乳器、洗漱用品等。

2．新生儿用物　数套柔软、舒适、宽大、便于穿脱的衣服，尿布，婴儿包被，沐浴用品等。

3．证件的办理　住院用的证件、办理出生证明需要的证件等。

【分娩前的心理准备】

1．坚定自然分娩的信心　充分了解自然分娩的好处。

2．克服对疼痛的恐惧心理　产程中子宫收缩时产妇一定会感到疼痛，目前临床上有很多非药物及药物镇痛的方法、放松的技巧可帮助产妇减轻疼痛。有研究表明，孕产妇了解更多有关镇痛分娩的知识可以让产妇有更好的分娩方式选择以及更好的镇痛效果。

3．选择分娩陪伴的人员（丈夫、导乐、助产士等）　在产程中从生理上、心理上给予产妇支持，使产妇有安全感。产程中，医务人员观察产程，观察异常情况，丈夫和导乐在生理上、心理上给予产妇帮助和支持，有非常重要的作用。

小　结

妊娠是胚胎和胎儿在母体内生长发育的过程。胎儿附属物对维持胎儿宫内生存及生长发育起到重要作用。妊娠全过程母体全身各个系统发生了一系列适应性的解剖生理变化及心理社会适应，并调整其功能，以满足胎儿生长发育和分娩的需求，同时为产后哺乳做好准备。

根据妊娠不同时期的特点，临床上将妊娠分为早期妊娠、中期妊娠和晚期妊娠，各个时期的临床表现和相关辅助检查均有不同的特点。

妊娠期管理的内容：在妊娠期的不同阶段指导孕产妇进行相关检查，熟悉检查目的和方法；对妊娠期出现的常见症状及护理问题给出专业的建议或指导，帮助孕产妇平稳度过妊娠期，并为分娩期做好相应准备。

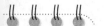

产前检查内容包括测量宫高、腹围，四步触诊法，计数胎动，B超，电子胎心监护以及胎儿生物物理评分等，对产前检查的结果进行解读，识别异常结果或图形，并及时给予下一步处理。

分娩的准备：指导孕产妇识别先兆临产的症状，并做好物品准备和心理准备。

 思考题

1. 请描述受精与着床的过程。
2. 请简述妊娠期子宫体的变化特点。
3. 请简述妊娠分期及其临床特点。
4. 请简述产科检查中的四步触诊法。
5. 某孕妇，34岁，妊娠 37^{+2} 周，请问该孕妇应进行哪些产前检查？

（王连红　董胜雯）

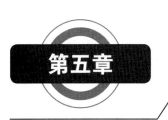

第五章　正常分娩妇女的护理

导学目标

通过本章内容的学习，学生应能够：

◆ **基本目标**

1. 识别决定分娩的因素。

2. 复述三个产程的分期。

3. 制定三个产程的护理措施。

◆ **发展目标**

综合运用产程护理方法，结合护理程序，为正常分娩的产妇提供以产妇为中心的整体护理，促进正常分娩。

◆ **思政目标**

形成积极正向的自然分娩理念，具备严谨、求实的职业素养，以保障母婴安全和促进母婴健康为己任，在正常分娩护理中对母婴有仁心和爱心，用心和贴心。

分娩（delivery）指妊娠满 28 周及以后，胎儿及胎儿附属物自临产开始至全部娩出母体的过程。

分娩发生在妊娠 28 周至不满 37 足周者称为早产（premature delivery）；发生在妊娠满 37 周至不满 42 足间者称为足月分娩（term delivery）；发生在妊娠满 42 周及以后者称为过期产（postterm delivery）。

妊娠满 37 周不满 42 足周的孕妇分娩自然发动，产程进展正常，胎儿以头位自然娩出，且分娩后母儿状态良好的分娩称为正常分娩（normal delivery）。

分娩启动的原因尚无定论，关于分娩启动过程的最初了解是基于动物研究推论至人类。目前认为分娩启动是母体、胎儿和胎盘相互作用的结果，是炎症因子、内分泌调控、子宫功能性改变和机械性刺激等多因素综合的结果。

第一节　决定分娩的因素

【影响分娩的四因素】

影响分娩的因素包括产力、产道、胎儿及产妇的精神心理因素。

（一）产力

将胎儿及其附属物从子宫内逼出的力量称为产力。产力包括子宫收缩力（简称宫缩）、腹壁肌及膈肌收缩力（统称腹压）、肛提肌收缩力。

1. 子宫收缩力 子宫收缩力是临产后的主要产力。临产后的宫缩能迫使宫颈管消失、宫颈口扩张、胎先露下降以及胎盘和胎膜娩出。临产后的正常宫缩有节律性、对称性、极性和缩复作用四大特点。

（1）节律性：节律性宫缩是临产的重要标志。每次宫缩都由弱渐强，维持一段时间，随后由强渐弱，直至消失进入间歇期（图5-1），子宫肌肉松弛。宫缩如此反复，直至分娩全过程结束。

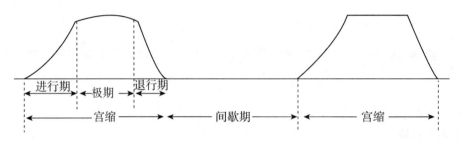

图 5-1 正常子宫收缩图示

临产开始时间歇期一般为 5～6 分钟，维持 30 秒左右。随着产程进展，宫缩间歇期逐渐缩短，宫缩持续时间逐渐延长。当宫口开全时，宫缩间歇期缩短至 1～2 分钟，持续时间长达 60 秒。宫缩时，子宫肌壁血管及胎盘受压，致使子宫血流量减少。宫缩间歇期，子宫血流量又恢复到原来水平，胎盘绒毛间隙的血流量重新充盈。因此，宫缩的节律性对胎儿有利。

（2）对称性：宫缩起自两侧宫角部，并迅速向宫底中线集中，然后左右对称向下扩散至全子宫。

（3）极性：宫缩以宫底部最强、最持久，向下逐渐减弱，宫底部收缩力的强度是子宫下段的 2 倍，此为子宫收缩的极性。

（4）缩复作用：宫体部平滑肌与其他部位的平滑肌和横纹肌不同，每当子宫收缩时，宫体部肌纤维缩短、变宽，间歇期时肌纤维虽又松弛，但不能完全恢复到原来长度，经过反复收缩，肌纤维越来越短，这种现象称为缩复作用。缩复作用使宫腔内容积逐渐缩小，迫使胎先露下降、宫颈管短缩直至消失及宫口扩张。

2. 腹壁肌及膈肌收缩力 腹壁肌及膈肌收缩力是第二产程时娩出胎儿的重要辅助力量。宫口开全后，前羊水囊或胎先露压迫骨盆底组织及直肠，反射性地引起产妇的排便动作，产妇主动屏气向下用力，腹壁肌及膈肌收缩使腹内压增高，协助胎儿娩出。腹压在第二产程末期配以宫缩时运用最有效，过早用力容易使产妇疲劳和造成宫颈水肿，致使产程延长。腹压在第三产程还可促使已剥离的胎盘娩出。

3. 肛提肌收缩力 肛提肌收缩力有协助胎先露在骨盆腔进行内旋转的作用。当胎头枕部露于耻骨弓下时，能协助胎头仰伸及娩出。胎儿娩出后，胎盘降至阴道时，肛提肌收缩力有助于胎盘娩出。

（二）产道

产道是胎儿娩出的通道，包括骨产道与软产道两部分。

1. 骨产道 指真骨盆，是产道的重要部分。骨产道的大小、形状与分娩关系密切。真骨盆分为 3 个假想平面：骨盆入口平面、中骨盆平面、骨盆出口平面。胎儿与骨盆能否相互适应，是分娩是否能够顺利完成的关键。

（1）骨盆入口平面：为真、假骨盆的交界面，呈横椭圆形，共有 4 条径线：入口前后径、入口横径、入口左斜径和入口右斜径（图5-2）。

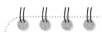

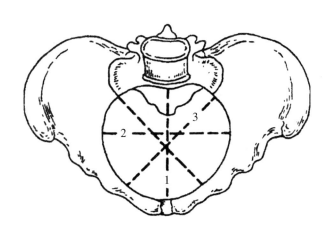

图 5-2　骨盆入口平面各径线
1. 入口前后径；2. 入口横径；3. 入口斜径

1）入口前后径：从耻骨联合上缘中点至骶岬前缘正中的距离，平均约为 11 cm。胎先露入盆与此径线关系密切。

2）入口横径：左、右髂耻缘间的最大距离，平均约为 13 cm。

3）入口斜径：左骶髂关节至右髂耻隆起间的距离为左斜径，右骶髂关节至左髂耻隆起间的距离为右斜径，平均约为 12.75 cm。

（2）中骨盆平面：为骨盆最小平面，其大小与分娩关系最为密切。其前方为耻骨联合下缘，后为骶骨下端，两侧为坐骨棘。中骨盆平面呈纵椭圆形，有两条径线：中骨盆横径和前后径（图 5-3）。

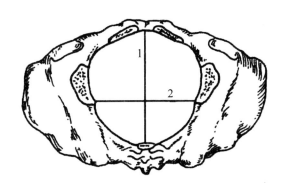

图 5-3　中骨盆平面各径线
1. 中骨盆前后径；2. 中骨盆横径

1）中骨盆横径：又被称为坐骨棘间径，指的是两侧坐骨棘间的距离，正常值平均为 10 cm，其长短与胎先露内旋转关系密切。

2）中骨盆前后径：为耻骨联合下缘中点通过两侧坐骨棘连线中点到骶骨下端间的距离，平均约为 11.5 cm。

（3）骨盆出口平面：由两个不同平面的三角形组成。前三角顶端为耻骨联合下缘，两侧为耻骨降支。后三角顶端为骶尾关节，两侧为骶结节韧带。骨盆出口平面共有 4 条径线，即出口前后径、出口横径、出口前矢状径和出口后矢状径（图 5-4）。

1）出口前后径：耻骨联合下缘至骶尾关节间的距离，平均约为 11.5 cm。

2）出口横径：两侧坐骨结节内侧缘的距离，也称为坐骨结节间径，为 8.5～9.5 cm。出口横径是胎先露通过骨盆出口的径线，与分娩关系密切。

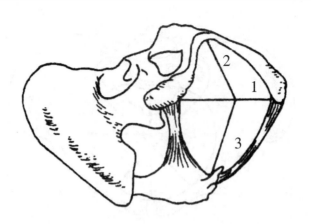

图 5-4 骨盆出口平面各径线
1. 出口横径；2. 出口前矢状径；3. 出口后矢状径

3）出口前矢状径：耻骨联合下缘中点到坐骨结节连线中点的距离，平均约为 6 cm。

4）出口后矢状径：骶尾关节至坐骨结节连线中点的距离，平均约为 8.5 cm。若出口横径稍短，则应测出口前、后矢状径，如两径线之和大于 15 cm，中等大小的足月胎头可通过后三角区经阴道分娩。

（4）骨盆轴与骨盆倾斜度：骨盆轴是连接骨盆各假想平面中点的曲线。分娩时胎儿沿着此轴娩出。骨盆倾斜度指的是妇女直立时，骨盆入口平面与地平面形成的角度，一般为 60°。若骨盆倾斜度过大，常会影响胎头的衔接。

2．软产道 是由子宫下段、宫颈、阴道及骨盆底软组织构成的弯曲管道。

（1）子宫下段的形成：子宫下段由未孕时长约 1 cm 的子宫峡部形成。子宫峡部至妊娠末期逐渐被拉长形成子宫下段。临产后的规律宫缩进一步拉长子宫下段达 7 ~ 10 cm。子宫下段肌壁变薄，成为软产道的一部分。由于子宫肌纤维的缩复作用，子宫上段肌壁越来越厚，子宫下段肌壁被牵拉越来越薄。由于子宫上下段的肌壁厚薄不同，在两者间的子宫内面有一环状隆起，称生理性缩复环。正常情况下，此环不能自腹部见到。

（2）宫颈管消失及宫口扩张：临产前的宫颈管长 2 ~ 3 cm，初产妇较经产妇稍长。临产后的规律宫缩牵拉宫颈内口，加之胎先露和前羊水囊的直接压迫，使宫颈内口向上、向外扩张，宫颈管成漏斗形，随后宫颈管逐渐短缩直至消失，宫口扩张。初产妇多是宫颈管先消失，宫口后扩张；经产妇多是宫颈管消失与宫口扩张同时进行。胎先露衔接使前羊水于宫缩时不能回流，加之子宫下段的胎膜容易与该处蜕膜分离而向宫颈管突出，形成前羊水囊，协助扩张宫口。胎膜多在宫口近开全时自然破裂。破膜后，胎先露直接压迫宫颈，扩张宫口的作用更明显。当宫口开全时，妊娠足月胎头方能通过（图 5-5）。

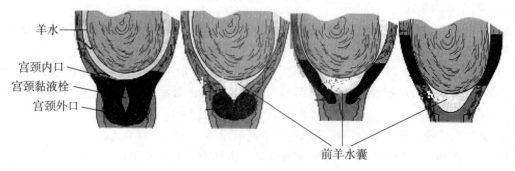

羊水
宫颈内口
宫颈黏液栓
宫颈外口
前羊水囊

图 5-5 宫颈扩张示意图

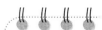

（3）阴道、骨盆底及会阴的变化：正常阴道伸展性好，一般不影响分娩。前羊水囊及胎先露先将阴道上部撑开，破膜后胎先露下降直接压迫骨盆底，使软产道形成一个向前、向上弯的长筒，前壁短、后壁长。阴道壁皱襞展平、阴道扩张变宽。胎先露压迫使肛提肌向下及两侧扩展，肌纤维拉长，使会阴体扩张变薄，以利胎儿通过。阴道及骨盆底的结缔组织和肌纤维于妊娠期增生肥大，血管变粗，血运丰富。临产后，会阴体虽然能承受一定的压力，但分娩时如果保护会阴不当，也易造成裂伤。

（三）胎儿

胎儿的大小、胎位及有无畸形是影响分娩的重要因素。在分娩过程中，胎儿大小是决定分娩难易的重要因素之一。

1. 胎头及其径线 胎头是胎体的最大部分，也是胎儿通过产道最困难的部分。胎头颅骨由顶骨、额骨、颞骨各 2 块及枕骨 1 块构成。颅骨间缝隙称为颅缝，两顶骨间为矢状缝，顶骨与额骨间为冠状缝，枕骨与顶骨间为人字缝，颞骨与顶骨间为颞缝，两额骨间为额缝。两颅缝交界空隙较大处称为囟门，位于胎头前方呈菱形的称为前囟（大囟门），位于胎头后方呈三角形的称为后囟（小囟门）（图 5-6）。颅缝与囟门有软组织覆盖，使骨板有一定的活动余地，胎头有一定的可塑性。在分娩过程中，通过颅缝轻度重叠使头颅变形，缩小头颅体积，有利于胎头娩出。

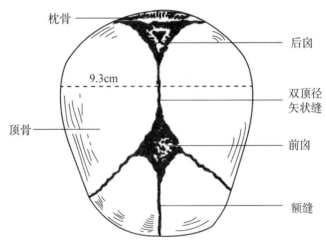

图 5-6 胎头解剖示意图

胎头径线主要有 4 条：双顶径、枕额径、枕下前囟径和枕颏径。

（1）双顶径：是两顶骨隆突间的距离，是胎头最大的横径，妊娠足月时平均值为 9.3 cm。

（2）枕额径：是指鼻根上方至枕骨隆突的距离，胎头以此径线衔接，妊娠足月时平均值为 11.3 cm。

（3）枕下前囟径：又称小斜径，是前囟中央至枕骨隆突下方的距离，胎头俯屈后以此径线通过产道，妊娠足月时平均值为 9.5 cm。

（4）枕额径：又称大斜径，是颏骨下方中央至后囟顶部的距离，妊娠足月时平均值为 13.3 cm。

2. 胎位 胎产式若为纵产式（头先露或臀先露），胎体纵轴与骨盆轴相一致，胎儿容易通过产道。头先露时胎头先通过产道，较臀先露易娩出，但需触清矢状缝及前囟、后囟，以便确定胎方位。矢状缝和囟门是确定胎方位的重要标志。头先露时，在分娩过程中颅骨重叠，使胎头变形、周径变小，有利于胎头娩出。臀先露时，胎臀先娩出，较胎头周径小且软，故产道未充分扩张，胎头后娩出，胎头娩出时已无变形机会，使胎头娩出困难。肩先露时，胎体纵轴与骨盆轴垂直，妊娠足月活胎不能通过产道，对母儿威胁极大。

3.胎儿畸形 胎儿某部分发育异常，如脑积水、联体儿等，由于胎头或胎体过大，通过产道常发生困难。

（四）精神心理因素

分娩虽是生理现象，但分娩对于产妇确实是一种持久而强烈的应激源。产妇应激反应状态会使其机体产生一系列的变化，如心率加快、呼吸急促、肺内气体交换不足，致使子宫缺氧，收缩乏力，从而导致宫口扩张和胎先露下降速度减缓，致使产程延长。同时，产妇的应激状态致使产妇体力消耗过多，同时也促使产妇神经内分泌发生变化，交感神经兴奋，释放儿茶酚胺，血压升高，导致胎儿缺血、缺氧，出现胎儿窘迫。所以在分娩过程中，产科医师和助产士应该耐心安慰产妇，讲解分娩是生理过程，尽可能消除产妇的焦虑和恐惧情绪，并帮助其掌握分娩时必要的呼吸技术和躯体放松技术，以便减少产妇的负性精神心理因素对分娩的影响，顺利度过分娩全过程。

【正常分娩机制】

分娩机制（mechanism of labor）是指自然分娩过程中，胎先露为了适应产道各平面的不同形状以及骨盆轴的走向，进行的系列适应性转动，以其最小径线通过产道的全过程。分娩机制包括衔接、下降、俯屈、内旋转、仰伸、复位及外旋转、肩娩出等一系列动作。分娩机制是一个动态的过程，但不是一个动作后面必然跟随另一个动作，胎儿与产妇的相互协调是很重要的。产妇良好的生理状态，保持舒适的体位及活动状态，有利于胎儿在宫缩的作用下在产道内进行适应性转动和下降，完成自然分娩过程。临床上枕左前的胎方位最常见，故以枕左前位的分娩机制为例进行描述。

1.衔接（engagement） 又称入盆，指胎头双顶径进入骨盆入口平面，胎头颅骨最低点接近或达到坐骨棘水平。胎头呈半俯屈状态进入骨盆，以枕额径衔接。衔接时，胎头矢状缝在骨盆入口的右斜径上。经产妇多在分娩开始后胎头衔接，大部分初产妇可在分娩前1~2周内胎头衔接，少部分初产妇在分娩开始衔接。产程开始后如胎头仍不能良好衔接，要警惕有头盆不称的可能。

2.下降（descent） 指胎头沿骨盆轴前进的动作。下降贯穿于整个分娩过程。观察胎头下降程度是临床判断产程进展的重要标志。

3.俯屈（flexion） 发生在胎先露下降至骨盆底时，胎头枕部遇到肛提肌的阻力，原来半俯屈状态的胎头进一步俯屈，使胎儿下颏紧贴胸部，将胎头衔接时的枕额径变为枕下前囟径，以利于胎头进一步下降，称为俯屈（图5-7）。

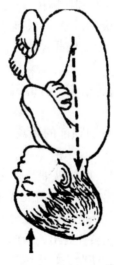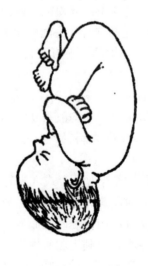

图5-7 胎头俯屈

4. 内旋转（internal rotation）　当胎头下降到骨盆底遇到阻力时，胎头为了适应中骨盆及骨盆出口前后径大于横径的特点，枕部向母体中线方向旋转45°，到达耻骨联合后方，使矢状缝与骨盆前后径一致，从而有利于胎头进一步下降，这一动作称为内旋转（图5-8）。

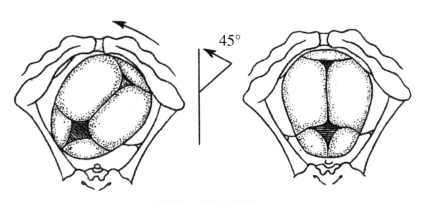

图 5-8　胎头内旋转

5. 仰伸（extention）　发生在第二产程宫口开全，宫缩、腹压迫使胎头下降，而肛提肌收缩同时将胎头向前推进。当胎头的枕骨下部达到耻骨联合下缘时，以耻骨弓为支点，胎头逐渐仰伸（图5-9），胎头顶、额、鼻、口、颏相继娩出。此时，胎儿的双肩径至骨盆入口左斜径。

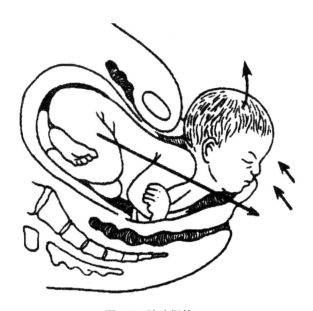

图 5-9　胎头仰伸

6. 复位（restitution）及外旋转（external rotation）　胎头娩出时，胎儿双肩径沿着骨盆入口左斜径下降。胎头娩出后，胎头枕部向母体左外旋转45°，胎头自然地恢复与胎肩的正常解剖学关系，称为胎头复位。胎肩在盆腔内继续下降，前肩向前旋转45°，经过旋转，胎儿双肩径与中骨盆和骨盆出口前后径一致。胎肩在进行旋转时，胎头会同时伴随胎肩的旋转而发生相应的旋转动作，胎儿枕部向外继续向母体左外侧旋转45°，称为外旋转（图5-10）。

7. 胎肩及胎儿娩出　胎头外旋转后，胎儿前肩先在耻骨弓下娩出，继之后肩从会阴体前缘娩出，胎体及下肢随之娩出，分娩过程全部完成。

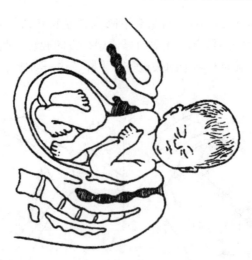

图 5-10 胎头外旋转

第二节 正常分娩妇女的护理

分娩发动前，往往会有一个缓慢渐进的临产前期，又称假临产（false labor）。临产前期可以看作分娩前的热身准备，此期会出现一些预示即将临产的症状，如不规则的子宫收缩、阴道少量淡血性分泌物（俗称见红），称为临产先兆。临产（in labor）发动的重要标志是规律且逐渐增强的子宫收缩，持续 30 秒或以上，间歇 5 ~ 6 分钟，伴随进行性的宫颈管消失、宫口扩张和胎先露下降。

从规律宫缩开始到胎儿及其附属物全部娩出的全过程，称为总产程（total stage of labor）。临床上将总产程分为三个阶段：第一产程、第二产程和第三产程。第一产程（first stage of labor）指的是从规律宫缩开始到宫颈口开全，又称为宫颈扩张期。第二产程（second stage of labor）又称为胎儿娩出期，指的是从宫口开全到胎儿娩出。第三产程（third stage of labor）是指胎儿娩出到胎盘娩出，又称为胎盘娩出期。

正确地区分和判断临产前期与临产，是正常分娩管理中非常关键的第一步。根据宫口扩张的速度，第一产程可以分为潜伏期和活跃期。潜伏期作为产程的起始，往往与临产前期不容易区分。由于目前缺乏较客观的检验手段与指标，认真细致地观察、耐心地倾听孕产妇的主诉，是唯一有效的判断方法。

一、临产的先兆及产前准备

案例 5-1A

某患者，女性，26 岁。G_1P_0，孕 39^{+2} 周。于今晨 3 时发现内裤有褐色分泌物，有不规律宫缩，下腹部发紧。上午 9 时，该患者于产科门诊检查，宫缩有时 20 分钟一次，有时 10 分钟一次，每次持续 10 ~ 20 秒，T 36 ℃，P 84 次 / 分，R 20 次 / 分，BP 128/78 mmHg，宫高 31 cm，腹围 93 cm，胎方位 LOA，胎心率 136 次 / 分。

请回答：

1. 该患者是否临产？
2. 该患者现在需要收入院待产吗？为什么？

【护理评估】

（一）健康史

评估孕产妇妊娠期检查是否正常，核对预产期、孕周，了解本次妊娠经过；评估孕产史，了解有无妊娠合并症、并发症、异常分娩及分娩期并发症等病史。

（二）身体状况

1．一般情况 评估孕产妇的血压、身高、体重、营养状况等。

2．专科情况 除进行常规的测量宫高、腹围，四步触诊法评估胎方位，听诊胎心音外，还需要重点评估其目前的宫缩情况，了解是否存在阴道出血、流液等情况。

（1）胎儿下降：临产前孕产妇常感觉胎儿下降，而且伴随着胎儿下降，宫高稍微降低，四步触诊法可以确认胎头已衔接且固定，不能再移动。胎儿下降使孕产妇上腹部空间加大，膈肌上抬程度减轻，有利于肺部更好地扩张和胃容量的增大，给孕妇带来轻松感。但胎儿下降使膀胱受压，会导致尿频。

（2）临产先兆宫缩：临产先兆宫缩持续时间短（10～20秒），间隔时间长，无规律，不伴有宫颈管缩短、宫口扩张等。临产先兆宫缩常于晚上出现，白天消失。相较于真正的临产宫缩，临产前发生的这种宫缩不会随时间的推移而逐渐增强，而且在改变体位或者行走后会缓解。而真正的临产宫缩则不会因体位改变而减弱或消失，行走后会增强。

（3）见红（show）：常发生在临产前1～10天或更长时间。初期多为粉红色血丝状或黏液状分泌物，是子宫内口附近的胎膜与该处的子宫壁相分离，毛细血管破裂，少量出血，与宫颈管内的黏液相混合并排出而形成。有的孕产妇在较长时间的不规则宫缩活动后，会有较多的黏稠果冻状血性分泌物排出，和最初的少量血性分泌物性质不同，是即将临产比较可靠的征兆。但如果出血量较多，达到或多于经量，应考虑是否为病理性产前出血。

（4）宫颈变化：宫颈在妊娠期处于闭合、半硬韧的状态，在临产先兆阶段，宫颈开始变软而有弹性，为分娩的到来做好准备，这个过程称为宫颈的成熟。但需要注意，一般不应在妊娠末期进行宫颈成熟度的评估，以免给孕产妇造成不适感。

3．辅助检查 评估本次的血常规等辅助检查结果。

（三）心理社会状况

评估孕产妇对正常分娩知识的认知情况，了解其本人及家属对正常分娩的态度。与孕产妇沟通并观察孕产妇对临产先兆的态度及应对方式，了解临产先兆对孕产妇带来的心理影响。

【处理原则】

先兆临产的孕产妇，以在家休息、观察为主，加强支持照顾，除非有医疗指征，如出现持续无间隔的急性腹痛、阴道出血、胎心率异常，一般不做特殊处理。

【主要护理诊断/问题】

1．焦虑 与担心胎儿安危及自身的安危有关。

2．恐惧 与担心分娩过程中疼痛及担心胎儿意外有关。

3．知识缺乏 缺乏分娩相关知识。

【预期目标】

1．孕妇焦虑减轻或消失。

2．孕妇恐惧减轻或消失。

3．孕妇掌握了临产发动的征象及分娩相关知识。

【护理措施】

1．心理护理

（1）由于缺乏分娩知识，临产先兆常常让孕产妇及家属焦虑和恐慌，急于要求住院待产，所以分娩前的健康教育非常重要。医护人员可以帮助孕产妇建立有效的健康教育咨询渠道，帮助孕产妇判断是否真正临产，以避免其紧张、焦虑，有利于促进正常分娩。

（2）临产前期往往是一个较长的过程，尤其临产先兆宫缩可能在临产前几日甚至前几周间断出现。长时间的临产先兆宫缩可能会导致孕产妇疲惫和烦躁，尤其是当临产先兆宫缩给孕产妇带来不适感时，所以需要注意有针对性地对孕产妇进行安抚和支持。

2．健康教育 进行有关正常分娩的健康指导，帮助孕产妇及其家属理解正常分娩的过程，认识到自己在正常分娩过程中的主动地位和作用，增强自然分娩的信心。

（1）与孕产妇及其家属讨论分娩过程，并一起制订详细的分娩计划。

（2）帮助孕产妇明确住院时需要准备的物品：携带《孕产妇保健手册》、身份证、医保证明等；孕产妇和婴儿的衣服、包被，食物、水及其他卫生用品。

（3）与孕产妇及其家属讨论孕产妇到达医院的道路交通情况。如果需要，可到附近的社区医疗机构请求帮助。

（4）告知孕产妇如果出现以下症状，要紧急来院就诊：阴道出血；抽搐或剧烈的头痛伴有视物模糊；高热；呼吸增快或呼吸困难；宫缩每 5 ~ 6 分钟一次，一次持续 30 秒或以上，或严重的腹痛；有阴道流液等。

3．临产评估 若孕产妇无法判断自己是否真正临产，可在社区门诊、医院的产科门诊等进行观察评估，必要时进行阴道检查。如果宫口没有开大，宫缩不规律，可继续回家观察。若孕产妇过早住院，可能带来不必要的干预，增加剖宫产率。正常低危初产妇确定正式临产后，宫颈管完全消退可入院待产；经产妇确定正式临产后应尽快住院分娩。

【结果评价】

1．孕产妇能正确判断是否临产，焦虑程度减轻。

2．孕产妇已了解分娩配合知识和技能，恐惧程度减轻。

3．孕产妇已掌握分娩的相关知识。

二、第一产程护理

案例 5-1B

该患者现已子宫规律收缩 2 小时，宫缩持续 30 ~ 35 秒，每 5 分钟一次，强度弱。阴道指诊：宫口开大 1 cm，胎先露 S^{-2}，胎膜未破。于 13 时入院。

请回答：

1．该患者入院后产科评估的内容有哪些？

2．如何为该患者监测产程进展？

第一产程为正式临产到宫口开全。根据宫口扩张情况，第一产程可以分为潜伏期和活跃期。根据 2020 年中华医学会发布的《正常分娩指南》，潜伏期（latent phase）是指从规律宫缩至宫口扩张＜ 5 cm；活跃期（active phase）是指从宫口扩张 5 cm 至宫口开全。

知识链接

第一产程活跃期的标志

2010 年，一项对美国 19 所医院 62 415 例正常分娩的孕产妇的回顾性研究发现，无论初产妇或经产妇，宫口扩张速度明显加快均出现在宫口开大 6 cm 以后。基于以上研究，美国国家儿童保健和人类发育研究所、美国母胎医学会等推荐以宫口扩张 6 cm 作为活跃期的标志。

2018 年，WHO 综合分析了 3 项关于低危、自然临产孕妇产程进展情况的系统综述，推荐以宫口扩张 5 cm 作为活跃期的标志。

中华医学会妇产科学分会产科学组综合上述证据，经过专家讨论，采纳 2018 年 WHO 的推荐，以宫口扩张 5 cm 作为进入活跃期的标志。

来源：中华医学会妇产科学分会产科学组，中华医学会围产医学分会 . 正常分娩指南 [J] . 中华妇产科杂志，2020，55（6）：361-370.

【护理评估】

（一）快速评估

根据 2020 年《正常分娩指南》及《中国正常分娩临床实践指南》，建议对入院产妇进行快速评估，包括产妇的生命体征、宫缩情况、胎心率、胎方位、胎儿大小、阴道出血和羊水等情况，评估是否存在产科高危或急症情况，以便进行紧急处理。

（二）既往妊娠史及此次妊娠经过评估

评估产妇妊娠次数、分娩次数、分娩方式、并发症史及会阴裂伤史等。评估此次妊娠经过、历次产前检查和实验室检查结果。

（三）身体状况

1．一般情况　评估产妇的生命体征、年龄、身高、体重、心脏及肺部听诊情况、营养状况等。

2．专科情况

（1）胎方位：通过四步触诊法评估胎先露、胎方位和胎产式，并评估胎先露入盆情况。四步触诊法时，注意观察腹部是否有切口瘢痕，以确认外科手术史或发现以前尚未被发现的外科手术史，如既往剖宫产术史等。

（2）子宫收缩情况：评估内容包括宫缩开始的时间、频率和强度。临产后宫缩伴有疼痛。产程开始时，宫缩间歇持续时间短，大约为 30 秒，间隔时间长，为 5 ~ 6 分钟。随着产程进展，宫缩强度逐渐加强，频率逐渐增快。宫口接近开全时，宫缩持续时间可长达 1 分钟或以上，间歇时间也仅 1 分钟或者稍长。

宫缩的评估方法包括腹部触诊法和电子监护法。腹部触诊法能评估宫缩频率和持续时间，但无法准确量化宫缩的强度。电子监护法是通过宫缩探头间接测量宫缩压力变化，但监测结果也受多种因素的影响，如宫缩探头的放置位置、腹部皮下脂肪厚度、探头绑带的松紧程度等，也不能非常准确地反映宫缩的强度。《正常分娩指南》目前推荐以宫缩的频率来对宫缩进行评估。

（3）胎心：评估胎心的频率和节律，正常胎心率 110 ~ 160 次 / 分。对于低危产妇，推荐产程中常规进行 1 次电子胎心监护之后，采用多普勒胎心听诊仪间断听诊胎心进行监测和评估。

（4）宫口扩张和胎头下降情况：产程中需要通过阴道指诊评估并记录宫口扩张及胎头下降的情况。宫口扩张和胎头下降的速度和程度是产程评估的两个重要指标，临床上多采用产程图来描记宫口扩张和胎头下降情况。

目前，第一产程潜伏期的持续时间无明确的统一标准。我国《正常分娩指南》将潜伏期延长定义为初产妇 > 20 小时，经产妇 > 14 小时，并且认为单纯的潜伏期延长不作为剖宫产术的指征。在排除头盆不称及可疑胎儿窘迫后，缓慢但有进展（宫口扩张和胎先露下降）的潜伏期

随堂测 5-3

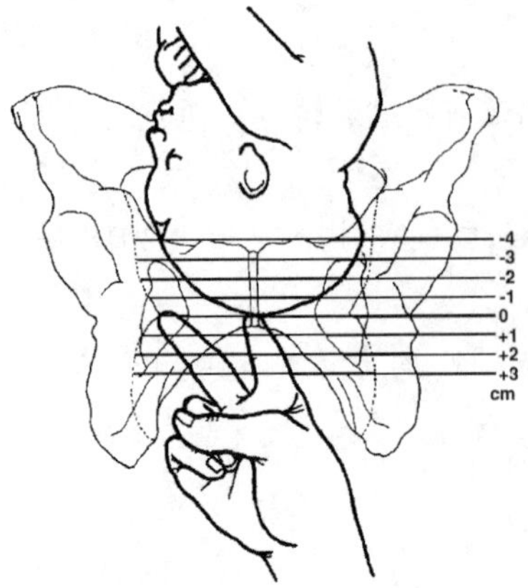

图 5-11 阴道检查判断胎头下降

延长不作为剖宫产术的指征。

在已破膜且宫口扩张≥5 cm后，若宫缩正常，宫口停止扩张≥4 小时可诊断为活跃期停滞；若宫缩欠佳，宫口停止扩张≥6 小时可诊断为活跃期停滞。活跃期停滞可作为剖宫产术的指征。

胎头下降的程度是评估产程进展的另一个重要指标，以颅骨最低点与坐骨棘平面的关系标示。颅骨最低点位于坐骨棘平面时，以"0"表示；位于坐骨棘平面以上用负数表示；位于坐骨棘水平以下用正数表示（图 5-11）。

（5）胎膜破裂情况：评估胎膜是否破裂，若已破，则需确认并记录破膜时间和羊水量、性状、颜色、气味。

（6）会阴及阴道出血等情况：评估会阴体长度、外阴损伤情况、外阴静脉曲张、阴道分泌物和阴道出血情况等。

（四）心理社会状况

观察产妇的面部表情等或应用疼痛评估工具，评估其疼痛程度；与产妇沟通交流或结合应用相应的评估工具，评估产妇有无恐惧、焦虑等负性情绪。与产妇及家属沟通，评估产妇及家属关于正常分娩的认知和理念及产妇的家庭、社会支持情况。

【主要护理诊断/问题】

1．分娩疼痛 与逐渐增强的宫缩有关。

2．焦虑 与担心胎儿安危及自身的安危有关。

3．恐惧 与担心分娩过程中疼痛及胎儿意外有关。

【预期目标】

1．产妇能正确对待宫缩痛。

2．产妇情绪平稳，对正常分娩有信心。

3．产妇恐惧感减轻或消失，能主动参与和控制分娩过程。

【护理措施】

1．一般护理

（1）生命体征监测：产程中，应密切观察、评估产妇的生命体征，每4小时至少评估、监测1次，以便及时发现体温、血压升高等异常情况。

（2）饮食指导：鉴于分娩过程中产妇体力消耗大，故应重视产程中能量的供给，鼓励孕妇在宫缩间歇期进食、饮水。在食物种类上，可选择易消化的食物。

（3）定期排尿：膀胱位于盆腔，充盈时会影响胎头下降及子宫的有效收缩，而且膀胱充盈也会导致产妇下腹部不适甚至疼痛发生；另外，随着产程的进展，胎先露下降的过程中，膀胱会受到胎先露的压迫，充盈的膀胱受到创伤性压迫后会引起膀胱肌肉张力异常、尿潴留甚至尿路感染等，所以产程中产妇需及时排空膀胱。分娩过程中一般需每2小时提醒产妇排尿一次。

如果发现产妇膀胱充盈，首先鼓励产妇自主排尿，可以借助听流水声、热敷会阴部等方法促进其排尿。不能诱发其自主排尿时，才需要考虑导尿。

（4）休息与活动：产程中不必限制产妇的体位，应根据产妇意愿选择舒适的体位。由于仰卧位可导致仰卧位低血压综合征，故不推荐。有研究表明，与卧位相比，直立位的产程进展大约可以快1小时，而且采用直立位的产妇更少应用硬膜外麻醉镇痛和行剖宫产术，故鼓励产妇在体力允许的情况下多活动，可以借助于分娩球、导乐车等帮助产妇采取不同类型的直立位，以利于产程进展。但如果破膜后胎儿头浮或胎位不正，产妇应卧床，禁止下床活动或直立体位，警惕脐带脱垂。当确定母儿健康状况良好，头先露，先露部分已衔接而且胎头很好地贴近宫颈时，则不需要限制产妇自由活动。而且由于破膜后子宫收缩会加强，采取自由体位可以提高产妇的舒适度。

（5）保持会阴部清洁：临产后，产妇会阴部可能会有血性分泌物或胎膜破裂羊水流出，应保持会阴部清洁、舒适。

（6）心理社会支持：给予产妇精神支持，提倡陪伴分娩，减轻产妇负性情绪，详见本章第三节。

2．专科护理

（1）监测胎心率：为了观察产程中胎儿的健康状况，需要监测胎心率。潜伏期应至少每60分钟听诊1次，活跃期至少每30分钟听诊1次。应用多普勒胎心听诊仪或者胎心听诊器听诊时需在宫缩后听诊，并且要计数1分钟。

（2）监测宫缩：潜伏期每2～4小时评估宫缩1次，活跃期每1～2小时评估宫缩1次。若采用腹部触诊评估宫缩，应在产妇腹部的宫底部触诊，且每次评估宫缩时，应连续触诊至少3次宫缩，以了解宫缩间隔时间、持续时间及强度。

（3）监测产程进展：通过阴道指诊判断宫口扩张和胎先露下降程度，还应该评估宫颈的位置、质地、是否水肿；胎方位、胎头与骨盆适应度，有无胎头产瘤，是否存在脐带先露，胎膜是否完整等。

阴道指诊是侵入性操作，可能会导致产妇的不适感，且阴道检查次数增多会增加感染的发生率，故产程中应避免不必要的阴道检查。对于自然临产的产妇，一般在潜伏期每4小时进行1次阴道检查，活跃期每2小时进行1次阴道检查。并非所有情况都需要阴道指诊才能判断产程进展，也可以通过密切观察产妇的行为、胎心位置的改变等，结合产妇主诉帮助了解产程进展。但若产妇主诉有排便感，出现会阴膨隆、阴道血性分泌物增多等可疑宫口快速开大的表现时，应立即进行阴道检查，以评估产程进展情况。

观察并记录破膜时间，一旦发现胎膜自然破裂，应立即听诊胎心，若有胎心率异常，应立即阴道检查排除脐带脱垂。观察羊水性状及羊水量，并记录。对于产程进展顺利者，不建议宫口开全之前常规行人工破膜术。

（4）支持性护理：为产妇提供连续性支持性护理。与产妇保持良好的沟通，提供精神、心理与生理支持；为产妇提供分娩必要的支持工具，如分娩球，各种舒适的坐椅、软垫等；保持产妇清洁卫生，协助擦洗，更换衣物，提供沐浴等。

（5）疼痛护理：详见本章第三节。

【结果评价】

1．产妇疼痛及不适感减轻。

2．产妇情绪平稳，能积极主动地参与分娩过程。

三、第二产程护理

案例 5-1C

该患者22：30宫缩持续时间50秒，间隔2分钟，宫口开10 cm，S^{+3}，胎头开始拨露。22：50经阴道分娩一女婴，无阴道裂伤。

请回答：

1．何为胎头拨露？

2．请问该患者可以采取何种体位分娩？

第二产程又称为胎儿娩出期，指的是从宫口开全到胎儿娩出。《正常分娩指南》推荐：初产妇，如未行椎管内麻醉，第二产程超过 3 小时可诊断为第二产程延长；如行椎管内麻醉，超过 4 小时可诊断为第二产程延长。经产妇，如未行椎管内麻醉，超过 2 小时可诊断为第二产程延长；如行椎管内麻醉，超过 3 小时可诊断为第二产程延长。对于第二产程延长者，根据具体的评估情况决定行剖宫产术或阴道助产分娩。

【护理评估】

1. 一般情况　评估产妇生命体征、有无急危征象等。产妇的血压应该在宫缩间歇期测量。产妇在第二产程用力时血压会比第一产程升高 10 mmHg 左右。

2. 专科情况

（1）胎儿宫内状态：第二产程应加强胎儿宫内状态的评估，主要对胎心率进行评估，同时注意羊水的性状。

（2）子宫收缩情况：进入第二产程后，子宫收缩的频率、持续时间和强度达到高峰。子宫收缩可以持续 1 分钟甚至更长，宫缩间歇期仅为 1 ~ 2 分钟。

（3）产程进展：胎膜大多会在宫口近开全或者开全后自然破裂。若宫口开全后仍未破膜，应于宫缩间歇期行人工破膜术。当胎头下降到达骨盆底后，产妇常不自主屏气用力，这是进入第二产程最常见的临床症状，许多产妇主诉此时有强烈的便意。进入第二产程，产妇会阴膨隆、变薄，肛门括约肌松弛。胎头于子宫收缩时露出于阴道口，宫缩间歇期时又缩回阴道内，称为胎头拨露（head visible on vulval gapping）。当胎头双顶径越过骨盆出口时，宫缩间歇期胎头不再缩回阴道内，称为胎头着冠（crowning of head）。随着产程继续进展，胎头出现仰伸动作，胎儿额、鼻、口、颏部相继娩出，接着，胎头复位、外旋转，随后前肩、后肩和胎体很快娩出，后羊水随之涌出。

3. 心理社会状况　观察产妇的面部表情、声音和行为等，结合沟通交流，评估产妇有无恐惧感和无助感等。

【主要护理诊断 / 问题】

1. 焦虑　与分娩结局不确定有关。

2. 恐惧　与疼痛及担心胎儿意外等有关。

3. 有受伤的危险　与软产道过度伸展有关。

【预期目标】

1. 产程进展顺利，未发生严重的软产道裂伤和新生儿产伤。

2. 产妇情绪平稳，与医护人员良好配合完成分娩。

【护理措施】

1. 一般护理

（1）生命体征监测：每小时评估产妇生命体征，及时发现血压升高等异常情况，必要时持续监测。

（2）饮食护理：第二产程产妇体力消耗很大，应鼓励孕妇在宫缩间歇期摄入流质或半流质食物或液体。护士可协助其饮水、擦汗等。

（3）排尿：提醒产妇及时排空膀胱，必要时导尿。

（4）体位与休息：第二产程中不必限制产妇的体位，将各种分娩体位的益处及风险充分告知产妇，鼓励产妇采取最舒适的体位和姿势，并为其提供支持工具，如分娩凳等。产妇在用力的过程中会消耗很多能量，若产妇疲劳，有可能导致第二产程延长，故需要监测产妇的疲劳情况，鼓励产妇用力，在宫缩间歇期尽量休息。产妇需要休息时，为产妇提供安静、温暖以及私密的环境，最好提供家庭化的分娩环境。家庭成员的陪伴有助于产妇克服疲惫继续努力。有些产妇也可能在第二产程尤其是主动用力阶段会变得兴奋。

随堂测 5-4

（5）心理社会支持：给予产妇持续陪伴、精神支持，鼓励家属陪伴分娩。

2．专科护理

（1）监测胎心率、宫缩及产程进展：至少每5～10分钟听诊胎心1次，每15～30分钟评估并记录宫缩情况，必要时持续胎心监护。最好使用无线设备或者可移动监护设备，以免限制产妇活动。如发现宫缩乏力或者过强，应及时进行处理。若宫口开全2小时仍未分娩，应寻找原因，及时处理。

（2）指导产妇用力：第二产程中因胎先露压迫直肠，产妇产生强烈的用力的欲望并自发用力，用力时常常发生在产妇呼气时，声门和口腔打开，伴随低声呻吟和呼噜声，这种用力是自发性用力。指导性用力是指医务人员指导产妇以特定方式用力。指导产妇用力时，一般指导产妇先深吸一口气，然后屏住呼吸向下用力一段时间，通常10秒左右，鼓励产妇用力的时候不出声（闭合声门）。有研究发现，屏住呼吸的闭合声门用力的方式，与产妇打开声门用力的方式相比，闭合式用力与胎心率减速、会阴损伤、产妇疲乏等相关，这可能是因为声门闭合屏气用力时会增加胸腔内压力、减少心排血量。

第二产程允许产妇在宫缩时自发屏气向下用力，并鼓励孕妇采用最舒适的体位用力。在孕妇和胎儿状态良好的情况下，如果胎先露位于S^{+2}以上和（或）非枕前位时，孕妇没有迫切的用力意愿时可密切观察，不必指导产妇用力，以利于产妇保持体力。当胎先露压迫骨盆底，产妇产生自发用力的欲望，这样用力更加有效。如果自发用力30分钟，会阴部仍未开始变薄，应进行阴道检查，评估产程进展，排除是否宫口未开全。若宫口未全部开全，则指导孕妇呼吸放松，勿再屏气向下用力。

> **知识链接**
>
> **使用椎管内分娩镇痛技术的初产妇第二产程指导用力的时机**
>
> 近年来，对接受了硬膜外镇痛的初产妇进行的多中心随机对照研究显示，第二产程立即用力组与延迟用力组的阴道分娩率无显著差异，但立即用力组孕妇发生绒毛膜羊膜炎、产后出血及新生儿酸中毒的风险均显著低于延迟用力组。故2019年ACOG建议对于接受椎管内麻醉的初产妇，在第二产程开始时应立即指导产妇用力。另外，对椎管内麻醉产妇的系统综述也显示，虽然第二产程延迟用力对于自然分娩、阴道助产及剖宫产术等分娩方式没有影响，但会显著延长第二产程时间，并显著增加绒毛膜羊膜炎及低脐血pH的风险。因此，中华医学会妇产科学分会产科学组和中华医学会围产医学分会推荐，使用椎管内麻醉的初产妇在第二产程开始时即应在指导下用力。
>
> 来源：中华医学会妇产科学分会产科学组，中华医学会围产医学分会．正常分娩指南[J]．中华妇产科杂志，2020，55（6）：361-370．

（3）接产准备：调节好产房温度，备好产包、带有秒针的时钟、新生儿辐射床、复苏气囊和复苏区域。鼓励产妇选择舒适的体位分娩，如侧卧位、半卧位或坐位等。按照小阴唇、大阴唇、阴阜、大腿内1/3、会阴体及肛门周围的顺序，清洁并消毒会阴部。接产人员洗手，穿手术衣，戴手套，准备接产。

（4）接产：娩出胎头的理想时间是宫缩间歇期，在尽量保证产妇会阴完整的同时，帮助产妇温柔地娩出胎儿。接产操作要点是与产妇良好沟通，配合产妇不同体位与用力方式接产，适时、适度保护会阴，控制胎头娩出速度，慢慢娩出胎儿（图5-12）。如胎头娩出速度过快，可指导产妇张口哈气，减慢娩出速度。胎头着冠后，会阴体膨胀达到极限，宫缩时可让产妇哈气，不再用力；宫缩间歇期让产妇稍用力，使胎头在宫缩间歇期缓缓娩出。注意接产者的手均势地扶持胎头，控制其娩出速度，不可强行用力阻止胎儿娩出，也不可用力挤压胎头，禁止按摩、揉搓胎儿头皮组织，防止损伤或形成血肿。

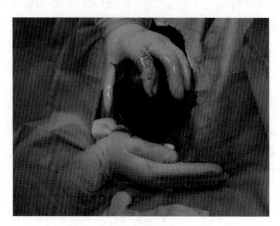

图 5-12　控制胎头娩出速度保护会阴

胎头娩出后，迅速检查胎儿颈部有无脐带绕颈，认真评估脐带是否过紧妨碍胎儿娩出，不要先切断脐带，首先评估胎肩能否自然娩出。耐心等待 1～2 分钟（至少 1 次自然宫缩），大多数情况下，胎肩在第一次宫缩后自然娩出。娩肩时，要注意保护会阴，控制胎体娩出速度，防止会阴裂伤。胎肩娩出后，为产妇肌内注射缩宫素 10 U。

如胎肩在第一次宫缩未自然娩出，或超过 120 秒胎肩未自然娩出，胎肩没有发生旋转，应报告医师，进行阴道检查评估，判断是否有肩难产的可能，配合协助进行相应处理。

（5）减少会阴损伤：建议根据产妇的意愿及实际条件采取减少会阴损伤的措施，如会阴按摩、热敷等。有研究表明，在第二产程对会阴体进行持续湿热敷，虽然不能增加会阴完整率，但是可以降低会阴Ⅲ度和Ⅳ度裂伤的发生率；使用润滑剂按摩会阴，与会阴完整率增加和会阴切开率减少相关，但对会阴裂伤的程度及需要缝合的创伤发生率没有影响。但强力按摩会导致产妇会阴水肿，故不推荐。充分评估产妇会阴情况、胎儿大小及产程进展情况，适时、适度保护会阴。控制胎头娩出速度，防止会阴严重撕裂伤。

（6）新生儿处理：胎儿娩出后，迅速评估新生儿情况，无窒息者置新生儿于母亲腹部，用预热温暖毛巾或其他物品保暖，不钳夹和切断脐带，直到脐带搏动消失或胎盘娩出后，延迟结扎脐带（delayed cord clamping）。延迟结扎脐带可以使脐血管和胎盘中的循环血液在产后继续进入新生儿的血液循环中，可以增加新生儿的血容量约 30%，增加红细胞体积约 50%。增加的血容量和红细胞体积等对新生儿的健康有显著的益处，比如，提高新生儿铁蛋白水平，降低缺铁性贫血的发生；增加新生儿脑磷脂的储备；促进新生儿神经发育结果等。置新生儿于母亲胸部，进行母婴皮肤接触（skin-to-skin contact），视新生儿情况开始早吸吮。台下巡回护士应记录新生儿娩出时间和做新生儿性别身份标识，尽可能保持母婴接触不中断。可在完成早吸吮后，按无菌原则断脐处理。观察和评估新生儿可在母亲身边进行，尽量不打断母婴接触过程。肌肤接触不仅有益于新生儿的体温调节，还可以提高早期和产后 3 个月的母乳喂养成功率，也有利于促进母婴依恋。

（7）支持性护理：与产妇保持良好的沟通，仔细观察，发现并满足产妇的个性化需求，尽量不进行指令性或权威性的教导，为产妇提供精神支持。

【结果评价】

1. 产妇能在舒适的体位正确地用力。

2．产程顺利，未发生严重的软产道裂伤和新生儿产伤。

四、第三产程护理

案例 5-1D

该患者23时胎盘娩出，胎盘、胎膜完整。产妇于产房内观察2小时后送回产科病房。

请回答：

1．如何判断何时帮助该患者娩出胎盘？

2．产后2小时内为该患者提供的护理措施有哪些？

新生儿一旦娩出，便立刻进入第三产程。第三产程又称为胎盘娩出期，是指从胎儿娩出后至胎盘、胎膜娩出的过程，一般需5～15分钟，不应超过30分钟。

【护理评估】

1．一般情况　评估产妇生命体征、有无急危征象等。

2．专科情况

（1）子宫收缩和阴道出血情况：胎儿娩出后，子宫底下降至平脐。宫缩暂停数分钟后再出现。应注意评估子宫收缩情况、阴道出血量、出血速度以及有无血凝块等。

（2）胎盘剥离及娩出情况：胎儿娩出后，宫腔内的容积和压力明显减小和降低，子宫收缩后，胎盘附着部分的面积减小，胎盘不能相应收缩，胎盘与子宫壁发生错位而剥离。胎盘剥离的征象有：①子宫体变硬呈球形，胎盘剥离后下降至子宫下段，下段被扩张，子宫体呈狭长形被推向上，子宫底升高达脐以上；②阴道口外露的脐带自行延长；③阴道少量出血；④用手掌尺侧在产妇耻骨联合上方轻压子宫下段，子宫体上升而外露的脐带不再回缩。

当胎盘从中间部分先剥离时，胎盘的胎儿面先下降到子宫下段，然后经过宫颈进入阴道，所以胎盘娩出时胎儿面先娩出，胎盘的母体面被羊膜包裹着随后排出，胎膜最后排出。在这一过程中，胎盘先娩出，随后见到少量阴道出血。若胎盘剥离从边缘先开始，在剥离的过程中先看到阴道出血，然后胎盘娩出，在阴道口先看到胎盘的母体面。

（3）新生儿情况：正常新生儿生后1分钟左右皮肤由淡紫色变为红润，呼吸、心率正常，四肢活动好。可通过新生儿阿普加评分了解新生儿情况，出生1分钟评分8～10分为正常新生儿；评分小于7分者要及时进行复苏处理（表5-1）。

表5-1　新生儿阿普加评分

体征	0分	1分	2分
心率（脉搏）	0次/分	<100次/分	≥100次/分
呼吸	0次/分	浅、慢、不规则	正常
肌张力	松弛	四肢稍屈曲	四肢屈曲良好
喉反射	无	有些动作	有咳嗽、恶心
皮肤颜色	全身苍白	躯干红色，四肢青紫色	全身粉红色

随堂测 5-5

知识链接

阿普加（Apgar）评分

20世纪中期，西方国家在产程中普遍使用镇痛药和麻醉药，所以常发生因母亲接受大剂量吗啡导致新生儿呼吸抑制和肌张力降低的情况。麻醉师 Virginia Apgar 在工作中设计了新生儿阿普加评分表，用于评估母亲应用镇痛药和麻醉药对新生儿的影响，并被迅速应用于临床。评分表以 Virginia Apgar 的姓氏来命名，一些专业人员将评分系统记录为皮肤颜色（appearance）、脉搏（pulse）、痛苦表情（grimace）（喉反射）、肌张力（activity）和呼吸（respirations）（APGAR）。阿普加评分是新生儿复苏的指标。研究表明，5分钟阿普加评分与新生儿死亡率密切相关。

来源：陆虹，庞汝彦主译. Tekoa L. K., Mary C. B., Kathryn O, 等著. 瓦尔尼助产学 [M]．6 版. 北京：人民卫生出版社，2020.

3. 心理社会状况　观察产妇及家属对新生儿的性别、外形等是否满意，对新生儿是否接受等。评估家属对产妇的关注和支持情况。

【主要护理诊断/问题】

1. 有产后出血的危险　与宫缩乏力、胎盘因素或其他原因有关。

2. 有关系无效的危险　与产妇和家属不能接受新生儿有关。

【预期目标】

1. 产妇安全度过第三产程。

2. 产妇及家属接受新生儿并进行亲子间良好互动。

【护理措施】

1. 协助胎盘娩出，并检查胎盘、胎膜完整性　观察胎盘剥离的征象，等待并明确胎盘完全自然剥离后，一只手轻轻牵拉脐带，协助慢慢娩出胎盘。胎盘娩出至阴道口时，双手握住胎盘，向一侧慢慢旋转，直至完整娩出胎膜（图 5-13），如胎膜有断裂，可用止血钳夹住断裂上端的胎膜，再继续向原方向旋转，直至胎膜完全娩出。胎盘娩出后，将胎盘铺平，用纱布将胎盘母体面血块轻轻吸走，检查胎盘母体面胎盘小叶有无缺损。然后检查胎膜是否完整，边缘有无断裂血管（图 5-14），以便及时发现副胎盘。测量胎盘大小和厚度（图 5-15）以及脐带长度（图 5-16），检查脐带内血管情况。

2. 观察子宫收缩和阴道出血情况　胎盘、胎膜娩出后，对产妇进行产后子宫收缩情况的

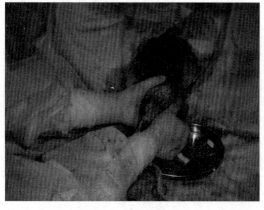

图 5-13　娩出胎盘

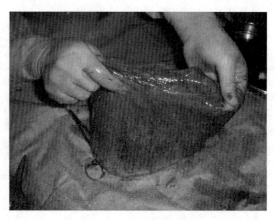

图 5-14　检查胎膜

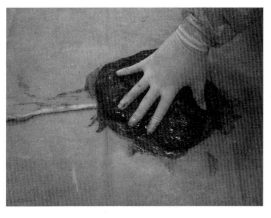

图 5-15　测量胎盘大小

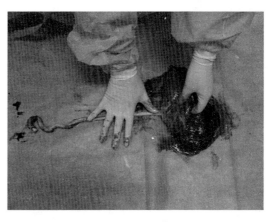

图 5-16　测量脐带长度

评估，每 15 ～ 30 分钟观察 1 次子宫收缩，尽早发现宫缩乏力。注意观察、测量并记录出血量、颜色和有无血凝块。常用的评估出血量的方法有称重法、容积法、面积法和休克指数法。同时密切关注产妇的生命体征，监测并记录心率和血压的变化。

3．检查软产道　检查软产道有无裂伤，若有裂伤，按解剖层次缝合。对于正常分娩，未行阴道助产、宫颈操作（宫颈注射药物、扩张宫颈或转胎头）的产妇，不必常规检查宫颈管。

4．新生儿护理　新生儿娩出后，立即将其置于母亲腹部的干毛巾上，彻底擦干，并注意保暖。将新生儿以俯卧位（腹部向下，头偏向一侧）与母亲开始皮肤接触，皮肤接触的同时处理脐带，皮肤接触时间至少 90 分钟。当新生儿出现流口水、张大嘴巴、舔舌或嘴唇、寻找或爬行动作、咬手指动作时，可以指导母亲开始母乳喂养，并密切观察，保证新生儿面部无遮挡且气道无堵塞。新生儿完成第一次母乳喂养后，应进行新生儿体检，包括测量身长、体重、体温等。推荐使用红霉素眼膏预防眼部感染。常规给予新生儿维生素 K_1 肌内注射预防出血。新生儿出生后 24 小时内完成第一剂乙型肝炎疫苗和卡介苗的接种。

5．产后 2 小时内的护理　产后给予产妇流质或温热饮料等，以保证能量、水、电解质供应。帮助产妇更换清洁的衣物，用干净的衣被保暖。保持环境灯光柔和、安静、温暖。

产后第 1 小时，每 15 分钟检查 1 次产妇的生命体征、宫缩和阴道出血情况并记录；第 2 小时，每 30 分钟检查并记录 1 次。注意产妇的疼痛情况和其他不适主诉。及时发现产后出血、会阴血肿等异常情况，并给予相应处理；对于高危产妇，需延长观察时间至产后 4 小时或病情平稳后方可转出产房。

【结果评价】

1．产妇产后出血量 < 500 ml。

2．产妇接受新生儿，母婴肌肤接触良好，并开始与新生儿进行互动。

第三节　分娩期焦虑与疼痛的护理

一、分娩期焦虑妇女的护理

分娩是一个重要的生活应激事件，容易引起产妇及其家属强烈的心理应激反应，而且分娩过程本身存在着诸多的不确定性，容易导致产妇焦虑，越临近预产期，焦虑也越明显。而焦虑等负性情绪作为重要的精神心理因素，是影响分娩的重要因素之一，可能导致产妇宫缩乏力、产程延长甚至胎儿宫内窘迫。帮助产妇减轻焦虑情绪是产科护理人员的重要工作内容。

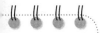

【影响产妇焦虑的因素】

1. 产妇人口社会学特征及个性等 产妇的受教育程度、社会经济状况、婚姻状况、家庭关系及个性特征等，会影响产妇焦虑情绪的强度。

2. 分娩知识的认知状态 产妇缺乏分娩知识或者拥有错误的分娩知识，或者来自家属、亲友、影视资料的负性分娩经历，形成过度医疗化的分娩理念，都会导致产妇对分娩产生焦虑甚至恐惧情绪。

3. 社会支持和应对方式 产妇不同的应对方式对产妇焦虑情绪的产生及其强度也有很重要的影响。产妇的社会支持作为重要的应对资源，不仅会通过影响产妇的分娩理念影响其焦虑等负性情绪，而且还可以直接影响其焦虑的产生。在社会支持系统中，产科医护人员支持照护的可及性和质量，以及产妇对产科医护人员的信任也是其中的重要元素。

【产妇焦虑状态的评估】

1. 观察评估 产科护理人员应留意产妇的表情、语言和行为，焦虑的产妇可表现为坐立不安、易激动，会经常询问"我开几指了？""我到底什么时候能生？""我能顺产吗？"等问题。焦虑的产妇可能会出现生命体征等异常，如血压升高、呼吸加快、恶心、呕吐、头痛、头晕。产科医护人员应留意观察，仔细倾听。

2. 心理测评 医护人员可以借助于心理测评工具，如状态-特质焦虑量表、分娩信念量表等进行测评。

【护理措施】

1. 产前健康教育 产前健康教育是减轻分娩期妇女焦虑的有效措施。健康教育过程中需要特别关注经济困难或教育层次相对较低的产妇人群。通过健康教育，帮助产妇了解分娩过程，充分认识到阴道分娩的益处，纠正其错误的分娩认知和理念，形成自然分娩的理念，从而避免或减轻分娩焦虑。而且通过健康教育，产妇对分娩环境和工作人员有熟悉感，建立信任感，将产科医护人员作为其重要的支持资源，面对分娩会更安心，对于产妇焦虑情绪的缓解具有重要意义。分娩前的健康教育对象不应只局限于孕产妇，还应包含其家庭成员。家属的支持更有利于孕产妇焦虑等负性情绪的缓解。

2. 营造安全而私密的分娩环境 从进化角度来看，分娩过程中产妇会对安全感有强烈的要求。为产妇营造一个舒适、安全、私密的环境对产妇心理有重要意义，可以减轻焦虑等负性情绪。病房的环境光线要柔和，安静或有柔和的音乐。鼓励家属陪伴，增加安全感。医护人员在护理过程中要充分尊重产妇隐私，不但助其拥有安全感，还要让其获得被尊重感。

3. 支持和鼓励 分娩过程中倾听产妇的诉求，及时帮助其解决问题，亲切而专业，积极肯定和鼓励产妇，给予精神支持，也有利于帮助其减轻焦虑等负性情绪。鼓励家属用语言和呵护行为表达对产妇的支持和关爱，减缓其焦虑情绪。

二、分娩期疼痛妇女的护理

分娩期疼痛几乎是每一位产妇在分娩过程中经历的最主要的身体不适，是影响产妇分娩体验的重要影响因素，也是导致社会因素选择剖宫产术的重要原因。

【分娩期疼痛的生理学基础及特点】

疼痛是由痛觉感受器受到刺激引起的。很多类型的刺激都可以刺激痛觉感受器，如机械刺激、炎症介质和化学试剂。在产程中，子宫受到牵拉扩张的机械刺激会引起疼痛，子宫肌内产生乳酸等也是产生疼痛的原因之一。引起疼痛的化学介质有乙酰胆碱、5-羟色胺和组织胺等。痛觉感受器感受到刺激后，将神经冲动传到脊髓背角，并继续向上传导至大脑皮质。

疼痛感知的通路是双向的，大脑也可以改变对疼痛的感知。一方面，中枢神经系统的抑制性神经元可以通过内源性阿片系统抑制疼痛的感知，而且内源性阿片抑制系统因人而异，这也部分解释了疼痛感知的个体差异性。另一方面，大脑中某些区域的神经元可以将抗疼痛的神经冲动传到脊髓背角，这些抗疼痛的神经冲动在疼痛传导到大脑之前通过释放神经介质，如5-羟色胺和脑啡肽来阻断疼痛。

分娩疼痛主要出现于第一产程和第二产程。第一产程疼痛的特点是腰背部紧缩感和酸胀痛，疼痛范围弥散不定，周身不适，疼痛部位主要在下腹部和腰骶部。第二产程疼痛性质与第一产程不完全相同，主要表现为疼痛部位明确，集中在阴道、直肠和会阴部，疼痛较第一产程剧烈。但研究表明，尽管在产程中疼痛一般随着宫颈扩张的进展增强，但产程中产妇感知到的疼痛程度可能与宫颈扩张无关，而且疼痛的部位、强度及变化过程在个体间存在很大差异。

疼痛会影响产妇神经内分泌的反应，引起与应激压力相关的一系列激素的释放，比如皮质醇、儿茶酚胺等。控制不良的疼痛甚至会导致产妇强烈的焦虑和恐惧情绪，从而进一步加重应激反应，引起更多的儿茶酚胺等的释放。胎儿娩出后，疼痛不适感迅速消失，随之而产生的是兴奋、欣喜和自豪情绪，特别是在产后早接触的过程中，母亲怀抱新生的婴儿，会产生强烈的心理情感变化。同时体内激素也发生相应的改变，泌乳素上升，缩宫素分泌增加，有利于产后哺乳，并使产妇产生幸福感，忘记刚刚经历的分娩疼痛，这是一个生理的过程。应用药物麻醉镇痛会干扰这一生理过程，产后情绪变化不明显。

【影响分娩疼痛的因素】

1. 产妇的社会文化因素及个性等 产妇的家庭和所处地区文化背景，尤其是分娩习俗和分娩理念、受教育程度、社会经济状况、社会支持及个性特征等，会影响产妇对分娩疼痛的感知和耐受，所以应注意为产妇提供个性化的支持照护。

2. 产妇的心理状态 产妇对分娩的期望及心理准备度，对分娩的恐惧和对分娩的信念会影响产妇对分娩疼痛的感知和耐受。处于恐惧、焦虑情绪状态的产妇，对分娩疼痛会更敏感，也更不耐受疼痛。研究表明，对分娩的恐惧与产程疼痛的严重程度有关。如果产妇对自然分娩有坚定的信念，对身体的智慧充分信任，对分娩的掌控有信心，那么产妇对疼痛的感知会更轻，也更容易耐受疼痛。

3. 身体因素 产妇不同的孕产史、既往痛经史、产程进展是否顺利等都会影响分娩疼痛。经产妇较初产妇分娩疼痛的感觉更轻；既往有痛经史的产妇更易感受到剧烈的疼痛；难产时，产妇的疼痛更为剧烈。

【产妇疼痛程度及耐受的评估】

1. 观察与评估 产科护理人员应留意观察产妇的面部表情、声音和动作。

2. 心理测评 医护人员可以借助于心理测评工具，如数字分级评分法、视觉模拟评分法进行测评。

【护理措施】

1. 产前分娩教育 产前分娩教育对于分娩疼痛护理同样具有至关重要的意义。产前分娩教育可以帮助产妇积极面对分娩，形成自然分娩的理念，建立自然分娩的信心和信念，从而减轻产妇焦虑、恐惧等负性情绪，增强其对疼痛的应对和耐受。

2. 营造安全的分娩环境 病房安静、光线柔和；提供分娩球、导乐车等设施，利于产妇采用自由舒适的体位；鼓励家属陪伴，增加安全感；分娩所用的仪器和药物放在隐蔽的柜内，尽量营造家庭式自然的分娩环境；医护人员在护理过程中要充分尊重产妇隐私，减少不必要的检查和干预。

3. 非药物性分娩镇痛

（1）导乐陪伴分娩：导乐（doula）是希腊语的音译，是指由一个有生育经验的妇女，在产前、产时及产后给产妇持续的生理上的支持和帮助，以及精神上的安慰和鼓励。导乐的主要作用是在产程中给产妇提供连续的支持和照护，包括身体安抚、情感支持、信息沟通，使产妇舒适、安全，减少紧张情绪，有效地缓解疼痛。研究表明，产程中连续支持可以增加阴道自然分娩率，降低剖宫产率，缩短产程时间，减少产妇对药物镇痛的需求，减轻分娩的负性体验，降低5分钟阿普加评分过低的风险。

（2）放松技术：指导产妇采用放松技术应对分娩疼痛。可以为产妇提供音乐、娱乐设备，转移产妇注意力，增加舒适度。鼓励产妇采用意念冥想、心理暗示等放松技术，想象分娩的过程，如宝宝是如何通过产道、宫口是如何慢慢打开，充分地放松肌肉和身心。也可以指导产妇采用呼吸技术进行放松。呼吸和放松训练可以通过增强产妇的自我控制感来减少产妇的焦虑和恐惧情绪，提高分娩体验满意度。呼吸放松技巧在产程早期应用效果最明显，如果在产程活跃期开始应用，效果则不明显，因此提倡孕妇在妊娠期就开始进行放松训练，利于产程中产妇能够快速地放松身体。

（3）自由体位：指导产妇采用舒适的自由体位，也可以在一定程度上减轻分娩疼痛，而且产妇自由体位也有利于胎儿下降、娩出。研究表明，直立位不仅可以促进子宫收缩，缩短产程，而且有利于形成胎儿与骨盆的最佳位置关系，减少因胎位异常造成的疼痛，同时还可以提高产妇在产程中的自我控制感和自我效能感，更好地应对分娩疼痛及分娩过程。产妇可取站、坐、趴、蹲、跪等姿势，并保持活动（图5-17），以产妇舒适为准，避免长时间平卧。产妇可以借助于分娩球等工具进行直立体位待产，提高舒适度。休息时可采用侧卧位。

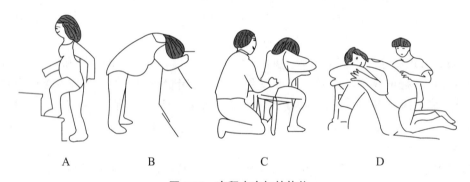

图5-17　产程中产妇的体位
A．上下楼梯；B．前倾的站立位；C．坐位；D．床头上的趴位

（4）产时水疗：水疗是利用水的治疗作用来缓解分娩疼痛。分娩池中温暖的水温可以帮助产妇放松，减轻分娩疼痛。温水淋浴也有类似的放松镇痛效果。另外，水的浮力也有助于产妇肌肉放松。在温水中也便于产妇采用自由体位和休息。产程中可以选择水中待产，也可以进行水中分娩（水中娩出新生儿）。研究表明，第一产程中应用水疗，可以减少药物镇痛的使用率，缩短第一产程时间。产时水疗有其优点，但也有一定的风险，在实施过程中要加强管理。

（5）按摩与触摸：有研究发现，按摩和触摸可以使第一产程疼痛强度下降，提高产妇分娩体验的满意度，可能因为按摩和触摸增加了内源性内啡肽和缩宫素的释放。但需要注意的是，按摩和触摸只有在产妇感觉按摩和触摸舒适时才有效果，而且应注意，不同文化和个性特征对按摩和触摸的态度并不相同。

（6）经皮神经电刺激疗法：从20世纪70年代开始，经皮神经电刺激疗法开始用于缓解产程疼痛。使用经皮神经电刺激疗法时，将电击垫放置在产妇脊柱两侧第十胸椎和第二骶椎的皮肤上。电极片放置好后，经皮神经电刺激仪发出低压脉冲刺激来减轻产程疼痛。产妇自己可以控制低压脉冲的频率和强度。低压脉冲形成的刺激会引起电击垫部位的针刺感或嗡嗡的振动感，但不会引起疼痛感。但目前尚未有高质量的证据证明在产程中使用经皮神经电刺激疗法对产程或者分娩结果的影响。

（7）催眠术：是通过意识 - 身体技术来诱导充分放松的技术，在产程中应用，目的是帮助产妇在注意力集中的状态下深度放松。催眠术可以由催眠师来进行，经过训练的产妇也可以引导自己进入催眠状态。但目前关于催眠术在产程中应用效果的研究尚未形成一致结论，需要进一步研究。需要注意的是，催眠术禁忌用于有严重心理健康问题或有精神病史的妇女。

此外，还可以采用芳香疗法、穴位按摩、热敷等非药物镇痛方法减轻产妇的分娩疼痛。

4. 药物性分娩镇痛　当非药物镇痛方法不能有效地缓解产妇的分娩疼痛时，可以选用药物镇痛法。药物性镇痛由麻醉医师实施，并进行全程严密监护、管理。

常用的药物镇痛法有以下几种。①全身阿片类药物镇痛：通过静脉注射或肌内注射间断给予，也可以通过患者自控性镇痛。阿片类药物主要作用是镇静，镇痛作用有限。对阿片类药物镇痛的系统评价发现，全身阿片类药物镇痛对疼痛的缓解作用有限，镇痛满意度只是中等水平。在阿片类药物注射后 1 ~ 2 小时，2/3 的产妇仍有中度或重度疼痛，或轻度至中度的疼痛缓解作用。而且阿片类药物有可能导致产妇呼吸抑制、恶心、胃肠道排空时间延长、新生儿呼吸抑制等。常用阿片类药物包括芬太尼、哌替啶等。②椎管内麻醉镇痛：通过局部麻醉药作用达到身体特定区域的感觉阻滞，包括脊椎麻醉（腰麻）、腰硬联合麻醉等。其优点是可以长时间保持镇痛效果，但如果麻醉平面过高，可导致严重的呼吸抑制。其他并发症还包括低血压、过敏反应、麻醉后头痛、神经损伤、产时发热、第二产程延长等。③硬膜外麻醉镇痛：将麻醉药物放置于硬膜外腔，将感觉和运动神经冲动阻断。常用的麻醉药有布比卡因和罗哌卡因等。硬膜外麻醉时，若穿刺针意外地穿破了硬脑膜，脑脊液渗漏至硬膜外腔，蛛网膜下腔内的压力下降，产妇会发生体位性头痛，坐位或者站立时头痛加重。硬膜外麻醉镇痛操作的不良反应有硬膜外血肿、硬膜外脓肿和严重神经损伤等。硬膜外腔内放置局部麻醉药的副作用有低血压、尿潴留、下肢麻木和无力。

疼痛是一种主观感受，无论是非药物性的还是药物性的分娩镇痛，只能减轻分娩疼痛，并不是完全无痛。产科护理人员需要帮助产妇应对疼痛，充分告知各种镇痛措施的利与弊，帮助其选择合适的非药物分娩镇痛或药物分娩镇痛的方法，促进自然分娩，提升产妇的分娩体验。

小　结

分娩是指妊娠满 28 周及以后，胎儿及胎儿附属物娩出母体的过程。该过程受到产力、产道、胎儿及产妇的精神心理因素的影响。胎儿通过衔接、下降、俯屈、内旋转、复位、外旋转等一系列适应性动作，以最小径线自然娩出。分娩过程分为 3 个产程。第一产程是从临产到宫口开全。第二产程是从宫口开全到胎儿娩出。第三产程是指从胎儿娩出到胎盘娩出的过程。每个产程的护理评估和护理措施并不完全相同，但对于产程的监测、母婴的安全、产妇的支持和舒适的促进均为各产程护理的重点。

思考题

1. 第一产程一般护理措施包括哪些？
2. 非药物镇痛的方法有哪些？

3．某产妇，已子宫规律收缩 6 小时，宫缩持续时间 35 ～ 40 秒，间隔 4 分钟，强度中。阴道指诊：宫口开 6 cm，先露 S^0，胎膜未破。请问：

（1）该产妇目前处于哪个产程阶段？

（2）护理人员需要为该产妇提供哪些专科护理措施？

（邱萍萍）

第六章 产褥期管理

导学目标

通过本章内容的学习，学生应能够：

◆ **基本目标**

1. 复述产褥期、子宫复旧、恶露、产后宫缩痛、正常新生儿、新生儿期的定义。
2. 解释产褥期母体生理和心理变化。
3. 解释母乳喂养的好处、哺乳及乳房护理的方法。

◆ **发展目标**

运用所学知识，结合护理程序对产褥期妇女及新生儿提供整体护理。

◆ **思政目标**

保证母婴安全，促进母乳喂养，预防疾病，增进健康。

第一节　产褥期母体变化

案例 6-1A

某患者，女性，26 岁，G_2P_0，孕 39^{+5} 周临产入院。入院当日晚 8 时经阴道分娩一男婴，体重 3260 g，产后子宫复旧好，阴道出血量不多，会阴有轻度撕裂伤及水肿，行母婴皮肤接触，早吸吮。产后 2 小时送回母婴同室，助产士与产科护士进行产妇及新生儿的交接工作，并根据产妇及新生儿情况实施相关护理内容。

请回答：

1. 吸吮刺激对产妇激素水平的影响有哪些？
2. 分娩对女性盆底功能的影响有哪些？女性如何能更好地恢复至接近未孕状态？

产褥期（puerperium）是指产妇全身各器官除乳腺外从胎盘娩出至恢复或接近正常未孕状态所需的时期，一般为 6 周。在此期间，产妇的全身各系统（尤其是生殖系统）发生了较大的生理变化。不仅如此，伴随新生儿的出生，产妇及其家庭经历着心理和社会的适应过程。

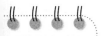
【产褥期妇女的生理变化】

产褥期母体的变化包括全身各个系统，以生殖系统变化最为显著。

（一）生殖系统

1. 子宫 子宫是产褥期变化最大的器官。妊娠子宫自胎盘娩出后逐渐恢复至未孕状态的过程称为子宫复旧（involution of uterus），其主要变化包括子宫体肌纤维的缩复、子宫下段和宫颈的复原、子宫内膜再生和子宫血管变化。

（1）子宫体肌纤维的缩复：子宫复旧不是肌细胞的数量减少，而是肌浆中的蛋白质被分解排出，使细胞质减少，致肌细胞缩小。被分解的蛋白质及其代谢产物通过肾排出体外。随着子宫体肌纤维不断缩复，子宫体积及重量均发生变化。胎盘娩出后，子宫体逐渐缩小，于产后 1 周缩小至约妊娠 12 周大小；于产后 10 日子宫降至盆腔内，在腹部扪不到子宫底；于产后 6 周子宫恢复至妊娠前大小。子宫重量也逐渐减少，分娩结束时约为 1000 g；产后 1 周约为 500 g；产后 2 周约为 300 g；产后 6 周恢复至 50～70 g。

（2）子宫下段和宫颈的复原：产后子宫肌纤维缩复，使子宫峡部逐步恢复至未孕状态。胎盘娩出后的子宫颈外口呈环状如袖口；产后 2～3 日宫口仍可容纳两指；产后 1 周宫颈内口关闭，宫颈管复原；产后 4 周子宫颈完全恢复至未孕时的形态。分娩时宫颈外口常发生轻度裂伤（多在宫颈 3 点、9 点处），使产妇的宫颈外口由产前的圆形（未产型）变为产后的"一"字形横裂（已产型）。

（3）子宫内膜再生：胎盘、胎膜剥离并娩出后，遗留的蜕膜分为两层：表层蜕膜发生变性、坏死、脱落，随恶露自阴道排出；接近肌层的子宫内膜基底层逐渐再生新的功能层，内膜缓慢修复，约于产后 3 周，除胎盘附着部位外，宫腔表面均由新生的子宫内膜覆盖。胎盘附着部位的子宫内膜修复需至产后 6 周。

（4）子宫血管变化：胎盘娩出后，胎盘附着面立即缩小至原来的一半，子宫复旧导致开放的子宫螺旋动脉和静脉窦压缩变窄，数小时后血管内形成血栓，出血量逐渐减少直至停止。若在新生内膜修复期间胎盘附着面因复旧不良而出现血栓脱落，可出现晚期产后出血。

2. 阴道 分娩后阴道腔扩大，阴道黏膜及周围组织水肿，阴道黏膜皱襞因过度伸展而减少甚至消失，使阴道壁松弛及肌张力低。阴道壁肌张力于产褥期逐渐恢复，阴道腔逐渐缩小，于产后 3 周阴道黏膜皱襞重新显现，但阴道至产褥期结束时仍不能完全恢复至未孕时的紧张度。

3. 外阴 经阴道分娩者，产后外阴有轻度水肿，一般于产后 2～3 日逐渐自行消退。会阴部血液循环丰富，若有轻度撕裂或会阴切口缝合，一般于产后 3～4 日愈合。

4. 盆底组织 在分娩过程中，由于胎先露长时间的压迫，使盆底肌及其筋膜过度伸展致弹性降低，且常伴有盆底肌纤维的部分撕裂。产褥期应避免过早进行重体力劳动，若能在产褥期坚持做产后康复锻炼，盆底肌可能在产褥期内即恢复至接近未孕状态。若盆底肌及其筋膜发生严重撕裂，造成盆底肌松弛，加之产褥期过早、过重参加重体力劳动；或分娩次数过多，并间隔时间短，盆底组织难以完全恢复正常，成为盆底器官脱垂的重要原因。

整合小提示

女性盆底功能障碍发病率高，贯穿全生命周期，如何预防，值得探讨。

来源：何芳，郭晓琴，王倩，等. 女性盆底功能障碍一级预防自我护理能力量表的编制［J］. 护理学杂志，2021，36（18）：32-36.

（二）乳房泌乳

乳房泌乳内容详见本章第三节母乳喂养。

（三）血液循环系统

胎盘剥离后，子宫胎盘血液循环终止，子宫缩复，大量血液从子宫流到产妇体循环。加之妊娠期潴留的大量组织间液回吸收，产后 72 小时内，产妇循环血量增加 15% ～ 25%。应注意预防心力衰竭的发生。循环血量在产后 2 ～ 3 周恢复至未孕状态。

产褥早期产妇血液仍处于高凝状态，有利于胎盘剥离创面迅速形成血栓以减少产后出血量。纤维蛋白原、凝血酶、凝血酶原于产后 2 ～ 4 周降至正常，血红蛋白在产后 1 周左右回升。白细胞总数在产褥早期较高，可增加至（15 ～ 30）× 10^9/L，一般 1 ～ 2 周恢复正常。淋巴细胞稍减少，中性粒细胞增多，血小板数量增多，红细胞沉降率于产后 3 ～ 4 周降至正常。

（四）消化系统

妊娠期胃肠蠕动及肌张力均减弱，胃液中盐酸分泌量减少，一般需 1 ～ 2 周恢复正常。因分娩时能量消耗以及体液流失，产后 1 ～ 2 日内产妇常感口渴，喜进流食或半流食。产褥期活动量减少，肠蠕动减弱，加之腹肌及盆底肌肉松弛，容易发生腹胀和便秘。

（五）泌尿系统

妊娠期体内潴留的过多水分主要经肾排出，故产后 1 周内尿量增多。妊娠期发生的肾盂及输尿管扩张一般在产后 2 ～ 8 周恢复。产程中会阴部受压迫过久、器械助产、区域阻滞麻醉以及产后 24 小时内，由于膀胱肌张力降低，以及会阴切口疼痛、不习惯卧床排尿等，均可能增加尿潴留的发生。

（六）内分泌系统

产后雌激素、孕激素水平急剧下降，于产后 1 周降至未孕水平。人胎盘催乳素于产后 6 小时已不能测出。催乳素水平因是否哺乳而异，哺乳产妇的催乳素于产后 1 周下降，但仍高于未孕时水平，吸吮乳汁时催乳素明显增高；不哺乳产妇的催乳素于产后 2 周降至未孕时水平。

月经复潮及排卵恢复受哺乳的影响。不哺乳产妇通常在产后 6 ～ 10 周月经复潮，在产后 10 周左右恢复排卵。哺乳产妇月经复潮延迟，有的在哺乳期间月经一直不来潮，一般在产后 4 ～ 6 个月恢复排卵。产后较晚月经复潮者，首次月经来潮前多有排卵，故哺乳产妇月经虽未复潮，却仍有可能受孕。

随堂测 6-1

（七）腹壁

妊娠期出现在下腹正中线的色素沉着在产褥期逐渐消退。初产妇腹壁紫红色妊娠纹变为银白色陈旧妊娠纹。腹壁皮肤受增大的妊娠子宫影响，部分弹性纤维断裂，腹直肌出现不同程度分离，产后腹壁明显松弛，腹壁紧张度在产后 6 ～ 8 周恢复。

【产褥期妇女的心理调适】

产后产妇从妊娠期及分娩期的不适、疼痛、焦虑中恢复，以及接纳与照护家庭新成员及新家庭的心理过程称为心理调适。产褥期妇女的心理处于脆弱和不稳定的状态，面临着潜意识的内在冲突及初为人母的情绪调整，而年龄（< 18 岁与 > 35 岁）、妊娠期健康状况、分娩方式及经历、婴儿性别、家庭关系与经济状况、社会支持、体态恢复、照护新生儿的能力等均影响产褥期妇女的心理变化，因此，产褥期妇女的心理调适指导和支持非常重要。

（一）产褥期妇女的心理变化

产褥期妇女的心理变化表现为情绪高涨、希望、高兴、满足感、幸福感、乐观、压抑及焦虑等。有的产妇可能因为理想中与现实中的母亲角色的差距而发生心理冲突；因为胎儿娩出的生理性排空而感到心理上的空虚；因为新生儿的外貌及性别不符合其期望而感到失望；因为现实母亲的过多责任而感到恐惧；还可因为丈夫注意力转移至新生儿而感到失落等。

（二）产褥期妇女的心理调适

产褥期妇女的心理调适主要表现在建立家长与孩子的关系及承担母亲角色的责任与能力两个方面。美国妇产科护理专家 Rubin 将产褥期妇女的心理调适过程分为 3 个时期。

1. 依赖期　产后前3日，产妇愿意与别人交流妊娠及分娩的经历，喜欢用语言表达对孩子的关心，在满足自身身体恢复需求及新生儿照护方面需通过别人来进行，因此在依赖期，丈夫及其他家属的关心和帮助及医务人员的悉心指导极为重要。较顺利的妊娠和分娩经历、充分的产后休息、丰富的营养以及较早较多的与孩子接触将有助于产妇较快地进入下一期。

2. 依赖-独立期　产后3～14日，产妇表现出较为独立的行为，开始注意周围的人际关系，主动学习与参与照护婴儿的活动。此时，家属应理解与支持产妇的行为，指导与鼓励产妇学会婴儿照护知识与技能，帮助实现母乳喂养，提高产妇的自信心与自尊感，使产妇顺利度过这一时期。但可能由于分娩后产妇感情脆弱、过多的母亲责任、新生儿的诞生而产生的被忽视感、痛苦的妊娠和分娩经历、糖皮质激素和甲状腺素处于低水平等因素，产妇易产生抑郁情绪，严重者会表现为哭泣、对周围事物漠不关心、拒绝哺乳及照护新生儿。此时，应加倍关心产妇，及时提供鼓励、指导和帮助，促使产妇纠正这种消极情绪。

3. 独立期　产后2周至1个月，产妇照顾自我及婴儿的独立性增加，与家属和婴儿已成为一个完整的系统，形成新的生活形态。夫妇两人共同分享欢乐和责任，调整与适应兴趣、工作与哺育孩子、承担家务及维持夫妻关系间等各种角色的矛盾。

第二节　产褥期妇女的护理

案例 6-1B

该患者返回母婴同室后，护士督促其在产后4小时内尽早自行排尿，并观察新生儿及产妇子宫复旧、恶露及会阴切口等情况。监测生命体征正常，协助产妇哺乳，婴儿吸吮良好，并进行产后饮食、活动与休息的健康教育及会阴护理。产妇心境良好，与护士沟通产后康复计划。

请回答：

1. 督促产妇排尿的目的是什么？
2. 产后子宫复旧的特点是什么？
3. 产后恶露的持续时间及发展变化过程是什么？

【临床表现】

产妇在产褥期的临床表现属于生理性变化。

（一）生命体征

1. 体温　产后产妇体温多数在正常范围内。但可能由于产程延长致产妇过度疲劳，在产后24小时内体温可稍升高，但不应超过38℃。产后3～4日可因乳房血管和淋巴管极度充盈，乳房胀大伴体温升高，称为泌乳热（breast fever），体温一般为37.8～39℃，常持续4～16小时即下降，不属于病态，但须排除其他原因尤其是感染引起的高热。

2. 脉搏　产后产妇脉搏在正常范围内。

3. 呼吸　产后产妇呼吸深慢，一般为14～16次/分，是由于产后腹压降低，膈肌下降，由妊娠期的胸式呼吸变为胸腹式呼吸所致。

4. 血压　产褥期产妇血压维持在正常水平，变化不大。

（二）子宫复旧

胎盘娩出后，子宫圆而硬，宫底在脐下一指。产后第 1 日略上升至平脐，以后每日下降 1 ～ 2 cm（一横指），至产后 10 日降入骨盆腔内，腹部检查触不到。

（三）产后宫缩痛

产褥早期因子宫收缩引起下腹阵发性剧烈疼痛，称为产后宫缩痛（after-pains）。产后宫缩痛于产后 1 ～ 2 日出现，持续 2 ～ 3 日自然消失，多见于经产妇。哺乳时婴儿的吸吮刺激缩宫素分泌增加使疼痛加重，无须特殊用药。

（四）恶露

产后随子宫蜕膜的脱落，含有血液、坏死的蜕膜等组织经阴道排出称为恶露（lochia）。正常恶露有血腥味，但无臭味，持续 4 ～ 6 周，总量为 250 ～ 500 ml。因其颜色、内容物及出现时间不同可分为 3 种。

1. 血性恶露（lochia rubra） 因含大量血液而得名，色鲜红，量多，有时有小血块。镜下可见多量红细胞、少量胎膜及坏死蜕膜组织。血性恶露一般持续 3 ～ 4 日，出血量逐渐减少，浆液增加，转为浆液恶露。

2. 浆液恶露（lochia serosa） 因含多量浆液而得名，色淡红。镜下可见较多的坏死蜕膜组织、宫腔渗出液、宫颈黏液、少量红细胞、白细胞和细菌。浆液恶露可持续 10 日左右。浆液逐渐减少，白细胞增多，变为白色恶露。

3. 白色恶露（lochia alba） 因含大量白细胞，色泽较白而得名，质黏稠。镜下见大量白细胞、坏死蜕膜组织、表皮细胞及细菌等。白色恶露约持续 3 周。

若子宫复旧不全（subinvolution）或宫腔内残留胎盘组织、胎膜或合并感染，恶露量增多，血性恶露持续时间延长并有臭味。

（五）褥汗

产后 1 周内皮肤排泄功能旺盛，排出大量汗液，以夜间睡眠和初醒时更明显，不属于病态。但要补充水分，防止脱水和中毒。

【护理评估】

（一）健康史

需对产妇妊娠前、妊娠过程和分娩过程进行全面评估。评估妊娠前产妇的身体健康状况，有无慢性疾病及精神心理疾病；评估妊娠期有无妊娠并发症、合并症；评估分娩过程是否顺利、产后出血量、会阴撕裂程度、新生儿状况等。

（二）身心状况

1. 生理状况 产妇回到母婴同室后，应评估子宫复旧情况，观察恶露的量、颜色及气味；观察会阴有无水肿，观察会阴切口或剖宫产术切口有无渗血、血肿、红肿及硬结等；评估膀胱充盈程度，产后 4 小时内排尿情况，有无尿潴留的发生；评估产妇的休息、活动、饮食及排便情况。

2. 心理状况 经历妊娠及分娩的激动与紧张后，产妇精神疲惫，对哺乳新生儿的担心、产褥期的不适等均可造成产妇情绪不稳定，尤其在产后 3 ～ 14 日，可表现为轻度抑郁。护理人员应帮助产妇减轻身体不适，并给予精神关怀、鼓励、安慰，使其恢复自信。抑郁症状严重者，应尽早诊断与干预。

3. 喂养状况 详见本章第三节母乳喂养。

（三）实验室检查

必要时进行血常规、尿常规等检查。

【主要护理诊断／问题】

1. 尿潴留 与产时损伤、活动减少及不习惯床上排尿有关。

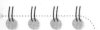

2．睡眠形态紊乱　与产后宫缩痛、腹壁或会阴切口疼痛、褥汗、多尿及按需哺乳有关。

【预期目标】

1．产妇产后4小时内未发生尿潴留。

2．产妇舒适感增加，学会适应与调节睡眠与哺乳间的关系。

【护理措施】

（一）一般护理

提供良好的环境，定时开窗通风，保持空气新鲜，保证产妇有足够的营养和睡眠。保持床单位清洁、干净，指导产妇衣着应宽大、透气，保持身体清洁，及时更换会阴垫及衣服，促进舒适，预防感染。

1．监测生命体征　产后1周内应注意生命体征的变化，每日2次测体温、脉搏及呼吸，如体温超过38℃，应查找原因，并通知医师。

2．督促尽早排尿　产后5日内尿量明显增加。产后4小时内应鼓励产妇尽早自行排尿，若产后4小时未排尿或第1次排尿尿量少，应再次评估膀胱的充盈情况，防止尿潴留的发生，并影响子宫收缩引起宫缩乏力，导致产后出血。如排尿困难，鼓励产妇坐起排尿，在解除因恐惧排尿引起疼痛的顾虑外，可选择下列方法处理：

（1）用热水熏洗外阴、温开水冲洗尿道外口周围诱导排尿；热敷下腹部，按摩膀胱，刺激膀胱肌收缩。

（2）针刺关元、气海、三阴交、阴陵泉等穴位。

（3）遵医嘱肌内注射甲硫酸新斯的明1mg，兴奋膀胱逼尿肌促其排尿；若使用上述方法均无效时，应给予留置导尿。剖宫产术后及阴道分娩留置导尿者需观察导尿管是否通畅，尿量及性状是否正常。

3．预防便秘　产后1～2日产妇多不排便，可能与卧床时间长、进食较少有关。产妇饮食中如缺乏纤维素，加之卧床休息，肠蠕动减弱，产褥早期腹肌、盆底肌张力降低，容易发生便秘，应积极预防。鼓励产妇多进食蔬菜，以保持排便通畅；若发生便秘，可口服轻泻药。

4．饮食指导　产后1小时鼓励产妇进流质饮食或清淡半流质饮食，以后可进普通饮食，食物应富含营养、足够热量和水分。哺乳产妇应多进食蛋白质和汤汁食物，适当补充维生素和铁剂，推荐补充铁剂3个月。

5．适当活动及产后康复锻炼　产后应尽早适当活动。经阴道自然分娩的产妇，产后6～12小时内即可起床轻微活动，于产后第2日可在室内随意走动，并按时做产后健身操（图6-1）。行会阴后-侧切开术或剖宫产术的产妇，需待拆线后切口不感疼痛时再做产后健身操。产后康复锻炼有利于体力恢复、排尿及排便，避免或减少栓塞性疾病的发生，且能使盆底肌、腹肌张力恢复。产后康复锻炼的运动量应循序渐进。产后健身操可持续至产后6周，6周后酌情选择新的锻炼方式。由于产后盆底肌肉松弛，在产褥期应避免负重劳动或蹲位活动，以防止子宫脱垂。

（二）观察子宫复旧及恶露

应于每日同一时间手测子宫底高度，以了解子宫复旧情况。测量前嘱产妇排尿。每日观察恶露的量、颜色及气味。若子宫复旧不良，血性恶露增多且持续时间长，应及时给予子宫收缩药。若合并感染，恶露有臭味且有子宫压痛，应给予广谱抗生素控制感染。应了解是否有宫缩痛及程度。

（三）会阴及会阴切口的护理

1．会阴及会阴切口的一般护理　产后应每日用0.05%聚维酮碘擦洗外阴2～3次。擦洗原则：由上到下、由内到外，会阴切口单独擦洗，擦过肛门的棉球和镊子应弃之。排大便后用

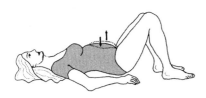

腹式呼吸：屈膝仰卧位。通过鼻腔深吸气，保持胸腔不动，使腹部向上扩张。腹部肌肉收缩时慢慢匀速呼气，保持3～5秒。放松。

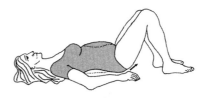

腹式呼吸和骨盆摇摆结合：屈膝仰卧位。当深吸气时，放平后背使骨盆向后推动。缓慢匀速呼气，同时收紧腹部肌肉和臀部。呼气时保持3～5秒。放松。

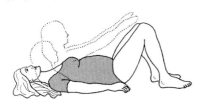

触及膝部运动：屈膝仰卧位。吸气时，下颌尽量触及胸部。呼气时，慢慢抬起头和肩部，双手伸直触及膝盖。背部自然弯曲，腰部不要离开床面，然后慢慢回到起始姿势。放松。

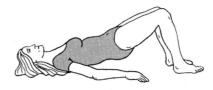

抬臀运动：仰卧，双臂放于两侧，屈膝，双足平放。慢慢抬起臀部弓背。然后慢慢恢复到开始的姿势。

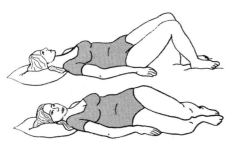

双膝摇摆运动：屈膝仰卧位。保持双肩平放，双足不动，慢慢摆动双膝向左接触地面或床面，然后慢慢将双膝向右侧摆动接触到地面或床面。然后回到起始姿势。放松。

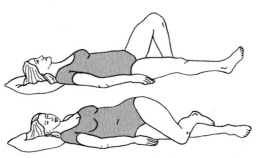

单膝摇摆运动：仰卧位。右腿伸直，左腿屈膝。保持双肩平放，缓慢平稳地摆动左膝向右，触及地板或床面，然后回到起始姿势。换腿，右膝向左触及地板或床面，然后回到起始姿势。放松。

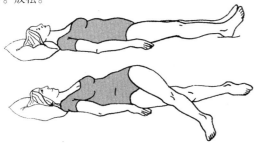

腿部摇摆运动：仰卧位。保持双肩平放和双腿伸直，慢慢抬起左腿并向右侧旋转，接触到地面或床面，然后回到起始动作。右腿重复，向左侧旋转。放松。

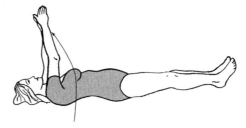

举臂运动：仰卧位。两臂上举与身体呈90°，双手接触，然后慢慢放低。

图 6-1 产后健身操

水清洗会阴，保持会阴部清洁。会阴部有缝线者，嘱产妇健侧卧位，并每日观察切口周围情况，如出现疼痛加重、局部红肿、硬结及分泌物，应考虑切口感染的可能。

2. 会阴切口异常的护理

（1）会阴及会阴切口水肿者，可用50%硫酸镁湿热敷或产后24小时用红外线照射会阴。

（2）会阴部小血肿者，24小时后可湿热敷或使用远红外线灯照射；大的血肿应配合医师切开处理。

（3）会阴有硬结者可用大黄、芒硝外敷或用 95% 乙醇湿热敷。如有异常，应及时报告医师。会阴部切口缝线于产后 3 ～ 5 天拆线，如用可吸收肠线缝合，可不拆线。切口感染者应提前拆线引流，并定时换药。

（四）乳房护理

详见本章第三节母乳喂养。

（五）母乳喂养指导

详见本章第三节母乳喂养。

（六）心理调适

1. 建立良好的护患关系 产妇转入爱婴区时，要热情接待，主动帮助产妇照顾新生儿及进行日常生活护理，让产妇充分休息。耐心倾听产妇的问题，并积极回答。了解产妇对孩子及新家庭的看法和想法。尊重风俗习惯，并向其宣传教育科学的产褥期生活方式。

2. 母婴同室 产后应在保证产妇充分休息的同时，让新生儿 24 小时与母亲在一起，建立母婴之间的依恋关系，鼓励产妇尽快参与孩子的日常生活护理。

3. 提供自我护理及新生儿护理知识与技能 教会产妇如何对新生儿进行喂养及沐浴、抚触的方法，指导产妇如何观察和处理新生儿不适及常见问题。同时给予产妇自我护理指导，如饮食、休息、活动等的注意事项，以减少产妇的困惑及无助感。

4. 指导获得家庭支持 鼓励和指导丈夫及其他家属参与新生儿护理活动，帮助接纳新的家庭成员。

（七）出院指导

1. 一般生活指导 告知产妇居室应清洁、通风，保证空气新鲜。产妇要保持合理的营养，适当活动和休息，合理安排家务及婴儿护理。注意个人卫生和会阴部清洁。出院后可以根据自身情况进行沐浴，以淋浴为宜。保持良好的心境，适应新的家庭生活方式。

2. 计划生育指导 产后 42 日内禁止性交。如过早开始性生活，容易造成损伤和增加感染的机会。恢复性生活时间需根据产科检查情况确定，并指导产妇选择适当的避孕措施：哺乳者应以工具避孕为宜，不宜选择激素避孕，因后者可影响乳汁的分泌；不哺乳者激素避孕或工具避孕均可；剖宫产术后半年可放置宫内节育器。

随堂测 6-2

3. 产后检查 包括产后访视和产后健康检查。

（1）产后访视：由社区保健人员在产妇出院后 3 日内、产后 14 日、产后 28 日分别做 3 次产后访视，主要了解产妇及新生儿的健康状况。产后访视内容：了解产妇饮食、睡眠及心理状况；观察子宫复旧及恶露；乳房检查，了解哺乳情况；观察会阴切口或剖宫产术腹部切口情况，如发现异常，给予及时指导。

（2）产后健康检查：告知产妇应于产后 42 日到医院进行一次全面的产后健康检查，内容包括全身健康状态、生殖器官的恢复情况、新生儿的发育情况以及哺乳情况。

【结果评价】

1. 产妇于产后及时排尿，没有发生尿潴留。

2. 产妇精神状态好，心情愉悦，睡眠与哺乳的适应与调节良好。

第三节 母乳喂养

　　母乳是满足婴儿生理和心理发育最合适的天然食物，对婴儿的健康成长具有不可替代的作用。各级组织、家庭及个人都应提倡和支持母乳喂养。

　　世界卫生组织已将帮助母亲在产后 1 小时内开始哺乳，进行皮肤接触、早吸吮，实施 24 小时母婴同室，保证按需哺乳，坚持母乳喂养至少 6 个月，提倡母乳喂养 2 年以上等纳入促进母乳喂养成功的措施中。

【母乳喂养的好处】

　　母乳喂养对母婴均有益。对婴儿，可以提供满足其发育所需的营养，提高免疫力，预防疾病，促进婴儿牙齿及颜面部的发育，增进母婴感情。对母亲，可促进子宫复旧，预防产后出血，推迟月经复潮及排卵时间，降低母亲患乳腺癌及卵巢癌的风险。母乳经济、方便、温度适宜。

【母乳的成分】

　　母乳营养效价高，易被婴儿利用。母乳含有的必需氨基酸比例合适，酪蛋白含磷少，凝块小，酪蛋白与乳清蛋白比例为 1∶4，与牛乳（4∶1）有明显差别，易被消化、吸收。母乳中的乙型乳糖含量丰富，利于脑发育，利于双歧杆菌、乳酸菌生长，并产生 B 族维生素，促进肠蠕动。母乳中不饱和脂肪酸含量较多，初乳中更高，利于脑发育，脂肪酶使脂肪颗粒易于消化、吸收。初乳中含丰富的不可替代的免疫成分——分泌型免疫球蛋白 A（sIgA），母乳中含大量的免疫活性细胞（巨噬细胞和淋巴细胞）、乳铁蛋白、溶菌酶，可增加抗病能力，而免疫活性细胞和乳铁蛋白初乳中含量更丰富。母乳中补体、双歧因子的含量远高于牛乳，母乳含生长调节因子，如牛磺酸、激素样蛋白（上皮生长因子和神经生长因子）、某些酶、干扰素等，可促进细胞增殖和生长发育。

　　母乳的成分随产后时间而有变化，分为 3 个阶段。初乳（colostrum）：指产后 4～5 日内乳腺分泌的乳汁，因含有 β 胡萝卜素而呈淡黄色，质稠，蛋白质含量丰富，脂肪和乳糖相对较少，营养丰富且易于消化，是新生儿最理想的食物；产后 3 日每次哺乳可吸出 2～20 ml。过渡乳：指产后 5～14 日的乳汁，呈白色，蛋白质减少而脂肪、乳糖增多。成熟乳：为产后

14 日以后的乳汁，呈白色，各种蛋白质成分比例恰当，脂肪、糖类、维生素和微量元素丰富。产妇于哺乳期用药应特别谨慎，以免药物经母血渗入乳汁。

科研小提示

我国母乳喂养率为 29.2%。母乳成分的新发现更提示了母乳的不可替代性。

来源：符艳荣. 母乳的蛋白质水解系统［J］. 中国儿童保健杂志，2017，25（1）：47-49.

【乳房泌乳】

妊娠期母体内雌二醇、孕激素及人胎盘催乳素升高，使乳腺发育，乳腺体积增大，乳晕加深，为泌乳做好准备。当胎盘剥离娩出后，产妇血中人胎盘催乳素、雌激素、孕激素的水平急剧下降，抑制下丘脑分泌的催乳素抑制因子释放，在催乳素作用下，乳汁开始分泌。当婴儿吸吮乳头时，来自乳头的感觉神经信号经传入神经到达下丘脑，通过下丘脑抑制多巴胺及其他催乳素抑制因子，使腺垂体催乳素呈脉冲式释放，促进乳汁分泌。吸吮乳头还能反射性地引起神经垂体释放缩宫素，缩宫素使乳腺腺泡周围的肌细胞收缩，使乳汁从腺泡、小导管进入输乳导管和乳窦而喷出乳汁，此过程称为射乳反射。吸吮和不断排空乳房是保持泌乳的重要条件。而乳汁的分泌量还与产妇的营养、睡眠、情绪及健康状况密切相关，因此保证产妇的休息与睡眠和饮食的营养，并避免精神刺激至关重要。若此时乳汁不能正常排空，可出现乳汁淤积，导致乳房胀痛及硬结形成。

【护理评估】

（一）乳房评估

观察乳房类型，乳头有无平坦、内陷及皲裂，乳汁的质和量，有无乳房胀痛及乳腺炎的发生。

（二）乳量评估

评估婴儿在两次喂奶之间是否满足、安静，24 小时大小便次数及体重增长情况。

（三）产妇喂养能力评估

了解母亲对母乳喂养的看法，评估产妇哺乳的知识和技能，观察其哺乳动作，判断是否喂养得当。询问产妇的饮食营养、休息与睡眠情况，评估产妇的心境状态。

（四）支持者应对能力评估

了解丈夫及其他家属等的关心与支持情况；照顾者对承担责任的准备程度，照顾者的情绪健康状况。

（五）不宜或暂停母乳喂养因素的评估

评估母亲健康状况、生活方式及用药等情况。当母亲患有传染病急性期、严重器官功能障碍性疾病、严重的产后心理障碍和精神疾病等，以及有酗酒、暴怒、服用对婴儿有特殊影响的药物时，不宜或应暂停母乳喂养。

【主要护理诊断／问题】

1. 知识缺乏 与对泌乳和母乳喂养相关知识的理解程度有关。

2. 决策冲突 与产妇及家庭照顾者共同参与选择与评价产后母婴健康方案的相互对抗有关。

3. 母乳喂养无效 与产后未做到充分而有效的吸吮及乳母的健康状况有关。

4. 有发生乳头皲裂的危险 与产妇乳头平坦或凹陷，致婴儿含吮乳头困难或含吮姿势不正确有关。

【预期目标】

1. 了解促进乳汁分泌的关键要素，学会母乳喂养相关知识与技能。

2. 产妇及家庭照顾者能进行健康照护信息交流，共同参与制定产后母婴健康方案。

3. 产妇住院期间母乳喂养成功。

4. 婴儿含接姿势正确，产妇没有乳头皲裂发生。

【护理措施】

（一）母乳喂养指导

哺乳是一种自然行为，根据哺乳的环境，可采用坐位的摇篮式、环抱式、交叉式和侧卧位等姿势，以母婴舒服的体位进行。

1. 哺乳的方法 哺乳前，母亲应洗手并用温开水清洁乳房及乳头。哺乳时，母亲及新生儿均应选择舒适的位置。母亲一只手拇指放在乳房上方，其余四指放在乳房下方，用乳头触动婴儿上唇中间部分，当婴儿的嘴张大时，顺势将乳头和大部分乳晕放入新生儿口中，用手托住乳房，防止乳房堵住新生儿鼻孔。让新生儿吸空一侧乳房后，再吸吮另一侧乳房。哺乳结束时，用示指轻轻向下按压婴儿下颌使其张口，以免在口腔负压情况下拉出乳头而引起乳头局部疼痛或皮肤损伤。每次哺乳后，将新生儿抱起，轻叩背部 1～2 分钟，排出胃内空气以防吐奶。乳汁确实不足时，应及时补充配方奶。

2. 哺乳的时间 一般于产后 1 小时内开始哺乳，进行皮肤接触、早吸吮，以促进乳汁分泌。每次哺乳时间为 15～20 分钟，实行按需哺乳，在婴儿哭闹或母亲感到奶胀时进行哺乳。一般 2～3 小时哺乳一次，一昼夜哺乳 8～12 次。

3. 判断乳汁分泌量充足的标准

（1）每日满意的母乳喂养 8 次左右，喂奶时可听见婴儿的吞咽声，母亲有泌乳的感觉，喂奶前乳房丰满，喂奶后乳房较柔软。

（2）婴儿每日排尿 6 次及以上，排便少量多次或一次大量软便。

（3）在两次喂奶之间婴儿很满足、安宁，眼睛明亮，反应敏捷。

（4）婴儿体重每周增长 125 g。

4. 母乳存储的条件 如无法直接哺乳，可将乳汁吸出，储存于储奶袋中，20～30 ℃保存不超过 4 小时；4 ℃保存不超过 48 小时；-5～-15 ℃可保存至 6 个月。

（二）乳房护理

1. 一般护理 哺乳前，可湿热敷乳房 3～5 分钟，用温水毛巾清洁乳头和乳晕，切忌用肥皂或乙醇擦洗，以免引起局部皮肤干燥、皲裂。哺乳后，挤出少量乳汁涂在乳头和乳晕上，短暂暴露并使乳头干燥，因乳汁具有抑菌作用且含有丰富的蛋白质，可以预防乳头皲裂。哺乳期选用适当的棉质乳罩，起到支托、保护作用，避免过松或过紧。

2. 乳头平坦及凹陷的护理 乳头平坦及凹陷可致婴儿吸吮困难，一般采用乳头伸展练习、乳头牵拉练习和真空抽吸的方法纠正。确实不能纠正者，可以配置乳头罩帮助婴儿吸吮，或让婴儿饥饿时先吸吮平坦的一侧，因为此时婴儿的吸吮力强，易吸住乳头和大部分乳晕。乳头过大或过小也可通过配置乳头罩进行哺乳。

3. 乳房胀痛的护理 产后 1～3 日若没有哺乳或及时排空乳房，可导致乳房过度充盈及乳腺管阻塞，表现为产妇的乳房胀、有硬结，触之疼痛。可用下列方法缓解。

（1）早接触、早开奶：鼓励并协助产妇产后 1 小时内哺乳，促进乳腺管通畅。

（2）热敷、按摩乳房：哺乳前热敷乳房，并从乳房边缘向乳头中心轻柔按摩，使乳腺管畅通；在两次哺乳间冷敷乳房，以减少局部充血、肿胀。哺乳时先哺乳患侧乳房，因饥饿的婴儿吸吮力强，有利于吸通乳腺管。

（3）频繁哺乳，排空乳房：增加哺喂的次数，每次哺乳应充分吸空乳汁，哺乳后充分休息，提倡清淡饮食。

（4）使用合适的棉质乳罩，扶托乳房，减轻胀痛。

（5）口服维生素 B_6 或散结通乳中药。

4. 乳腺炎的护理　当产妇乳房出现局部红、肿、热、痛或有痛性结节时，提示患有乳腺炎。症状轻者，可通过热敷、按摩乳房、频繁哺乳、排空乳房等方法处理。症状严重者，需使用药物及手术治疗。

5. 催乳　若出现乳汁不足的情况，应鼓励乳母树立信心，指导哺乳方法，按需哺乳、夜间哺乳，适当调节饮食，喝营养丰富的肉汤，必要时服用催乳的药物。如中药涌泉散或通乳丹加减，用猪蹄 2 只炖烂服用。也可选用按摩或针刺穴位（如膻中、少泽等）的方法。

6. 挤奶　当需要喂养低体重儿，产妇发生乳房胀痛，母亲或婴儿患病时为保持奶量，母亲外出或工作给婴儿留奶时，需将乳汁挤出，以促进乳房的排空与泌乳。挤奶的方法：

（1）产妇取舒适的坐位，全身肌肉放松，洗净双手。

（2）用毛巾湿热敷乳房 3 ～ 5 分钟。

（3）大拇指放在乳晕上，其他四指在对侧向内挤压，手指固定，不要在皮肤上移动，重复挤压—松弛达数分钟，刺激射乳反射，沿着乳头依次挤压所有的乳窦。

7. 回乳　当产妇因病不能哺乳时，应尽早回乳。最简单的回乳方法是停止哺乳，必要时辅以药物，常用的回乳方法有下列几种。

（1）生麦芽 60 ～ 90 g，水煎当茶饮，每日 1 剂，连服 3 ～ 5 日。

（2）芒硝 250 g 分装于两个纱布袋内，敷于两侧乳房并包扎，湿硬时更换。

（3）维生素 B_6 200 mg，每日 3 次，连服 3 ～ 5 日。目前不推荐使用雌激素或溴隐亭回乳。

8. 乳头皲裂　轻者可继续哺乳。哺乳前湿热敷乳房 3 ～ 5 分钟，挤出少许乳汁，使乳晕变软，以利新生儿含吮乳头和大部分乳晕。哺乳后挤少许乳汁涂在乳头和乳晕上，短暂暴露和干燥，加强护理。皲裂严重者应停止哺乳，可挤出或用吸乳器将乳汁吸出后喂给新生儿。必要时可在皲裂处涂抗生素软膏或 10% 复方苯甲酸酊，于下次喂奶或吸乳时洗净。

（三）出院后喂养指导

1. 强调坚持母乳喂养至少 6 个月的重要性，评估产妇哺乳知识和技能的掌握程度，如有缺乏或不足，及时、有针对性地指导。

2. 强调产妇的睡眠与休息、饮食营养、精神愉悦等对乳汁分泌量的影响。

3. 告知产妇上班后也应坚持母乳喂养，必要时上班前将乳汁挤入储奶袋或消毒的大口瓶内，存放于冰箱中，婴儿需要时由他人哺喂，下班后及节假日仍坚持自己喂养。

4. 提供给产妇及其家属遇到喂养问题的咨询方法，如医院的热线电话、门诊、保健人员、社区支持组织的具体联系方法等。

【结果评价】

1. 产妇理解促进乳汁分泌的关键要素，学会正确哺乳的方法，能够按需哺乳。

2. 产后母婴康复计划科学，产妇及家庭照顾者满意，产妇恢复及新生儿发育良好。

3. 产妇在喂养孩子后感到舒适，新生儿体重增长正常。

4. 产妇住院期间未发生乳头皲裂。

随堂测 6-3

第四节　正常新生儿的护理

案例 6-1D

　　该产妇的孩子出生后，护士每日评估新生儿的情况，排尿 5～6 次 / 日，排便 1～2 次 / 日，并给予沐浴、抚触及脐部护理。出生 3 日，新生儿皮肤出现发黄现象，体重 3080 g，产妇与家属非常紧张，担心孩子的健康状况。

　　请回答：

　　1. 新生儿目前出现了什么问题？护士应如何处理？

　　2. 护士为何需每日评估新生儿的大小便次数？

　　正常新生儿（normal term infant）是指胎龄满 37 周但不满 42 周，出生体重 ≥ 2500 g 并 < 4000 g，无畸形或疾病的活产婴儿。从胎儿出生断脐后到满 28 天前的时期称为新生儿期。

【**正常新生儿的生理特点**】

（一）**体温调节**

　　新生儿体温调节中枢发育尚不完善，基础代谢率较低，体表面积相对较大，皮下脂肪少，容易散热，体温易受外环境温度的影响而波动。

（二）**呼吸系统**

　　新生儿出生后约 10 秒出现呼吸运动，主要靠膈肌的升降而呈现腹式呼吸，呼吸节律不齐，浅而快，40～45 次 / 分，2 日后降至 20～40 次 / 分。

（三）**循环系统**

　　新生儿出生后，因耗氧量大，其心率较快，且易受啼哭、吸乳等因素影响，波动范围为 90～160 次 / 分，睡眠时平均心率为 120 次 / 分，清醒时可增至 140～160 次 / 分。新生儿血液多集中分布于躯干及内脏，四肢容易发冷、发绀。

（四）**消化系统**

　　新生儿出生时胃呈水平位且容量小，贲门括约肌不发达，哺乳后容易发生溢乳和吐奶。新生儿消化道能分泌除胰淀粉酶外的消化酶，消化蛋白质的能力较强。新生儿出生后 10～24 小时开始排出胎便，呈黑绿色黏稠状，3～4 日转为正常大便。

（五）**泌尿系统**

　　新生儿出生时肾单位与成人数量相同，肾小球滤过、浓缩功能较成人低，易发生水、电解质代谢紊乱。输尿管较长，弯曲度大，容易受压或扭转，发生尿潴留或泌尿道感染。

（六）**神经系统**

　　新生儿大脑皮质及锥体束尚未发育成熟，故新生儿动作慢而不协调，肌张力较高，哭闹时可有肌强直；大脑皮质兴奋性低，睡眠时间长；眼肌活动不协调，对明暗有感觉，具有凝视和追视功能，有角膜反射及视听反射；有吸吮、吞咽、觅食、握持、拥抱等先天性神经反射活动，这些神经反射于出生后 3～4 个月自然消失；新生儿味觉、触觉、温度觉较灵敏，痛觉、嗅觉、听觉较迟钝。

（七）**免疫系统**

　　新生儿出生时免疫器官和免疫细胞均已成熟，其免疫功能低下的主要原因是未接触抗原，尚未建立免疫记忆。由于母体 IgG 能通过胎盘，使出生时婴儿血清 IgG 水平甚高，于出生后 3 ~ 5 个月降至最低点，婴儿自身的 IgG 逐渐产生。因此在出生后 6 个月内婴儿具有抵抗传染病（如麻疹、风疹、白喉等）的能力；而免疫球蛋白（IgA 和 IgM）分子较大，不能通过胎盘获得，出生时几乎为零，所以新生儿易患消化道、呼吸道感染性疾病和败血症。

（八）皮肤及黏膜

新生儿出生时，全身皮肤被一层灰白色胎脂覆盖，它具有保护皮肤和保暖的作用。数小时后开始吸收，如吸收不及时，可分解为脂肪酸刺激皮肤。新生儿皮肤薄嫩，而且富于血管，易受损伤而发生感染，严重者还可导致败血症。

（九）新生儿常见的几种生理现象

1. 上皮珠和马牙　新生儿上腭中线两旁有黄白色、米粒大小的颗粒状隆起，系上皮细胞堆积引起，称为上皮珠。有时在齿龈边缘有白色韧性小颗粒，称为牙龈粟粒点，俗称马牙，是上皮细胞堆积或黏液腺分泌物蓄积而成的，均属正常现象，出生后数周自然消失，切勿挑破，以防感染。

2. 生理性黄疸　新生儿出生后，由于体内红细胞寿命短、破坏多，产生大量间接胆红素，而其肝内葡萄糖醛酸转移酶活力不足，不能使间接胆红素全部结合成直接胆红素从胆道排出，加上肠道吸收胆红素增加，导致高胆红素血症，致皮肤、黏膜及巩膜发黄，称为生理性黄疸。生理性黄疸一般发生于出生后 2 ~ 3 日，持续 4 ~ 10 日后自然消退，最迟不超过 2 周。

■ 知识链接 ▶

林巧稚：七天七夜，成功抢救"新生儿溶血症"患儿

1962 年，林巧稚收到一名孕妇的求助信："我是怀了第五胎的人了，前四胎都没活成，其中的后三胎都是出生后发黄夭折的。求您伸出热情的手，千方百计地救救我这腹中的婴儿……"

新生儿溶血症诊断并不难，但在当时的条件下，这种病的患儿并没有被治愈的先例。超出能力范围，贸然接诊可能会面临许多风险，林巧稚本可以拒绝，但她遍查资料，彻夜难眠，茶饭不思，最后决定试一试。

孩子出生很顺利，可是不到 3 个小时，孩子就出现了全身黄疸，生理指标也越来越糟。林巧稚冒着风险决定给新生儿进行全身换血。换血开始，挤满了医护人员的手术室内鸦雀无声。林巧稚先把听诊器在自己手心捂热，再轻轻贴到婴儿胸前，同时用手示意，控制抽血、输血速度。终于，婴儿的肤色由黄转红。她决定做第二次换血。3 天后，第三次换血。

孩子全身黄疸明显消退——成功了！整整七天七夜，林巧稚没有离开孩子身旁，大胆的判断和精良的医术让这个婴儿成为有记录以来中国首例被成功救治的新生儿溶血症患者。

来源：《光明日报》（2019 年 9 月 18 日 4 版）。

---

3. 生理性体重下降　是指新生儿出生后 10 日内体重逐渐减轻，以后逐渐恢复到出生体重的过程。体重下降可能是由于进食少，经皮肤及肺排出的水分相对较多，以及胎粪排出所导致的。体重下降范围为出生体重的 3% ~ 6%，一般不超过 10%，7 ~ 10 日恢复到出生时的体重。

4. 乳腺肿大及假月经　由于胎儿在母体内受胎盘分泌的雌、孕激素影响，新生儿出生后 3 ~ 5 日可发生乳房肿胀，男、女均可发生，2 ~ 3 周后自行消失。有些女婴出生后 1 周内阴

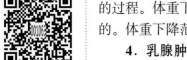

道可有白带及少量血性分泌物，一般持续 2 ~ 5 日后自然停止。

【护理评估】

（一）出生后即刻评估

详见第五章第二节正常分娩妇女的护理。

（二）入母婴同室时评估

1. 健康史 了解双亲的身体状况、嗜好、家族的特殊病史，母亲既往妊娠史及结局，本次妊娠经过、妊娠期胎儿生长发育及其他监测结果、分娩经过、产程中胎儿情况，出生体重、性别、阿普加评分及出生后即刻的检查结果等。检查病史记录是否完整，床号、住院号、性别、出生时间、新生儿足印、母亲手印是否清晰，并与新生儿的腕带进行核对。

2. 身体评估 一般在出生后 24 小时内进行。评估时注意保暖，可让母亲在场，以便指导。注意新生儿的发育、反应、神态和姿势，观察皮肤有无青紫、黄疸及其程度，有无瘀斑、瘀点、产伤或感染灶。测量新生儿的心率、呼吸、体温、体重、身高，并记录。按顺序检查头面部、颈部、胸部、腹部、肛门和外生殖器、脊柱和四肢以及肌张力和活动情况等。及时发现有无异常，并进行详细记录。

（三）日常评估

如入室评估没有发现新生儿异常，则改为每 8 小时评估 1 次或每天评估 1 次。评估内容包括生命体征、皮肤颜色、肌张力及活动情况、喂养及大小便情况、体重变化情况、脐部情况以及啼哭和亲子互动的情况。做好评估记录，如有异常，应增加评估的频率。

【主要护理诊断／问题】

1. 有体温失调的危险 与体温调节中枢发育不完善有关。

2. 有感染的危险 与接触外环境及抵抗力低有关。

3. 有窒息的危险 与呛奶、吐奶有关。

【预期目标】

1. 住院期间新生儿没有体温过低或过高。

2. 住院期间新生儿生命体征在正常范围内，没有感染征象。

3. 住院期间新生儿不发生窒息。

【护理措施】

（一）保暖

新生儿出生后立即擦干身体，用温暖的毛毯包裹，以减少散热；因地制宜采取不同的保暖措施，如母体胸前怀抱，使用远红外辐射床、热水袋，加盖包被，头戴帽子；此外，接触新生儿的手、仪器、物品等均应预热；护理操作时不要过分暴露新生儿。母婴同室的房间宜向阳，阳光充足、空气流通，室温保持在 24 ~ 26 ℃，相对湿度在 50% ~ 60%。床单位（一张母亲床加一张婴儿床）所占面积不应少于 6 m^2。

（二）保证安全

新生儿出生后，将其右足印及其母亲右拇指手印在病历上。新生儿手腕上系有腕带，腕带上正确书写母亲姓名、新生儿性别、住院号，进行每项操作前后都应认真核对。新生儿床应铺有床垫，配有床围。新生儿床上不宜放置危险物品，如锐角玩具、过烫的热水袋等。

（三）保持呼吸道通畅

新生儿娩出后，立即清除口鼻内的黏液和羊水，断脐后继续清除呼吸道黏液和羊水。保持新生儿合适的体位，仰卧时避免颈部前屈或过度后仰，俯卧时头偏向一侧，专人守护，防止窒息。避免包被、奶瓶、母亲的乳房或其他物品阻挡新生儿口鼻或压迫其胸部。经常检查鼻腔是否通畅，及时清除口鼻内的分泌物。

（四）预防感染

1. 脐部护理 断脐后，要密切观察脐部出血情况，保持脐部清洁、干燥，每次沐浴后用75%乙醇消毒脐带残端及脐轮周围。如脐部有分泌物，用乙醇消毒后涂1%甲紫使其干燥；如脐部感染，使用抗生素。脐带脱落处如有红色肉芽组织增生，轻者可用乙醇擦拭，重者可用2.5%硝酸银溶液灼烧，并用生理盐水棉签擦洗局部；注意勿灼烧正常组织，以免引起烧灼伤。使用尿布时，注意勿让其超越脐部，以免尿粪污染脐部。

2. 皮肤护理 新生儿出生后，可用温软毛巾拭去皱褶处过多的胎脂；体温稳定后，每日进行沐浴一次，同时检查脐带、皮肤完整性及有无肛旁脓肿等情况。

3. 臀部护理 尿布和纸尿裤松紧适宜，及时更换，大便后用温水清洗臀部，揩干后涂上软膏，预防红臀、皮疹或溃疡。红臀可用红外线照射，每次10～20分钟，每日2～3次。皮肤糜烂可用植物油或鱼肝油纱布敷于患处。

4. 消毒隔离 房间应配有洗手设备或放置消毒溶液，使医护人员或探访者在接触新生儿前洗手或消毒双手。工作人员必须身体健康、定期体检。患有呼吸道、皮肤及黏膜、胃肠道传染性疾病者，应暂停直接接触新生儿的护理工作。如新生儿患有传染性疾病（如脓疱疮、脐部感染等），应采取相应的消毒隔离措施。

（五）合理喂养

新生儿的喂养方法有母乳喂养、人工喂养和混合喂养。

1. 母乳喂养 详见本章第三节母乳喂养。

2. 人工喂养 由于各种原因不能进行母乳喂养而选用配方奶或其他乳制品（如牛奶、羊奶或马奶等）喂哺新生儿，称为人工喂养。一般人工喂养首选配方奶。配方奶是以牛奶为基础的改造奶制品，使营养成分尽量接近人乳，更适合新生儿的消化能力和肾功能。无条件选用配方奶时，可选用羊奶等喂养，但是必须经过加热、加糖、加水等改造后才可以喂养新生儿。人工喂养时需要注意：选择适宜的奶瓶和奶嘴、奶液的温度、婴儿的觉醒状态、喂哺时奶瓶的位置及婴儿的含吮姿势等，喂奶后将婴儿竖立抱起、轻叩背部，以排出咽下的空气，防止溢奶，并将奶瓶清洁消毒备用。定时测量婴儿体重，以了解营养状况和发育情况。

3. 混合喂养 同时采用母乳与配方奶或兽乳喂养婴儿的方法为混合喂养，有补授法和代授法两种。

（1）补授法：母乳喂养婴儿体重增长不理想时，提示乳汁不足。可在婴儿每次饥饿时先吸吮母亲的双侧乳房后，观察婴儿还有需求时，可适当补充配方奶粉，也就是母亲哺乳次数不变，哺乳后婴儿缺多少补多少，此法一般适宜于出生6个月以内的婴儿。此法有利于刺激母乳分泌，待母亲乳汁能满足婴儿需要时，改为母乳喂养。

（2）代授法：母乳喂养婴儿准备断离母乳时选择。即在某一次母乳喂哺时，有意地减少喂哺的母乳量，增加配方奶或兽乳，逐渐代替此次母乳量，直至完全替代母乳。

（六）预防接种

1. 卡介苗 在足月正常新生儿出生后12～24小时接种，方法是将0.1 ml卡介苗做左臂三角肌下端偏外侧皮内注射。禁忌证：早产儿、低体重儿、新生儿体温在37.5 ℃以上、产伤或其他疾病者。

2. 乙型肝炎疫苗 正常新生儿在出生后1日、1个月及6个月各注射乙型肝炎疫苗10 μg。

【结果评价】

1. 新生儿体温维持正常。

2. 新生儿没有发生感染。

3. 新生儿没有发生窒息。

【附1】新生儿抚触

新生儿抚触是通过抚触者对新生儿全身各部位进行有次序、有手法技巧的按摩，使大量温和而良好的刺激通过皮肤感受器传入大脑，使新生儿产生感触的满足和情感心理上的安慰。

【抚触的作用】

1．可以刺激婴儿的淋巴系统，促进免疫系统的完善，增强机体抗病能力。

2．增强婴儿睡眠，并改善睡眠质量。

3．促进婴儿的消化及吸收，有利于生长发育。

4．促进婴儿神经系统的发育，增加智力。

5．促进婴儿的血液循环及皮肤的新陈代谢。

6．帮助婴儿稳定情绪，减少哭闹。

7．对婴儿视觉、听觉、运动觉、平衡觉的发展和协调具有一定的作用。

抚触不仅能促进婴儿的健康成长，更是一种爱的传递方法，同时也是一种简便并且行之有效的护理方法，它可为婴儿的健康成长营造一种温馨、愉快的氛围。

【抚触前准备】

1．选择清洁、温暖的房间，播放柔和的音乐做背景，室温保持在28 ℃。

2．在婴儿出生24小时开始，不宜在婴儿过饱、过饿和烦躁时做抚触，一般在沐浴后及哺乳间清醒状态进行。

3．用物准备包括尿布、毛巾、替换的衣服及润肤油等。

4．抚触者修剪指甲，摘去手表与戒指，以免划伤婴儿皮肤。

5．了解家属对抚触的接受程度，鼓励积极参与。

【抚触时注意事项】

1．抚触者洗净双手，涂婴儿润肤油揉搓至温暖后再进行抚触。

2．抚触时动作开始宜轻柔，逐渐增加压力，每个部位的动作重复4～6次。

3．每次抚触10～15分钟，每日2～3次。

4．抚触过程中与婴儿进行目光及语言交流。

5．观察婴儿的反应，若有哭闹、肌张力增高、活动兴奋性增加、肤色变化、呕吐等，应立即停止对该部位的抚触，如持续1分钟以上，应完全停止抚触。

6．住院期间抚触前后检查被牌、腕带，核对姓名、性别、床号。

【抚触的顺序】

头部→胸部→腹部→上肢→手→下肢→足→背→臀部。

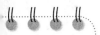

【抚触的方法】

新生儿取仰卧位

1．头面部：协助新生儿取仰卧位。
（1）前额：双手拇指指腹从前额中央眉心处向外侧推至发际。
（2）下颌：双手拇指指腹从下颌中央向外上滑动止于耳前，呈微笑状。
（3）头部：一手托头，用另一手四指的指腹从前额发际抚向脑后，避开囟门，并停止于两耳后乳突处，轻轻按压；换手，同法抚触另一半。

2．胸部：双手示、中指指腹分别由肋缘下腋中线交叉点为起点，向对侧外上方推进，在胸部前划成一个大的交叉，止于肩部。注意避开新生儿乳头。

3．腹部：用四指指腹按顺时针方向从新生儿的右下腹开始至上腹向左下腹画半圆移动。注意避开新生儿脐部和膀胱部位。

4．上肢与手部：①上肢：两手交替抓住新生儿的一侧上肢，从上臂至手腕轻轻滑行，在滑行的过程中从近端向远端分段挤捏。②手部：先用双手大拇指指腹从掌面向手指方向推进，再用手指指腹轻轻提拉新生儿每个手指，然后抚触手背和各手指。对侧做法相同。

5．下肢与足部：与上肢与手部手法相同，部位相对应。

新生儿取俯卧位

协助新生儿取俯卧位，头偏向一侧。
6．背部：①双手沿脊柱两侧横向按摩新生儿背部；②双手交替从新生儿颈部至骶尾部沿脊柱两侧做纵向抚触2次。
7．臀部：双手大鱼际或小鱼际在两侧臀部同时做环行抚触。
8．结束安抚：双手交替从新生儿的头部沿脊柱摸至臀部做2次。在此过程中可与婴儿交流"宝宝，今天的抚触做完了"。

抚触结束

协助新生儿取仰卧位。
1．更换清洁的衣裤，包裹好，做安抚。
2．核对腕带、被牌，抱起送回母婴同室。

【附2】新生儿沐浴

【沐浴的目的】
1．使新生儿皮肤清洁、舒适、避免感染。
2．帮助新生儿活动肢体和肌肉，促进血液循环，增强皮肤排泄及散热功能。
3．有助于观察新生儿全身情况，尤其是皮肤情况。

【沐浴前准备】
1．环境安静、整洁，室温26～28℃，水温38～42℃（一般用前臂内侧测试至温暖即可），浴台上铺清洁、舒适、柔软的棉垫。
2．护士洗手，摘去手表与戒指，修剪指甲，双手润泽无粗糙。
3．新生儿喂奶前或喂奶后1小时，处于清醒状态。
4．用物准备包括体重秤、爽身粉、沐浴露、湿巾、消毒小毛巾1块、浴巾2块、尿布、清洁衣服、护臀软膏等。

5. 住院期间沐浴前后检查被牌、腕带，核对姓名、性别、床号。

【沐浴的方法】

1. 洗面

（1）护士以左前臂托住新生儿背部，左手掌托住其头颈部，将新生儿夹在左腋下移至浴池。

（2）护士再次用右前臂内侧试水温适宜，用消毒毛巾由内向外、由上向下按顺序擦洗眼（由内眦擦向外眦）、鼻、耳、颌下。

2. 洗头　护士左手手掌及腕部托住新生儿头颈部，并用拇指和中指将双耳郭折向前方，堵住外耳道口，右手先将新生儿头部沾湿，取适量沐浴露涂抹新生儿头部，并用清水冲洗，使用浴巾擦干。

3. 洗全身

（1）将新生儿重新放回沐浴台，解开大毛巾，平铺于沐浴台上，去掉尿布。护士一手经背部环抱新生儿肩部及对侧腋部，另一手托住其臀部，以安全的方式抱新生儿于浴池内。

（2）取适量沐浴露，按颈→腋下→上肢→手→胸背→腹部→腹股沟→臀部→下肢的顺序清洗全身，注意洗净皮肤皱褶处，将沐浴露冲净。

（3）洗背时可左右手交接新生儿，使其头靠在护士手臂上。

【沐浴时的注意事项】

1. 动作轻柔，注意保暖，避免新生儿受凉及损伤。

2. 注意观察新生儿全身情况，注意皮肤是否红润、干燥，有无发绀、斑点、皮疹、感染、黄疸。脐部有无红、肿、分泌物及渗血，肢体活动有无异常，如发现异常情况，及时处理并报告医师。

3. 勿使水进入耳、鼻、口、眼内。

【沐浴后的处理】

1. 将新生儿抱于操作台上，用浴巾包裹并轻轻沾干全身。

2. 称体重并记录。

3. 脐部护理，使用75%乙醇棉签消毒脐带残端及脐轮周围。

4. 皮肤护理，将爽身粉扑于颈部、腋下、腹股沟等皮肤皱褶处（颈下撒爽身粉时要用手掌遮盖新生儿口、鼻，防止粉末吸入呼吸道；腹股沟撒爽身粉时注意遮盖女婴会阴部），臀部擦护臀软膏，更换清洁婴儿服，兜好尿布。首次沐浴后，用柔软棉巾蘸液状石蜡擦去全身各部位的胎脂。

5. 核对腕带、被牌，穿好衣物，包好包被，送回母亲身旁。

小结

产褥期管理是针对产妇分娩后的生理与心理变化特点，从如何更好地恢复健康的角度描述护理内容，并对新生儿生理特点及护理问题进行阐述。

正常产褥时间为产后6周，须重点关注子宫复旧、产妇心理及乳房泌乳情况。子宫复旧须观察其形态、下降位置，恶露的颜色、量以及产妇排尿情况，并行会阴护理；产妇心理与产后休养、泌乳相关，若照护不足，可患产后抑郁症，并影响乳汁量；母乳喂养对母婴均有利，而吸吮与不断排空乳房是促进泌乳的关键，为此，应早吸吮，进行乳房护理，指导哺乳方法、饮食营养，避免乳头皲裂、乳腺炎等发生。新生儿按其特点进行护理，促进母婴健康。产后42天母婴复诊，了解产妇恢复及新生儿生长发育情况，并进行避孕指导。

思考题

1. 请描述产后子宫颈复原的过程。

2. 请描述产妇产后出现排尿困难时护士应采取的处理方法。

3. 请描述母乳喂养的好处。

4. 张女士，28岁，G₂P₁。孕41周行会阴左侧切开术经阴道分娩一女婴4日，测T 38.4 ℃，P 90次/分，R 20次/分，BP 110/70 mmHg；双乳腺触诊中度胀痛，有硬结，乳头凸起；子宫脐下2横指，硬球形，无压痛，会阴侧切口无红、肿、压痛，恶露量少于月经血，颜色暗红。测量新生儿T 36.2 ℃，体重3680 g，比出生时体重下降200 g，皮肤有轻度黄染，脐带无感染，无红臀及尿布疹，24小时排尿8次，排便大量1次。产妇表情淡漠，不愿交流，睡眠尚可。新生儿喂奶之间很满足、安宁，眼睛明亮，反应敏捷。

请思考：

（1）请根据产妇及婴儿情况分析目前存在的护理问题。

（2）根据目前存在的护理问题，护士应评估产妇的哪些情况？

（3）根据护理评估情况，护士应采取哪些护理措施促进康复？

（郭晓琴）

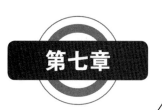

第七章　高危妊娠管理

导学目标

通过本章内容的学习，学生应能够：

◆ **基本目标**
1. 识别高危妊娠患者。
2. 复述高危妊娠常用的监护方法。
3. 解释电子胎心监护的方法和临床意义。
4. 陈述胎儿窘迫及新生儿窒息的处理原则。

◆ **发展目标**
综合运用高危妊娠监测方法，结合护理程序对高危孕产妇及新生儿提供整体护理。

◆ **思政目标**
关爱生命，尊重患者，树立以人为本的整体护理理念。

第一节　高危妊娠患者的监护

案例 7-1A

某孕妇，40 岁，G₄P₀，孕 13 周。该孕妇患有慢性高血压 5 年，28 岁曾行人工流产一次，35 岁及 37 岁妊娠均于 14 周左右自然流产，现再次妊娠。

请回答：
1. 此次妊娠是否属于高危妊娠范畴？
2. 该孕妇此次妊娠存在哪些高危因素？

高危妊娠（high risk pregnancy）是指妊娠期或分娩期患有某种并发症或存在某种致病因素，从而可能对孕产妇、胎儿及新生儿造成危害。具有高危妊娠因素的孕产妇，称为高危孕妇（high risk gravida）。早期识别和规范管理高危妊娠可减少对孕妇、胎儿及新生儿的不良影响，降低围生期的患病率和死亡率。

【常见高危妊娠因素】

高危妊娠的范围广泛，几乎包括所有的病理产科。常见的高危妊娠因素包括：

1．社会经济因素　低社会经济状况可增加不良妊娠结局的风险，包括早产、低体重儿和围生期死亡。

2．个人因素

（1）年龄：年龄＜18岁或＞35岁。

（2）职业：从事重体力劳动或高度精神紧张职业。

（3）营养状况：妊娠期超重或妊娠期体重增长过多，妊娠前或妊娠期营养不良，微量元素缺乏等。

（4）孕产史：不孕症病史和（或）接受辅助生殖技术治疗；不良孕产史，如自然流产、异位妊娠、早产、死产、难产；妊娠合并症或并发症病史；先天性或遗传性疾病患儿分娩史等。

（5）不良嗜好：吸烟、饮酒、吸毒等。

（6）其他：妊娠期有毒、有害或放射性物质接触史；妊娠早期病毒（如风疹病毒、巨细胞病毒）、弓形虫等感染史；妊娠早期使用对胎儿有害的药物；骨盆畸形等。

3．疾病因素

（1）妊娠合并症：患高血压、糖尿病、心脏病、肝病、肾病、血液病、免疫系统疾病以及精神疾患等。

（2）妊娠并发症：如妊娠期高血压疾病、前置胎盘、胎盘早剥、胎儿生长受限、多胎妊娠等。

（3）既往手术史：有心脏病手术史，子宫手术史（子宫肌瘤切除术、剖宫产术、子宫破裂修补术、宫颈病变手术等），须了解手术过程及手术方式。

（4）家族史：家族有高血压、糖尿病、先天出生缺陷、精神疾病病史等。

案例 7-1B

该孕妇妊娠进展顺利，妊娠期无其他不适情况，现妊娠达34周。

请回答：在妊娠期间需要为该孕妇提供哪些监护措施？

【监护措施】

对高危孕产妇和胎儿进行及时评估，以便早期诊断出高危妊娠，及早进行处理和护理，具体措施包括以下几个方面。

（一）孕妇监护

1．妊娠前评估　对于高危孕妇，应进行详细的孕前评估，包括社会经济状况、个人史及相关疾病史等；完善常规孕前检查，包括体格检查、实验室检查、妇科检查、心电图等；对于不宜妊娠的女性，应及时告知。

2．妊娠期监护　对高危孕妇的监护管理应包括孕妇妊娠期管理的全部内容，还应酌情增加产前检查的次数，并根据高危因素对孕妇的不同损害给予不同的重点监护。对于存在高危因素者，应注意及时评估是否适宜继续妊娠或需要转诊。

3．分娩期监护　高危妊娠者应根据具体情况适当提前终止妊娠。产程中应结合高危孕妇存在的潜在问题进行严密监护，注意产程进展情况，及时识别危险因素并给予相应处理。加强多学科团队合作，保障孕妇安全分娩。

4．产褥期监护　注意观察产妇高危因素的恢复情况，如合并高血压疾病，注意其血压的恢复、水肿和尿蛋白的消失情况；合并糖尿病，注意其血糖的恢复情况；合并心脏病，要继续监护心率和心功能情况，防止发生产后心力衰竭。

（二）胎儿宫内监护

1．胎儿生长发育监测　妊娠期可以通过 B 超检查、手测子宫底高度或尺测子宫底高度和腹围，判断胎儿大小是否与孕周相符，评估胎儿生长发育情况。妊娠早期可通过妊娠囊（GS）大小、胎儿冠 - 臀长（CRL）来估计胎龄。妊娠中期可通过超声监测胎儿双顶径（BPD）、股骨长（FL）、头围和腹围来估计胎龄和胎儿体重。尺测子宫底高度（cm）× 腹围（cm）+ 200 可以简单估计胎儿体重（g）。

2．胎儿 B 超监测　妊娠早期可以通过 B 超检查胎心率、核实胎龄，双胎妊娠确定绒毛膜性，排除异位妊娠和葡萄胎，妊娠 11 ~ 13^{+6} 周进行胎儿颈后透明层厚度（NT）测量。妊娠 18 ~ 24 周筛查胎儿有无大体畸形，若有胎儿畸形但可继续妊娠者，应纳入高危妊娠管理。妊娠 30 ~ 32 周评估胎儿大小、羊水量、胎位及胎盘情况。必要时还可以进行彩色多普勒胎儿血流监测，了解胎儿宫内血流动力学改变，常用的指标包括：脐动脉血流 S/D（收缩期末最大血流速度 / 舒张期末最大血流速度）、RI（阻抗指数）和 PI（搏动指数）。

3．胎动监测　是通过孕妇自测评价胎儿宫内情况最简单、有效的方法之一。自妊娠 18 ~ 20 周，孕妇可自觉胎动；随着孕周增加，24 ~ 28 周胎动逐渐明显；30 ~ 32 周开始逐渐规律；36 周后由于子宫空间相对变小、胎头入盆等原因，胎动次数会较前减少。目前关于胎动计数的方法尚无统一标准，可以计算固定时间内的胎动次数，如分别在早、中、晚各利用 1 小时的时间计数，正常胎动每小时 ≥ 3 次，若每小时 ≤ 3 次则为胎动异常；也可以计数 10 次胎动所需的时间（数 10 法），若每 2 小时 < 10 次则提示胎动异常；或计数平均每日胎动，若减少 50%，亦提示胎儿可能缺氧。

4．电子胎心监护（electronic fetal monitoring，EFM）　作为一种评估胎儿宫内状态的手段，其目的在于及时发现胎儿宫内缺氧，以便及时采取进一步的措施。

（1）监测胎心率

1）胎心率基线：是在 10 分钟内胎心率波动范围在 5 次 / 分内的平均胎心率，并除外加速、减速和显著变异的部分。正常胎儿的胎心率（fetal heart rate，FHR）呈小而快的有节律的周期变化，通常认为胎心率 110 ~ 160 次 / 分为正常范围。胎心率 > 160 次 / 分，持续 ≥ 10 分钟，称为胎儿心动过速；胎心率 < 110 次 / 分，持续 ≥ 10 分钟，称为胎儿心动过缓；排除感染、药物及胎儿先天性心脏病，应考虑有胎儿缺氧的可能。

2）胎心率基线变异：指每分钟胎心率自波峰到波谷的振幅改变，包括胎心率的摆动幅度和摆动频率。

摆动幅度是指胎心率上下摆动波的高度，振幅变动范围正常为 6 ~ 25 次 / 分，振幅波动消失称为变异缺失（absent variability）；振幅波动 ≤ 5 次 / 分，称为微小变异（minimal variability）；振幅波动 > 25 次 / 分，称为显著变异（marked variability）。有胎心率基线变异存在，说明胎儿有一定的储备能力。若胎心率基线变异呈平坦型即基线摆动消失，提示胎儿储备能力差。摆动频率是指 1 分钟内波动的次数，正常 ≥ 6 次。

3）胎心率一过性变化：受到宫缩、胎动及触诊等外界刺激，胎心率发生暂时性变化，随即又能恢复到基线水平，称为胎心率一过性变化，包括胎心率加速和减速。

加速（acceleration）：指基线胎心率突然显著增加，也可伴随胎动或宫缩的出现和消失，开始到波峰时间 < 30 秒（图 7-1）。妊娠 32 周前，加速在基线水平上 ≥ 10 次 / 分，持续时间 ≥ 10 秒，但 < 2 分钟；妊娠 32 周及以后，加速在基线水平上 ≥ 15 次 / 分，持续时间 ≥ 15 秒，但 < 2 分钟，提示胎儿有良好的加速反应。

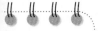

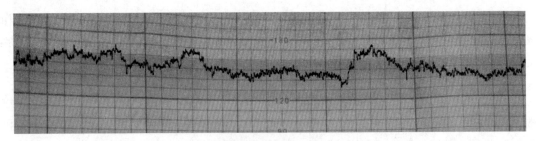

图7-1 FHR加速

减速（deceleration）：胎心率周期性下降，根据与宫缩的关系，可分为3种。

早期减速（early deceleration，ED）：指伴随宫缩出现的减速，通常是对称地、缓慢地下降到最低点再恢复到基线，开始到最低点的时间≥30秒，减速的最低点常与宫缩的峰值同时出现。一般来说，减速的开始、最低点、恢复和宫缩的起始、峰值和结束同步（图7-2）。一般与宫缩时胎头受压，脑血流量一过性减少有关。

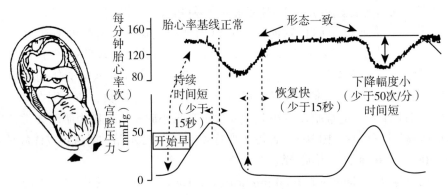

图7-2 FHR早期减速

晚期减速（late deceleration，LD）：指伴随宫缩出现的减速，通常是对称地、缓慢地下降到最低点再恢复到基线，开始到最低点的时间≥30秒，减速的最低点通常延迟于宫缩峰值。一般来说，减速的开始、最低点和恢复分别落后于宫缩的起始、峰值及结束（图7-3）。晚期减速可能是子宫胎盘功能不良、胎儿缺氧的表现。

变异减速（variable deceleration，VD）：指突发的、显著的胎心率急速下降，开始到最低点时间＜30秒，胎心率下降≥15次/分，持续时间≥15秒，但＜2分钟。当变异减速伴随宫缩，减速的起始、深度和持续时间与宫缩之间无规律（图7-4）。典型的变异减速是先有一初始加速的肩峰，紧接一快速的减速，之后快速恢复到正常基线伴有一继发性加速，常与部分或完全脐带受压兴奋迷走神经有关。

4）宫缩：正常宫缩≤5次/10分钟，观察30分钟，取平均值。若宫缩＞5次/10分钟，称为宫缩过频。

（2）预测胎儿储备能力

1）无应激试验（non-stress test，NST）：无宫缩、无外界负荷刺激时，对胎儿进行胎心率的观察和记录，观察FHR变化和胎动后的反应，以了解胎儿储备能力。

方法：孕妇取坐位或侧卧位，腹部置胎心监护仪探头，描记胎心率。孕妇感到胎动时按压按钮，胎心率和胎动描记在监护纸上，一般需要20分钟。由于胎儿存在睡眠周期，NST可能需要监护40分钟或更长时间。

根据胎心率基线、胎动时心率变化，可分为NST反应型和NST无反应型。

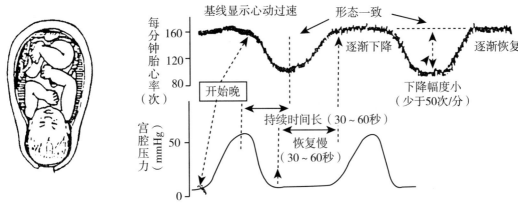

图 7-3　FHR 晚期减速

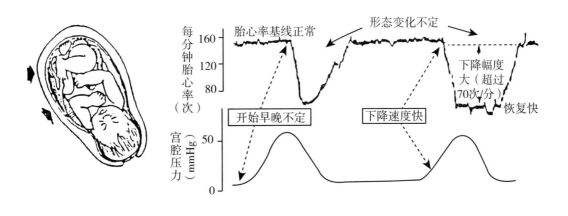

图 7-4　FHR 变异减速

NST 反应型：指监护时间内出现 2 次或以上的胎心率加速。妊娠 32 周前，加速在基线水平上 ≥ 10 次 / 分、持续时间 ≥ 10 秒；妊娠 32 周后，加速在基线水平上 ≥ 15 次 / 分，持续时间 ≥ 15 秒为有反应型，表示胎儿储备能力良好。

NST 无反应型：指超过 40 分钟没有足够的胎心率加速。对 NST 无反应型，图形的处理应该根据监护图形的基线、变异、有无减速、是否存在宫缩并结合孕周、胎动及临床情况等决定复查监护，或者采用宫缩应激试验或超声等方法对胎儿宫内状态进行进一步评估。

2）宫缩应激试验（contraction stress test，CST）或催产素激惹试验（oxytocin challenge test，OCT）：是指通过诱发子宫收缩，并用胎心监护仪记录胎心率变化，了解胎盘一过性缺氧时的负荷变化，测定胎儿储备能力的试验。

方法：足够的宫缩定义为至少 3 次 /10 分钟，每次持续至少 40 秒。如果产妇自发的宫缩满足上述要求，无须诱导宫缩；否则可通过刺激乳头或静脉滴注缩宫素诱导宫缩。CST 和 OCT 的结果评估和处理列于表 7-1。

（3）胎儿生物物理评分（BPP）：联合应用超声和胎心监护仪观察胎儿生物物理相的变化来监测胎儿缺氧状况（表 7-2）。检测 5 项指标：NST、胎儿呼吸样运动（FBM）、胎动（FM）、胎儿肌张力（FT）和羊水最大暗区垂直深度（AFV），每项 2 分，满分 10 分。Manning 评分的意义和处理原则列于表 7-3。

表7-1　CST和OCT的评估及处理

分类	满足条件	处理
第Ⅰ类	胎心率基线 110 ~ 160 次 / 分 基线变异为中度变异 没有晚期减速及变异减速 存在或者没有早期减速、加速	提示观察时胎儿酸碱平衡正常，可常规监护，无须采取特殊措施
第Ⅱ类	除第Ⅰ类和第Ⅲ类胎心监护的其他情况外，均划为第Ⅱ类	尚不能说明存在胎儿酸碱平衡紊乱。但应该综合考虑临床情况、持续胎儿监护、采取其他评估方法来判断胎儿有无缺氧，可能需要宫内复苏来改善胎儿状况
第Ⅲ类	①胎心率基线无变异且存在下述情况之一： 复发性晚期减速 复发性变异减速 胎心率过缓（胎心率基线 < 110 次 / 分） ②正弦波形	提示在观察时胎儿存在酸碱平衡失调即胎儿缺氧，应该立即采取相应措施纠正胎儿缺氧，包括改变孕妇体位、给孕妇吸氧、停止使用缩宫素、抑制宫缩、纠正孕妇低血压等措施，若均无效，应立即终止妊娠

表7-2　Manning评分法

指标	2分（正常）	0分（异常）
NST	（20分钟）≥ 2 次胎动伴 FHR 加速，振幅 ≥ 15 次 / 分，持续 ≥ 15 秒	无或仅有 1 次 FHR 加速
FBM	（30分钟）≥ 1 次，持续时间 ≥ 30 秒的节律性呼吸	无 FBM 或持续时间 < 30 秒
FM	（30分钟）≥ 3 次躯干或肢体运动	躯干或肢体运动 ≤ 2 次
FT	≥ 1 次躯干伸展后恢复到屈曲或手张开和合拢	无活动或呈伸展状态，不能或部分恢复到屈曲
AFV	单个 ≥ 2 cm	无或 < 2 cm

注：NST. 无应激试验；FBM. 胎儿呼吸样运动；FM. 胎动；FT. 胎儿肌张力；AFV. 羊水最大暗区垂直深度

表7-3　Manning评分的意义及处理原则

物理评分	胎儿情况处理原则
10	正常无缺氧胎儿，无干预胎儿指征，除了糖尿病及过期妊娠（每周2次）外，每周复查1次
8（羊水正常）	正常无缺氧胎儿，无干预胎儿指征，按规定复查
8（羊水过少）	怀疑慢性胎儿缺氧，终止妊娠
6	可能胎儿缺氧，终止妊娠指征：羊水量异常；妊娠 > 36 周，羊水量正常，但宫颈已成熟；复查 ≤ 6 分 按规定观察及复查：24 小时内复查 > 6 分
4	很可能胎儿缺氧，当日复查，若评分仍 ≤ 6 分或羊水过少，则终止妊娠
0 ~ 2	基本肯定胎儿缺氧，终止妊娠

（三）胎盘功能检查

详见第四章第四节妊娠期管理。

（四）胎儿成熟度检查

胎儿成熟度可通过孕周、胎儿体重估计和 B 超测量来评估。B 超检查可以通过测量胎盘成熟度、羊水深度、胎头双顶径、胎儿呼吸运动等综合评估胎儿是否成熟。根据胎盘在不同时期的声像表现可以将胎盘分为 0、Ⅰ、Ⅱ、Ⅲ级，Ⅲ级胎盘成熟度表示胎儿成熟。

（五）胎儿先天畸形及遗传病的宫内诊断

可通过影像学、细胞遗传学和分子遗传学等方法进行胎儿先天畸形及遗传病的诊断。

知识链接

产前筛查和产前诊断

产前筛查包括血清学产前筛查和孕妇外周血胎儿游离 DNA 产前筛查（NIPT）。血清学产前筛查是指在孕 9 ~ 13^{+6} 周和 15 ~ 20^{+6} 周对自愿进行产前筛查的孕妇采集病史，签署知情同意书，采集外周血，通过检测母体血清妊娠相关蛋白 A、甲胎蛋白、人绒毛膜促性腺激素游离 β 亚基、非结合雌三醇和抑制素 A 等指标，结合孕妇的年龄、体重、孕周、病史等信息，进行综合风险评估，得出其胎儿罹患唐氏综合征、18 三体综合征和开放性神经管缺陷（妊娠中期）的风险度。孕妇外周血胎儿游离 DNA 产前筛查是指应用高通量基因测序等分子技术检测妊娠期母体外周血中的胎儿游离 DNA 片段，从而评估胎儿携带常见的染色体非整倍体异常的风险的技术。

产前诊断是指对胎儿进行先天性缺陷和遗传性疾病的诊断，涉及遗传咨询、医学影像、生化免疫、细胞和分子遗传学技术等内容。其中产前遗传学诊断包括通过有创的方法，如绒毛取材术、羊膜腔穿刺术和脐血管穿刺术等，获得胎儿样本，进行细胞遗传学和分子遗传学分析，最终确定胎儿是否患有某种遗传性疾病。

来源：[1] 国家卫生健康委临床检验中心，产前筛查与诊断专家委员会. 孕妇外周血胎儿游离 DNA 产前筛查实验室技术专家共识 [J]. 中华检验医学杂志，2019，42（5）：341-346.

[2] 中国医院协会临床检验专业委员会出生缺陷防控实验技术与管理学组，强荣，陶炯，等. 产前诊断实验室质量指标专家共识 [J]. 中华医学遗传学杂志，2020，37（12）：1321-1325.

第二节　高危妊娠患者的护理

【护理评估】

（一）病史

评估孕产妇年龄、社会经济状况、职业、孕产史（特别是不良孕产史）、既往史、家族史和遗传病史等，了解早期妊娠是否使用过对胎儿有害的药物或接受过放射线检查，是否有过病毒感染，是否有吸烟、酗酒和吸毒等不良嗜好。

（二）身心状况

1．一般状况　评估孕妇的身高、体重、发育、营养及精神状态，首诊时注意评估孕前 BMI，妊娠期注意监测体重增长情况。

2．全身检查　评估生命体征，包括心率、呼吸、血压等有无异常；注意心脏有无扩大，节律是否正常；检查肺、肝和肾有无异常。

3．腹部检查　测量子宫底高度，判断子宫大小是否与停经周数相符。过大者应排除羊水过多或双胎；过小者应警惕胎儿生长受限或羊水过少。通过四步触诊法了解胎产式、胎先露、

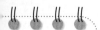

胎方位和胎儿先露部衔接情况，特别注意有无胎位异常和头盆不称。

4．骨盆检查 注意有无骨盆畸形和骨盆狭窄，及时识别头盆不称个案。

5．阴道检查 检查有无外阴部静脉曲张、阴道先天畸形、宫颈松弛或瘢痕、子宫肌瘤或先天畸形、子宫脱垂及附件包块等。

6．判断有无宫缩及胎膜早破 检查有无腹部紧张感，评估宫缩的频率、强度及持续时间，注意有无阴道流液。

7．心理状况 高危孕妇常表现为紧张、忧虑和恐惧。孕妇可因为前次妊娠的失败而对此次妊娠产生恐惧；在妊娠的早期担心流产及胎儿畸形，妊娠早期用药后担心对胎儿有影响；在妊娠中、晚期则担心发生并发症、早产、因医疗指征需要终止妊娠及胎死宫内或死产，并对分娩过程中的疼痛有恐惧心理。当妊娠过程中有异常情况发生时，紧张、忧虑和恐惧的心理会进一步加重。

> **科研小提示**
>
> 研究显示，妊娠期的抑郁情绪对胎儿的激素水平、大脑发育等均会产生影响。
>
> 来源：Valsamakis G，Chrousos G，Mastorakos G．Stress，female reproduction and pregnancy［J］．Psychoneuroendocrinology，2018，100：48-57.

（三）辅助检查

1．实验室检查

（1）血常规：检查有无贫血、白细胞升高、血小板减少等情况。

（2）尿常规：检查有无蛋白、白细胞、红细胞、葡萄糖和管型。

（3）肝、肾功能检查：检查有无肝、肾功能异常。

（4）甲状腺功能检查：检查有无甲状腺功能减退或甲状腺功能亢进。

（5）血糖及糖耐量试验：结合空腹血糖及糖耐量试验结果检查有无孕前或妊娠糖尿病。

（6）感染检测：主要检测有无梅毒螺旋体、人类免疫缺陷病毒、巨细胞病毒、风疹病毒、单纯疱疹病毒、弓形虫、乙型肝炎病毒及丙型肝炎病毒等感染。

2．超声检查 定期行超声检查可核实胎龄，了解胎儿发育情况、羊水、胎盘及胎位，还可及时了解胎儿有无畸形。

3．心肺功能检查 对于合并心肺系统疾病的孕妇，需要进行心肺功能评估，包括心电图检查是否有心律失常或心肌劳损，必要时行心脏彩超检查以排除心脏疾患。

4．早产的预测 对于有早产史或反复孕中期流产史的孕妇，可通过阴道超声评估宫颈的长度和形状，检测胎儿纤维连接蛋白（fetal fibronectin，fFN），判断是否存在早产的风险。

【处理原则】

及早发现高危因素，给予及时、正确的治疗，减少孕产妇和新生儿的患病率和死亡率。

1．一般处理

（1）合理营养：对严重贫血或营养不良的孕妇，应积极纠正贫血，给予足够的营养；对伴有胎盘功能减退及胎儿生长受限的孕妇，应给予高蛋白、高能量饮食，并补充足够的维生素和微量元素，必要时静脉滴注葡萄糖和氨基酸。对伴有妊娠糖尿病或体重增长过多的孕妇，应控制总能量摄入，合理搭配饮食。

（2）卧床休息：取左侧卧位，可避免增大的子宫对腹部椎前大血管的压迫，从而改善肾及子宫胎盘血液循环，纠正缺氧。取不同卧位还可减少脐带受压。

（3）吸氧：对胎盘功能减退的孕妇，给予间断吸氧治疗，每日 2 次，每次 20 分钟。

2．病因治疗　应针对不同病因给予相应的处理。对既往有不良孕产史的患者要查明原因，做好预防和治疗工作；对胎儿畸形和遗传性疾病做到早期发现，及时诊断、处理；对有各种妊娠合并症患者，应积极治疗原发病，并防止并发症的发生；对妊娠并发症患者，应及时诊断，及时处理。

3．加强孕产妇及胎儿监护

（1）孕产妇监护：不同高危因素对孕产妇损害不同，应给予不同的监护。

（2）胎儿监护：主要是对胎儿生长状况、胎儿安危、胎儿成熟度给予监测，并对胎儿畸形及遗传性疾病及早做出诊断。

4．适时终止妊娠

（1）终止妊娠的时间：取决于疾病威胁母体的严重程度、胎盘功能和胎儿成熟度。如疾病严重威胁孕妇的生命，不能考虑胎儿的成活，必须立即终止妊娠；如果孕妇经过一段时间的治疗，病情稳定或有好转，则可在严密观察下等待胎儿进一步生长发育，直至出生后可以存活时再终止妊娠。

（2）终止妊娠的方法：有引产和剖宫产术两种。需根据病情、孕妇的产科情况、宫颈成熟度和胎盘功能，综合分析，做出选择。如孕妇病情不重，无明显产科异常情况，宫颈成熟度评分较高，胎盘功能尚好，胎儿已成熟，可行引产；如孕妇病情较重，宫颈成熟度差，胎盘功能不良或胎儿窘迫，则宜行剖宫产术。若引产后产程进展缓慢或有胎儿窘迫发生，亦应及时改行剖宫产术终止妊娠。对需终止妊娠而胎儿成熟度较差者，可于终止妊娠前使用糖皮质激素促进胎儿肺成熟，预防新生儿呼吸窘迫综合征。

5．产时和产后监护

（1）产时监护：严密监测孕产妇的生命体征、产程进展、宫缩、胎心率及羊水情况，结合孕产妇病情变化适时给予处理。

（2）产后监护：关注产妇分娩后生命体征的变化、子宫收缩及阴道出血情况，并根据产妇不同高危因素给予有针对性的监护。对于高危新生儿，应加强评估，做好抢救准备，必要时可转至新生儿病房。

【主要护理诊断／问题】

1．焦虑　与担心胎儿及自身的安危有关。

2．恐惧　与担心分娩过程中疼痛及担心胎儿意外有关。

3．自尊紊乱　与对自身和胎儿可能出现的危险过分担心而又无能为力有关。

【预期目标】

1．孕产妇及胎儿无并发症发生。

2．孕妇焦虑减轻或消失。

3．孕妇能面对现实，积极接受治疗与护理。

【护理措施】

1．一般护理

（1）饮食管理：嘱妊娠期间合理营养，保证胎儿发育需要。对胎盘功能减退、胎儿生长受限的孕妇，给予高蛋白、高能量饮食，并补充维生素、微量元素和氨基酸，对妊娠期体重增长过快或妊娠合并糖尿病者，则要给予控制饮食，妊娠期高血压疾病患者要适当限制食盐量。

（2）卧床休息：可以改善子宫胎盘血液循环，减少水肿，避免子宫对肾的压迫，减轻由于妊娠而产生的心血管系统的负担；有利于胎儿发育，减少胎儿窘迫和胎儿生长受限的发生率；一般取左侧卧位。

（3）鼓励适当活动：根据孕妇的身体情况不同，制订不同的活动计划，孕妇进行适当的活动能保持愉快放松的心态，有助于预防各类并发症。

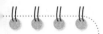
(4) 心理护理：与孕妇进行交流，了解孕妇的心理状态，告知对高危妊娠应理智对待，要重视，但无须过分忧虑和紧张。紧张、恐惧的负面心理有弊无益，应保持乐观、愉快的心境，只有具备良好的心理状态才有利于母婴的身心健康。鼓励和指导孕妇家属参与和配合治疗、护理工作。

2．观察病情 协助孕妇完善相关检查，加强对病情变化的监测。妊娠期注意观察孕妇的一般情况、生命体征、妊娠合并症及并发症的病情变化、有无不适症状及胎儿宫内生长发育情况，及时报告医师并记录处理经过。产时严密观察产程进展，及时评估胎心率、宫缩、羊水等情况，做好母儿监护，认真执行医嘱并积极配合治疗；有并发症的患者，及时做好抢救准备；做好各种手术前的准备工作和术中的配合工作；做好新生儿的抢救准备并积极配合抢救工作，做好高危儿的护理。

3．加强健康指导 向高危孕妇进行高危妊娠有关知识的宣传教育，结合孕妇具体情况指导其合理饮食、充分休息、适度运动，告知孕妇及其家属定期产前检查及居家自我监测要点，提高孕妇自我保健意识和技能。产后进行产褥期及新生儿护理相关知识宣传教育。

【结果评价】

1．孕妇积极主动配合治疗，掌握自我监测技能。

2．孕妇顺利度过妊娠期、分娩期和产褥期。

3．胎儿发育、生长良好，无胎儿窘迫、新生儿窒息和出生缺陷。

第三节 胎儿窘迫及新生儿窒息的护理

一、胎儿窘迫

胎儿窘迫（fetal distress）是胎儿在子宫内缺氧和酸中毒所致的一系列病理状态，可危及胎儿的健康和生命。胎儿窘迫分为急性胎儿窘迫和慢性胎儿窘迫。急性胎儿窘迫多发生于分娩期，慢性胎儿窘迫多发生于妊娠晚期，但在临产后常表现为急性胎儿窘迫。

【病因】

母体血液含氧量不足、母胎间血氧运输及交换障碍、胎儿自身因素异常，均可导致胎儿窘迫。主要有以下原因：

1．母体因素 母亲患有心血管系统、呼吸系统、肾及血管病变等慢性疾病引起血氧饱和度下降；各种病因所致的休克，引起严重血流动力学障碍导致胎盘灌注不足；宫缩不协调、子宫强直性收缩、高张性子宫或子宫破裂等导致胎盘灌注减少；孕妇吸烟、使用过量抗高血压药、大量应用镇静药或麻醉药等导致胎盘灌注不足。

2．胎儿因素 胎儿心血管系统疾病、胎儿畸形、胎儿溶血、胎儿生长受限、双胎输血综合征及胎儿宫内感染等。

3．脐带因素 脐带过长或过短、缠绕、打结、扭转、狭窄、血肿及帆状附着等均可导致脐带血供受阻。

4．胎盘因素 前置胎盘、胎盘早剥、胎盘形状异常、绒毛膜羊膜炎、胎盘钙化及胎盘梗死等。

5．其他因素 滥用缩宫素导致宫缩异常（宫缩过频、过强或子宫痉挛性收缩）、产程异常或分娩受阻、胎头过度受压等都可影响子宫胎盘血流灌注，导致胎儿缺氧。

【临床表现】

1．急性胎儿窘迫 主要发生于分娩期，表现为产时胎心率异常、胎动异常、羊水污染。

孕妇可自感胎动异常，胎儿窘迫早期可表现为胎动过频，进而出现胎动减少，直至消失。胎心听诊出现胎心率变化，表现为先快后慢，由强转弱，且不规律。胎心监护常表现为胎儿心动过速、胎儿心动过缓、胎心率基线无变异或微小变异、反复出现晚期减速或变异减速等。羊水性状分为 3 度：Ⅰ度羊水呈浅绿色，为胎儿慢性缺氧，提示有一定的代偿功能；Ⅱ度羊水呈深绿色或黄绿色，常提示胎儿急性缺氧；Ⅲ度羊水呈混浊的黄褐色或棕黄色，提示胎儿有严重缺氧。若胎儿出生后脐动脉血气分析 pH < 7.20，亦可提示出现代谢性酸中毒，存在胎儿窘迫。

2. 慢性胎儿窘迫　主要发生于妊娠晚期，可表现为胎动减少或消失、电子胎心监护异常、脐动脉多普勒血流异常、胎儿生长受限、胎儿生物物理评分异常等。

【处理原则】

尽早诊断，积极纠正缺氧，结合母体及胎儿情况使胎儿尽早脱离缺氧环境。

1. 宫内复苏　改变体位，取左侧卧位，吸氧；必要时可静脉补液改善胎盘血液灌注，纠正产妇脱水、酸中毒及电解质代谢紊乱。

2. 病因治疗　解除诱发急性胎儿窘迫的因素，如因缩宫素使用不当引起的宫缩过频、过强，应立即停用缩宫素，必要时也可给予硫酸镁或其他抑制宫缩的药物。

3. 尽快终止妊娠　不能纠正病因时，对于尚存活的胎儿，应尽早终止妊娠。如宫口开全，胎先露已达坐骨棘平面以下 3 cm 者，应尽快经阴道助产娩出胎儿；若宫颈未完全扩张，无阴道分娩条件，胎儿窘迫情况严重，应立即行剖宫产术终止妊娠。

【护理评估】

（一）病史评估

充分了解孕妇有无内科疾病史，如心脏病、肺结核、高血压；本次妊娠有无并发症，如胎膜早破、前置胎盘、胎盘早剥；有无导致胎儿缺氧的胎盘、脐带因素；有无导致子宫缺血、缺氧的因素存在。

（二）辅助检查

1. 胎动计数　注意观察有无胎动频繁或减少，若胎动 < 10 次 /2 小时（数 10 法），或突然减少 50%，或出现胎动过频后胎动减少甚至消失，提示可能存在胎儿窘迫。

2. 胎心率　在无胎动或宫缩时，发现胎心率 < 110 次 / 分或 > 160 次 / 分，应行胎心监护。

3. 电子胎心监护　对于 NST 无反应型，可进一步行催产素激惹试验，如 CST/OCT 阳性，出现Ⅱ类或Ⅲ类图形，提示可能为胎儿窘迫。

4. 胎儿生物物理评分　结合 NST 检查、胎儿呼吸运动、胎动、胎儿肌张力和羊水量进行评分判断。评分 6 ～ 8 分，提示可疑胎儿缺氧，须重复监测；评分 ≤ 4 分，提示胎儿缺氧。

5. 超声检查　通过计算胎儿脐动脉收缩末期最大血流速度（S）和舒张末期最大血流速度（D）的比值（S/D 比值）、阻力指数和搏动指数，协助判断宫内胎儿有无缺氧情况。脐血流指数升高，提示有胎盘灌注不足的可能。羊水量的改变（尤其是羊水量减少）也可能提示胎儿窘迫。

6. 羊水检查　人工破膜术有助于观察羊水性状，若存在羊水粪染，需结合电子胎心监护情况综合评估。

7. 胎儿头皮血血气分析　如 pH < 7.20，提示胎儿有较严重的缺氧性酸中毒，目前临床上已较少应用。

（三）心理社会状况

发生胎儿窘迫时，孕产妇会因为担心胎儿的安危而产生焦虑和恐惧情绪，在分娩方式的选择上表现出无助感。若胎儿窘迫导致胎儿死亡，孕产妇及家属在感情上会受到强烈的创伤，表现为愤怒、忧伤和无法接受。

【主要护理诊断 / 问题】

1. 焦虑　与胎儿窘迫状态有关。

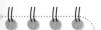

2．决策冲突 与为抢救胎儿需要做出分娩方式选择有关。

3．预期性悲伤 与胎儿可能受损或死亡有关。

【预期目标】

1．胎儿情况改善，胎心率恢复正常。

2．孕妇能积极地对治疗方式做出选择。

3．孕妇能控制焦虑情绪，积极配合治疗和护理。

4．产妇能够接受胎儿受损或死亡的现实。

【护理措施】

1．一般护理 嘱孕妇取左侧卧位或变换体位解除脐带受压；间断吸氧。

2．病情观察 严密监测胎心率变化，加强胎心率监测或进行电子胎心监护，及时发现胎心率异常；严密观察宫缩情况，如有宫缩过频、过强或痉挛性收缩，应给予宫缩抑制药；严密观察产程进展，避免产程延长导致产妇发生酸碱失衡而引发胎儿窘迫。

3．配合治疗 分娩时机及方式取决于母儿情况及产程进展。若宫口开全、胎先露已达坐骨棘平面以下 3 cm，应尽快经阴道助产娩出胎儿；若宫口未开全或短时间无法经阴道分娩，应立即做好剖宫产术前准备，做好新生儿抢救及复苏准备，做好多学科抢救准备，随时配合抢救工作。

4．心理护理 向孕产妇夫妇提供相关信息，包括治疗目的、操作过程和预期效果，有助于减轻焦虑，保持良好心态，积极配合治疗和护理。对极度焦虑的孕产妇，护理人员应给予陪伴，提供支持及关怀，鼓励产妇说出内心感受并给予安慰和耐心解答。也可以安排家属陪伴产妇，不让产妇独处，直至顺利度过分娩期。

【结果评价】

1．胎儿情况改善，胎心率恢复正常。

2．胎儿窘迫不能改善者，及时终止妊娠，新生儿状况良好。

3．孕妇能控制焦虑情绪，心情愉快地应对分娩。

二、新生儿窒息

新生儿窒息（neonatal asphyxia）是指由于分娩过程中的各种原因，使新生儿出生后不能建立正常呼吸，引起低氧血症和混合性酸中毒，严重时可导致全身多脏器损害的一种病理生理状况，是围生期新生儿死亡和致残的主要原因之一。

【病因】

产前或产时影响母体－胎儿间血液循环和（或）导致气体交换发生障碍的因素均可导致胎儿、新生儿缺氧，引起新生儿窒息。

1．孕妇因素 孕妇患有全身性疾病，心肺功能异常，有妊娠期吸毒、吸烟史，年龄大于35 岁或小于 16 岁等。

2．胎儿因素 胎儿窘迫、早产儿呼吸中枢不成熟、先天性肺炎及肺发育不良、呼吸道发育异常、脑出血及脑发育异常。

3．胎盘脐带因素 前置胎盘、胎盘早剥、胎盘老化等，脐带受压、脱垂、打结、过短和牵拉等。

4．分娩因素 分娩过程中颅骨过度受压、臀位后出头困难、滞产、产钳术使胎儿颅内出血等；胎儿娩出过程中吸入羊水、胎粪及黏液致呼吸道阻塞，造成气体交换受阻；产程中麻醉药、镇痛药及缩宫素等药物使用不当。

【临床表现】

根据缺氧程度，新生儿窒息分为轻度窒息和重度窒息。

1．轻度窒息　也称为青紫窒息。阿普加评分 4 ~ 7 分。新生儿面部与全身皮肤呈青紫色；呼吸表浅或不规律；心搏规则且有力，心率减慢（80 ~ 120 次 / 分）；对外界刺激有反应，喉反射存在；肌张力好，四肢稍屈。如果抢救、治疗不及时，可转为重度窒息。

2．重度窒息　也称为苍白窒息。阿普加评分 0 ~ 3 分。新生儿皮肤苍白，口唇青紫；无呼吸或仅有喘息样微弱呼吸；心搏不规则，心率 < 80 次 / 分且弱；对外界刺激无反应，喉反射消失；肌肉无张力，四肢松弛。如果抢救、治疗不及时，可致死亡。出生后 5 分钟阿普加评分对估计预后有意义。评分越低，酸中毒和低氧血症越严重，如 5 分钟阿普加评分 < 3 分，提示预后差。

【处理原则】

以预防为主，一旦发生新生儿窒息，及时抢救，方法正确。争取尽快复苏，以减少缺氧和酸中毒对机体的危害。抢救过程中应动作迅速、准确、轻柔，避免发生损伤。

【护理评估】

1．健康史　了解有无胎儿窘迫、产程过长、难产、大量使用镇静药史，有无胎儿先天性心脏病、颅内出血、胎儿畸形和早产史。

2．新生儿窒息程度　分别于出生后 1 分钟、5 分钟和 10 分钟进行阿普加评分，具体评分内容及标准详见第五章表 5-1。

3．心理社会状况　产妇可表现为焦虑，担心失去孩子或以后有后遗症，急切询问新生儿的情况。当新生儿抢救不成功时，产妇表现为极度悲伤，甚至失去对生活的信心。

【主要护理诊断 / 问题】

1．气体交换受损　与呼吸道内存在羊水、黏液和胎粪有关。

2．清理呼吸道无效　与呼吸道肌张力低下和呼吸道潴留物过多有关。

【预期目标】

1．新生儿被成功抢救。

2．新生儿并发症降低至最小。

【护理措施】

1．一般护理　注意保暖，胎儿出生后立即擦干，在远红外辐射床上进行抢救，有利于患儿复苏。提前做好新生儿窒息复苏环境、物品、药品准备，通知儿科医师到场协助抢救。

2．复苏　按照 A、B、C、D、E 程序进行复苏。

（1）A（airway）建立通畅的呼吸道：摆正体位，置新生儿为鼻吸气位，头部轻度仰伸。必要时（分泌物量多或有气道梗阻）用吸球或吸管先口咽后鼻清理分泌物。

（2）B（breathing）建立呼吸：确认呼吸道通畅后，可摩擦胎儿背及弹足底刺激其呼吸，同时氧气吸入。用上述方法不能建立呼吸者，需正压通气。

（3）C（circulation）维持正常循环：可行胸外按压，使用拇指法或双指法按压，位置在胸骨下 1/3，避开剑突，按压深度约为胸廓前后径的 1/3，产生可触及脉搏的效果。胸外按压和正压通气的比例为 3 ∶ 1，即 90 次 / 分按压和 30 次 / 分呼吸，达到每分钟 120 个动作。

（4）D（drug）药物治疗：首选脐静脉给药，若脐静脉插管尚未完成，可气管内快速给药。

（5）E（evaluation）评价：复苏过程中要随时评价患儿情况，以确定进一步的抢救方法。

3．病情观察　注意观察新生儿的面色、呼吸、心率、肌张力、反应及体温情况，并做好记录。注意有无颅内压增高、消化道出血等症状。

4．健康教育　新生儿窒息抢救过程中应向产妇及家属及时做好说明和解释工作，安抚产妇及家属焦虑、紧张的情绪。抢救成功，新生儿状态稳定后，向产妇及家属讲解新生儿观察及照护要点，加强对新生儿的护理。

随堂测 7-2

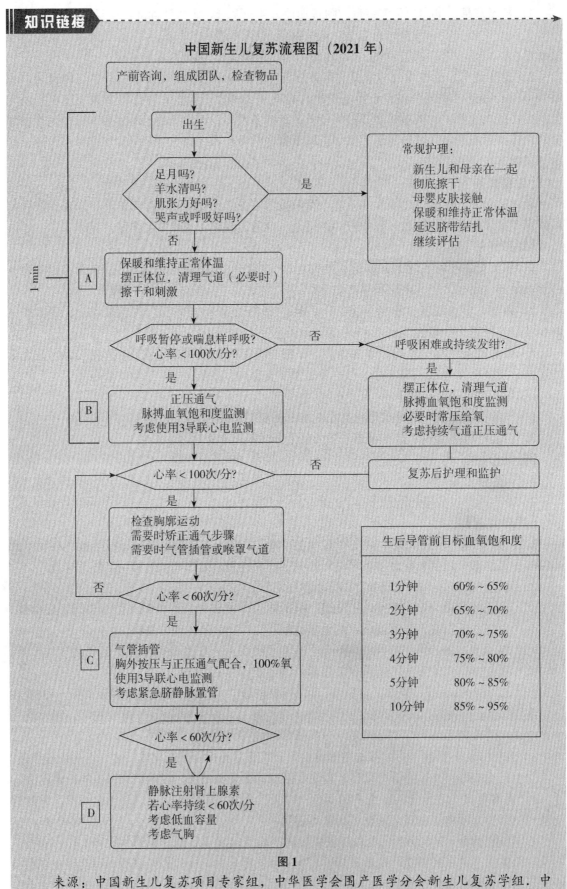

图1

来源：中国新生儿复苏项目专家组，中华医学会围产医学分会新生儿复苏学组．中国新生儿复苏指南（2021 年修订）[J]．中华围产医学杂志，2022，25（1）：4-12．

【结果评价】

1. 新生儿5分钟阿普加评分达7分或以上。
2. 出院时新生儿没有并发症发生。

小　结

　　高危妊娠是指妊娠期或分娩期患有某种并发症或存在某种致病因素，从而可能对孕产妇、胎儿及新生儿造成危害。具有高危因素的孕产妇称为高危孕妇。高危妊娠的监护包括对孕妇妊娠早、中、晚期的监护，还包括胎儿宫内监护，其中电子胎心监护通过连续观察胎心率及其与胎动和宫缩间的关系，评估胎儿宫内安危情况。无应激试验和缩宫素试验可用于了解胎儿储备能力。

　　胎儿窘迫是胎儿在子宫内缺氧和酸中毒所致的一系列病理状态，可危及胎儿的健康和生命，分为急性胎儿窘迫和慢性胎儿窘迫。新生儿窒息指分娩过程中的各种原因使新生儿出生后不能建立正常呼吸，引起缺氧、酸中毒，严重时可导致全身多脏器损害，是围生期新生儿死亡和致残的主要原因之一。

思考题

　　1. 请分析胎心监护结果中早期减速和晚期减速的特点。

　　2. 请描述催产素激惹试验的原理和结果评估。

　　3. 某孕妇宫内妊娠39周，产前检查时行电子胎心监护出现晚期减速，请简述对该孕妇的处理原则及护理要点。

（岳洁雅）

妊娠并发症患者的护理

导学目标

通过本章内容的学习，学生应能够：

◆ **基本目标**

1. 叙述流产、异位妊娠、早产、妊娠期高血压疾病、前置胎盘、胎盘早剥、双胎妊娠、羊水量异常以及胎膜早破的定义及主要病因。

2. 描述常见妊娠并发症的临床表现及处理原则。

◆ **发展目标**

1. 应用护理程序为妊娠并发症患者进行护理评估，提出常见护理诊断/问题，制订护理计划并进行结果评价。

2. 分析妊娠并发症患者的健康需求，有针对性地提供健康教育。

◆ **思政目标**

1. 遵守医德规范，关爱患者，敬佑生命，救死扶伤。

2. 以患者为中心，关心、尊重患者，密切观察病情，及时识别病情变化，体现护理专业素养。

第一节　自然流产

案例 8-1A

某患者，女性，28岁。因停经70天，少许阴道出血就诊。患者平素月经规律，$\frac{4 \sim 5}{28 \sim 30}$；停经30天，尿 hCG（+）；停经60天，B 超检查提示"宫内见一孕囊，大小为 20 mm×25 mm×19 mm，见卵黄囊及胚芽，胚芽冠-臀长 5 mm，未见原始心管搏动"。就诊时少许阴道出血，无腹痛。

请回答：

1. 该患者可能的临床诊断是什么？

2. 为了明确诊断，应护理评估哪些内容？

凡妊娠不足 28 周、胎儿体重不足 1000 g 而终止者，称为流产（abortion）。流产分为自然流产（spontaneous abortion）和人工流产（artificial abortion）。本节主要阐述自然流产。流产发生于妊娠 12 周以前者称为早期流产，发生在妊娠 12 周或之后者称为晚期流产。胚胎着床后 31% 发生自然流产，其中 80% 为早期流产。在早期流产中，约 2/3 为隐性流产（biochemical silent miscarriages），即发生在月经期前的流产，也称为生化妊娠（biochemical pregnancy）。

【病因】

流产的病因包括胚胎因素、母体因素、父亲因素、环境因素。

1．胚胎因素　染色体异常是早期流产最常见的原因，占 50%～60%，而中期妊娠（14～27 周末）流产约占 1/3。染色体异常包括染色体数目异常和结构异常，其中染色体数目异常以三体居首，常见的有 13、16、18、21 和 22- 三体，其次为 X 单体，三倍体、四倍体少见。结构异常引起的流产并不常见，如染色体断裂、缺失和易位。染色体异常的胚胎多数发生流产，极少数可继续发育，但出生后也会发生某些功能异常或合并畸形。若已流产，妊娠产物有时仅为一空孕囊或已退化的胚胎。

2．母体因素

（1）全身性疾病：患全身性疾病的孕妇有可能发生流产，如妊娠期高热或严重感染可引起子宫收缩而发生流产，细菌毒素或病毒通过胎盘进入胎儿血液循环，导致胎儿死亡而发生流产。孕妇患严重贫血或心力衰竭可致胎儿缺氧，也可能引起流产。此外，患慢性肾炎或高血压的孕妇，其胎盘可能发生梗死而引起流产。

（2）生殖器异常：子宫发育不良、子宫畸形、子宫肌瘤等可影响胎儿的生长发育而导致流产；子宫颈重度裂伤、宫颈内口松弛者易因胎膜早破而引起晚期流产。

（3）内分泌异常：黄体功能不全的妇女，卵子受精后体内孕激素不足，蜕膜发育不良，影响胚泡的植入与发育而引起流产；甲状腺功能低下的孕妇也可因胚胎发育不良而导致流产。

（4）强烈应激与不良习惯：妊娠期无论是躯体或心理（过度紧张、焦虑、恐惧、忧伤等精神创伤）的不良刺激均可导致流产。孕妇过量吸烟、酗酒，过量饮咖啡，使用二醋吗啡（海洛因）等毒品，均可能导致流产。

（5）免疫功能异常：母体妊娠后母儿双方免疫不适应，导致母体排斥胎儿发生流产；母体内有抗精子抗体也常导致早期流产。

3．父亲因素　有研究证实，精子的染色体异常可以导致自然流产，但临床上精子畸形率异常增高者是否与自然流产有关，尚无明确的依据。

4．环境因素　过多接触放射线或砷、铅、甲醛、苯、氯丁二烯、氧化乙烯等化学物质，均可能引起流产。

【病理】

早期流产时，胚胎多数先死亡，继之底蜕膜出血，造成胚胎外面的绒毛与蜕膜层剥离，已剥离的胚胎组织如同异物，引起子宫收缩而被排出。在妊娠早期，胎盘绒毛发育尚不成熟，与子宫蜕膜联系尚不牢固，因此在妊娠 8 周前发生的流产，妊娠产物多数可以完全从子宫壁剥离而排出，故出血量不多。妊娠 8～12 周，胎盘虽未完全形成，但胎盘绒毛发育繁盛，与蜕膜层联系牢固，此时若发生流产，妊娠产物往往不易完全从子宫壁剥离而排出，常有部分组织残留于子宫内，影响子宫收缩，故出血量较多。妊娠 12 周后，胎盘已完全形成，流产过程与足月分娩相似，往往先有腹痛，继之排出胎儿及胎盘。有时由于底蜕膜反复出血，凝固的血块包绕胎块，形成血样胎块稽留于宫内，在胚胎排出前，往往发生反复的阴道出血，若时间较长，血样胎块可因血红蛋白被吸收而形成肉样胎块，或纤维化与子宫壁粘连。若胎儿被挤压，可形成纸样胎儿，或钙化形成石胎。

【临床表现】

停经、腹痛及阴道出血是流产的主要临床症状。在流产发展的各个阶段，其症状发生的时间、程度不同，相应的处理原则亦不同。

一般流产的发展过程如图 8-1。

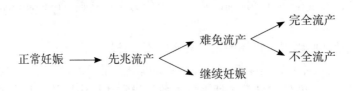

图 8-1　一般流产的发展过程

1. 先兆流产（threatened abortion） 表现为停经后出现少量阴道出血，流血量较经量少，有时伴有轻微下腹痛、腰痛、腰坠感。妇科检查：宫颈口未开，胎膜未破，妊娠产物未排出，子宫大小与停经周数相符。经休息及治疗后，若阴道出血停止或腹痛消失，妊娠可继续进行；若阴道出血量增多或腹痛加剧，则可能发展为难免流产。

2. 难免流产（inevitable abortion） 由先兆流产发展而来，指流产已不可避免。表现为阴道出血量增多，阵发性腹痛加重。妇科检查：宫颈口已扩张，晚期难免流产还可有羊水流出或见胚胎组织或胎囊堵于宫口，子宫大小与停经周数相符或略小。

3. 不全流产（incomplete abortion） 难免流产继续发展，部分妊娠物排出宫腔，还有部分妊娠物残留于宫腔内或嵌顿于宫颈口处，或胎儿排出后胎盘滞留宫腔或嵌顿于宫颈口，影响子宫收缩，导致出血，甚至发生休克。妇科检查：宫颈口已扩张，宫颈口有妊娠物堵塞及持续性血液流出，子宫小于停经周数。

4. 完全流产（complete abortion） 妊娠产物已全部排出，阴道出血逐渐停止，腹痛逐渐消失。妇科检查：宫颈口已关闭，子宫接近正常大小。

5. 稽留流产（missed abortion） 也称为过期流产，指胚胎或胎儿已死亡，滞留宫腔内尚未自然排出者。表现为早孕反应消失，有先兆流产症状或无任何症状，子宫不再增大反而缩小。若已至妊娠中期，孕妇腹部不见增大，胎动消失。妇科检查：宫颈口未开，子宫较停经周数小，质地不软。未闻及胎心。

6. 复发性流产（recurrent abortion，RSA） 指同一性伴侣连续发生 3 次及 3 次以上的自然流产。复发性流产大多数为早期流产，少数为晚期流产。早期复发性流产的原因常为胚胎染色体异常、免疫功能异常、黄体功能不全、甲状腺功能低下等。晚期复发性流产常见原因为子宫解剖异常、自身免疫异常、血栓前状态等。

7. 流产感染（septic abortion） 流产过程中，若阴道出血时间长、有组织残留于宫腔内或非法堕胎，有可能引起宫腔感染，常为厌氧菌及需氧菌混合感染，严重感染可扩展至盆腔、腹腔甚至全身，并发盆腔炎、腹膜炎、败血症及感染性休克。

科研小提示

复发性流产患者易出现抑郁及焦虑问题，如何建立心理干预体系值得探讨。

来源：HE L，WANG T，XU H，et al.Prevalence of depression and anxiety in women with recurrent pregnancy loss and the associated risk factors［J］. Arch Gynecol Obstet，2019，300（4）：1061-1066.

【处理原则】

先兆流产的处理原则是卧床休息，禁性生活，避免各种刺激。黄体功能不全者可肌内注射黄体酮 20 mg，每日 1 次，或口服孕激素制剂；甲状腺功能减退者可口服小剂量甲状腺片；注意及时进行超声检查，了解胚胎发育情况，避免盲目保胎。

难免流产一旦确诊，应尽早使胚胎及胎盘组织完全排出，以防止出血和感染。

不全流产一经确诊，应行负压吸引术或钳刮术，以清除宫腔内残留组织，并预防感染。

对于完全流产，如无感染征象，一般无须特殊处理。

对于稽留流产，应及时促使胎儿和胎盘排出，以防稽留日久发生凝血功能障碍。处理前应做凝血功能检查。

复发性流产以预防为主，在受孕前，对男女双方均应进行详细检查。

【护理评估】

案例 8-1B

该患者妇科检查结果：宫颈口未开，子宫大小如孕 6^+ 周。临床诊断为稽留流产。

请回答：依据护理评估，对该患者的主要护理诊断有哪些？

（一）健康史

询问停经史、本次发病经过，了解妊娠期间有无全身性疾病、生殖器官疾病、内分泌功能失调及有无接触有害物质等，以识别发生流产的诱因。

（二）身心状况

1．一般状况　流产孕妇可因出血过多而出现休克，或因出血时间过长，宫腔内有残留组织而发生感染。因此，护士应测量患者的体温、脉搏、呼吸、血压，判断流产类型，注意有无贫血及感染征象。

2．妇科检查　消毒外阴后行妇科检查，了解宫颈口是否扩张，羊膜囊是否膨出，有无妊娠产物堵塞于宫颈口内；子宫大小与停经周数是否相符，有无压痛等，并应检查双侧附件有无肿块、增厚及压痛等。检查时操作应轻柔。

3．心理社会状况　流产孕妇的心理状况常以焦虑和恐惧为特征，孕妇面对阴道出血往往会不知所措，过分紧张，甚至将其过度严重化。同时胎儿的健康也直接影响孕妇的情绪反应，孕妇可能会表现为伤心、郁闷、烦躁不安等。此外，孕妇家属的紧张、焦虑情绪也会影响孕妇的心理状况。

（三）辅助检查

1．实验室检查　连续测定血 β-hCG、孕激素等动态变化，有助于妊娠诊断和预后判断。

2．B 超　超声显像可显示有无胎囊、胎动、胎心搏动等，从而诊断并鉴别流产及其类型，指导正确处理。

【主要护理诊断 / 问题】

（1）潜在并发症：失血性休克。

（2）有感染的危险：与阴道出血时间过长、宫腔内有残留组织等因素有关。

（3）焦虑：与担心胎儿健康等因素有关。

【预期目标】

1．出院时护理对象无感染征象。

2．先兆流产孕妇能积极配合保胎措施，继续妊娠。

3．护理对象能复述流产相关知识，从而使再次流产的发生率降低。

【护理措施】

在全面评估孕妇身心状况的基础上，综合病史、诊断及检查，明确处理原则，认真执行医嘱，积极配合医师为流产孕妇进行诊治，并为之提供相应的护理措施。

（一）心理护理

先兆流产孕妇的情绪状态会影响其保胎效果，因此护士应注意观察孕妇的情绪反应，加强心理护理，向孕妇及家属讲明保胎措施的必要性，以取得孕妇及家属的理解和配合，从而稳定孕妇情绪，增强保胎信心。已发生流产的孕妇，由于失去胎儿，往往会出现伤心、悲哀等情绪。护士应给予同情和理解，帮助孕妇及家属接受现实，顺利度过悲伤期。此外，护士还应与孕妇及家属共同讨论此次流产的原因，并向他们讲解流产的相关知识，帮助他们为再次妊娠做好准备。

（二）症状护理

1. 先兆流产孕妇的护理 先兆流产孕妇需卧床休息，禁止性生活，减少各种刺激。护士除了为其提供生活护理外，通常遵医嘱对于黄体功能不足者给予补充孕激素，甲状腺功能低下者口服小剂量甲状腺片等，并随时评估孕妇的病情变化，如是否腹痛加重、阴道出血量增多等。

2. 妊娠不能继续者的护理 护士应积极采取措施，做好终止妊娠的准备，协助医师完成手术过程，使妊娠产物完全排出。同时开放静脉，做好输液、输血准备。严密监测孕妇的体温、血压及脉搏，观察其面色、腹痛、阴道出血及与休克有关的征象。有凝血功能障碍者应予以纠正，然后再行引产或手术。

3. 预防感染 护士应监测患者的体温、血象及阴道出血情况，观察分泌物的性状、颜色、气味等，并严格执行无菌操作规程，加强会阴部护理。指导孕妇使用消毒会阴垫，保持会阴部清洁，维持良好的卫生习惯。当护士发现感染征象时，应及时报告医师，并按医嘱进行抗感染处理。

（三）健康宣传教育

1. 出院指导 嘱患者出院后1个月到医院复查，流产后待下次月经干净前应禁止性生活。

2. 预防 有复发性流产史的孕妇在下一次妊娠确诊后，宜以卧床休息为主，加强营养，禁止性生活，补充维生素C、B、E等。治疗期必须超过以往发生流产的妊娠月份。病因明确者，应积极接受对因治疗。如黄体功能不足，按医嘱正确使用黄体酮治疗以预防流产；如有子宫畸形，需在妊娠前先行矫治手术，例如宫颈内口松弛者应在未妊娠前做宫颈内口松弛修补术，如已妊娠，则可在妊娠12～14周时行子宫内口缝扎术。

【结果评价】

1. 出院时，护理对象体温等生命体征正常，无出血、感染征象。

2. 先兆流产孕妇配合保胎治疗，继续妊娠。

3. 护理对象能应用流产相关知识分析此次流产的原因，讲述再次妊娠的注意事项。

第二节　异位妊娠

案例 8-2A

某26岁已婚妇女，停经40天，尿hCG（+）。停经50天，少量阴道出血伴右下腹隐痛1天。今晨起床时患者突然感到右下腹撕裂样疼痛并一过性晕厥，伴明显肛门坠胀感，就诊时 BP 60/40 mmHg，P 120 次/分。

请回答：

1. 该患者可能的临床诊断是什么？

2. 为了明确诊断，应护理评估哪些内容？

受精卵在子宫体腔外着床发育时，称为异位妊娠（ectopic pregnancy），又称宫外孕（extrauterine pregnancy）。异位妊娠以输卵管妊娠最为常见（占95%），少见的还有卵巢妊娠、腹腔妊娠、宫颈妊娠及子宫残角妊娠等。本节主要阐述输卵管妊娠。

异位妊娠是妇产科常见的急腹症，发病率为2%～3%，是早期妊娠孕妇死亡的主要原因。当输卵管流产或破裂时，可引起腹腔内严重出血，若不及时诊断、处理，可危及生命。输卵管妊娠因其发生部位不同，又可分为间质部、峡部、壶腹部和伞部妊娠（图8-2）。以壶腹部妊娠多见，其次为峡部，伞部和间质部妊娠少见。

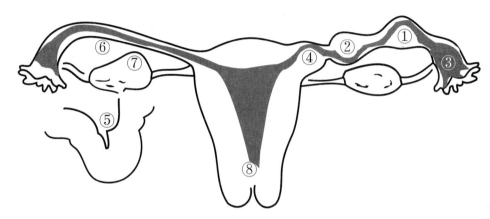

图 8-2　异位妊娠的发生部位

①输卵管壶腹部妊娠；②输卵管峡部妊娠；③输卵管伞部妊娠；④输卵管间质部妊娠；⑤腹腔妊娠；⑥阔韧带妊娠；⑦卵巢妊娠；⑧宫颈妊娠

【病因】

任何妨碍受精卵正常进入宫腔的因素均可造成输卵管妊娠。

1. 输卵管炎症　是输卵管妊娠的主要病因。慢性炎症可以使输卵管管腔黏膜皱褶粘连，管腔变窄；或纤毛缺损；或输卵管周围粘连，输卵管扭曲，管腔狭窄，管壁肌蠕动减弱等，这些因素均妨碍了受精卵的顺利通过和运行。

2. 输卵管发育不良或功能异常　输卵管过长、肌层发育差、黏膜纤毛缺乏等，均可造成输卵管妊娠。输卵管蠕动，纤毛活动以及上皮细胞的分泌功能异常，也可影响受精卵的正常运行。此外，精神因素也可引起输卵管痉挛和蠕动异常，干扰受精卵的运送。

3. 输卵管妊娠史和手术史　曾有输卵管妊娠史，再次发生输卵管妊娠的可能性较大。由于原有的输卵管病变或手术操作的影响，无论何种手术（输卵管切除术或保守性手术）后，再次输卵管妊娠的发生率为10%～20%。输卵管绝育术后若形成输卵管瘘或再通，均有导致输卵管妊娠的可能，尤其是腹腔镜下电凝法输卵管绝育术及硅胶环套术。输卵管粘连分离术、输卵管成形术（输卵管吻合术或输卵管开口术）者，再次输卵管妊娠的可能性亦增加。

4. 辅助生殖技术　近年来，辅助生殖技术的应用使输卵管妊娠发生率增加，既往少见的异位妊娠，如卵巢妊娠、宫颈妊娠、腹腔妊娠的发生率增加。美国因助孕技术应用所致输卵管妊娠发生率为2.8%。

5. 避孕失败　包括宫内节育器避孕失败、口服紧急避孕药失败，发生异位妊娠的机会较大。

6. 其他　子宫肌瘤或卵巢肿瘤压迫输卵管，影响输卵管管腔的通畅性，使受精卵运行受阻。子宫内膜异位症可增加受精卵着床于输卵管的可能性。

【病理】

输卵管妊娠时，由于输卵管管腔狭窄，管壁薄且缺乏黏膜下组织，其肌层也远不如子宫肌壁宽与坚韧，妊娠后不能形成完好的蜕膜，受精卵植入后，不能适应受精卵的生长发育，因此当输卵管妊娠发展到一定程度时，可出现以下结果。

（一）输卵管流产

输卵管流产（tubal abortion）多见于输卵管壶腹部妊娠，发病多在妊娠8～12周。由于输卵管妊娠时管壁形成的蜕膜不完整，发育中的囊胚常向宫腔突出，最终突破包膜出血，囊胚与管壁分离（图8-3）。若整个囊胚剥离落入管腔并经输卵管逆蠕动排入腹腔，即形成输卵管完全流产，出血量一般不多。若囊胚剥离不完整，有一部分仍残留于管腔，则为输卵管不完全流产。此时管壁肌层收缩力差，血管开放，持续反复出血，量较多，血液凝聚在直肠子宫陷凹，形成盆腔积血。如有大量血液流入腹腔，则出现腹腔刺激症状，同时引起休克。

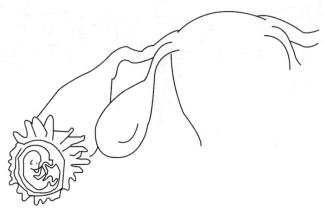

图8-3　输卵管流产

（二）输卵管妊娠破裂

输卵管妊娠破裂（rupture of tubal pregnancy）多见于输卵管峡部妊娠，发病多在妊娠6周左右。当囊胚生长时，绒毛侵蚀管壁肌层及浆膜，以致穿破浆膜，形成输卵管妊娠破裂（图8-4）。由于输卵管肌层血管丰富，输卵管妊娠破裂所致的出血远较输卵管流产严重，短期内即可发生大量腹腔内出血使孕妇陷于休克状态，亦可反复出血，形成盆腔及腹腔血肿。

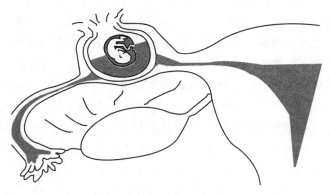

图8-4　输卵管妊娠破裂

（三）陈旧性异位妊娠

输卵管流产或输卵管妊娠破裂，若长期反复内出血形成的盆腔血肿不消散，血肿机化变硬并与周围组织粘连，临床上称为陈旧性异位妊娠。

（四）继发性腹腔妊娠

发生输卵管流产或输卵管妊娠破裂后，胚胎被排入腹腔，大部分死亡，不会再生长发育。

但偶尔也有存活者，若存活胚胎的绒毛组织仍附着于原位或排至腹腔后重新种植而获得营养，可继续生长发育形成继发性腹腔妊娠，若破裂口在阔韧带内，可发展为阔韧带妊娠。

输卵管妊娠和正常妊娠一样，滋养细胞产生的 hCG 维持黄体生长，使甾体激素分泌增加，因此月经停止来潮。子宫肌纤维增生肥大，子宫增大、变软。子宫内膜出现蜕膜反应。蜕膜的存在与受精卵的生存密切相关。若胚胎死亡，滋养细胞活力消失，蜕膜自宫壁剥离而发生阴道出血。有时蜕膜可完整剥离，随阴道出血排出三角形蜕膜管型，有时则呈碎片排出。排出的组织见不到绒毛，组织学检查无滋养细胞。

【临床表现】

输卵管妊娠的临床表现与受精卵着床部位、有无流产或破裂、出血量及时间长短等有关。

1. 停经　多数患者停经 6 ～ 8 周以后出现不规则阴道出血，但有些患者因月经仅过期几天，误将不规则的阴道出血视为月经，也可能无停经主诉。

2. 腹痛　是输卵管妊娠患者就诊的主要症状。输卵管妊娠未发生流产或破裂前，常表现为一侧下腹隐痛或酸胀感。输卵管流产或输卵管妊娠破裂时，患者突感一侧下腹撕裂样疼痛。随后，血液由局部、下腹流向全腹，疼痛亦遍及全腹，放射至肩部，当血液积聚于直肠子宫陷凹处时，可出现肛门坠胀感。

随堂测 8-2

3. 阴道出血　占 60% ～ 80%，胚胎死亡后，常有不规则阴道出血，呈暗红色或深褐色，量少，呈点滴状，一般不超过月经量。少数患者阴道出血量较多，类似月经。阴道出血可伴有蜕膜管型或蜕膜碎片排出，为子宫蜕膜剥离所致。阴道出血一般在病灶去除后方能停止。

4. 晕厥与休克　急性大量内出血及剧烈腹痛可引起患者晕厥或休克，内出血越多、越急，症状出现也越迅速、越严重，但与阴道出血量不成比例。

5. 腹部包块　输卵管流产或输卵管妊娠破裂后所形成的血肿时间过久，可因血液凝固，逐渐机化变硬并与周围器官（子宫、输卵管、卵巢、肠管等）发生粘连而形成包块。

【处理原则】

本病以手术治疗为主，其次是药物治疗。

1. 手术治疗　适应证：①生命体征不稳定或有腹腔内出血征象者；②异位妊娠有进展者（血 hCG > 3000 U/L 或持续升高，有胎心搏动，附件区包块增大）；③不能随诊者；④有药物治疗禁忌证或药物治疗无效者；⑤持续性异位妊娠者。

手术方式根据是否保留患侧输卵管分为保守手术和根治手术。保守手术即去除胚胎组织，但保留患侧输卵管；根治手术即连同胚胎一起切除患侧输卵管。重症患者应在积极纠正休克的同时进行手术抢救。

2. 药物治疗　适应证：①患者生命体征稳定，输卵管妊娠未发生破裂，无明显腹腔内出血；②妊娠囊直径 < 4 cm；③超声未见胎心搏动；④血 hCG < 2000 U/L；⑤无慢性肝病、血液系统疾病、活动性肺部疾病、免疫缺陷、消化性溃疡及药物过敏等。

化学药物治疗（简称化疗）主要适用于病情稳定的输卵管妊娠患者及保守性手术后发生持续性异位妊娠者。化疗主要采用全身用药，亦可采用局部用药。全身用药常用甲氨蝶呤（MTX），抑制滋养细胞增生，使胚胎组织坏死、脱落、吸收。常用剂量为 0.4 mg/（kg·d），肌内注射，5 日为一个疗程；或单次剂量肌内注射，常用剂量为 50 mg/m^2，在治疗第 4 日和第 7 日测血 hCG。治疗期间应用超声检查和血 hCG 进行严密监护，同时监测病情变化及药物的肝、肾毒性反应及副作用。局部用药采用在超声引导下穿刺或在腹腔镜下将甲氨蝶呤直接注入输卵管的妊娠囊内。

【护理评估】

> **案例 8-2B**
>
> 　　该患者妇科检查结果：宫颈举痛明显，阴道后穹隆触痛（+），盆腔触诊疼痛，触诊不满意。实验室检查：血红蛋白 80 g/L。
>
> 请回答：
>
> 1. 请结合目前病情做出主要护理诊断。
> 2. 该患者首优的护理措施包括哪些内容?

（一）健康史

护士应询问患者的月经史，以准确推断停经时间，注意鉴别末次月经与不规则阴道出血。此外，对不孕症、放置宫内节育器、绝育术、盆腔炎等与发病相关的高危因素应予以高度重视。

（二）身心状况

1. 一般状况　输卵管妊娠未发生流产或破裂前，症状及体征不明显。当腹腔出血量较多时，可出现面色苍白、脉搏快而细弱、心率增快和血压下降等休克表现。体温一般正常，出现休克症状时体温略低，腹腔内血液吸收时体温略升高，但不超过 38 ℃。

2. 腹部检查　输卵管流产或输卵管妊娠破裂者，下腹部有明显的压痛和反跳痛，尤以患侧为甚，轻度腹肌紧张；出血量多时，叩诊有移动性浊音；如出血时间较长，形成血凝块，在下腹可触及软性肿块。

3. 盆腔检查　输卵管妊娠未发生流产或破裂者，除子宫略大、较软外，仔细检查可能触及胀大的输卵管并有轻度压痛。输卵管流产或输卵管妊娠破裂者，阴道后穹隆饱满，有触痛。将宫颈轻轻上抬或左右摇动时，可引起剧烈疼痛，称为宫颈举痛或摇摆痛，是输卵管妊娠破裂的主要体征之一。子宫稍大而软，腹腔内出血量多时，检查子宫呈漂浮感。

4. 心理社会状况　输卵管流产或输卵管妊娠破裂后，腹腔内急性大量出血及剧烈腹痛，以及妊娠终止的现实都可能使孕妇出现较为激烈的情绪反应，可表现为哭泣、自责、无助、抑郁和恐惧等。孕妇家属也会因难以接受妊娠终止而出现过激的情绪反应。

（三）辅助检查

1. 阴道后穹隆穿刺术　是一种简单、可靠的诊断方法，适用于疑有腹腔内出血的患者。腹腔内血液易积聚于直肠子宫陷凹，即使出血量不多，也能经阴道后穹隆穿刺术抽出。用18 号长针自阴道后穹隆刺入直肠子宫陷凹，抽出暗红色不凝血为阳性，说明有腹腔积血。无内出血、内出血量少、血肿位置较高或直肠子宫陷凹有粘连时，可能抽不出血液，因而穿刺阴性不能排除输卵管妊娠。

2. hCG 测定　尿或血 hCG 测定对早期诊断异位妊娠至关重要。异位妊娠时，体内 hCG 水平较宫内妊娠低，异位妊娠的阳性率一般可达 99%，但极少数陈旧性异位妊娠可表现为阴性结果。

3. B 超检查　B 超显像有助于诊断异位妊娠。阴道 B 超检查较腹部 B 超检查准确性高。诊断早期异位妊娠，单凭 B 超显像有时可能误诊。若能结合临床表现及 β-hCG 测定等，对诊断的帮助很大。

4. 腹腔镜检查　腹腔镜检查不再是异位妊娠诊断的"金标准"，且有 3% ~ 4% 的患者因妊娠囊过小而被漏诊，也可能因输卵管扩张和颜色改变而误诊为异位妊娠。目前很少将腹腔镜作为检查的手段，而更多地作为手术治疗。

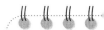

5. 子宫内膜病理学检查　很少应用，仅适用于阴道出血量较多的患者，目的在于排除宫内妊娠流产。将宫腔排出物或刮出物做病理学检查，切片中见到绒毛，可诊断为宫内妊娠；仅见蜕膜未见绒毛者有助于诊断异位妊娠。

【主要护理诊断 / 问题】

（1）潜在并发症：失血性休克。

（2）恐惧：与担心手术失败有关。

【预期目标】

1. 患者休克症状得以及时发现并缓解。

2. 患者愿意接受手术治疗。

3. 患者能以正常心态接受此次妊娠失败的现实。

【护理措施】

（一）接受手术治疗患者的护理

1. 术前准备　护士在严密监测患者生命体征的同时，配合医师积极纠正休克的症状，做好术前准备。手术治疗是输卵管异位妊娠的主要处理方法。对于严重内出血并出现休克的患者，护士应立即开放静脉通道、交叉配血，做好输血、输液的准备，以便配合医师积极纠正休克，补充血容量，并按急诊手术要求迅速做好术前准备。术前准备与术后护理的有关内容请参见第十六章腹部手术患者的护理。

2. 加强心理护理　护士应于手术前简洁明了地向患者及家属讲明手术的必要性，并以亲切的态度和切实的行动赢得患者及家属的信任，保持周围环境安静、有序，减少和消除患者的紧张、恐惧心理，协助患者接受手术治疗方案。术后，护士应帮助患者及家属以正常的心态接受此次妊娠失败的现实，向他们讲述异位妊娠的有关知识，一方面可以减少因害怕再次发生异位妊娠而抵触妊娠的不良情绪；另一方面，也可以增加患者的自我保健知识，提高自我保健意识。

（二）接受非手术治疗患者的护理

对于接受非手术治疗方案的患者，护士应从以下几个方面加强护理。

1. 密切观察患者的一般情况、生命体征，并重视患者的主诉，尤应注意阴道出血量与腹腔内出血量是否成正比。当阴道出血量不多时，不要误以为腹腔内出血量亦很少。

2. 护士应告诉患者病情发展的指征，如出血量增多、腹痛加剧、肛门坠胀感明显，以便当患者病情进展时，医患均能及时发现，给予相应处理。

3. 指导患者卧床休息，避免腹部压力增大，减少异位妊娠破裂的机会。在患者卧床期间，护士需提供相应的生活护理。

4. 护士需协助患者正确留取血标本，监测治疗效果。

5. 护士应指导患者摄取足够的营养物质，尤其是富含铁蛋白的食物，如动物肝、红肉、绿色蔬菜以及黑木耳等，促进血红蛋白增加，增强患者的抵抗力。

（三）健康宣传教育

1. 出院指导　输卵管妊娠的预后在于防止输卵管的损伤和感染，因此护士应做好患者的健康保健工作，防止发生盆腔感染。由于输卵管妊娠患者约有 10% 的再发生率和 50% ~ 60% 的不孕率，因此护士需指导患者有计划地生育，一旦发现妊娠，及时就医，尽早发现异位妊娠。

2. 预防　教育患者保持良好的卫生习惯，有计划地生育，同时做好避孕措施。如发生盆腔炎等生殖系统炎症时，须积极并彻底治疗，以免延误病情。

【结果评价】

1. 患者的休克症状得以及时发现并纠正。

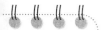

2．患者消除了恐惧心理，愿意接受手术治疗。

3．患者正确地面对并接受此次妊娠失败的现实。

第三节 早 产

案例 8-3A

　　某孕妇，32 岁，停经 28 周，无诱因出现下腹部不规律阵痛 1 天，无明显阴道出血、排液。体格检查：T 37.0 ℃，宫高 29 cm，腹围 90 cm，可扣及弱宫缩，间隔时间 7 ～ 8 分钟，持续 20 秒，胎心率 142 次 / 分。

　　请回答：

　　1．该孕妇目前最可能的诊断是什么？

　　2．为了进一步明确诊断，应护理评估哪些内容？

　　早产（preterm delivery）指妊娠满 28 周但不足 37 周分娩者。此时娩出的新生儿称为早产儿，体重 1000 ～ 2499 g。有些国家已将早产时间的下线定义为妊娠 24 周或 20 周。国内早产占分娩总数的 5% ～ 15%。约 15% 的早产儿死于新生儿期，而且围生儿死亡中与早产有关者占 75%，因此预防早产是降低围生儿死亡率的重要环节之一。

【病因及分类】

　　早产常见的原因有孕妇、胎儿和胎盘方面的因素。孕妇如合并感染性疾病、有早产病史、子宫畸形、子宫肌瘤、急性疾病、慢性疾病及妊娠并发症时易诱发早产；若发生前置胎盘、胎盘早剥、胎儿畸形、胎膜早破、绒毛膜羊膜炎、羊水过多、多胎等，亦可致早产。近年的研究发现，一些高危因素可能会诱发早产发生，如青少年妊娠、吸烟、药物滥用或依赖、营养不良、精神过度紧张。此外，尚有 30% 的早产原因不明。

　　根据原因不同，早产分为自发性早产和治疗性早产。前者包括胎膜完整早产和未足月胎膜早破早产；后者是因妊娠并发症或合并症，在未达到 37 周时，为母儿安全，需要采取引产或行剖宫产术终止妊娠。

【临床表现】

　　早产的临床表现主要是子宫收缩，最初为不规则宫缩，并常伴有少许阴道出血或血性分泌物，以后可发展为规则宫缩，使宫颈管先逐渐消退，后扩张，与足月临产相似。

　　1．先兆早产（threatened preterm labor） 妊娠满 28 周至不足 37 周，有规则或不规则宫缩，伴有宫颈管进行性缩短，但宫颈口尚未扩张。

　　2．早产临产（preterm labor） 妊娠满 28 周至不足 37 周，出现规则宫缩（20 分钟 ≥ 4 次，或 60 分钟 ≥ 8 次），伴有宫颈进行性改变；宫颈扩张 1 cm 以上；宫颈容受 ≥ 80%。

> **知识链接**
>
> **早产预测**
>
> 　　1．经阴道超声宫颈长度测定 妊娠 24 周前宫颈长度 < 25 mm，或宫颈内口漏斗形成伴有宫颈缩短，提示早产风险增大，尤其对宫颈长度 < 15 mm 和 > 30 mm 的阳性和阴性预测价值更大。

2. 宫颈分泌物生化检测 超声检测宫颈长度为 20 ~ 30 mm，对早产的预测价值还不确定，可进一步做宫颈分泌物生化指标检测，以提高预测的准确性，尤其是对没有明显早产临床表现的孕妇。检测指标包括胎儿纤维连接蛋白（fFN）、磷酸化胰岛素样生长因子结合蛋白 1（phIGFBP-1），胎盘 α 微球蛋白 1（PAMG-1），其中 fFN 的阴性预测价值更大。

来源：谢敏. 阴道超声检测宫颈长度及胎儿纤维连接蛋白对初产妇早产的预测价值 [J]. 中国妇幼保健，2019，34（8）：1902-1905.

【处理原则】

若胎膜未破，在母胎情况允许时，通过休息和药物治疗控制宫缩，尽量维持妊娠至 34 周；若胎膜已破，早产已不可避免时，则应尽可能预防新生儿并发症，以提高早产儿的存活率。

【护理评估】

案例 8-3B

该患者产科检查结果：阴道窥器检查，阴道分泌物不多，呈乳白色，宫颈口未开。

请回答：为明确诊断，还应进一步对该孕妇做哪项评估？

（一）健康史

评估早产的高危因素，如有无流产史、早产史或本次妊娠期间有无阴道出血史等，并记录既往出现的症状及接受治疗的情况。此外，护士还应了解孕妇有无吸烟史、药物滥用或依赖史，以及孕妇的年龄、营养状况及精神心理状态等。

（二）身心状况

早产需与妊娠晚期出现的生理性子宫收缩相鉴别。生理性子宫收缩一般不规则，宫缩强度弱，孕妇无痛感，且不伴有宫颈管缩短和宫口扩张等改变。根据临床表现判断为先兆早产或早产临产。

早产已不可避免时，孕妇常会不自觉地把一些相关的事情与早产联系起来而产生自责感；由于妊娠结果的不可预知性，恐惧、焦虑、猜疑也是早产孕妇常见的情绪反应。

（三）辅助检查

通过全身检查及产科检查，结合宫颈分泌物生化指标检测，核实孕周，评估胎儿成熟度、胎方位等；观察产程进展，确定早产的进程。

案例 8-3C

护士在检查过程中，发现该孕妇暗自垂泪，不停地询问护士胎儿还未足月会不会提前分娩，若出生能否存活。

请回答：

1. 基于护理评估，该孕妇目前的主要护理诊断有哪些？

2. 针对目前的主要护理诊断 / 问题，应如何与孕妇进行沟通？

【主要护理诊断/问题】

1. 有新生儿受伤的危险 与早产儿发育不成熟有关。

2. 焦虑 与担心早产儿预后有关。

3. 自尊紊乱 与认为自己对早产的发生负有责任而又无力阻止早产发生有关。

【预期目标】

1. 新生儿不存在因护理不当而发生的并发症。

2. 产妇建立照顾早产儿的信心，并学会照顾早产儿。

3. 产妇能正确地面对事实，积极配合治疗及护理。

【护理措施】

（一）一般护理

1. 预防早产 孕妇良好的身心状况可减少早产的发生，突然的精神创伤可诱发早产，因此，应做好孕期保健工作，指导孕妇加强营养，保持平静的心情。避免诱发宫缩的活动，如抬举重物、性生活等。高危孕妇需卧床休息，以侧卧位为宜，以减少宫缩并增加子宫血液循环，改善胎儿供氧，禁止性生活，慎做肛查和阴道检查等，积极治疗合并症。

2. 为孕妇提供心理支持 安排时间与孕妇进行开放式讨论，使其了解早产的发生并非她的过错，有时甚至是无缘由的。由于早产是意料之外的，孕妇多无精神和物质的准备，对产程中的孤独感、无助感尤为敏感，因此，丈夫、其他家属和护士在其身旁提供的支持较足月分娩孕妇更显重要，并能帮助孕妇重建自尊，以良好的心态承担早产儿母亲的角色。

（二）症状护理

1. 药物治疗的护理 先兆早产的主要治疗为抑制宫缩，积极治疗合并症和并发症。护士应明确具体药物的作用和用法，并能识别药物的副作用，以避免毒性作用的发生；同时对患者做相应的健康教育。

常用抑制宫缩的药物有以下几类。

（1）钙通道阻滞药：阻滞钙离子进入肌细胞而抑制子宫收缩。常用药物为硝苯地平，起始剂量为 20 mg，口服，然后每次 10～20 mg，每日 3～4 次，根据宫缩情况调整。用药时应密切观察孕妇心率及血压变化。已用硫酸镁者应慎用，以防血压急剧下降。

（2）β肾上腺素受体激动药：其作用为降低子宫肌肉对刺激物的应激性，使子宫肌肉松弛，抑制子宫收缩。此类药物的副作用为心搏加快、血钾降低、血糖升高、恶心、出汗、头痛等。常用药物有利托君（ritodrine）。用药时需密切观察孕妇的主诉、心率、血压、宫缩变化，并限制静脉输液量（每日不超过 2000 ml），以防肺水肿。

（3）硫酸镁：镁离子直接作用于肌细胞，使平滑肌松弛，抑制子宫收缩。应用硫酸镁对妊娠 32 周前早产胎儿中枢神经系统有保护作用，可以降低早产儿的脑瘫风险和严重程度。用法：硫酸镁 4～5 g 静脉注射或快速静脉滴注，随后 1～2 g/h 缓慢静脉滴注 12 小时，应用硫酸镁的时间不宜超过 48 小时。关于硫酸镁的使用注意事项，请参看本章第四节。

（4）阿托西班：为缩宫素受体拮抗药，与子宫肌缩宫素受体起竞争性拮抗作用，其抗早产的效果与利托君相似。起始剂量为 6.75 mg，静脉滴注 1 分钟，继之 18 mg/h 维持 3 小时，接着 6 mg/h 缓慢静脉滴注，维持 45 小时。副作用小，无明显禁忌证。

（5）前列腺素合成酶抑制药：有减少前列腺素合成的作用，从而抑制宫缩。常用药物有吲哚美辛，主要用于妊娠 32 周前的早产，短期（不超过 1 周）选用。起始剂量为 50～100 mg，经阴道或直肠给药，也可口服，然后每 6 小时给予 25 mg，维持 48 小时。用药过程中需密切监测羊水量及胎儿动脉导管血流。

2. 预防新生儿合并症的发生 在保胎过程中，应每日行胎心监护，教会孕妇自数胎动，有异常情况时，及时采取应对措施。在分娩前，按医嘱给孕妇糖皮质激素，如地塞米松、倍他米松，可促胎肺成熟，是避免发生新生儿呼吸窘迫综合征的有效措施。

3．为分娩做准备　如早产已不可避免，应尽早决定合理分娩的方式，如臀位、横位，估计胎儿成熟度低，而产程又需较长时间者，可行剖宫产术结束分娩；经阴道分娩者，应考虑使用产钳术和会阴切开术以缩短产程，从而减少分娩过程中对胎头的压迫。同时，充分做好早产儿保暖和复苏的准备，临产后慎用镇静药，避免发生新生儿呼吸抑制的情况。产程中必要时应给孕妇吸氧。

（三）健康宣传教育

1．出院指导　产后根据自身情况适当活动，以恢复体力，增强体质。产褥期避免重体力活动，提倡母乳喂养。母乳是婴儿天然的不可替代的营养品，早产儿尤其如此，母乳喂养具有提高婴儿免疫功能、营养防病、增进母婴感情、促进母亲恢复健康等优点。

2．预防　定期进行产前检查，指导妊娠期卫生，积极治疗泌尿及生殖道感染。妊娠晚期节制性生活，以免胎膜早破。加强高危妊娠患者的管理，积极治疗妊娠合并症和并发症，预防胎膜早破和亚临床感染。宫颈内口松弛者，一般建议妊娠 12 ～ 14 周行宫颈环扎术，以防止早产的发生。

【结果评价】

1. 新生儿未出现因护理不当而发生的并发症。
2. 产妇具有照顾新生儿的信心并能照顾新生儿。
3. 产妇能够积极配合治疗及护理。

随堂测 8-3

第四节　妊娠期高血压疾病

> **案例 8-4A**
>
> 　　初孕妇，30 岁，孕 33^{+2} 周，血压升高 1 个月，双下肢水肿。体格检查：BP 150/95 mmHg。尿常规：蛋白尿（++）。
>
> 　　请回答：
>
> 　　1．请判断该患者最可能出现了何种情况？需要进一步收集健康史的哪些内容？
>
> 　　2．为了明确诊断，该患者还需要进行哪些辅助检查？

妊娠期高血压疾病（hypertensive disorders of pregnancy，HDP）是指妊娠与血压升高并存的一组疾病，包括妊娠高血压、先兆子痫、子痫，以及慢性高血压并发先兆子痫和妊娠合并慢性高血压，发病率为 5% ～ 12%。该组疾病严重影响母婴健康，是孕产妇及围生儿病死率升高的主要原因。前三种疾病与后两种疾病在发病机制及临床护理上略有不同。本节重点阐述前三种疾病。

【高危因素与病因】

（一）高危因素

流行病学调查发现，妊娠期高血压疾病的发病可能与以下因素有关：孕妇年龄 ≥ 35 岁；初次产前检查时 BMI ≥ 28 kg/m^2；既往先兆子痫病史；先兆子痫家族史（母亲或姐妹）；有内科疾病或隐匿存在的疾病（包括高血压、肾病、糖尿病等）和自身免疫病（如系统性红斑狼疮、抗磷脂综合征等）；初次妊娠；妊娠间隔时间 ≥ 10 年；妊娠早期收缩压 ≥ 130 mmHg 或舒张压≥ 80 mmHg；本次妊娠为多胎妊娠。

（二）病因

妊娠期高血压疾病至今病因不明，可能与下列因素有关。

1. 子宫螺旋小动脉重铸不足　妊娠高血压患者的滋养细胞浸润过浅，只有蜕膜层血管重铸，俗称"胎盘浅着床"，螺旋小动脉重铸不足使胎盘血流量减少，引起先兆子痫的一系列表现。

2. 炎症免疫过度激活　先兆子痫患者无论是母胎界面局部还是全身，均存在着炎症免疫反应过度激活现象。Toll 样受体家族、蜕膜自然杀伤细胞（dNK）、巨噬细胞等的数量、表型和功能异常均可影响子宫螺旋小动脉重铸，造成胎盘浅着床。

3. 血管内皮细胞受损　氧化应激、抗血管生成和代谢性因素，以及其他炎性介质可导致血管内皮损伤而引发先兆子痫。

4. 遗传因素　先兆子痫具有家族倾向性，提示遗传因素与该疾病的发生有关，但遗传方式尚不明确。

5. 营养因素　叶酸、钙、镁、锌、硒、维生素 C、维生素 E 缺乏有可能与先兆子痫的发生及发展有关，但尚无临床循证医学的证据。

【病理生理变化】

妊娠期高血压疾病的基本病理生理变化是全身小血管痉挛和血管内皮损伤，全身各系统靶器官血流灌注减少，对母儿造成危害，出现不同的临床征象，包括心血管、血液、肾、肝、脑和子宫胎盘灌注等，甚至导致母儿死亡。

【临床表现及分类】

1. 妊娠高血压　妊娠 20 周后首次出现高血压，收缩压≥ 140 mmHg 和（或）舒张压≥ 90 mmHg，于产后 12 周内恢复正常；尿蛋白（–）。产后方可确诊。

2. 先兆子痫　妊娠 20 周后出现收缩压≥ 140 mmHg 和（或）舒张压≥ 90 mmHg，伴有尿蛋白≥ 0.3 g/24 h，或随机尿蛋白（+）；或虽无蛋白尿，但合并以下任何一个器官或系统受累：心脏、肺、肝、肾等重要器官，或血液系统、消化系统、神经系统的异常改变，胎盘 - 胎儿受到累及等。血压和（或）尿蛋白水平持续升高，或发生母体器官功能受损或出现胎盘 - 胎儿并发症，是先兆子痫病情进展的表现。

先兆子痫的孕妇出现下述任一表现可诊断为重度先兆子痫：

（1）血压持续升高：收缩压≥ 160 mmHg 和（或）舒张压≥ 110 mmHg。

（2）持续性头痛、视觉障碍或其他中枢神经系统异常表现。

（3）持续性上腹部疼痛及肝包膜下血肿或肝破裂表现。

（4）转氨酶水平异常：血谷丙转氨酶（丙氨酸转氨酶）或谷草转氨酶（天冬氨酸转氨酶）水平升高。

（5）肾功能受损：尿蛋白≥ 2.0 g/24 h；少尿（24 h 尿量＜ 400 ml 或每小时尿量＜ 17 ml），或血肌酐＞ 106 μmol/L。

（6）低蛋白血症伴腹水、胸腔积液或心包积液。

（7）血液系统异常：血小板计数呈持续性下降并低于 100×10^9/L；微血管内溶血，表现为贫血、血乳酸脱氢酶（LDH）水平升高或黄疸。

（8）心力衰竭。

（9）肺水肿。

（10）胎儿生长受限、羊水过少、胎死宫内、胎盘早剥等。

3. 子痫　在先兆子痫的基础上发生不能用其他原因解释的强直性抽搐，可以发生在产前、产时或产后，也可以发生在无临床先兆子痫表现时。

子痫典型的发作过程先表现为眼球固定，瞳孔放大，头扭向一侧，牙关紧闭，继而口角及面部肌肉颤动，数秒后全身及四肢肌肉强直性收缩（背侧强于腹侧），双手紧握，双臂伸直，发生强烈的抽动。抽搐时呼吸暂停，面色青紫，持续1分钟左右抽搐强度减弱，全身肌肉松弛，随即深长吸气，发出鼾声而恢复呼吸。

抽搐发作前及抽搐期间，患者神志丧失。如抽搐频繁且持续时间较长，患者可陷入深昏迷状态。在抽搐过程中易发生唇舌咬伤、摔伤甚至骨折等多种创伤，昏迷时呕吐可造成窒息或吸入性肺炎。

4. 慢性高血压并发先兆子痫 慢性高血压孕妇，妊娠20周前无蛋白尿，妊娠20周后出现尿蛋白≥0.3 g/24 h或随机尿蛋白≥（+），或妊娠20周前有蛋白尿，妊娠20周后尿蛋白量明显增加，或出现血压进一步升高等上述重度先兆子痫的任何一项表现。

5. 妊娠合并慢性高血压 妊娠20周前收缩压≥140 mmHg和（或）舒张压≥90 mmHg（除外滋养细胞疾病），妊娠期无明显加重；或妊娠20周后首次诊断高血压并持续到产后12周以后。

【处理原则】

对于妊娠高血压和先兆子痫患者，应加强妊娠期检查，密切监测，及时发现病情变化，以防发展为重症。重度先兆子痫患者应住院治疗，积极处理，防止发生子痫及并发症。基本治疗原则是镇静、解痉、有指征地降压、利尿，密切监测母儿情况，适时终止妊娠。

常用的治疗药物有以下几种。

（1）解痉药：硫酸镁是解痉治疗的一线药物，硫酸镁有预防和控制子痫发作的作用，适用于重度先兆子痫患者。

（2）镇静药：可缓解患者精神紧张、焦虑症状，改善睡眠。当应用硫酸镁有禁忌证或疗效不明显时，可使用镇静药预防并控制子痫发生。但分娩时应慎用，以免药物通过胎盘导致对胎儿的呼吸抑制作用。常用药物有地西泮、复方盐酸氯丙嗪注射液（冬眠合剂，由哌替啶100 mg、氯丙嗪50 mg、异丙嗪50 mg组成）、苯巴比妥钠等。

（3）抗高血压药：降压治疗的目的是预防心脑血管意外和胎盘早剥等严重母儿并发症。收缩压≥160 mmHg和（或）舒张压≥110 mmHg的严重高血压必须降压治疗；收缩压≥150 mmHg和（或）舒张压≥100 mmHg的非严重高血压建议降压治疗；收缩压140～150 mmHg和（或）舒张压90～100 mmHg不建议治疗，但对并发脏器功能损伤者可考虑降压治疗。妊娠期已用抗高血压药治疗的孕妇应继续降压治疗。

目标血压：无其他脏器损害者，收缩压应控制在130～155 mmHg，舒张压应控制在80～105 mmHg；有其他脏器损害者，则收缩压应控制在130～139 mmHg，舒张压应控制在80～89 mmHg。降压过程力求使血压平稳下降，不可低于130/80 mmHg，以保证子宫胎盘血流灌注。常用药物有拉贝洛尔、硝苯地平、酚妥拉明、硝酸甘油及硝普钠等。

（4）利尿药：仅用于全身性水肿、肺水肿、脑水肿、急性心力衰竭、肾功能不全时，可酌情使用呋塞米等快速利尿药。在用药过程中，应严密监测患者的水及电解质平衡情况以及药物的毒性反应及副作用。

【护理评估】

案例 8-4B

该患者眼底检查的结果：眼底小动脉痉挛，动、静脉比例为1：2。自述视物不清2日。

请回答：

1. 评估患者血压的注意事项有哪些？

2. 患者现存或潜在的健康问题有哪些？

（一）健康史

询问妊娠前有无高血压、肾炎、糖尿病、系统性红斑狼疮、血栓性疾病等病史，有无妊娠期高血压疾病家族史，有无妊娠期高血压疾病的易患因素，了解此次妊娠经过，出现异常现象的时间及治疗经过。

（二）身心状况

监测患者生命体征和胎心率、胎动情况，定期评估胎儿的发育情况，密切观察血压、尿量、水肿及体重的变化。注意有无头痛、视物模糊、胸闷、上腹部疼痛等自觉症状以及抽搐、昏迷等情况，在评估过程中应注意：

1. 初测血压有升高者，应间隔 4 小时或以上复测血压，方能正确地反映血压情况，必要时测量两臂血压，了解血压的增高情况，同时不要忽略测得血压与其基础血压的比较。

2. 留取 24 小时尿进行尿蛋白检查。凡 24 小时尿蛋白定量 ≥ 0.3 g 者为异常。由于蛋白尿的出现及量反映了肾小管痉挛的程度以及肾小管细胞缺氧及其功能受损的程度，护士应给予高度重视。

3. 当孕妇出现头痛、视物模糊、胸闷、恶心、呕吐等自觉症状时，提示病情进一步发展，即进入重度先兆子痫阶段，护士应高度重视。

4. 抽搐与昏迷是最严重的表现，护士应特别注意发作状态、频率、持续时间、间隔时间、神志情况，以及有无唇舌咬伤、摔伤，甚至骨折、窒息或吸入性肺炎等。

妊娠期高血压疾病孕妇的心理状态与病情的严重程度密切相关。部分妊娠高血压孕妇由于身体上未感到明显不适，心理上往往易忽略，不予重视。随着病情的进展，当血压明显升高，出现自觉症状时，孕妇紧张、焦虑、恐惧的心理也会随之加重。此外，孕妇的心理状态还与孕妇对疾病的认识及其支持系统的认知与帮助有关。

（三）辅助检查

1. **基本检查**　包括血常规、尿常规、肝功能、肾功能、电解质、凝血功能、心电图、电子胎心监护，以及超声检查胎儿、胎盘和羊水等。

2. **特殊检查**　包括眼底检查、动脉血气分析、超声（检查肝、胆、胰、脾、肾等脏器）、心脏彩超及心功能检查、脐动脉血流、子宫动脉等多普勒血流监测、头颅 CT 或磁共振成像及自身免疫病相关指标。

【主要护理诊断 / 问题】

1. **体液过多：水肿**　与下腔静脉受增大子宫压迫使血液回流受阻或营养不良性低蛋白血症有关。

2. **有受伤的危险**　与发生抽搐有关。

3. **有窒息的危险**　与发生子痫昏迷状况有关。

4. **知识缺乏**　缺乏妊娠期高血压疾病的相关知识。

5. **潜在并发症**　肾衰竭、胎盘早剥。

【预期目标】

1. 孕妇病情缓解，未发生子痫及并发症。

2. 孕妇明确孕期保健的重要性，积极配合产前检查及治疗。

【护理措施】

（一）妊娠高血压和先兆子痫孕妇的护理

1. **保证休息**　创造安静、舒适、整洁的环境，以保证充足的睡眠（每日不少于 10 小时）。在休息和睡眠时以侧卧位为宜，其目的是解除妊娠子宫对下腔静脉的压迫，改善子宫胎盘的循环。此外，孕妇精神放松，心情愉快，也有助于控制妊娠期高血压疾病的发展。因此，护士应帮助孕妇合理安排工作和生活，使其既不紧张、劳累，又不单调、郁闷。

2．调整饮食　嘱孕妇摄入足够的蛋白质（每日 100 g 以上）、蔬菜，补充维生素、铁和钙等。食盐不必严格限制，因为长期低盐饮食可引起低钠血症，易发生产后血液循环衰竭。而且低盐饮食也会影响食欲，减少蛋白质的摄入，对母儿均不利。但全身水肿的孕妇应限制食盐摄入量。

3．加强产前保健　根据病情需要，先兆子痫孕妇应增加产前检查次数，加强母儿监测措施，密切注意病情变化，防止发展为重症。同时向孕妇及家属讲解妊娠期高血压疾病的相关知识，便于病情发展时孕妇能及时汇报，并督促妊娠满 28 周的孕妇每日数胎动，监测体重，及时发现异常，从而提高孕妇的自我保健意识，并取得孕妇家属的支持和理解。

（二）重度先兆子痫孕妇的护理

1．一般护理

（1）孕妇需住院治疗，卧床休息，以侧卧位为主。保持病室安静，避免各种声、光等不良刺激。还应准备下列物品：呼叫器、床档、急救车、吸引器、供氧设备、开口器、产包以及急救药品（如硫酸镁、葡萄糖酸钙等）。

（2）密切监测血压变化，如舒张压逐渐上升，提示病情加重，随时观察和询问孕妇有无头晕、头痛、目眩等自觉症状出现。

（3）注意胎动、胎心率以及子宫敏感性（肌张力）有无改变。

（4）重度先兆子痫孕妇应根据病情需要适当限制食盐摄入量（每日少于 3 g），每日或隔日测量体重，每日记液体出入量、测尿蛋白，必要时测 24 小时尿蛋白定量，查肝功能、肾功能、二氧化碳结合力等。

2．用药护理　硫酸镁是治疗子痫及重度先兆子痫预防子痫发作的首选解痉药。镁离子能抑制运动神经末梢对乙酰胆碱的释放，阻断神经和肌肉间的传导，使骨骼肌松弛，从而预防和控制子痫发作，且对宫缩和胎儿均无不良影响。护士应明确硫酸镁的用药方法、毒性反应以及注意事项。

（1）用药方法：硫酸镁可采用肌内注射或静脉用药。①肌内注射：通常于用药 2 小时后血液浓度达高峰，且体内浓度下降缓慢，作用时间长，但局部刺激性强，患者常因疼痛而难以接受。注射时应注意使用长针头行深部肌内注射，也可加利多卡因于硫酸镁溶液中，以缓解疼痛刺激，必要时可行局部按揉或热敷，促进肌肉组织对药物的吸收。②静脉用药：可行静脉滴注或静脉注射，静脉用药后可使血中浓度迅速达有效水平，用药后约 1 小时血浓度可达高峰，停药后血浓度下降较快，但可避免肌内注射引起的不适。基于不同用药途径的特点，临床多采用两种方式互补长短，以维持体内有效浓度。

（2）毒性反应：硫酸镁的治疗浓度和中毒浓度相近，因此在应用硫酸镁治疗时，应严密观察其毒性作用，并认真控制硫酸镁的入量。通常主张硫酸镁的滴注速度以 1 g/h 为宜，不超过 2 g/h，每日最大用量 25 g，用药时限不超过 5 天。硫酸镁过量会使呼吸及心肌收缩功能受到抑制，危及生命。中毒现象首先表现为膝反射消失，随着血镁浓度的增加，可出现全身肌张力减退及呼吸抑制，严重者心搏可突然停止。

（3）注意事项：护士在用药前及用药过程中除评估孕妇的血压外，还应监测以下指标。①膝腱反射存在；②呼吸不少于 16 次 / 分；③尿量每 24 小时不少于 400 ml，或每小时不少于 17 ml。尿量少提示排泄功能受抑制，镁离子易蓄积于体内而发生中毒。由于钙离子可与镁离子争夺神经细胞上的同一受体，阻止镁离子的继续结合，因此应随时准备好 10% 葡萄糖酸钙注射液，若出现毒性作用，应及时予以解毒。10% 葡萄糖酸钙 10 ml 在静脉注射时宜在 5 ～ 10 分钟推完，必要时可每小时重复一次，直至呼吸、排尿和神经抑制恢复正常，但 24 小时内不超过 8 次。

科研小提示

肥胖孕妇患先兆子痫的风险性高，如何建立干预及管理体系值得探讨。

来源：桂顺平，漆洪波.《2019 SOGC 妊娠期肥胖管理指南》解读［J］.实用妇产科

杂志，2020，36（3）：195-199.

（三）子痫患者的护理

子痫是先兆子痫 - 子痫最严重的阶段，直接关系到母儿安危，因此子痫患者的护理极为重要。

1. 控制抽搐　患者一旦发生抽搐，应尽快控制。硫酸镁为首选药物，必要时可加用强有力的镇静药。

2. 专人护理　在子痫发生后，首先应保持患者的呼吸道通畅，并立即给氧，用开口器或于上、下磨牙间放置一缠好纱布的压舌板，用舌钳固定舌，以防咬伤唇舌或致舌后坠。使患者取头低侧卧位，以防黏液吸入呼吸道或舌阻塞呼吸道，也可避免发生低血压综合征。必要时，用吸引器吸出喉部黏液或呕吐物，以免发生窒息。在患者昏迷或未完全清醒时，禁止给予一切饮食和口服药，防止误入呼吸道而致吸入性肺炎。

3. 减少刺激　患者应安置于单人暗室，保持绝对安静，以避免声、光刺激；一切治疗活动和护理操作尽量轻柔且相对集中，避免刺激患者诱发抽搐。

4. 严密监护　密切注意血压、脉搏、呼吸、体温及尿量（留置导尿），记录液体出入量。及时进行必要的血、尿化验和特殊检查，及早发现脑出血、脑水肿、急性肾衰竭等并发症。

5. 为终止妊娠做好准备　子痫发作者往往在发作后自然临产，应严密观察，及时发现产兆，并做好母婴抢救准备。抽搐控制后即可考虑终止妊娠，护士应做好终止妊娠的准备。

（四）妊娠期高血压疾病孕妇的产时及产后护理

妊娠期高血压疾病孕妇的分娩方式应根据母儿的情形而定。若决定经阴道分娩，在第一产程中，应密切监测患者的血压、脉搏、尿量、胎心率及子宫收缩情况以及有无自觉症状；血压升高时，应及时与医师联系。在第二产程中，应尽量缩短产程，避免产妇用力，初产妇可行会阴侧切并用产钳或胎吸助产。在第三产程中，须预防产后出血，在胎儿娩出前肩后立即静脉注射缩宫素（禁用麦角新碱），及时娩出胎盘并按摩宫底，观察血压变化，重视患者的主诉。病情较重者于分娩开始即需开放静脉通道。胎儿娩出后测血压，在产房留观 2 小时，待病情稳定方可送回病房。

随堂测 8-4

先兆子痫孕妇产后 1 周内是血压波动的高峰期，高血压、蛋白尿等症状仍可能反复出现甚至加重，产褥期仍应每日监测血压，产后 48 小时内应至少每 4 小时观察 1 次血压。即使产前未发生抽搐，产后 48 小时亦有发生的可能，故产后 48 小时内仍应继续使用硫酸镁治疗和护理。使用大量硫酸镁的孕妇，产后易发生宫缩乏力，恶露较多，因此应严密观察子宫复旧情况，严防产后出血。

（五）健康教育

1. 出院指导　嘱患者出院后注意休息，按时用药，定期复查。患者产后 6 周血压仍未恢复正常，应于产后 12 周再次复查血压，排除慢性高血压。妊娠期高血压疾病特别是重度先兆子痫患者，远期罹患高血压、肾病、血栓形成的风险增大。计划再生育者，如距本次妊娠间隔时间小于 2 年或大于 10 年，先兆子痫复发风险增大。鼓励妊娠高血压患者培养健康的饮食和生活习惯，如规律体育锻炼、控制乙醇和食盐摄入、戒烟等。鼓励超重患者控制体重，以减少再次妊娠时发病风险并利于长期健康。

2.预防　护士应加强妊娠期健康教育，使孕妇及家属了解妊娠期高血压疾病的知识及对母儿的危害，从而促使孕妇自觉于妊娠早期开始做产前检查，并坚持定期检查，以便及时发现异常，及时治疗和纠正。同时，还应指导孕妇合理饮食，减少过量脂肪和盐的摄入，增加蛋白质、维生素以及富含铁、钙、锌的食物，对预防妊娠期高血压疾病有一定的作用。对于钙的补充，可从妊娠 20 周开始，每日补充钙剂 1.5 ~ 2 g，可降低妊娠期高血压疾病的发生。此外，孕妇足够的休息和愉快的心情也有助于妊娠期高血压疾病的预防。

【结果评价】

1．妊娠期高血压疾病孕妇休息充分，睡眠良好，饮食合理，病情缓解，未发展为重症。

2．重度先兆子痫孕妇病情得以控制，未出现子痫等并发症。

3．妊娠期高血压疾病孕妇积极配合产前检查及治疗。

4．治疗中，患者未出现硫酸镁的中毒反应。

第五节　前置胎盘

案例 8-5A

某孕妇，28 岁，G_2P_0，孕 31 周。从妊娠 28 周开始反复阴道出血，共 4 次。出血量少于月经量，不伴腹痛。1 天前阴道出血如月经量，立即收入院。检查：BP 120/84 mmHg，P 84 次 / 分，子宫软，无宫缩，头先露，胎头高浮，胎心率 144 次 / 分。

请回答：

1．患者可能的临床诊断是什么？应进一步收集哪些信息？

2．为明确诊断，首选的辅助检查方法是什么？

正常胎盘附着于子宫体部的后壁、前壁或侧壁。妊娠 28 周后，若胎盘附着于子宫下段，甚至胎盘下缘达到或覆盖宫颈内口处，其位置低于胎先露，称为前置胎盘。前置胎盘是妊娠晚期出血的主要原因之一，是妊娠期的严重并发症，若处理不当，可危及母儿生命，是引起孕产妇和围生儿死亡的重要原因之一。

【病因及发病机制】

本病病因尚不清楚，可能与下述因素有关。

1．子宫内膜病变与损伤　如产褥感染、多产、人工流产、引产、剖宫产术、刮宫，引起子宫内膜炎或子宫内膜损伤，使子宫蜕膜生长不全，当受精卵着床后，血液供给不足，为摄取足够营养，胎盘伸展到子宫下段。

2．胎盘异常　胎盘面积过大和形态异常，如双胎胎盘较单胎胎盘大而伸展到子宫下段，双胎妊娠前置胎盘的发生率较单胎高 1 倍。胎盘位置正常而副胎盘位于子宫下段近宫颈内口。膜状胎盘大而薄，直径达 30 cm，能扩展到子宫下段，其原因可能与囊胚在子宫内膜种植过深使包蜕膜绒毛持续存在有关。

3．受精卵滋养层发育迟缓　位于宫腔的受精卵尚未发育到能着床的阶段而继续下移至子宫下方，并在该处生长发育形成前置胎盘。

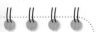

【分类及临床表现】

（一）分类

前置胎盘根据胎盘下缘与子宫颈内口的关系进行分类（图 8-5）。

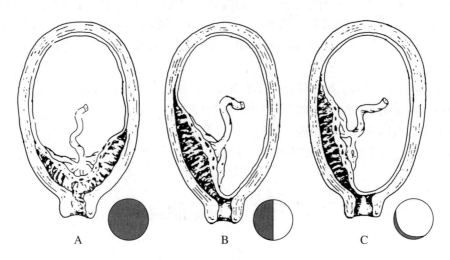

图 8-5　前置胎盘的分类
A. 完全性前置胎盘；B. 部分性前置胎盘；C. 边缘性前置胎盘

1. 前置胎盘（placenta praevia） 胎盘完全或部分覆盖子宫颈内口。

2. 低置胎盘（low lying placenta） 胎盘附着于子宫下段，边缘距子宫颈内口的距离小于 20 mm。

由于子宫下段的形成、宫颈管消失、宫口扩张等因素，胎盘边缘与宫颈内口的关系常随孕周的不同时期而改变。目前，临床上以处理前最后一次检查结果来确定其分类。

凶险性前置胎盘（pernicious placenta previa）指既往有剖宫产术或子宫肌瘤切除术史，此次妊娠为前置胎盘，胎盘附着于原手术瘢痕部位者，发生胎盘粘连、植入和致命性大出血的风险增加。

（二）临床表现

妊娠晚期或临产后发生无诱因、无痛性反复阴道出血是前置胎盘的典型症状。妊娠晚期，由于子宫下段逐渐伸展、延长，附着于子宫下段及宫颈内口的胎盘，因不能相应伸展而与其附着处分离，致血窦破裂出血。阴道出血发生的时间、反复发生的次数、出血量与前置胎盘类型有关。

【处理原则】

前置胎盘的处理原则是抑制宫缩、纠正贫血、预防感染和适时终止妊娠。根据孕妇的一般情况、孕周、胎儿成熟度、出血量以及产道条件等情况综合分析，制定具体方案。凶险性前置胎盘应当在有救治条件的医院治疗。

1. 期待疗法 其目的是在保证孕妇安全的前提下，尽量延长妊娠时间，提高胎儿成活率。期待疗法适用于妊娠＜36 周、胎儿存活、孕妇全身情况良好、阴道出血量少、无须紧急分娩的孕妇，一旦有阴道出血或子宫收缩，强调住院治疗的必要性，且应加强对母儿状况的监护及治疗。

2. 终止妊娠 适用于入院时失血性休克者，或期待疗法中发生大出血或出血量虽少，但妊娠已近足月或已临产者，应采取积极的措施选择最佳的方式终止妊娠。其中剖宫产术能提高胎儿存活率，又能迅速减少或制止出血，是处理前置胎盘的主要手段。阴道分娩适用于低置胎盘，胎先露为头位、临产后产程进展顺利并估计能在短时间内结束分娩者。

【护理评估】

案例 8-5B

> 该患者 B 超检查结果：胎盘位于子宫前壁，部分覆盖子宫颈内口。
> 请回答：
> 1. 依据检查结果，患者的临床诊断是什么？
> 2. 患者现存或潜在的健康问题有哪些？

（一）健康史

护士除评估患者个人健康史外，应重点识别孕产史中有无剖宫产术、人工流产及子宫内膜炎等前置胎盘的易发因素，以及妊娠过程中特别是妊娠 32 周前患者是否出现过阴道出血症状，并记录具体经过及医疗处理措施。

（二）身心状况

前置胎盘患者阴道出血往往发生在妊娠 32 周前，可反复发生，出血量逐渐增多，也可一次即发生大量出血。低置胎盘者，阴道出血多发生在妊娠 36 周以后，出血量较少或中等。

孕妇一般情况与出血量、出血速度密切相关。护士应评估并记录患者阴道出血量和频率、出血诱因及伴随症状、有无腹痛等。反复多次或大量阴道出血可出现贫血貌、面色苍白、脉搏细弱、四肢湿冷、血压下降等休克表现。

腹部检查：子宫软，轮廓清楚，无压痛，子宫大小与孕周相符。胎位清楚，胎先露高浮或伴有胎位异常。胎心率可以正常，也可因孕妇失血过多致胎心率异常或消失。当前置胎盘附着于子宫前壁时，可在耻骨联合上方闻及胎盘血流杂音。

孕妇及家属的心理状况亦不可忽视，孕妇及家属可因孕妇突然出现阴道出血而感到恐惧或焦虑，既担心孕妇的健康，又担心胎儿的安危，可能表现出恐慌、紧张、手足无措等。

（三）辅助检查

1．影像学检查　超声检查可清楚地显示子宫壁、胎盘、胎先露及宫颈的位置，是目前最有效的首选辅助检查方法；阴道超声检查能更准确地确定胎盘边缘和宫颈内口的关系，阴道探头观察宫颈内口的最佳位置是距宫颈 2 ~ 3 cm，因而前置胎盘患者进行该项检查是安全的，但阴道出血时应慎用。磁共振成像可以清楚地显示胎盘的位置以及胎盘与子宫肌层的关系，对怀疑合并胎盘植入者有很好的辅助诊断意义。

2．阴道检查　主要用于终止妊娠前未明确诊断决定分娩方式的个案。阴道检查有扩大前置胎盘剥离面致大出血、危及生命的危险，如能确诊或出血过多，则没有必要进行。个别确有必要，必须在输血、输液和做好手术准备的情况下方可进行。怀疑前置胎盘的个案，禁忌肛查。

【主要护理诊断／问题】

（1）潜在并发症：失血性休克。

（2）有感染的危险：与前置胎盘剥离面靠近子宫颈口、细菌易经阴道上行感染有关。

（3）自理能力缺陷：与绝对卧床休息有关。

【预期目标】

1. 接受期待疗法的孕妇血红蛋白不再继续下降，胎龄达到或接近足月。

2. 产妇未发生产后出血和产后感染。

随堂测 8-5

【护理措施】

（一）一般护理

保证休息，减少刺激。孕妇需住院观察，宜卧床休息，尤以侧卧位为佳，做好日常生活护理。此外，还需避免各种刺激，以减少出血机会。医护人员进行腹部检查时动作要轻柔，禁做阴道检查及肛查。对有出血者，给予会阴擦洗，保持会阴部清洁卫生。嘱患者进食富含纤维素的食物，保持排便通畅。

（二）症状护理

1. 纠正贫血 遵医嘱补充铁剂，维持血红蛋白 ≥ 110 g/L，血细胞比容 ≥ 30%。同时还应加强饮食营养指导，建议孕妇多食高蛋白以及含铁丰富的食物，如动物肝、红肉、绿叶蔬菜以及豆类等，一方面有助于纠正贫血；另一方面还可增强机体抵抗力，同时也可促进胎儿发育。

2. 监测生命体征，及时发现病情变化 严密观察并记录孕妇生命体征，阴道出血的量、颜色、出血时间及一般状况，监测胎儿宫内状态。并按医嘱及时完成实验室检查项目，查血型、交叉配血备用。如发现异常，及时报告医师并配合处理。

3. 预防产后出血和感染

（1）产妇回病房休息时，严密观察产妇的生命体征及阴道出血情况，如发现异常，及时报告医师处理，以防止或减少产后出血。

（2）及时更换会阴垫，以保持会阴部清洁、干燥。

（3）胎儿娩出后，及早使用子宫收缩药，以预防产后大出血。

4. 接受终止妊娠治疗方案孕妇的护理 对于接受终止妊娠治疗方案的孕妇，护理的目标是保证孕妇能以最佳的身心状态接受手术及分娩的过程。注意识别休克表现，如出现异常，医护人员配合积极抢救，遵医嘱建立静脉通道，配血，吸氧，保暖；输液、输血，补充血容量。需行剖宫产术者，按腹部手术患者的护理进行术前准备，并做好母儿生命体征监护及抢救准备工作。阴道分娩者协助行人工破膜术，使胎先露下降，压迫胎盘止血，严密观察宫缩、胎心率、阴道出血和产程进展情况，如发现异常，及时报告医师处理。胎儿娩出后，及早遵医嘱使用缩宫素预防产后出血。

（三）健康教育

护士应加强孕妇的管理和宣传教育。防止多产，避免多次刮宫、引产或宫内感染，减少子宫内膜损伤或子宫内膜炎。对妊娠期出血，无论出血量多少，均应就医，做到及时诊断，正确处理。

【结果评价】

1. 接受期待疗法的孕妇胎龄接近（或达到）足月时终止妊娠。

2. 产妇未出现产后出血和感染的征象。

第六节　胎盘早剥

案例 8-6A

某孕妇，G₂P₁，现妊娠 36 周，近日感头晕、视物模糊。今日患者突感持续性腹痛伴少量阴道出血。体格检查：面色苍白，出冷汗，BP 85/40 mmHg，P 123 次/分，尿蛋白（++），血红蛋白 50 g/L，水肿（++），子宫呈板状，宫底达剑突下，明显压痛，胎心、胎位不清。

请回答：

1. 此患者可能的临床诊断是什么？

2. 护理评估内容包括哪些？

妊娠 20 周后正常位置的胎盘在胎儿娩出前，部分或全部从子宫壁剥离，称为胎盘早剥（placental abruption）。胎盘早剥的发病率约为 1%，是妊娠晚期的一种严重并发症，往往起病急、进展快，若处理不及时，可危及母儿生命。

【病因及发病机制】

本病确切的病因及发病机制尚不明确，其发病可能与以下因素有关。

1. 血管病变 妊娠期高血压疾病尤其是先兆子痫、慢性高血压、慢性肾病或全身血管病变的患者常并发胎盘早剥。其原因是底蜕膜螺旋小动脉痉挛或硬化，引起远端毛细血管缺血、坏死以致破裂出血，血液流至底蜕膜与胎盘之间形成血肿，导致胎盘剥离。

2. 机械性因素 外伤尤其是腹部钝性创伤，或行外倒转术纠正胎位，均可造成子宫突然拉伸或收缩而诱发胎盘早剥。一般发生于外伤后 24 小时之内。

3. 宫腔内压力骤减 未足月胎膜早破；羊水过多，人工破膜术后短时间内羊水流出速度过快；或双胎妊娠的第一胎儿娩出过快，均可使子宫内压骤减，子宫突然收缩，导致胎盘与子宫壁发生错位而剥离。

4. 其他高危因素 有胎盘早剥史的孕妇再次发生胎盘早剥的风险明显增高。其他如高龄孕妇、经产妇、吸烟、吸毒、绒毛膜羊膜炎、接受辅助生殖技术助孕、有血栓形成倾向。

【病理】

胎盘早剥的主要病理变化是底蜕膜出血，形成血肿，使该处胎盘自附着处剥离。如剥离面小，血液很快凝固，临床可无症状；如剥离面大，继续出血，形成胎盘后血肿。如果胎盘边缘或胎膜与子宫壁未剥离，或胎头进入骨盆入口压迫胎盘下缘，使血液积聚在胎盘与子宫壁之间而不能外流，故无阴道出血表现，为隐性剥离（concealed abruption）（图 8-6）。当胎盘后血肿使胎盘剥离面不断扩大，血液冲开胎盘边缘及胎膜，沿胎膜与宫壁间经宫颈向外流出，为显性剥离（revealed abruption）（图 8-6）。当隐性剥离出血急剧增多时，血液向子宫肌层内浸润，引起肌纤维分离、断裂、变性，此时子宫表面出现紫蓝色瘀斑，尤其在胎盘附着处更明显，称为子宫胎盘卒中（uteroplacental apoplexy），又称库弗莱尔子宫（Couvelaire uterus）。大量的组织凝血活酶从剥离处的胎盘绒毛和蜕膜中释放，进入母体循环内，激活凝血系统，大量凝血因子消耗，最终导致弥散性血管内凝血（DIC）。

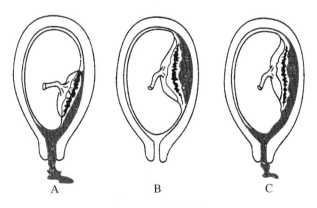

图 8-6 胎盘早剥
A. 显性剥离；B. 隐性剥离；C. 混合性出血

【临床表现】

典型的临床表现是阴道出血、腹痛，可伴有子宫张力增高和子宫压痛，尤以胎盘剥离处最明显。阴道出血的特征为陈旧不凝血，但出血量往往与疼痛程度、胎盘剥离程度不一定符合，尤其是后壁胎盘的隐性剥离。早期表现通常以胎心率异常为首发变化，宫缩间歇期子宫呈高张

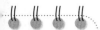
状态，胎位触诊不清。严重时子宫呈板状，压痛明显，胎心率改变或消失，甚至出现恶心、呕吐、出汗、面色苍白、脉搏细弱、血压下降等休克征象。出现胎儿宫内死亡的患者胎盘剥离面积常超过50%；接近30%的胎盘早剥会出现凝血功能障碍。

在临床上，推荐按照胎盘早剥的Page分级标准评估病情的严重程度，列于表8-1。

表8-1　胎盘早剥的Page分级标准

分级	标准
0级	分娩后回顾性产后诊断
Ⅰ级	外出血，子宫软，无胎儿窘迫
Ⅱ级	胎儿宫内窘迫或胎死宫内
Ⅲ级	产妇出现休克症状，伴或不伴弥散性血管内凝血

【处理原则】

本病的治疗原则为早期识别、积极处理休克、及时终止妊娠、控制DIC、减少并发症。终止妊娠的方式根据胎次、胎盘早剥的严重程度、胎儿宫内状况及宫口开大等情况而定。

【护理评估】

案例8-6B

该患者超声检查结果：胎盘位于前壁，在胎盘后方出现液性低回声区。

请回答：护理评估时注意事项有哪些？

（一）健康史

评估孕妇的孕产史、既往史，尤其是有无胎盘早剥、妊娠期高血压疾病、慢性高血压或慢性肾病及外伤史等；有无羊水过多，或发生胎膜早破时的情况；是否有高龄多产、吸烟、吸毒、绒毛膜羊膜炎、接受辅助生殖技术助孕及有血栓形成倾向等高危因素。孕妇是否有腹痛或阴道出血情况。询问胎动变化情况。

（二）身心状况

1. 一般状况　严重胎盘早剥的患者入院时多有血压下降等休克征象，评估其生命体征，出血的量、性状及颜色，重点评估其腹痛的部位、程度及性质。

2. 产科检查　四步触诊法判定胎方位，评估胎心率情况、宫高变化、腹部压痛范围和程度等。

3. 心理社会状况　此时大多数情况危急，孕妇及其家属常感到高度紧张和恐惧。

（三）辅助检查

1. B超检查　可协助了解胎盘的部位及胎盘早剥的类型，并可明确胎儿大小及存活情况。典型的声像图显示胎盘与子宫壁之间出现边缘不清楚的液性低回声区，即胎盘后血肿。需要注意的是，超声检查阴性结果不能完全排除胎盘早剥，尤其是胎盘附着在子宫后壁时。

2. 电子胎心监护　可出现胎心率基线变异消失、变异减速、晚期减速、正弦波形及胎心率缓慢等。

3. 实验室检查　包括全血细胞计数、凝血功能等。Ⅲ级胎盘早剥患者应监测肾功能和血气分析，DIC筛选试验结果可疑者须进一步做纤溶确诊试验（包括凝血酶时间、优球蛋白溶解时间和血浆鱼精蛋白副凝试验）。血纤维蛋白原<2.5 g/L为异常，如果<1.5 g/L对凝血功

能障碍有诊断意义。情况紧急时，可抽取肘静脉血 2 ml 放入干燥试管中，7 分钟后若无血块形成，或形成易碎的软凝血块，提示凝血功能障碍。

【主要护理诊断 / 问题】

（1）潜在并发症：失血性休克、弥散性血管内凝血、急性肾衰竭等。

（2）恐惧：与胎盘早剥起病急、进展快，危及母儿生命有关。

（3）预感性悲哀：与死产、切除子宫有关。

【预期目标】

1．孕妇未出现失血性休克、弥散性血管内凝血、急性肾衰竭等并发症。

2．孕妇恐惧心理缓解。

3．孕妇预感性悲哀有所减轻。

【护理措施】

（一）一般护理

对于已诊断为胎盘早剥的孕妇，期待治疗仅适用于妊娠 20 ～ 34^{+6} 周合并 I 级胎盘早剥的孕妇，尽可能保守治疗延长孕周，其护理措施：

1．妊娠 35 周前应用糖皮质激素促进胎肺成熟。

2．监测胎心率变化，及时发现异常情况，立即汇报。

3．遵医嘱予抗生素预防感染。

4．保持会阴部清洁、干燥，予会阴擦洗。

5．密切监测胎盘早剥情况，一旦出现明显的阴道出血、子宫张力高、凝血功能障碍及胎儿窘迫，应立即终止妊娠。

（二）症状护理

1．严密观察病情变化，及时发现并发症　必要时持续心电监护，关注患者的神志、意识变化。积极吸氧，保暖等。

2．纠正休克，改善患者一般情况　护士应迅速开放静脉通道，积极补充血容量。及时输入新鲜血，既能补充血容量，又可补充凝血因子。准确记录出血量、液体出入量；观察出血的量、性状及颜色。

3．尽早发现胎儿宫内窘迫　密切监测胎儿宫内状态，持续进行电子胎心监护或多普勒胎心听诊仪听胎心；同时密切关注胎动变化。

4．积极预防和及早发现凝血功能障碍　一旦发现子宫出血不凝等现象，及时报告医师，做好抢救配合。

5．预防急性肾衰竭　发现尿少或无尿时，要警惕急性肾衰竭，及时配合治疗和护理。

6．为终止妊娠做好准备　一旦确诊，应及时终止妊娠，依具体状态决定分娩方式，护士应为此做好相应的准备。

7．预防产后出血　患者在胎盘剥离娩出后易发生产后出血，因此分娩后应及时给予子宫收缩药，并配合按摩子宫，必要时按医嘱做切除子宫的术前准备。未发生出血者，产后仍应加强生命体征观察，预防晚期产后出血。

（三）健康宣传教育

1．预防指导　胎盘早剥是妊娠晚期一种严重危及母儿生命的并发症，积极预防非常重要。

（1）定期产前检查，如发现高血压和蛋白尿等高危症状，及时就诊，及早治疗。

（2）妊娠期注意活动安全，穿防滑拖鞋等，以免摔倒或使腹部受到撞击和挤压。

（3）如出现突发性腹痛和阴道出血，应立即就诊。一旦确定严重胎盘早剥，应迅速终止妊娠。

2．产褥期指导　嘱患者注意加强营养，纠正贫血。保持会阴部清洁，防止感染。根据产

随堂测 8-6

妇身体情况给予母乳喂养指导。对死胎、死产者，及时给予退乳措施，应用回乳药物；少进食汤类；水煎生麦芽当茶饮；针刺足临泣、悬钟等穴位等。

【结果评价】

1．母亲分娩顺利，婴儿平安出生。

2．产妇未出现并发症。

3．产妇自述恐惧心理缓解，无恐惧表现。

整合小提示

胎盘早剥、中央型前置胎盘、输卵管妊娠破裂出血这三种疾病纠正休克的措施是否存在共性？

第七节　双胎妊娠

案例 8-7A

某孕妇，28 岁，妊娠 24 周，G_1P_0，双胎妊娠。此次妊娠为自然受孕，有双胎家族史。B 超提示一个胎儿相当于 23 周，另一个胎儿相当于 20 周，羊水最大暗区垂直深度分别为 85 mm 和 10 mm。

请回答：此患者的主要护理评估内容包括哪些？

一次妊娠宫腔内同时有两个胎儿时称为双胎妊娠（twin pregnancy），其发生率在不同国家、地区、人种之间有一定差异。双胎妊娠易引起妊娠期高血压疾病、贫血、胎膜早破、早产、产后出血等并发症，因此双胎妊娠属高危妊娠范畴。

【病因】

1．**遗传**　孕妇或其丈夫家族中有多胎妊娠史者，多胎妊娠的发生率增加。

2．**胎次**　孕妇胎次越多，发生多胎妊娠的机会越多。

3．**药物**　曾因不孕症而使用促排卵药，可致多胎妊娠的发生率增加。

【分类】

1．**双卵双胎**　两个卵子分别受精形成的双胎妊娠，称为双卵双胎（dizygotic twins），约占双胎妊娠的 70%，与应用促排卵药、多胚胎宫腔内移植及遗传因素有关。两个胎儿的血型、性别不同或相同，指纹、外貌、性格类型等多种表型不同。胎盘多为两个，也可融合成一个，但血液循环各自独立。胎盘胎儿面有两个羊膜腔，中间隔有两层羊膜、两层绒毛膜。

2．**单卵双胎**　由一个受精卵分裂形成的双胎妊娠，称为单卵双胎（monozygotic twins），约占双胎妊娠的 30%。其形成原因不明，不受种族、遗传、年龄、胎次的影响。两个胎儿具有相同的遗传基因，故其性别、血型及外貌等均相同。由于受精卵在早期发育阶段发生分裂的时间不同，形成下述 4 种类型。

（1）双绒毛膜双羊膜囊单卵双胎：分裂发生在桑葚期（早期胚泡），相当于受精后 3 日内，形成两个独立的胚胎、两个羊膜囊。此种类型约占单卵双胎的 30%。

（2）单绒毛膜双羊膜囊单卵双胎：分裂发生在受精后第 4 ～ 8 日，羊膜囊尚未形成。胎

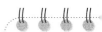

盘共用一个，血液循环中存在动静脉吻合，两个羊膜囊之间仅隔有两层羊膜，此种类型约占单卵双胎的 68%。

（3）单绒毛膜单羊膜囊单卵双胎：在受精后第 9 ~ 13 日分裂，此时羊膜囊已形成，两个胎儿共存于一个羊膜腔内，共用一个胎盘。此类型占单卵双胎的 1% ~ 2%。

（4）联体双胎：在受精第 13 日后分裂，此时原始胚盘已形成，机体不能完全分裂成两个，形成不同形式的联体儿，极罕见。

【临床表现】

1. 症状 通常恶心、呕吐等早孕反应较重，持续时间较长。妊娠中期后，尤其是妊娠 24 周以后，体重增加迅速，腹部增大明显；胃部受压、胀满，食欲下降，孕妇会感到极度疲劳和腰背部疼痛。下肢水肿、静脉曲张等压迫症状出现早且明显，妊娠晚期常有呼吸困难，耻骨联合疼痛致活动不便等。孕妇自诉多处有胎动，而非固定于某一处。

2. 体征 子宫大于停经周数，腹部可触及两个胎头、多个肢体，胎头较小，与子宫大小不成比例；胎动的部位不固定且胎动频繁。在腹部的不同部位可同时听到两个胎心音，且两者速率不一，相差 > 10 次 / 分。

【处理原则】

双胎妊娠按照高危妊娠进行管理。对于无并发症及合并症的双绒毛膜性双胎，可期待至妊娠 38 周时再考虑分娩，最晚不应超过妊娠 39 周。无并发症及合并症的单绒毛膜双羊膜囊双胎可以在严密监测下至妊娠 35 ~ 37 周分娩。单绒毛膜单羊膜囊双胎的分娩孕周为 32 ~ 34 周。

1. 妊娠期 及早诊断出双胎妊娠，增加产前检查次数，注意休息，加强营养，注意预防贫血、早产、胎膜早破、产前出血等并发症。

2. 分娩期 监测产程和胎心率变化。分娩后立即予缩宫素加强宫缩，腹部放置沙袋，防止腹压骤降引起心力衰竭，同时积极预防产后出血。

科研小提示

双胎妊娠患者罹患先兆子痫风险性较单胎妊娠高，如何早期预见及干预值得探讨。

来源：区爱莲，严昕玥，温宇文，等. 单、双胎妊娠并发先兆子痫不良妊娠结局的荟萃分析 [J]. 中华产科急救电子杂志，2018，7（1）：40-47.

【护理评估】

（一）健康史

询问家族中有无多胎史、孕妇的年龄、胎次，孕前是否使用促排卵药。了解本次妊娠经过及产前检查情况等。

（二）身心状况

1. 一般状况 评估孕妇的早孕反应程度，食欲、呼吸情况，以及下肢水肿、静脉曲张程度。

2. 产科检查 有下列情况应考虑双胎妊娠：①妊娠 10 周后子宫体积明显大于单胎妊娠；②妊娠晚期触及多个小肢体和两个胎头；③胎头较小，与子宫大小不成比例；④在不同部位听到两个频率不同的胎心，同时计数 1 分钟，胎心率相差 10 次以上，或两胎心音之间隔有无音区；⑤妊娠中、晚期孕妇体重增加过快，不能用水肿及肥胖解释。

3. 心理社会状况 双胎妊娠属于高危妊娠，孕妇及其家属既兴奋又常常担心母儿的安危，尤其是担心胎儿的存活率。

（三）辅助检查

1．B超检查　可以早期诊断双胎，识别胎儿畸形，能提高双胎妊娠的妊娠期监护质量。由于单绒毛膜性双胎特有的双胎并发症较多，因此在妊娠早期进行绒毛膜性判断非常重要。

2．电子胎心监护　通过监护评估胎心的位置，及时发现异常情况。

案例 8-7B

　　该孕妇自诉随孕周增加，偶有腰背部不适。为该孕妇听胎心，结果示：左侧胎心率149 次 / 分，右侧胎心率 142 次 / 分。

　　请回答：该患者主要的护理诊断是什么？

【**主要护理诊断 / 问题**】

（1）舒适改变：与双胎妊娠引起的食欲下降、下肢水肿、静脉曲张、腰背痛等有关。

（2）有胎儿受伤的危险：与双胎妊娠引起早产有关。

（3）焦虑：与担心母儿的安危有关。

（4）潜在并发症：早产、脐带脱垂或胎盘早剥。

【**预期目标**】

1．孕妇摄入足够营养，保证母儿需要。

2．孕妇能有效地应对妊娠期不适症状，顺利度过妊娠期。

3．孕妇焦虑情绪有所缓解。

4．及时发现孕妇及胎儿的并发症，保证母儿安全。

【**护理措施**】

（一）一般护理

1．增加产前检查的次数　监测宫高、腹围、体重和血压等情况。

2．保证充足的睡眠，劳逸结合　尤其是妊娠最后 2 ～ 3 个月，必要时可卧床休息，以侧卧位为主，改善子宫、胎盘的血供。卧床期间要进行踝泵练习，预防血栓。

3．补充足够的营养　应鼓励孕妇少食多餐，进食高蛋白、富含维生素以及必需脂肪酸的食物，注意补充铁、叶酸及钙，预防贫血及妊娠期高血压疾病等。

4．指导孕妇自数胎动　妊娠 28 周后，孕妇每日 3 次自数胎动，如发现异常，及时告知医护人员。

5．心理护理　帮助双胎妊娠的孕妇完成两次角色转变，接受成为两个孩子母亲的事实。告知双胎妊娠虽属于高危妊娠，但孕妇不必过分担心母儿的安危。告知保持心情愉快、积极配合治疗的重要性。

（二）症状护理

1．病情观察

（1）双胎妊娠孕妇易伴发妊娠期高血压疾病、羊水过多、前置胎盘、贫血等并发症，因此，应加强妊娠期检查，及时发现异常并处理。

（2）产兆若发生在 34 周以前，应给予宫缩抑制药。一旦出现宫缩或阴道流液，应住院治疗。详见本章第三节早产。

2．及时发现单绒毛膜双羊膜囊双胎并发症　每 2 周超声监测胎儿生长发育情况，从而尽早发现单绒毛膜双羊膜囊双胎的特殊并发症。随访的内容包括胎儿生长发育情况、体重估测相差、羊水情况、彩色多普超声血流评估。

3. 腰背部疼痛症状较明显者的护理　可指导孕妇做骨盆倾斜运动，局部按摩、热敷也可缓解症状。妊娠中期开始建议使用托腹带，减轻增大的子宫对耻骨联合的压力。

4. 分娩期护理　第一胎儿为头先露的双胎妊娠可经阴道试产。

（1）注意宫缩及产程进展，对胎头已衔接者，可在产程早期行人工破膜术，加速产程进展。

（2）严密观察胎心率变化，必要时行持续胎心监护。

（3）第二产程必要时行会阴后 - 侧切开术，减轻胎头受压。

（4）第一胎儿娩出后，专人在腹部固定第二胎儿为纵产式，并密切观察胎心率、宫缩及阴道出血情况，及时行阴道检查，了解胎位及排除脐带脱垂。

（5）无论经阴道分娩还是行剖宫产术，均须积极防治产后出血。

（6）双胎妊娠者如系早产，产后应加强对早产儿的观察和护理。

（三）健康教育

1. 定期进行产前检查，如发现高血压和蛋白尿等高危症状，及时就诊，及早治疗。

2. 指导孕妇注意休息，加强营养。妊娠期注意活动安全，穿防滑拖鞋等。妊娠中期后可使用托腹带，以减轻增大的子宫对耻骨联合的压力，预防腰背痛及耻骨联合分离等。

3. 产后注意阴道出血量和子宫复旧情况，紧急预防产后出血。指导产妇正确进行母乳喂养，选择有效的避孕措施。

【结果评价】

1. 孕妇妊娠期营养充足，能保证母儿需要。

2. 孕妇能采取积极措施，有效地应对妊娠期不适症状。

3. 孕妇未出现焦虑症状或焦虑症状缓解。

4. 孕妇及胎儿未发生并发症或并发症被及时发现并予以治疗，母儿安全。

随堂测 8-7

第八节　羊水量异常

正常妊娠时羊水的产生与吸收处于动态平衡中。若羊水产生和吸收失衡，将导致羊水量异常。羊水量异常不仅可预示潜在的母胎合并症及并发症，也可直接危害围产儿安全。

一、羊水过多

案例 8-8A

某孕妇，23 岁，末次月经某年 4 月 20 日，妊娠 1 个月余有早孕反应，妊娠 4 个月余始觉胎动。同年 10 月 29 日行 B 超检查提示宫内妊娠，胎儿无脑畸形，羊水最大暗区垂直深度为 10.5 cm。

请回答： 此患者的护理评估内容包括哪些？

妊娠期间羊水量超过 2000 ml，称为羊水过多（polyhydramnios），其发生率为 0.5% ~ 1%。若羊水量缓慢增长，称为慢性羊水过多；若羊水量在数日内急剧增加，则称为急性羊水过多。

【病因】

在羊水过多的孕妇中，约 1/3 原因不明，称为特发性羊水过多。明显的羊水过多可能与胎儿结构异常、妊娠合并症和并发症等因素有关。

1. 胎儿疾病 包括胎儿结构异常、胎儿肿瘤、神经肌肉发育不良、代谢性疾病、染色体或遗传基因异常等，以神经系统和消化道异常最常见。

2. 多胎妊娠 在多胎妊娠中合并羊水过多者约是单胎妊娠的 10 倍，其中单卵双胎者羊水过多发生率较高。

3. 胎盘脐带病变 胎盘绒毛血管瘤直径 > 1 cm 时，15% ~ 30% 合并羊水过多。巨大胎盘、脐带帆状附着也可导致羊水过多。

4. 妊娠合并症 妊娠糖尿病，羊水过多的发病率为 13% ~ 36%。母儿 Rh 血型不合、胎儿免疫性水肿、胎盘绒毛水肿影响液体交换可导致羊水过多。

【临床表现】

1. 急性羊水过多 较少见，多发生在妊娠 20 ~ 24 周。羊水迅速增多，子宫于数日内明显增大，因腹压增加而产生一系列压迫症状。孕妇自觉腹部胀痛，行动不便，表情痛苦，因膈肌抬高，胸部受到挤压，出现呼吸困难，甚至发绀，不能平卧。

检查见腹壁皮肤紧绷、发亮，严重者皮肤变薄，皮下静脉清晰可见。巨大的子宫压迫下腔静脉，影响静脉回流，出现下肢及外阴部水肿或静脉曲张。子宫明显大于妊娠月份，因腹部张力过高，胎位不清，胎心遥远或听不清。患者不能平卧，个别不能行走，仅能端坐。

2. 慢性羊水过多 较多见，多发生在妊娠晚期。数周内羊水缓慢增多，症状较缓和，孕妇多能适应，仅感腹部增大较快，临床上无明显不适或仅出现轻微压迫症状，如胸闷、气短，但能忍受。触诊时感觉子宫张力大，有液体震颤感，胎位不清，胎心遥远。

【处理原则】

处理方式取决于胎儿有无合并的结构异常及遗传性疾病、孕周大小及孕妇自觉症状的严重程度。

1. 羊水过多合并胎儿结构异常 如为严重的胎儿结构异常，应及时终止妊娠。

2. 羊水过多合并正常胎儿 应寻找病因，治疗原发病。若出现明显压迫症状时，可考虑行羊膜腔穿刺术放出羊水。

【护理评估】

（一）健康史

询问孕妇年龄、既往史，了解有无妊娠合并症，询问先天畸形家族史及生育史。评估孕妇的自觉症状（如压迫症状等），还应注意在 B 超检查中所显示的羊水量的变化，以便及时发现异常问题。

（二）身心状况

1. 一般状况 观察孕妇的生命体征，定期测量宫高、腹围和体重，判断病情进展，了解孕妇压迫症状，及时发现并发症。

2. 产科检查 监测胎心率、胎动及宫缩情况，尽早发现胎儿宫内窘迫及早产征象。

3. 心理社会状况 当羊水过多引起明显的压迫症状时，孕妇及其家属常常会感到焦虑，既担心孕妇自身的健康，又担心胎儿的发育。当他们获知羊水异常合并畸形胎儿需终止妊娠时，突然的巨大打击往往难以承受，出现极度悲哀、恐惧心理。

（三）辅助检查

1. 超声检查 为目前诊断羊水量异常的重要方法。超声检查不仅能测量羊水量，还可以了解胎儿情况，如无脑儿、脊柱裂、胎儿水肿及双胎等。超声诊断羊水过多的标准有：①羊水最大暗区垂直深度（amniotic fluid volume，AFV）：≥ 8 cm 诊断为羊水过多，其中 AFV 8 ~ 11 cm 为轻度羊水过多，12 ~ 15 cm 为中度羊水过多，> 15 cm 为重度羊水过多；②羊水指数（amniotic fluid index，AFI）：≥ 25 cm 诊断为羊水过多，其中 AFI 25 ~ 35 cm 为轻度羊水过多，36 ~ 45 cm 为中度羊水过多，> 45 cm 为重度羊水过多。

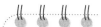

2. 胎儿疾病检查 部分染色体异常胎儿可伴有羊水过多。对于羊水过多的孕妇，除了超声排除结构异常外，可采用羊水或脐血中胎儿细胞进行细胞或分子遗传学检查，了解胎儿染色体数目、结构有无异常，以及可能检测的染色体的微小缺失或重复。

3. 其他检查 母体糖耐量试验，Rh 血型不合者检查母体血型抗体的滴度。

案例 8-8B

该患者评估的结果：腹部检查示宫高 25 cm，腹围 90 cm，胎位不清，胎心率 146 次/分；空腹血糖无异常；血常规 RBC 3.4×10^{12}/L，Hb 100 g/L。次日复查 B 超提示：测不到双顶径，股骨长 5.0 cm，羊水最大暗区垂直深度为 10.5 cm，胎盘厚 2.7 cm，附着于左侧壁，胎儿脊柱排列整齐，沿脊柱向上探查，未见圆形光环，仅见一团强弱不均的实质团块。

请回答：

1. 该患者的护理诊断是什么？
2. 依据检查结果，应给予的护理措施包括哪些内容？

【主要护理诊断 / 问题】

1. 有胎儿受伤的危险 与宫腔内压力增加易致早产、胎膜早破及脐带脱垂有关。

2. 预感性悲哀 与胎儿畸形、终止妊娠有关。

3. 恐惧 对可能的恶性结果的恐惧。

【预期目标】

1. 及时发现胎儿并发症，并给予及时处理和治疗。

2. 孕妇顺利分娩，预感性悲哀有所缓解。

3. 孕妇能配合治疗，恐惧心理减轻。

【护理措施】

（一）一般护理

1. 指导孕妇自数胎动，如发现异常，及时告知医护人员。

2. 嘱患者少食多餐，指导孕妇摄取低钠饮食，防止便秘；减少增加腹压的活动，以防胎膜早破。

3. 协助患者取舒适体位，保证休息。注意活动安全。

（二）症状护理

1. 病情观察

（1）监测腹围、宫高及体重变化。

（2）密切观察孕妇生命体征，监测胎心率变化。

（3）行人工破膜术终止妊娠时，控制羊水流出的速度，注意羊水量及颜色。严密观察患者的血压、脉搏，有无阴道出血。为防止腹压骤降、腹腔脏器充血，腹部应放置沙袋，同时警惕胎盘早剥。

2. 腹部症状明显者的护理

（1）妊娠不足 37 周压迫症状明显时，可经羊膜穿刺放出羊水缓解症状，一次放水量不能超过 1500 ml，以 500 ml/h 的速度放出羊水。

（2）密切观察孕妇生命体征，以孕妇感到症状缓解为宜。

（3）观察并记录羊水量及性状，识别胎盘早剥、脐带脱垂等并发症。

3. 心理护理 当患者经历了畸形胎儿的引产后，往往极度悲哀，且可能对下次妊娠产生恐惧，担心再次出现胎儿畸形。应耐心向孕妇及家属讲解胎儿畸形出现的相关高危因素，帮助她们正确、客观地看待此次妊娠失败的原因，减少对下次妊娠的恐惧。

（三）健康教育

1．定期进行产前检查，监测宫高、腹围及体重变化，如发现异常，尽快就诊。

2．有不良孕产史者，针对病因，加强预防，亦可在下次妊娠前做好产前咨询。

【结果评价】

1．母婴安全，无并发症发生。

2．孕妇能正确地面对现实，接受因胎儿畸形终止妊娠。

3．产妇自述恐惧心理缓解，无恐惧表现。

二、羊水过少

案例 8-9A

某孕妇，25 岁，因"妊娠 38^{+5} 周，G_2P_0，ROA"于某年 4 月 18 日入院。平素身体健康，月经规律。妊娠 39 周时 B 超检查：羊水指数（AFI）≤ 5 cm。

请回答：此患者的护理评估内容包括哪些？

妊娠晚期羊水量少于 300 ml 者，称为羊水过少（oligohydramnios）。羊水过少的发生率为 0.4% ~ 4%，严重影响围产儿预后。

【病因】

羊水过少主要与羊水产生减少或羊水外漏增加有关。有不少羊水过少的病例原因不明，临床多见于下列情况。

1．胎儿结构异常 以胎儿泌尿系统结构异常为主，如胎儿肾缺如［双侧肾不发育综合征（Potter 综合征）］、肾小管发育不全、输尿管或尿道梗阻、膀胱外翻等引起少尿或无尿，导致羊水过少。

2．胎盘功能减退 过期妊娠、胎盘退行性变可导致胎盘功能减退。

3．羊膜病变 某些原因不明的羊水过少与羊膜通透性改变以及炎症、宫内感染有关。胎膜破裂，羊水外漏速度超过羊水生成速度，可导致羊水过少。

4．母体因素 妊娠期高血压疾病可致胎盘血流减少。孕妇脱水、血容量不足时，孕妇血浆渗透压增高，使胎儿血浆渗透压相应增高，尿液形成减少。孕妇服用抗利尿药，使用时间过长，可发生羊水过少。

【临床表现】

羊水过少的孕妇多无明显自觉症状。妊娠中、晚期后，当胎动时，孕妇常觉腹痛，检查时子宫较正常孕周小。

【处理原则】

羊水过少的处理与是否胎儿畸形、孕周大小、是否有其他合并症密切相关。发现羊水过少时，若妊娠已近足月或足月妊娠，应在短期内重复进行羊水量测定，监测胎动，同时进行电子胎心监护及胎盘功能测定，以决定处理方案。若同时并发过期妊娠、妊娠期高血压疾病等，应及时终止妊娠。

【护理评估】

（一）健康史

询问孕妇月经生育史、用药史、有无妊娠合并症及先天畸形家族史等。评估孕妇的自觉症状以及胎动次数等，还应注意在 B 超检查中所显示的羊水量的变化，以便及时发现可能的羊水量异常的问题。

（二）身心状况

1．一般状况　羊水过少无自主症状时，孕妇及家属可能会忽视羊水量异常对胎儿的影响。

2．产科检查　监测孕妇宫高、腹围、体重，了解子宫的张力情况以及胎动情况。

3．心理社会状况　当患者及家属获知羊水异常影响胎儿，需终止妊娠时，突然的巨大打击往往难以承受，会出现极度悲哀、恐惧情绪。

（三）相关检查

1．B 超检查　为目前诊断羊水量异常的最重要方法，还可及时发现胎儿生长受限、胎儿肾缺如等畸形。

（1）妊娠晚期羊水最大暗区垂直深度（AFV）≤ 2 cm 为羊水过少，≤ 1 cm 为严重羊水过少。

（2）羊水指数（AFI）≤ 5 cm 诊断为羊水过少，≤ 8 cm 为羊水偏少。

2．电子胎心监护　羊水过少胎儿的胎盘储备功能减低，无应激试验（NST）可呈无反应型。分娩时主要威胁胎儿，可出现胎心率变异减速和晚期减速。

3．胎儿染色体检查　需排除胎儿染色体异常时，可做羊水细胞培养，或采集胎儿血培养，做染色体核型分析，了解染色体数目、结构有无异常。

案例 8-9B

该孕妇评估结果：入院后体格检查 T 36.5 ℃，P 76 次／分，BP 120/80 mmHg。宫高 32 cm，腹围 101 cm，胎位 ROA，胎头高浮，跨耻征阴性，骨盆内、外测量正常。宫颈展平，宫口未开。B 超检查：胎儿双顶径 9.5 cm，股骨长 7.4 cm，胎心率 140 次／分。羊水指数（AFI）≤ 1 cm，仅存在于一个象限。

请回答： 依据检查结果判断此产妇的护理诊断是什么？

【主要护理诊断／问题】

1．有胎儿受伤的危险　与羊水过少导致的胎儿发育畸形、胎儿生长受限等有关。

2．预感性悲哀　与胎儿畸形、终止妊娠有关。

3．恐惧　对可能的恶性结果的恐惧。

【预期目标】

1．及时发现胎儿异常，积极采取措施，保证安全。

2．孕妇能接受终止妊娠。

3．孕妇能配合相应的治疗方案，恐惧缓解。

【护理措施】

（一）一般护理

1．以侧卧位休息为主，改善胎盘血供。

2．妊娠满 28 周后，教会孕妇每日进行胎动计数。

（二）症状护理

1. 病情观察

（1）监测胎心率及胎动的变化，如发现异常，及时汇报。

（2）监测孕妇生命体征，定期测量宫高、腹围及体重等，判断病情进展。

（3）发现羊水过少时，动态监测羊水量的变化。

（4）观察孕妇有无阴道流液等，如果有流液，监测羊水量、性质及颜色变化，感染指标等，警惕流产和早产。

2. 缓解胎儿窘迫　羊水过少孕妇排除胎儿畸形时，妊娠中、晚期可协助医师进行羊膜腔输液，以缓解胎儿窘迫，提高新生儿存活率。但需严格执行无菌操作，必要时予抗生素预防感染。

3. 心理护理　向孕妇及家属介绍羊水过少可能的原因及注意事项，减少其焦虑情绪。耐心向孕妇及家属讲解胎儿畸形出现的相关高危因素，帮助他们正确、客观地看待此次妊娠失败的原因，减少对下次妊娠的恐惧。

（三）健康教育

1. 指导孕妇必需的饮水量，保证优质蛋白的补充。

2. 教会孕妇积极预防胎膜早破，如减少增加腹压的活动等。

【结果评价】

1. 母婴安全，无并发症发生。

2. 因胎儿畸形终止妊娠的孕妇能够正确面对现实。

3. 产妇自述无恐惧表现。

随堂测 8-8

第九节　胎膜早破

案例 8-10A

　　某孕妇，23 岁，停经 34 周，阴道流液 2 小时，末次月经 2020 年 11 月 20 日，预产期 2021 年 8 月 27 日。患者平素月经规律，妊娠 4 个月自感胎动至今，妊娠期正规进行产前检查，产前检查无异常。妊娠期无阴道出血、流液现象，于 7 月 6 日上午 9：00 突感阴道有大量流液，急诊入院。

　　入院体格检查：T 37.5 ℃，胎心率 146 次 / 分，宫高 29 cm，腹围 89 cm，估计胎儿体重 2851 g，宫缩不规律，宫口未开。

　　请回答：此患者的护理评估内容包括哪些？

临产前胎膜自然破裂称为胎膜早破（premature rupture of membranes，PROM）。妊娠达到及超过 37 周发生者称为足月胎膜早破；未达到 37 周发生者称为未足月胎膜早破（preterm premature rupture of membranes，PPROM）。足月单胎 PROM 发生率为 8%；单胎妊娠 PPROM 发生率为 2% ~ 4%，双胎妊娠 PPROM 发生率为 7% ~ 20%。未足月胎膜早破是早产的主要原因之一，胎膜早破孕周越小，围产儿预后越差。

【病因】

1. 生殖道感染　是胎膜早破的主要原因。常见病原体有厌氧菌、衣原体、B 族链球菌

（group B streptococcus，GBS）和淋病奈瑟菌等，上行侵袭宫颈内口局部胎膜，使胎膜局部张力下降而导致胎膜早破。

2．羊膜腔压力升高　宫腔压力过高，如双胎妊娠、羊水过多，容易引起胎膜早破。

3．胎膜受力不均　胎位异常、头盆不称等可使胎先露不能与骨盆入口衔接，前羊膜囊所受压力不均。

4．创伤　羊膜腔穿刺不当、性生活刺激撞击腹部等均有可能引起胎膜早破。

5．营养因素　孕妇铜、锌及维生素等缺乏，影响胎膜的胶原纤维、弹性纤维合成，胎膜抗张能力下降，易引起胎膜早破。

【对母儿影响】

1．对母体的影响

（1）感染：宫内感染的风险随破膜时间延长和羊水量减少程度而增加。

（2）胎盘早剥：胎膜早破后宫腔压力改变，容易发生胎盘早剥。

（3）剖宫产率增加：羊水减少致使脐带受压、宫缩不协调和胎儿窘迫需要终止妊娠时引产不易成功，导致剖宫产率增加。

2．对围产儿的影响

（1）早产：PPROM 是早产的主要原因之一，早产儿的预后与胎膜早破的发生及分娩的孕周密切相关。

（2）感染：并发绒毛膜羊膜炎时，易引起新生儿吸入性肺炎、颅内感染及败血症等。

（3）脐带脱垂和受压：羊水过多及胎先露未衔接者胎膜破裂时脐带脱垂的风险增高；继发羊水减少，脐带受压，可致胎儿窘迫。

（4）胎肺发育不良及胎儿受压：破膜时孕周越小，胎肺发育不良的风险越高。

【临床表现】

典型症状是孕妇突感较多液体自阴道流出，增加腹压时阴道流液量增多。足月胎膜早破时检查触不到前羊膜囊，上推胎儿先露时阴道流液量增多，可见胎脂和胎粪。少量间断不能自控的阴道流液需与尿失禁、阴道炎溢液进行鉴别。

【处理原则】

足月胎膜早破应评估母胎状况，包括有无胎儿窘迫、绒毛膜羊膜炎、胎盘早剥和脐带脱垂等，决定终止妊娠的方式和时间。

未足月胎膜早破应根据孕周、母胎状况、当地新生儿救治水平、孕妇和家属的意愿进行综合决策。

【护理评估】

（一）健康史

详细询问月经史、生育史、生活状况以及营养情况。了解诱发胎膜早破的原因，确定破膜的时间、妊娠周数、是否有宫缩及感染的征象。

（二）身心状况

1．一般状况　观察孕妇生命体征变化、阴道液体流出的情况。是否在咳嗽、打喷嚏、负重等增加腹压的动作后流出液体。

2．产科检查　行肛查或阴道检查时，触不到羊膜囊，上推胎先露可见流液量增多。羊膜腔感染时母儿心率增快，子宫压痛。阴道窥器检查：见液体自宫颈口内流出或阴道后穹隆有液池形成。

3．心理社会状况　由于突然发生不可自控的阴道流液，因担心胎儿早产及自身的健康，孕妇表现为焦虑、惊慌、不知所措，甚至会产生恐惧心理。

（三）辅助检查

1. 超声检查 发现羊水量较破膜前减少。

2. 阴道液 pH 测定 正常妊娠阴道液 pH 为 4.5 ～ 6.0，羊水 pH 为 7.0 ～ 7.5，阴道液 pH ≥ 6.5 时支持胎膜早破的诊断，但血液、尿液、宫颈黏液及精液细菌污染可出现假阳性。

3. 阴道液涂片检查 阴道后穹隆积液涂片见到羊齿植物叶状结晶。

4. 官内感染指标监测

（1）母体体温 ≥ 38 ℃。

（2）阴道分泌物有异味。

（3）胎心率增快（胎心率基线 ≥ 160 次 / 分）或母体心率增快（心率 ≥ 100 次 / 分）。

（4）母体外周血白细胞计数 ≥ 15 × 10⁹/L。

（5）子宫呈激惹状态，宫体有压痛。

母体体温升高的同时伴有上述（2）～（5）任何一项表现可诊断为绒毛膜羊膜炎。

案例 8-10B

护理评估结果：B 超检查示左枕前位（LOA），胎心率规律，双顶径 8.1 cm，股骨长 6.2 cm，羊水指数 6.2 cm，胎盘功能 Ⅱ级。

请回答：

1. 此患者的护理诊断是什么？

2. 如果破膜时胎心明显减速，应采取哪些护理措施？

【主要护理诊断 / 问题】

1. 有感染的危险 与胎膜破裂后上行性感染有关。

2. 有胎儿受伤的危险 与脐带脱垂和早产儿肺部不成熟有关。

3. 焦虑 与胎膜早破有关。

【预期目标】

1. 孕妇无感染发生。

2. 胎儿无并发症发生。

3. 孕妇焦虑情绪缓解。

【护理措施】

（一）胎膜早破并发脐带脱垂的紧急处理

1. 立即启动产科抢救预案，呼叫人员。

2. 专人负责持续监测胎心率变化。

3. 专人负责阴道检查并上推胎先露，直到胎儿娩出。

4. 予头低臀高位，吸氧。

5. 遵医嘱停止缩宫素静脉滴注。

6. 做好剖宫产术的术前准备。

7. 做好新生儿抢救的药品和物品准备。

（二）一般护理

1. 胎先露尚未衔接的孕妇应绝对卧床休息，预防脐带脱垂，以侧卧位为主。唯有头先露且已衔接的孕妇可下床活动。

2. 密切关注胎心率变化，每日行胎心监护。指导孕妇自数胎动，如发现异常，及时汇报。必要时予吸氧。

3．保持会阴部清洁卫生，未足月胎膜早破予会阴擦洗。

4．避免不必要的肛查与阴道检查。若进行阴道检查或肛查时，严格无菌技术操作。

（三）症状护理

1．感染征象

（1）病情观察：监测孕妇体温等生命体征变化，了解孕妇的不适主诉，关注意识及神志变化，警惕感染中毒性休克。

（2）观察羊水的性质、颜色和量，有无异味。

（3）了解血化验及感染指标的变化。

（4）预防性使用抗生素，破膜 12 小时以上者预防性使用抗生素。

（5）早期诊断绒毛膜羊膜炎，行胎心监护，查血中 C 反应蛋白可早期诊断。

（6）终止妊娠，做好接产准备。

2．抑制宫缩　妊娠 < 34 周者，建议给予宫缩抑制药 48 小时，常选用硫酸镁、利托君等药物，配合完成糖皮质激素的促胎肺成熟治疗。

3．促胎肺成熟　妊娠 < 35 周者肌内注射地塞米松 5 mg 促进胎肺成熟，每 12 小时 1 次，共 4 次。

4．羊水量的观察　B 超监测残余羊水量，若羊水最大暗区垂直深度 ≤ 2 cm 时，应考虑终止妊娠。

5．心理护理　耐心向孕妇及家属解释胎膜早破的病因，使之最大限度地了解各项治疗和护理操作，以取得配合。

（四）健康教育

1．养成良好的卫生习惯，保持会阴部清洁卫生。

2．适当运动，增加抵抗力，预防感染。

3．保持营养均衡，尤其注意微量元素钙、铜、锌等的补充。

4．避免增加腹压的动作，保持排便通畅，以防发生胎膜早破。

5．妊娠期尽量避免性生活。积极预防和治疗下生殖道感染。

知识链接

双胎妊娠临床处理指南（2020 年更新）

问题 1：双胎妊娠早产的母体危险因素有哪些？

【专家观点或推荐】①既往早产史或既往早期足月单胎分娩史与双胎妊娠早产密切相关（推荐等级 B）。②孕妇年龄、种族、产次、孕前体重指数（BMI）、吸烟史以及妊娠合并糖尿病，与双胎妊娠早产密切相关（推荐等级 B）。

问题 2：宫颈环扎术可以预防双胎妊娠早产的发生吗？

【专家观点或推荐】对于宫颈长度 < 1.5 cm 或宫颈扩张 > 1 cm 的双胎妊娠，宫颈环扎术可能延长妊娠时间，并减少早产的发生（推荐等级 B）。

问题 3：孕激素可以预防双胎妊娠早产的发生吗？

【专家观点或推荐】无症状且妊娠中期超声显示宫颈管短的双胎孕妇，阴道使用孕激素可降低 < 妊娠 35 周早产的风险，降低新生儿死亡率以及部分新生儿疾病的患病率。没有证据提示阴道使用孕激素对新生儿远期神经发育有显著影响（推荐等级 A）。

来源：中华医学会围产医学分会胎儿医学学组，中华医学会妇产科学分会产科学组．双胎妊娠临床处理指南（2020 年更新）．中国产前诊断杂志（电子版），2021，13（1）：51-63．

随堂测 8-9

【结果评价】

1. 孕妇心态平和，无感染，能积极配合治疗和护理。
2. 新生儿未出现并发症。
3. 孕妇未出现焦虑。

小 结

妊娠早期出血性疾病流产与异位妊娠具有相似的临床症状，但有本质的不同，应用妇产科检查与辅助检查方法进行鉴别，正确诊断、治疗及护理。对有高危因素的孕妇，进行早产预测，有助于评估早产风险并及时处理。

妊娠期高血压疾病其病情发展是一个渐进的过程，妊娠高血压及先兆子痫应及时处理，防止病情进一步发展。因此应掌握妊娠期高血压疾病的诊断标准、治疗原则及护理措施。

前置胎盘的典型症状是妊娠晚期或临产后发生无诱因、无痛性反复阴道出血，应结合健康史、身心状况及辅助检查，与胎盘早剥等产前出血相鉴别，加强护理，预防感染及产后出血。

胎盘早剥、双胎妊娠、羊水量异常和胎膜早破均属于高危妊娠的范畴；若发现和处理不及时，均会导致不良的妊娠结局。胎盘早剥典型的症状为妊娠中期突然持续性腹痛，伴或不伴阴道出血，严重时出现休克。双胎妊娠早孕反应较重，持续时间较长，更易出现疲劳和腰背部疼痛，自诉有多处有胎动，更易出现妊娠并发症和合并症。羊水过多时压迫症状较明显，要警惕胎膜早破和胎盘早剥等；羊水过少常无明显自觉症状，但有胎动时腹痛较显著。胎膜早破的典型症状是孕妇突感较多液体自阴道流出，增加腹压时阴道流液量增多。

护士应重视和加强孕妇围产期保健指导，积极预防是关键。及时发现和协助处理，运用整理护理程序对母儿进行科学、全面、系统评估，提供相应的护理措施。

思考题

1. 某患者，女性，26岁。因停经3个月，反复阴道少量出血40天就诊。患者17天前曾就诊，行B超检查提示"宫腔未见囊胚组织"，测血β-hCG 2000 U/ml，给予抗感染、止血等对症治疗，血未止。12天前测血β-hCG 2000 U/ml，行清宫术，术中未清出明显组织物，术后仍少量流血。多次在门诊验尿hCG为阳性，3天前测血β-hCG 1430 U/ml；2天前B超示"子宫大小为56 mm×47 mm×42 mm，轮廓清，宫内未见异常回声，右侧附件区见一异常回声团块，大小为34 mm×31 mm，壁厚8 mm，内为无回声区，左侧宫旁见一囊肿，大小为29 mm×18 mm，壁薄，内有分隔。"妇科检查：外阴已婚未产式，阴道畅，少许血性分泌物，阴道后穹隆不饱满，无触痛；宫颈光滑，无着色，无抬举痛；子宫后位，正常大，活动可，无压痛；右侧附件无异常，左侧附件增厚，无压痛。实验室检查：血红蛋白138 g/L，红细胞3.21×10⁹/L，白细胞6.8×10⁹/L，中性粒细胞61.7%。

(1) 该孕妇的治疗原则和主要护理诊断是什么？
(2) 请分析案例8-4中妊娠期高血压疾病孕妇的临床表现，并列出应用硫酸镁的注意事项。

2．某孕妇，32岁，宫内妊娠30周，G_1P_0，臀位；午休后突感阴道有流液，湿透内裤，无腹痛、腹紧，无阴道出血，急诊入院。

（1）该孕妇可能的主要临床诊断是什么？

（2）治疗原则是什么？

（3）入院后，经阴道检查摸到一条索状物时，应该怎么办？

（金子环　赵　艳）

妊娠合并症患者的护理

第九章

导学目标

通过本章内容的学习，学生应能够：

◆ **基本目标**

1. 解释妊娠合并心脏病、糖尿病、病毒性肝炎及缺铁性贫血对母儿的影响。

2. 分析妊娠合并心脏病、糖尿病、病毒性肝炎及缺铁性贫血的评估要点。

3. 应用护理程序对妊娠合并心脏病、糖尿病、病毒性肝炎及缺铁性贫血患者进行护理。

◆ **发展目标**

1. 运用沟通技巧对妊娠合并症患者进行健康教育。

2. 与妊娠合并症患者共同制订妊娠期自我管理计划，体现以孕产妇为中心的护理理念。

◆ **思政目标**

在健康中国战略"大卫生、大健康"理念下，关爱患者，全心全意为人类健康事业无私奉献。

第一节　心　脏　病

案例 9-1A

　　某孕妇，23 岁，G_1P_0，妊娠 31 周，未规律进行产前检查。患者自诉近 1 周经常夜间憋醒，需到阳台上呼吸新鲜空气，但未予重视。近 3 天轻微活动即感胸闷、气促。患者幼年上体育课时常出现明显心悸、乏力等症状，休息后减轻，因家境贫寒未就医。入院体格检查：T 36.3 ℃，P 110 次/分，R 22 次/分，BP 100/60 mmHg，心脏浊音界向左侧扩大，心尖区有 II 级收缩期杂音，性质粗糙，肺底有少量湿啰音。

　　请回答：如何对该孕妇进行全面评估？

　　妊娠合并心脏病（包括妊娠前已有心脏病及妊娠后新发生的心脏病）是产科严重的合并

症，主要包括结构异常性心脏病 [如风湿性心脏病（rheumatic heart disease）和先天性心脏病（congenital heart disease）]、功能异常性心脏病（如室上性心律失常）、妊娠期特有心脏病 [如妊娠期高血压心脏病及围生期心肌病（peripartum cardiomyopathy）]。妊娠合并心脏病是最常见的非产科死亡原因，居中国孕产妇死因顺序的第 2 位。

【妊娠、分娩对心脏病的影响】

（一）妊娠期

妊娠期母体发生适应性生理变化，血容量一般从妊娠第 6 周开始逐渐增加，至妊娠 32 ～ 34 周达到高峰，总血容量比非妊娠期时增加 30% ～ 45%，循环总量比非妊娠期增加 1200 ～ 1600 ml。妊娠早期主要引起心排血量增加，妊娠中、晚期需增加心率，以适应血容量的增加，妊娠晚期心率平均每分钟增加 10 次。心排血量增加和心率加快，导致心肌轻度肥大，心脏容量增大；另外，伴随子宫增大，膈肌上升，心脏向左、向上移位，大血管扭曲等改变，机械性地增加了心脏负担，容易使患心脏病的孕妇发生心力衰竭，甚至危及生命。

（二）分娩期

分娩期为心脏负担最重的时期。在第一产程中，每次子宫收缩有 250 ～ 500 ml 血液被挤入体循环，回心血量增加，心排血量也增加 20% 左右。每次子宫收缩使右心房压力增高，致使平均动脉压增高 10% 左右，使原来已经负担加重的左心室进一步增加负荷。进入第二产程后，除子宫收缩外，腹肌和骨骼肌也参与，致使周围阻力更为加重，分娩时产妇屏气用力，动、静脉压力同时增加，尤其是肺循环压力极度增高，导致左心室负荷进一步加重，故第二产程心脏负担最重。第三产程胎儿娩出后，子宫迅速缩小，腹腔内压力骤减，血液淤滞于内脏，引起回心血量急剧减少。同时，产后胎盘循环停止，排空的子宫收缩，大量血液从子宫突然进入体循环，使回心血量又迅速增多。这些因素均引起血流动力学的改变，使心脏负担增加，导致心脏病产妇极易发生心力衰竭。

（三）产褥期

产后子宫缩复使大量血液进入体循环，妊娠期组织间隙潴留的大量液体也开始回到体循环，故血容量显著增加，心脏负担仍未减轻，尤其是产后 3 日内仍是心脏负担较重的时期，容易发生心力衰竭。

综上所述，妊娠 32 ～ 34 周、分娩期及产褥期的最初 3 日内心脏负担最重，是患心脏病孕产妇最危险的时期，极易发生心力衰竭，应严密监护，保证母婴安全。

【心脏病对母儿的影响】

妊娠合并心脏病主要包括结构异常性心脏病、功能异常性心脏病和妊娠期特有心脏病。以往风湿性心脏病是最常见的心脏病类型，占 90% 左右，其次为先天性心脏病。随着抗生素的广泛应用，风湿热得到积极、有效治疗，使风湿性心脏病的发病率明显下降，妊娠合并风湿性心脏病已退居第 2 位。近年来，随着心血管外科的迅速发展以及手术技术的不断提高，使许多患先天性心脏病的女性通过手术获得矫治，并存活至生育年龄。妊娠合并心脏病的类型构成比也发生改变，妊娠合并先天性心脏病已跃居首位。

心脏病病情较轻、心功能 Ⅰ ～ Ⅱ 级、既往无心力衰竭史，也无并发症者，能较好地耐受妊娠和分娩，可以妊娠。心脏病变较重，心功能 Ⅲ 级以上者，既往有心力衰竭史、肺动脉高压、右向左分流型先天性心脏病、严重心律失常、风湿热活动期、心脏病并发细菌性心内膜炎、急性心肌炎等不宜妊娠。

不宜妊娠的心脏病患者一旦妊娠，可给母儿带来不同程度的危害。妊娠合并心脏病的孕产妇可发生心力衰竭甚至危及生命，引起胎儿生长受限，甚至导致死胎、死产、早产等严重后果。另外，治疗心脏病的药物对胎儿有影响，先天性心脏病遗传性因素对子代发育也有影响，围产儿死亡率是正常妊娠的 2 ～ 3 倍。

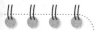

【护理评估】

（一）健康史

1. 孕妇初诊时，应详细询问本次妊娠经过；既往有无心脏病史，特别是风湿性心脏病及风湿热病史、诊疗经过、相关检查及心功能状况；既往有无心力衰竭史、心脏手术史、不良孕产史等。

2. 评估有无诱发心力衰竭的潜在因素，如上呼吸道感染、妊娠期高血压疾病、重度贫血等。

3. 评估心脏病患者既往药物服用情况、日常活动、营养与排泄、睡眠与休息等情况。

4. 评估有无心脏病家族史，了解孕妇及家属对妊娠的认知和治疗的依从性。

（二）身心状况

轻者无明显症状，重者表现为不同程度的心功能不全的症状。

1. 心功能 根据纽约心脏病协会（NYHA）心功能分级方法，依据患者的主观感受，按其所能耐受的日常体力活动分为4级。

（1）心功能Ⅰ级：进行一般体力活动不受限制，运动后也不产生心悸、气短、胸痛等不适。

（2）心功能Ⅱ级：进行一般体力活动略受限制，休息时无不适，运动后感到乏力、心悸、轻度气短或心绞痛。

（3）心功能Ⅲ级：一般体力活动明显受限制，休息时无不适，轻微活动即感乏力、心悸、轻度气短或心绞痛。还包括目前虽无心力衰竭症状，但过去有心力衰竭病史者。

（4）心功能Ⅳ级：一般体力活动严重受限制，不能进行任何体力活动，休息时仍有心悸、呼吸困难等心力衰竭表现。

这种心功能分级的优点是简单易行，不依赖任何器械检查，多年来一直用于临床。其不足是主观症状和客观检查不一定一致，体力活动的能力水平受平时训练、体力强弱、感觉敏感性的影响，个体差异较大。

2. 心脏病相关症状和体征 妊娠前有无心悸、气短或心衰史；妊娠后有无劳力性呼吸困难、经常性夜间端坐呼吸、胸闷、咳嗽等症状；有无发绀或杵状指；尤其注意评估有无早期心力衰竭和心力衰竭的临床表现。

（1）早期心力衰竭的临床表现：早期心力衰竭者常表现为轻微活动后即有胸闷、气促及心悸；休息时心率超过110次/分，呼吸超过20次/分；夜间常因胸闷而坐起呼吸，或需要到窗口呼吸新鲜空气；肺底部出现少量持续性湿啰音，咳嗽后不消失。

（2）心力衰竭的临床表现：左侧心力衰竭的症状为夜间阵发性呼吸困难、端坐呼吸、急性肺水肿、咳嗽、咳痰、咯血、疲劳、乏力、心悸、少尿及肾损害。主要体征有心率加快，初期肺内可闻及哮鸣音，后期出现肺部湿啰音；发绀；有心脏病体征（除心脏病固有体征外，有心肌肥厚、心腔扩大、肺动脉瓣第二音亢进及舒张期奔马律等）。

右侧心力衰竭的症状为食欲缺乏、上腹部胀痛、恶心等消化道症状，劳力性呼吸困难，尿少、尿中出现少量蛋白等。主要体征有肝颈静脉回流征阳性，肝大，下肢水肿。唇、指端可有不同程度的发绀。心脏体征主要为原有心脏病的表现。

全心衰竭时可同时兼有左、右侧心力衰竭的临床表现。

3. 胎儿情况 测量宫高、腹围，妊娠期超声检查监测胎儿宫内发育情况；妊娠20～24周行胎儿心脏超声检查，明确先天性心脏病者建议行胎儿染色体检查；妊娠28周后行电子胎心监护，必要时做无应激试验（NST）。

4. 心理社会状况 重点评估孕产妇对自己的心功能状况是否了解，母亲角色的获得，以及孕产妇和家庭对于妊娠结局的预期等。妊娠合并先天性心脏病孕妇的胎儿发生心脏畸形的风险较正常孕妇的胎儿增加，如何使孕产妇及家属正确地面对疾病又能积极配合非常重要。同时，家属应为孕产妇提供更多的心理支持，提高孕产妇的应对能力。

（三）辅助检查

1. 超声心动图　超声心动图检查示心腔扩大、心肌肥厚、瓣膜运动异常、心脏结构畸形等。左室射血分数（LVEF）正常值≥ 50%，< 30% 提示风险大。

2. 心电图　心电图提示各种心律失常，心房颤动、心房扑动、三度房室传导阻滞、ST 段及 T 波异常改变等，必要时可行 24 小时心电图检查。

3. 影像学检查　X 线检查显示心脏明显扩大，尤其个别心腔扩大。必须行 X 线检查时，医师需做好胎儿防护。胸痛疑似肺栓塞及急性主动脉夹层的孕产妇建议行 CT 和 CT 肺动脉造影（CTPA）检查。心脏超声综合评估患者的心脏结构、功能和血流动力学等。

4. 实验室检查　包括血常规、心肌酶、脑钠肽（BNP）、电解质、肝功能、肾功能及凝血功能等。BNP 的动态监测可用于心功能判断。

【处理原则】

加强孕期保健，积极预防和控制感染，防止心力衰竭的发生，适时终止妊娠。

知识链接

心脏病妇女妊娠风险分级及分层管理（2016 专家共识）

妊娠风险：分为 5 级。

Ⅰ级：孕妇死亡率未增加，母儿并发症未增加或轻度增加。

Ⅱ级：孕妇死亡率轻度增加或者母儿并发症中度增加。

Ⅲ级：孕妇死亡率中度增加或者母儿并发症重度增加。

Ⅳ级：孕妇死亡率明显增加或者母儿并发症重度增加；需要专家咨询；如果继续妊娠，需告知风险；需要产科和心脏科专家在妊娠期、分娩期和产褥期严密监护母儿情况。

Ⅴ级：极高的孕妇死亡率和严重的母儿并发症，属妊娠禁忌证；如果继续妊娠，须讨论终止问题；如果继续妊娠，需充分告知风险；需由产科和心脏科专家在妊娠期、分娩期和产褥期严密监护母儿情况。

就诊医院级别：妊娠风险为Ⅰ级或Ⅱ级的孕产妇，可就诊于二、三级妇产科专科医院或者二级及以上综合性医院；妊娠风险为Ⅲ级的孕产妇，就诊于三级妇产科专科医院或者三级综合性医院；妊娠风险为Ⅳ级的孕产妇，就诊于有良好心脏专科的三级甲等综合性医院或者综合实力强的心脏监护中心；妊娠风险为Ⅴ级的孕产妇，就诊于有良好心脏专科的三级甲等综合性医院或者综合实力强的心脏监护中心。

根据心脏病患者的妊娠风险分级进行医院分级管理，初诊单位应根据本单位的实际情况及时转诊。

来源：中华医学会妇产科学分会产科学组. 妊娠合并心脏病的诊治专家共识（2016）[J]. 中华妇产科杂志，2016，51（6）：401-409.

案例 9-1B

该患者超声心动图示二尖瓣重度狭窄伴关闭不全，LVEF 35%，心功能Ⅲ级。腹部超声提示胎儿孕周相当于妊娠 30 周，胎心监护可见频繁减速。心电监护：心率 110 ~ 120 次 / 分，呼吸 22 ~ 30 次 / 分，血氧饱和度 85% ~ 90%。

请回答：该患者主要的护理问题是什么？

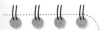

【主要护理诊断／问题】

（1）潜在并发症：心力衰竭、感染。

（2）活动无耐力：与孕妇心功能状况差有关。

（3）有胎儿受伤的危险：与孕妇心功能差、胎儿宫内发育不良有关。

（4）知识缺乏：孕妇缺乏有关妊娠合并心脏病的保健知识。

【预期目标】

1．孕产妇能够说出导致心脏负荷增加的因素，结合自身情况进行日常活动和休息，能够描述应对技巧。

2．预防和及时发现孕产妇和胎儿并发症，不发生心力衰竭和感染，母儿结局良好。

【护理措施】

（一）非妊娠期

详细评估所患心脏病的类型、病变程度以及心功能状况。为患者及家属讲解有关疾病知识，促进其对疾病的理解，缓解焦虑；同时与患者及家属讨论其对自身健康状况的认识，使其理解并配合诊治和护理。

1．积极治疗原发病，避免加重病情的因素，预防上呼吸道感染等。妊娠期血流动力学改变使心脏储备能力下降，影响心脏手术后的恢复，加之术中用药及体外循环对胎儿的影响，一般不主张在妊娠期进行外科矫形手术，尽可能在幼年、妊娠前或延至分娩后行手术治疗。

2．不宜妊娠的育龄妇女采取适宜的避孕措施，需要严格避孕，一些避孕方法有增加并发症的风险，如含有雌激素的避孕药可增加患者血液高凝的风险，因而应建议心脏病患者在专业人员指导下采取适宜的避孕措施。

3．有遗传倾向的先天性心脏病妇女孕前应进行遗传咨询。

（二）妊娠期

1．活动和休息 心功能良好的孕妇尽管不需要绝对卧床休息，但仍须保证充分的休息，每日睡眠时间不少于 10 小时，有条件者可以安排午间休息。保持良好心情，避免过劳和情绪激动。避免长时间取仰卧位，宜采取侧卧位。

2．饮食和体重 避免过度增加营养及体重过多增加，整个妊娠期体重增加不超过 12 kg。摄入高蛋白、富含纤维素及铁的食物，积极预防缺铁性贫血和便秘，必要时给予铁剂和轻泻药。适当控制食盐摄入量，每日食盐量 4～5 g。合理控制入量，避免暴饮暴食，由于夜间更易发生心力衰竭，尤其应避免晚餐过饱和夜间过度饮食、饮水。

3．加强孕期保健 宜继续妊娠者，应从确定妊娠开始即做产前检查，检查间隔时间和次数依据心功能状况而定。在妊娠 20 周以前，应每 2 周进行产前检查 1 次；妊娠 20 周以后，尤其妊娠 32 周以后，发生心力衰竭的概率增加，产前检查应每周 1 次。妊娠合并先天性心脏病的孕妇应重视产前胎儿心脏结构畸形的筛查和诊断。妊娠期经过顺利者，应在妊娠 36～38 周提前住院待产；出现早期心力衰竭表现的患者，应立即住院控制病情。

4．识别早期心衰征象，预防和治疗诱发心衰的因素 注意充分休息，避免过劳和情绪激动；注意清洁和保暖；观察有无呼吸困难、咳嗽及肺部啰音及心衰导致的体位变化；体重增加和水肿明显者需警惕体液潴留及心功能不全；长期缺氧者可予持续低流量吸氧，急性心功能不全时予高浓度面罩吸氧；静脉血栓性疾病是妊娠合并心脏病孕妇常见的并发症，尤其对于长期卧床的患者，需注意指导患者进行下肢运动，预防下肢静脉血栓。

（三）分娩期

1．阴道分娩 经过评估可以经阴道分娩的孕妇，需严密观察产程进展，有条件的采取分娩镇痛。

（1）第一产程：严密观察生命体征，每 15 分钟测量 1 次；左侧卧位，避免仰卧位低血压综合征的发生；随时评估孕妇心功能，识别早期心衰的症状和体征；观察血氧浓度变化，降低时给予吸氧；严密观察宫缩情况、胎先露下降程度和胎儿宫内情况，每30分钟测胎心率1次；给予心理护理，减少精神紧张引起的血流动力学变化；注意保持外阴清洁；既往有过感染性心内膜炎的产妇或换瓣术后的产妇，应在产程开始遵医嘱给予抗生素，积极预防感染；产程中适当给予地西泮或哌替啶缓解疼痛，有条件者可进行硬膜外麻醉。

（2）第二产程：每10分钟监测1次生命体征和胎心率；采取阴道助产缩短第二产程，做好新生儿抢救准备；分娩过程中严格无菌操作，注意预防感染；一旦出现严重并发症，必须急诊行剖宫产术终止妊娠。

（3）第三产程：胎儿娩出后在产妇腹部放置沙袋加压，防止腹腔压力骤降诱发心衰；使用子宫收缩药预防产后出血，可在胎儿前肩娩出后肌内注射或静脉注射缩宫素10～20 U，禁用麦角新碱，防止静脉压升高；继续使用抗生素预防感染。

2. 行剖宫产术　需预防性使用抗生素；术中加强液体出入量管理及病情监测，对不宜再次妊娠者，充分告知，经患者知情同意后，可同时行输卵管结扎术；胎儿娩出后，腹部加压沙袋以防腹压骤降而诱发心力衰竭；准确评估出血量，若产后出血过多，需要输血、补液时，应注意控制输液、输血的量和速度；剖宫产术后应密切观察患者有无咳嗽、咳痰、发热等肺部感染征象；预防下肢静脉血栓；有异常流出道以及瓣膜置换术后的患者，围手术期易出现心腔内血栓形成，需遵医嘱使用抗凝血药。

（四）产褥期

产后3日内，尤其是产后24小时内是发生心力衰竭的危险时期，应严密观察患者的生命体征、血氧饱和度及心功能变化，适当控制液体入量，液体每日入量宜控制在1500～2000 ml，每日尿量维持在3000～5000 ml，每日液体出入量负平衡约500 ml，减少水钠潴留，预防心力衰竭和感染。保证患者安静休息，疼痛明显者可遵医嘱适当使用镇静药。加强会阴切口或腹部切口的护理，预防感染。产后出血、感染和血栓栓塞是严重并发症，极易诱发心力衰竭。

心功能Ⅰ～Ⅱ级的产妇可以母乳喂养，但应避免劳累。心功能Ⅲ级以上不宜母乳喂养者，应及时给予回乳，妊娠合并心脏病患者不宜使用大剂量雌激素进行回乳。做好乳房护理，出现乳胀者，可采用芒硝外敷等方法帮助缓解。不宜再次妊娠的患者应严格避孕。

（五）急性左心衰的护理

1. 体位　取半卧位或端坐位，双腿下垂，减少回心血量，必要时绝对卧床休息。

2. 改善通气，提高血氧浓度　吸氧、呼吸机支持等。

3. 开放静脉通道，遵医嘱用药　镇静：吗啡8～10 mg肌内注射，或哌替啶50～100 mg肌内注射；强心：毛花苷C 0.2～0.4 mg＋5%葡萄糖20 ml缓慢静脉注射，1～2小时后重复1次，总量不超过1 mg；利尿：呋塞米20～40 mg，肌内注射或静脉注射；血管扩张药：联用口服肼屈嗪和硝酸异山梨酯扩血管为妊娠期首选，严重心衰若血压升高或稳定，推荐静脉用硝酸甘油，如效果不佳，可考虑谨慎使用硝普钠。

4. 并发症处理　高血压者给予降压治疗；有血栓形成者加用抗凝血药，但应注意如需手术，则延缓使用。

5. 终止妊娠　急性重度心衰者，待心衰纠正后，积极行剖宫产术终止妊娠，如心衰控制无效，也可一边积极纠正心衰，一边手术，但风险明显增加。

（六）健康教育

护士应向患者及家属讲解妊娠、分娩与心脏病之间的相互影响，早期识别心力衰竭并教给患者自我监测的技术。指导患者选择高蛋白、富含纤维素及铁的食物，预防和治疗贫血；控制食盐摄入量和合理控制入量的方法和重要性；选择合适的卧位，避免长时间平卧；保持充分的睡眠时间，养成良好的睡眠习惯，避免情绪激动和劳累；妊娠期尽量避免出入人群聚集之处，预防上呼吸道感染和感冒。对不宜哺乳者，指导其选择适宜的回乳及应对乳胀的方法。指导产后患者选择适宜的避孕措施，建议不宜再次妊娠的患者应严格避孕。

【结果评价】

1. 孕产妇能配合治疗，妊娠期和分娩期经过顺利，母婴健康，没有发生心力衰竭和感染。

2. 孕产妇了解心脏病对母儿的影响，能够采取正确的自我护理措施。

第二节 糖 尿 病

案例 9-2A

某孕妇，30 岁，G_2P_0，妊娠 24 周行 75 g 葡萄糖耐量试验，空腹血糖 4.9 mmol/L，服糖后 1 小时血糖 11.0 mmol/L，服糖后 2 小时血糖 8.6 mmol/L。

请回答：

1. 该孕妇出现了什么问题？

2. 如何对其进行健康指导？

妊娠合并糖尿病包括 2 种类型：①糖尿病合并妊娠（diabetes in pregnancy，DIP），是指孕前已经被诊断为糖尿病患者以及妊娠或孕前未被诊断但妊娠早期经过检查，血糖已经达到非妊娠糖尿病诊断标准，也被称为孕前糖尿病（pregestational diabetes mellitus，PGDM）。②妊娠糖尿病（gestational diabetes mellitus，GDM）是指在妊娠前血糖正常，妊娠期发现不同程度的糖代谢异常。在糖尿病孕妇中，GDM 占 90% 以上，虽然产后多数血糖恢复正常，但是 2 型糖尿病的患病率增加。与非糖尿病孕妇相比，妊娠糖尿病孕妇发生胎儿畸形、围产儿死亡、剖宫产术、肩难产、早产的风险和新生儿远期患糖尿病和高血压等疾病的风险增加，属于高危妊娠，必须加强管理。

【妊娠、分娩对糖尿病的影响】

妊娠可使隐性糖尿病显性化，既往无糖尿病的孕妇发生 GDM，原有糖尿病患者的病情加重。

1. 妊娠期 在妊娠早、中期，孕妇空腹血糖水平低于非妊娠时期，空腹血糖约低 10%，因为胎儿从母体获取葡萄糖增加；妊娠期肾血流量及肾小球滤过率增加，肾对糖的再吸收增加，导致尿中排糖量增加；雌激素和孕激素增加母体对葡萄糖的利用。因此，妊娠早、中期时空腹血糖降低，使应用胰岛素治疗的糖尿病患者容易出现低血糖，严重者可发生酮症酸中毒。妊娠中、晚期，孕妇体内拮抗胰岛素样物质增加，如肿瘤坏死因子、瘦素、人胎盘催乳素、雌激素、孕激素、肾上腺皮质激素的分泌量均有所增加，并使孕妇胰岛素受体敏感性下降，胰岛素的需求量增加。另外，人胎盘催乳素在母体周围组织中有分解脂肪的作用，使机体周围的脂肪分解成甘油与脂肪酸，后者大量氧化分解，产生酮体，故糖尿病孕妇容易发生酮症酸中毒。胰岛素分泌受限的孕妇，妊娠期不能代偿这一生理变化，使原有糖尿病加重或出现 GDM。

2. 分娩期 由于子宫肌肉的收缩活动，消耗大量糖原；孕产妇临产后进食又较少，脂肪酸的氧化分解增强等，也容易发展为酮症酸中毒；临产后孕妇精神紧张，可能引起血糖较大波动，不易掌握胰岛素的用量。

3. 产褥期 产后随着胎盘的排出，全身内分泌激素逐渐恢复到非妊娠时期的水平，胎盘分泌的抗胰岛素物质迅速减少，胰岛素的需要量也相应减少。若不及时调整胰岛素用量，容易发生低血糖。

【糖尿病对妊娠、分娩的影响】

妊娠合并糖尿病对母儿的影响及影响程度取决于糖尿病的病情及血糖控制水平。如病情较重或血糖控制不佳，母儿的并发症明显增加。

（一）对孕妇的影响

1. 流产发生率增多　高血糖可使胚胎发育异常甚至死亡，流产发生率达 15% ~ 30%。糖尿病患者宜在血糖控制正常后再考虑妊娠。

2. 妊娠期高血压疾病发生率增加　糖尿病患者多有小血管内皮细胞增厚及管腔狭窄，容易并发妊娠期高血压疾病，其发生率较非糖尿病孕妇高 2 ~ 4 倍，因此，子痫、胎盘早剥、脑血管意外的发生率随之增高。

3. 感染发生率增多　糖尿病患者白细胞有多种功能缺陷，趋化性、吞噬作用、杀菌作用均明显下降。因此，糖尿病患者易发生生殖及泌尿系统感染，严重者甚至发生败血症。

4. 羊水过多　糖尿病孕妇羊水过多的发生率较非糖尿病孕妇多 10 倍。其原因不明，可能与胎儿高血糖、高渗性利尿等导致胎尿排出增多有关。

5. 难产、手术产发生率增高　糖尿病孕妇因糖利用障碍，能量不足，常有产程进展缓慢或宫缩乏力性产后出血。因巨大胎儿发生率增高，常导致胎儿性难产和软产道损伤，使剖宫产率增高。

6. 糖尿病酮症酸中毒　由于妊娠期复杂的代谢变化，加之高血糖及胰岛素相对或绝对不足，导致体内血糖不能被利用，体内脂肪分解增加，酮体产生增多，严重者引起孕妇死亡，也会导致胎儿窘迫，甚至胎死宫内。

7. 再次妊娠时 GDM 复发率高　GDM 患者再次妊娠时复发率高达 33% ~ 69%，远期患糖尿病概率增加，17% ~ 63% 的 GDM 将发展为 2 型糖尿病。

（二）对胎儿的影响

1. 巨大胎儿发生率增加　巨大胎儿发生率高达 25% ~ 40%。原因为孕妇血糖高，葡萄糖可通过胎盘，但胰岛素不能通过胎盘，高糖促使胎儿分泌胰岛素增加，胎儿长期处于高胰岛素环境中，促使蛋白质及脂肪合成和抑制脂解作用，导致躯体过度发育。

2. 胎儿生长受限　发生率为 21% 左右。高血糖有抑制胚胎发育的作用，可导致妊娠早期胚胎发育落后。糖尿病伴有血管病变的患者，胎盘血管腔狭窄造成供血不足，影响胎儿生长发育。

3. 流产和早产发生率增加　妊娠早期高血糖可使胚胎发育异常，最终导致胚胎死亡而流产。合并羊水过多、妊娠期高血压疾病、胎儿窘迫以及其他严重并发症，易发生早产，发生率为 10% ~ 25%。

4. 胎儿畸形率增加　糖尿病孕妇的胎儿畸形发生率增加，与受孕后高血糖水平密切相关，是构成围生儿死亡的重要原因，以心血管畸形和神经系统畸形最常见。孕前糖尿病患者应在妊娠期加强对胎儿畸形的筛查。

（三）对新生儿的影响

1. 新生儿呼吸窘迫综合征发生率增高　高血糖刺激胎儿胰岛素分泌增加，形成高胰岛素血症，后者具有拮抗糖皮质激素、促进 II 型肺泡细胞表面活性物质合成及释放的作用，使胎儿肺表面活性物质产生及分泌减少，胎儿肺成熟延迟。

2. 新生儿低血糖　新生儿脱离母体高血糖环境后，高胰岛素血症仍存在，若不及时补充糖，容易发生低血糖，严重时可危及新生儿生命。

【护理评估】

（一）健康史

评估本次妊娠经过，是否用药及糖尿病管理情况；有无糖尿病病史及家族史；既往妊娠情况；有无不良孕产史、妊娠期血糖情况、巨大胎儿和胎儿生长受限、羊水过多、难产、新生儿不良结局等；有无糖尿病的高危因素。

GDM的高危因素：①孕妇因素，年龄≥35岁，妊娠前超重或肥胖、糖耐量异常史、多囊卵巢综合征；②糖尿病家族史；③妊娠分娩史，不明原因的死胎、死产、流产史、巨大胎儿分娩史、胎儿畸形或羊水过多史、GDM史；④本次妊娠因素，妊娠期发现胎儿大于孕周、羊水过多；反复外阴阴道假丝酵母菌病。

（二）身心状况

1．症状与体征　妊娠期监测生命体征，了解有无妊娠期高血压疾病；有无多食、多饮、多尿的症状；此次妊娠前BMI，妊娠期体重增加情况；有无外阴瘙痒、阴道及外阴假丝酵母菌感染等；胎儿发育情况，包括宫高、腹围、胎动情况等。分娩期评估有无酮症酸中毒，如呼吸有烂苹果味、恶心、呕吐、视物模糊等；评估有无低血糖，如心悸、出冷汗、面色苍白等；监测产程进展、宫缩情况及胎心率变化。产褥期评估血糖变化，评估新生儿状况。

2．诊断标准

（1）糖尿病合并妊娠的诊断

1）妊娠前已经确诊为糖尿病。

2）妊娠前未进行过血糖检查，但存在糖尿病高危因素，首次产前检查时应明确是否存在妊娠前糖尿病，达到以下任何一项标准者诊断为糖尿病合并妊娠：①空腹血糖≥7.0 mmol/L（126 mg/dl）。②糖化血红蛋白（HbA1c）≥6.5%，但不常规推荐。③伴有典型的高血糖或高血糖危险症状，同时任意血糖≥11.1 mmol/L（200 mg/dl）。④口服葡萄糖耐量试验（OGTT）服糖后2小时血糖≥11.1 mmol/L（200 mg/dl）。不建议妊娠早期进行OGTT检查。

（2）妊娠糖尿病的诊断：75 g OGTT标准：空腹及服糖后1小时、2小时的血糖值应分别小于5.1 mmol/L、10.0 mmol/L、8.5 mmol/L。任何一点血糖值达到或超过上述标准，即诊断为GDM。

1）有条件的医疗机构，在妊娠24～28周及28周以后，对所有尚未被诊断为糖尿病的孕妇进行75 g OGTT。具体方法：空腹抽血测血糖，然后在5分钟内口服含75 g葡萄糖的液体300 ml，分别抽取服糖后1小时、2小时的静脉血（从开始饮用葡萄糖水计算时间），检测血糖。

2）医疗资源缺乏地区，建议妊娠24～28周首先检查空腹血糖。空腹血糖（FPG）≥5.1 mmol/L者，可以直接诊断为GDM，不必再做75 g OGTT；而4.4 mmol/L≤FPG≤5.1 mmol/L者，应尽早做75 g OGTT；空腹血糖小于4.4 mmol/L者，可暂不行75 g OGTT。

3）孕妇具有GDM高危因素，首次OGTT正常者，必要时在妊娠晚期重复做OGTT。未定期行产前检查者，如首次就诊时间在妊娠28周后，初次就诊时进行75 g OGTT或空腹血糖检查。

3．妊娠合并糖尿病的分级　根据年龄、病程和相关并发症进行分级（White分类），判断病情严重程度及预后。

A级：妊娠糖尿病。

A1级：饮食治疗即可控制血糖。

A2级：需用胰岛素控制血糖。

B级：20岁以后发病，病程＜10年。

C级：10～19岁发病，或病程长达10～19年。

D 级：10 岁以前发病，或病程 ≥ 20 年，或眼底单纯性视网膜病变。

F 级：糖尿病肾病。

R 级：眼底有增殖性视网膜病变或玻璃体积血。

H 级：冠状动脉粥样硬化性心脏病。

T 级：有肾移植史。

4. 心理社会评估　评估孕妇及家属对妊娠合并糖尿病的认知程度以及自我护理知识的掌握情况，家庭对孕妇的支持情况以及孕妇的心理状况等。

（三）辅助检查

1. 实验室检查　行口服葡萄糖耐量试验（OGTT）检查空腹和餐后血糖情况，糖化血红蛋白、尿蛋白、尿酮体、肝功能、肾功能。

2. 超声检查　评估胎儿发育是否符合孕周，有无羊水量异常及胎儿结构异常等；评估胎儿宫内储备情况，有无胎儿宫内窘迫等。孕前及妊娠早期血糖控制不佳的患者建议进行胎儿超声心动图检查。

【处理原则】

严格控制孕产妇血糖在正常范围或接近正常范围，降低母儿并发症。

知识链接

糖尿病酮症酸中毒

糖尿病酮症酸中毒（DKA）是由于胰岛素不足和升糖激素不适当升高引起的糖、脂肪和蛋白质代谢严重紊乱综合征，临床以高血糖、高血酮和代谢性酸中毒为主要特征。

DKA 常呈急性起病。在 DKA 起病前数日，可有多尿、烦渴、多饮和乏力症状加重，失代偿阶段出现食欲减退、恶心、呕吐、腹痛，常伴头痛、烦躁、嗜睡等症状，呼吸深快、呼气中有烂苹果味（丙酮气味）；病情进一步发展，出现严重失水现象，尿量减少、皮肤及黏膜干燥、眼球下陷、脉快而弱、血压下降、四肢厥冷；到晚期，各种反射迟钝甚至消失，终至昏迷。

实验室检查：血酮体升高（血酮体 ≥ 3 mmol/L）或尿糖和酮体阳性（++ 以上）伴血糖增高（血糖 > 13.9 mmol/L），血 pH 降低（pH < 7.3）和（或）二氧化碳结合力降低（HCO_3^- < 18 mmol/L），无论有无糖尿病病史，都可诊断为 DKA。

DKA 的治疗原则为尽快补液以恢复血容量、纠正失水状态、降低血糖、纠正电解质代谢紊乱及酸碱平衡失调，同时积极寻找和消除诱因，防治并发症，降低病死率。对无酸中毒的糖尿病酮症患者，需适当补充液体和使用胰岛素治疗，直至酮体消失。

来源：中华医学会糖尿病学分会. 中国 2 型糖尿病防治指南（2020 年版）（上）[J]. 中国实用内科杂志，2021，41（8）：668-695.

案例 9-2B

该孕妇通过饮食和运动调整后，空腹血糖维持在 4.7 ～ 5.1 mmol/L，餐后 2 小时血糖维持在 5.6 ～ 6.7 mmol/L，孕妇有些担心饮食控制影响胎儿发育。

请回答：

1. 请指出该孕妇主要的护理问题有哪些？

2. 如何对该孕妇进行进一步护理？

【主要护理诊断 / 问题】

（1）知识缺乏：缺乏有关妊娠合并糖尿病自我管理的知识。

（2）有胎儿受伤的危险：与孕妇高血糖状态造成胎儿高胰岛素有关。

（3）潜在并发症：低血糖。

【预期目标】

1．患者能正确地描述糖尿病饮食和运动的要点。

2．需要使用胰岛素的患者能正确地叙述胰岛素的使用事项以及出现低血糖时的症状、预防和应对措施。

3．妊娠期和分娩期经过顺利，母婴健康状况良好。

【护理措施】

（一）非妊娠期

孕前糖尿病患者妊娠前应进行全面评估，病情不允许妊娠者应采取可靠的避孕措施；已经妊娠者，应尽早终止妊娠。病情允许妊娠者，由内科内分泌医师和产科医师共同评估，指导血糖控制范围。糖尿病患者由于糖尿病病程长，一方面，很多人对控制血糖常急于求成或掉以轻心；另一方面，由于担心糖尿病对胎儿的影响，尤其既往有不良孕产史的孕妇，常有焦虑情绪，需要医护人员讲解糖尿病的有关知识，帮助其缓解焦虑，养成良好的生活习惯。

（二）妊娠期

1．饮食控制 是妊娠糖尿病管理的基础，理想的饮食应是既能保证母儿需要的热量和营养，又不引起餐后血糖过高或饥饿性酮症出现，多数 GDM 患者通过生活方式干预即可达到控制血糖的目的。妊娠早期糖尿病孕妇热量需要与非妊娠期相同，根据孕前 BMI 和标准体重每日所需的热量计算，妊娠早期糖尿病患者需要热量为 105 ~ 126 kJ/kg（25 ~ 40 kcal/kg），列于表 9-1；妊娠中、晚期每日增加 200 kcal，其中糖类占 50% ~ 60%，每日的糖类不低于 150 g，蛋白质占 15% ~ 20%，脂肪占 25% ~ 30%。合理分餐，每日 5 ~ 6 餐，其中早餐占总热量的 10% ~ 15%，午餐占 30%，晚餐占 30%，加餐占 5% ~ 10%。要注意避免过度控制饮食，否则孕妇易出现低血糖、饥饿性酮症或胎儿生长受限。

表9-1 不同BMI的妊娠合并糖尿病孕妇推荐热量和体重增加标准

妊娠前 BMI（kg/m²）	能量系数［kcal/(kg·d)］	平均能量（kcal/d）	体重增加（kg）	
			整个妊娠期	妊娠中、晚期每周增加范围
< 18.5	35 ~ 40	2000 ~ 2300	12.5 ~ 18.0	0.44 ~ 0.58
18.5 ~ 24.9	30 ~ 35	1800 ~ 2100	11.5 ~ 16.0	0.35 ~ 0.50
≥ 25	25 ~ 30	1500 ~ 1800	7.0 ~ 11.5	0.23 ~ 0.33

医护人员应教会孕妇控制饮食的方法，并鼓励其记录饮食量，便于医护人员根据饮食和血糖情况调整饮食。鼓励患者根据饮食处方和个人喜好选择合理的饮食策略，做到谷类食物粗细搭配，粗粮占谷类的 1/3 ~ 1/2。适当增加肉蛋类食物补充蛋白质，兼顾红肉与白肉的平衡，预防缺铁性贫血。鼓励进食富含天然膳食纤维、维生素和矿物质的食品，如瘦肉、家禽、海鲜、奶制品、新鲜水果和蔬菜等。

2．运动干预 糖尿病患者进行有氧运动可以提高胰岛素受体的敏感性，建议孕妇三餐后进行 30 ~ 40 分钟的有氧运动，其中步行是最容易实施且安全的运动方式。运动时如血糖小于 3.3 mmol/L，或大于 13.9 mmol/L，或出现宫缩、阴道出血和低血糖表现，应暂停并监测血糖情况。避免清晨空腹运动。

3．**药物治疗**　对饮食和运动治疗不能控制的糖尿病，胰岛素是控制血糖的首选药。目前，口服降血糖药二甲双胍和格列苯脲对 GDM 患者的安全性和有效性逐渐得到证实，但由于我国尚缺乏有效的研究，故临床使用时需慎重，如需口服降血糖药，推荐使用二甲双胍。

4．**血糖监测**　严格的血糖管理可显著地改善妊娠结局，但也需警惕妊娠早期过于严格的血糖控制可能导致低血糖的发生。GDM 孕妇应每日监测血糖 4 次，及时调整血糖并保证能量的补充。

5．**胎儿宫内状况**　胎儿畸形筛查，胎动计数，胎盘功能，电子胎心监护等。

（三）分娩期

1．**分娩时机选择**　不需要胰岛素治疗且无母儿并发症的 GDM 孕妇，应严密监测到预产期，未自然临产者引产终止妊娠。血糖控制满意的孕前糖尿病或胰岛素治疗的 GDM 患者，于妊娠 39 周后终止妊娠。血糖控制不满意或伴血管病变，合并重度先兆子痫、胎儿生长受限、胎儿窘迫等患者，在严密监护下，适时终止妊娠，必要时抽取羊水了解胎儿肺成熟度，予地塞米松促胎肺成熟。

2．**分娩方式选择**　糖尿病不是剖宫产术的指征。伴有微血管病变及其他产科指征者（如怀疑巨大胎儿、胎盘功能不良、胎位异常）可行剖宫产术。妊娠期血糖控制不佳，胎儿偏大或既往有死胎、死产史者，应适当放宽剖宫产术指征。

3．**血糖监测**　分娩时需严密监测血糖，必要时使用胰岛素控制血糖。血糖 5.6 ~ 7.8 mmol/L，静脉滴注胰岛素 1.0 U/h；血糖 7.8 ~ 10.0 mmol/L，静脉滴注胰岛素 1.5 U/h；血糖 > 10.0 mmol/L，静脉滴注胰岛素 2.0 U/h，同时注意预防低血糖。

（四）产褥期

1．**新生儿护理**　糖尿病患者的新生儿易发生低血糖，应在出生后 30 分钟内监测血糖，并在出生后 24 小时内定时监测血糖，早开奶，防止低血糖及低血钙、高胆红素血症及呼吸窘迫综合征的发生。足月新生儿血糖低于 2.2 mmol/L 可诊断为新生儿低血糖。口服葡萄糖水难以纠正的低血糖新生儿应转入儿科进一步治疗。

2．**调整胰岛素量**　产褥期大部分 GDM 患者不需使用胰岛素，少数患者如需使用，也应遵医嘱将胰岛素量减少至分娩前的 1/3 ~ 1/2。

3．**预防感染和产后出血**　糖尿病患者免疫力下降，易发生感染，需注意预防和及早处理。因糖尿病引起羊水过多或巨大胎儿易导致产后宫缩乏力，从而引起产后出血，应注意观察子宫收缩情况，及早处理。

（五）健康教育

进行妊娠合并糖尿病有关知识的宣传教育，指导患者饮食策略、运动治疗和药物治疗的注意事项。妊娠合并糖尿病孕妇妊娠期需要加强自我监测，包括体重监测、血糖监测、自数胎动、自我注射胰岛素等。指导患者胰岛素注射部位的选择和注射方法，识别低血糖表现以及如何应对低血糖。母乳喂养不仅能够促进孕产妇血糖的恢复，还可改善子代远期并发症，应告知孕产妇和家属母乳喂养的好处，鼓励并协助其进行母乳喂养。指导产妇产后随访及远期调整生活方式，改善远期预后。

随堂测 9-2

【**结果评价**】

1．孕产妇能按照正确的方法进行饮食、运动、用药和病情监测。

2．孕产妇能掌握有关妊娠合并糖尿病的自我保健知识和技能。

3．妊娠和分娩经过顺利，母儿健康状况良好。

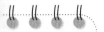

第三节 病毒性肝炎

案例 9-3A

某孕妇，27 岁，妊娠 37 周，规律进行产前检查，近 1 周食欲缺乏。乙肝五项检查结果：HBsAg 阳性，HBsAb 阴性，HBeAg 阴性，HBeAb 阴性，HBcAb 阳性，ALT 226 U/L，AST 205 U/L，心肺检查无异常。

请回答：

1. 该孕妇可能的临床诊断是什么？
2. 如何对其进行护理？

病毒性肝炎是由多种肝炎病毒引起的以肝炎症和坏死病变为主的传染病。目前已发现的病毒性肝炎按病原分类，有甲型病毒性肝炎、乙型病毒性肝炎、丙型病毒性肝炎、丁型病毒性肝炎和戊型病毒性肝炎，其中以乙型病毒性肝炎最常见。我国是乙型病毒性肝炎的高发国家，妊娠合并重型肝炎仍是我国孕产妇重要的死亡原因之一。

【妊娠、分娩对病毒性肝炎的影响】

妊娠本身不增加肝炎病毒的易感性，但妊娠的某些生理变化及代谢特点，导致肝炎病情易波动，使原有的肝炎病情加重。妊娠期基础代谢率增加，营养物质需要量增多，肝内糖原储备降低，妊娠产生大量雌激素需在肝内代谢和灭活，胎儿部分代谢产物需要在母体肝内完成解毒，分娩时孕妇体力消耗、缺氧、酸性代谢物质产生增加、手术和麻醉等均可加重肝的负担。妊娠期内分泌系统变化可导致乙型肝炎病毒（HBV）再激活，且妊娠期间细胞免疫功能增加，因而妊娠期间重症肝炎发生率较非妊娠时增加。

【病毒性肝炎对妊娠的影响】

1. 对母体的影响 妊娠早期合并病毒性肝炎，可使早孕反应加重。妊娠晚期合并病毒性肝炎，则妊娠期高血压疾病发生率增高，这与病毒性肝炎引起的醛固酮灭活能力下降有关。分娩时，因肝功能受损、凝血因子合成功能减退，容易发生产后出血。若为重症肝炎，常并发弥散性血管内凝血，出现全身出血倾向，直接威胁母婴生命安全。

2. 对胎儿的影响 病毒性肝炎孕妇发生流产、早产、死胎、死产和新生儿死亡率明显增加。

3. 母婴垂直传播 妊娠合并病毒性肝炎，病毒可以通过胎盘传染给胎儿，引起母婴垂直传播，其传播情况与病毒性肝炎的类型有关。

（1）甲型病毒性肝炎：由甲型肝炎病毒（hepatitis A virus，HAV）引起，一般认为甲型肝炎病毒不会经过胎盘感染胎儿和新生儿。妊娠晚期急性甲型肝炎病毒的垂直传播可能与分娩过程中胎儿暴露于污染的母体血液或粪便有关。

（2）乙型病毒性肝炎：乙型肝炎病毒（hepatitis B virus，HBV）造成的垂直传播是我国慢性 HBV 感染的主要途径。可通过宫内胎盘感染、产时感染、产后感染。垂直传播的概率与母体病毒载量水平呈正相关，但产时感染是垂直传播的主要途径，占 40% ~ 60%。

（3）丙型病毒性肝炎：丙型肝炎病毒（hepatitis C virus，HCV）存在垂直传播，但垂直传播率的报道差异较大。

（4）丁型病毒性肝炎：丁型肝炎病毒（hepatitis D virus，HDV）伴随 HBV 引起肝炎，传播方式与 HBV 相同，通过体液、血液或注射途径传播，也可垂直传播，但较 HBV 少见。

（5）戊型病毒性肝炎：戊型肝炎病毒（hepatitis E virus，HEV）的传播主要发生在产时和产后，传播途径为粪 - 口途径。

【护理评估】

（一）健康史

评估是否与病毒性肝炎患者有密切接触史，近期内是否有接受输血、注射血制品史。

（二）身心状况

1. 症状　非特异性症状包括乏力、食欲下降、头痛、全身酸痛、畏寒、发热等流感样症状；消化道症状包括恶心、呕吐、腹部不适、右上腹疼痛、腹胀、腹泻、皮肤瘙痒，严重者出现肝性脑病、凝血功能障碍、肾衰竭等。

2. 体征　皮肤、巩膜黄染，肝大、有触痛，肝区有叩击痛，部分患者脾大并可触及。重症患者可有肝进行性缩小、腹水及不同程度的肝性脑病。

3. 心理社会评估　重点评估孕产妇的心理状态、社会支持系统及对有关妊娠合并肝炎的自我护理知识的掌握情况。

（三）辅助检查

1. 肝功能及凝血功能检查　血清转氨酶（ALT、AST）和胆红素升高，如出现胆红素持续升高而转氨酶下降，称为"胆酶分离"，提示预后不良。白蛋白、胆碱酯酶、凝血酶原时间百分活度（PTA）下降，肝组织坏死时肝内糖原耗竭，出现明显低血糖。

2. 病原学检测

（1）甲型病毒性肝炎：甲型病毒性肝炎 IgM 抗体阳性代表近期感染，IgG 在急性期后期和恢复后期出现，可持续终生。

（2）乙型病毒性肝炎：常检查乙肝五项和乙肝 DNA 拷贝量（表 9-2）。

表9-2　乙型肝炎病毒血清学抗原、抗体及其临床意义

项目	临床意义
HBsAg	HBV 感染标志，见于慢性肝炎携带者
HBsAb	保护性抗体，表示曾感染 HBV 或接种乙型肝炎疫苗后，机体已产生自动免疫
HBeAg	血中有大量 HBV 存在，传染性较强
HBeAb	恢复期，传染性减弱
HBcAb-IgM	HBV 复制阶段，出现于肝炎急性期
HBcAb-IgG	恢复期或慢性感染

（3）丙型病毒性肝炎：HCV 抗体阳性结合 RNA 阳性可诊断为丙型病毒性肝炎。单纯抗体阳性多为既往感染，不作为抗病毒治疗的依据。

（4）丁型病毒性肝炎：需伴随 HBV 才可引起感染，需同时检测血清 HDV 抗体和 HBV 两对半。

（5）戊型病毒性肝炎：抗原检测困难，抗体出现较晚，故抗体阴性也不能排除 HEV 感染，有疑问时应反复检测。

3. 影像学检查　B 超检查可发现肝回声增强，有腹水时腹腔内可见液性暗区。必要时可行磁共振成像（MRI）检查，观察有无肝硬化、肝脂肪变性等表现。

4. 胎盘功能检查　血清人胎盘催乳素（HPL）及孕妇血或尿雌三醇检测等。

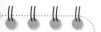

【处理原则】

监测肝功能，进行病毒检测，保肝治疗，垂直传播阻断治疗，预防产后出血，防止DIC和肝性脑病的发生。

【主要护理诊断／问题】

1. 营养失调：低于机体需要量 与厌食、恶心、呕吐、营养摄入不足有关。

2. 母乳喂养中断 与保护性隔离有关。

3. 知识缺乏 缺乏有关肝炎疾病、治疗、自我保健及隔离方面的知识。

案例 9-3B

该孕妇食欲缺乏1周，恶心、呕吐3天，入院后得知患有乙肝，非常焦虑，担心乙肝对胎儿的影响及不能进行母乳喂养。

请回答：新生儿如何接受免疫治疗？

【预期目标】

1. 孕产妇能识别导致营养状况下降的有关因素，增加营养摄取，以适应新陈代谢的需要。

2. 孕产妇及家属能够叙述消毒隔离和自我保健方面的知识。

3. 产妇的不良情绪减轻，树立信心，获得母亲角色。

【护理措施】

（一）加强宣传教育，做好预防

根据不同病毒的传播途径，采取相应的隔离措施，避免交叉感染；做好隐私保护，避免引起其他孕产妇的恐慌以及对妊娠合并病毒性肝炎患者的负性心理影响；做好患者照顾者的隔离措施指导，避免患者与家属间的感染；详细评估患者所具备的病毒性肝炎的相关知识，有针对性地向患者讲解有关疾病知识。

（二）妊娠期护理

妊娠期病毒性肝炎患者护理原则与非妊娠期肝炎患者相同。

1. 定期产前检查，防止交叉感染 妊娠期常规检查肝炎病毒抗原、抗体系统，如发现病毒拷贝量高、病情严重、传染性强，可将患者转诊至治疗经验丰富的专科医院。妊娠期间高度识别病情加重的早期症状，如乏力、食欲缺乏、尿黄、皮肤及巩膜黄染、恶心、呕吐、腹胀，及时进行肝功能、凝血功能和肝超声检查。出现以下3项提示病情重：乏力、食欲缺乏、恶心及呕吐等症状；凝血酶原时间百分活度（PTA）＜40%；血清总胆红素＞171 μmol/L，需加强监护。医疗机构需严格执行消毒措施，病毒性肝炎孕妇的检查用物需使用浓度为2000 mg/L的含氯制剂浸泡。

2. 注意休息 肝炎急性期应卧床休息。慢性肝炎及无症状的乙型肝炎病毒携带者应适当休息，避免活动过量。

3. 加强营养 及时补充蛋白质并选用优质蛋白，补充葡萄糖和多种维生素，宜进食清淡、低脂饮食，保持排便通畅。

4. 保肝治疗 遵医嘱给予保肝药物，必要时补充白蛋白、新鲜冰冻血浆、冷沉淀等。

5. 妊娠期合并重型肝炎患者的护理

（1）重症肝炎患者应及时转诊至有治疗条件的医院进行诊治，严密观察意识、生命体征、液体出入量等，注意有无性格改变、行为异常以及扑翼样震颤等肝性脑病前驱症状。

（2）给予低脂肪、低蛋白、高糖类饮食，限制蛋白质的摄入，每日＜0.5 g/kg，减少氨的产生。

（3）保持排便通畅，严禁肥皂水灌肠。

（4）遵医嘱保肝、支持治疗，防治凝血功能障碍：遵医嘱静脉补充葡萄糖、胰高血糖素、胰岛素，补充白蛋白和新鲜冰冻血浆等，维持电解质平衡。

（5）遵医嘱给予广谱抗生素、利尿药等，必要时行血液透析，防治肝性脑病、肾衰竭、感染等。

（三）分娩期护理

1. 监测凝血功能，预防出血　分娩前数日，遵医嘱为患者肌内注射维生素 K_1。分娩前纠正凝血功能，备好冰冻血浆、凝血因子等抢救药品和物品，并在产程中监测出血情况和凝血功能，适时纠正凝血功能障碍。胎儿娩出后，遵医嘱使用子宫收缩药，以减少产后出血。

2. 严密监测产程　正确处理产程，促进产妇身心舒适，防止产程过长加重肝功能损伤，防止垂直传播，预防产后出血。

3. 预防感染　严格执行消毒隔离措施，产程中按医嘱使用对肝损害小的广谱抗生素。

（四）产褥期护理

继续进行保肝治疗，保证充分的休息和足够的营养。监测生命体征，按医嘱继续应用对肝损害小的广谱抗生素，预防感染。观察子宫收缩和恶露情况，预防产后出血。HBeAg（-）的小三阳患者，在产后及时、有效的联合免疫情况下，可进行母乳喂养。HBeAg（+）的大三阳患者，母乳喂养的安全性尚有争议。肝功能异常者禁用激素回乳，可以选择芒硝外敷等不影响肝功能的方法，并做好乳房护理。

（五）HBV 垂直传播阻断

妊娠中、后期检测 HBV DNA 载量大于 2×10^6 IU/ml，与孕妇及家属沟通，签署知情同意书，于妊娠 28 周开始给予替诺福韦、替比夫定或拉夫米定治疗，产后 1～3 个月停药。对 HBsAg 阳性母亲的新生儿，在出生后 12 小时内进行乙型肝炎免疫球蛋白注射（剂量 100～200 IU），同时接种乙型肝炎疫苗（10 μg 重组酵母疫苗或 20 μg 中国仓鼠卵母细胞乙型肝炎疫苗），注意在不同部位注射。在 1 月龄和 6 月龄分别再次接种第二支和第三支乙型肝炎疫苗。

【结果评价】

1. 妊娠及分娩经过顺利，母婴健康状况良好。
2. 孕产妇能进行妊娠合并病毒性肝炎的自我保健。
3. 产妇能克服不良情绪的影响，表现去较好的母亲行为，合理选择喂养新生儿的方法。

随堂测 9-3

第四节　缺铁性贫血

案例 9-4A

　　某孕妇，28 岁，G_1P_0，妊娠 32 周，常规产前检查时血常规：血红蛋白 98 g/L，血细胞比容 30%。

　　请回答： 该孕妇出现了什么问题？

缺铁性贫血（iron deficiency anemia，IDA）是妊娠期最常见的贫血，约占妊娠期贫血的

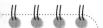

95%。胎儿生长发育及妊娠期血容量增加，对铁的需要量增加，尤其在妊娠中、晚期，孕妇对铁摄取不足或吸收不良，均可引起贫血。

【妊娠对缺铁性贫血的影响】

正常成年非妊娠期女性体内铁总量为 35 ～ 40 mg/kg，每日需消耗 20 ～ 25 mg 用于造血，为维持体内铁平衡，每日需从食物中摄取铁 1 ～ 15 mg。妊娠期铁需要量的增加是孕妇缺铁的主要原因。妊娠期血容量逐渐增加，需铁 650 ～ 750 mg，胎儿生长发育需铁 50 ～ 350 mg，故妊娠期需铁约 1000 mg。孕妇每日需铁至少 4 mg，每日饮食中含铁 10 ～ 15 mg，吸收率为 10% 左右，妊娠晚期虽然铁的吸收率可达 40%，但仍不能满足机体的需要。孕妇如铁摄入不足或吸收不良，易出现缺铁性贫血，导致血红蛋白合成不足，血红蛋白减少，进而导致红细胞数目减少，各组织和细胞供氧不足。

【缺铁性贫血对妊娠的影响】

1. 对孕妇的影响　贫血孕妇的免疫力降低，对分娩、手术、麻醉的耐受力降低，即使轻度或中度贫血，在妊娠期和分娩期的风险也增加；重度贫血可因心肌缺氧导致贫血性心脏病，胎盘缺氧易发生妊娠期高血压疾病和妊娠期高血压心脏病，使孕妇对失血耐受性降低，易发生失血性休克和感染；贫血使子宫平滑肌缺氧，易造成子宫收缩不良，并发产后出血。WHO 资料显示，每年约有 50 万名孕产妇因贫血死亡。

2. 对胎儿的影响　妊娠期，母体的骨髓和胎儿二者共同竞争摄取母体血清中的铁，一般是胎儿组织占优势，因而轻、中度贫血患者主要影响母体的氧供和抵抗力，但重度贫血也会引起胎儿窘迫、胎儿生长受限、早产甚至胎死宫内。

【护理评估】

（一）健康史

详细、全面地了解妊娠前有无全身慢性疾病及慢性出血史、月经过多史、营养不良及不良的饮食习惯，妊娠后有无急、慢性出血和妊娠合并症等。

（二）身心状况

1. 症状　轻度贫血症状不明显，可有皮肤、口唇黏膜和睑结膜稍苍白。重度贫血症状明显，如面色苍白、全身无力、头晕、视物模糊、水肿、活动后心悸、气短、易晕厥，严重者可发生贫血性心脏病和充血性心力衰竭。

2. 体征　患者常有口腔炎、舌炎，皮肤干燥，毛发失去光泽、容易脱落，指（趾）甲扁平、脆薄易裂或反甲等体征。

3. 贫血程度　WHO 妊娠期贫血的诊断标准为外周血血红蛋白 < 110 g/L，血细胞比容 < 33%。血红蛋白 ≤ 60 g/L 为重度贫血。

2014 年中华医学会围产医学分会制定的《妊娠期铁缺乏和缺铁性贫血诊治指南》将贫血程度分为轻度、中度、重度、极重度，标准如下：

轻度贫血：血红蛋白 100 ～ 109 g/L；

中度贫血：血红蛋白 70 ～ 99 g/L；

重度贫血：血红蛋白 40 ～ 69 g/L；

极重度贫血：血红蛋白 < 40 g/L。

4. 心理社会状况　重点评估孕产妇的焦虑及抑郁程度、支持系统，对有关妊娠合并缺铁性贫血的自我护理知识的掌握情况。

（三）辅助检查

1. 外周血象　外周血涂片为小细胞低色素贫血，血红蛋白低于 110 g/L，红细胞低于 3.5×10^{12}/L，血细胞比容低于 33%。

2. 骨髓象　红细胞系统增生活跃，以中、晚幼红细胞增生为主，各期幼红细胞体积较小，边缘不规则，骨髓铁染色可见细胞内、外铁均减少。

3．血清铁蛋白　反映体内储存铁情况，血清铁蛋白 < 30 μg/L，提示已处于铁耗尽的早期，需及时补充铁；血清铁蛋白 < 20 μg/L，诊断为缺铁性贫血。

4．血清铁浓度　正常成年妇女血清铁浓度为 7 ～ 27 μmol/L，血清铁浓度 < 6.5 μmol/L 可以诊断为缺铁性贫血。

【处理原则】

纠正缺铁性贫血的原因，补充铁剂，治疗并发症，预防产后出血和感染。

案例 9-4B

该孕妇产前检查时咨询有关病情。

请回答：

1．如何进行健康宣传教育？

2．该孕妇可能的护理诊断是什么？

3．对该孕妇提供的护理措施包括哪些？

【主要护理诊断 / 问题】

1．营养缺乏　与铁元素缺乏有关。

2．活动无耐力　与缺铁性贫血引起的乏力有关。

3．有胎儿受伤的危险　与缺铁性贫血导致胎儿生长发育受限、早产等有关。

4．有感染的危险　与贫血引起机体免疫力下降有关。

5．有受伤的危险　与贫血引起头晕、视物模糊等症状有关。

【预期目标】

1．孕产妇能够叙述缺铁性贫血的危害，并能实施正确的饮食和补铁措施。

2．孕产妇能够掌握正确的活动技巧，不出现跌倒等不安全行为。

3．母儿结局良好。

【护理措施】

（一）一般护理

评估患者的贫血症状和活动耐力，制定适宜的活动与安全措施，鼓励患者多休息，避免出现跌倒等不安全行为。重度贫血孕妇应绝对卧床休息。定期进行产前检查，及时发现贫血情况。

（二）妊娠期护理

1．饮食指导　指导孕妇改变不良的饮食习惯，均衡营养，注意食物多样化。鼓励孕妇进食含铁丰富的食物，如瘦肉、动物肝、黑木耳、绿叶蔬菜及蛋类食品，禁饮浓茶和咖啡，同时摄入富含维生素 C 的蔬菜和水果，以促进铁的吸收和利用。

2．补充铁剂　根据贫血程度，选用铁剂治疗。一般从妊娠 20 周以后开始补充铁剂，以达到预防缺铁性贫血的目的，常选用硫酸亚铁、琥珀酸亚铁、葡萄糖酸亚铁等。为了促进铁剂吸收，口服补铁时应同时服用维生素 C 或稀盐酸。口服铁剂应饭后或餐中服用，避免对胃黏膜的刺激，奶制品、浓茶、咖啡等抑制铁吸收，应避免与铁剂同服。服用铁剂后可能出现黑便，因铁与肠道内硫化氢作用形成，应向患者解释。口服疗效差或病情严重的贫血患者，可采用注射方法补充铁剂，常用的有右旋糖酐铁及山梨醇铁注射液，注射补铁的利用率高但刺激性较强，注射时应采用深部肌内注射。

3．监测母儿情况　及早处理胎儿生长受限，加强胎动计数和电子胎心监护。注意监测孕

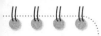

妇血常规，预防感染。重度贫血患者应提前住院治疗，血红蛋白低于 70 g/L 者，遵医嘱少量多次输血，纠正贫血。

4．加强口腔护理 轻度口腔炎患者可于餐前、餐后、睡前、晨起清洁口腔；重度口腔炎患者每日应做口腔护理，有溃疡的患者可按医嘱局部用药。

（三）分娩期和产褥期护理

分娩和手术前遵医嘱纠正贫血，临产后应配血备用，缩短第二产程，采取措施减少产后出血，预防感染。产后合理饮食，加强营养，指导母乳喂养，指导家庭支持，避免产后抑郁症的发生。

（四）健康教育

向患者及家属讲解缺铁性贫血对母婴的危害，指导健康的饮食方式，避免偏食；根据患者的活动耐力，指导患者适宜的活动和安全策略，避免出现跌倒等不安全事件。告知口服铁剂患者不同食物对铁剂吸收的影响，指导患者选择合理的服药时间和食物。

随堂测 9-4

【结果评价】

1．妊娠、分娩经过顺利，母儿健康状况良好。

2．孕产妇能进行妊娠合并缺铁性贫血的自我保健。

小 结

妊娠 32 ～ 34 周血容量达高峰，分娩期及产褥期的最初 3 日内最易发生心衰；不宜妊娠的心脏病孕妇，在妊娠早期终止妊娠；可以妊娠的心脏病孕妇应加强护理，选择适宜的分娩方式。

重视妊娠合并糖尿病的筛查、诊断，控制妊娠期体重，维持血糖在正常水平，预防母儿并发症的发生。

妊娠合并乙型病毒性肝炎最常见，接种乙型肝炎免疫球蛋白和乙型肝炎疫苗，阻断乙肝母婴垂直传播。

妊娠合并缺铁性贫血是妊娠期最常见的贫血原因，治疗方法主要包括增加营养、及时补充铁剂，必要时输血。

思考题

1．请描述早期心衰的识别。

2．请描述妊娠合并心脏病的护理要点。

3．请描述妊娠糖尿病的诊断标准和护理要点。

4．请分析乙肝病毒血清学检测的临床意义。

5．请描述乙肝母婴阻断的护理要点。

6．请描述贫血的分级标准。

7．请描述妊娠期缺铁性贫血的护理要点。

8．某孕妇，29 岁，G₁P₀，妊娠 30 周。因疲乏、胸闷、气短 1 周急诊入院。既往无心脏病史。检查：面色苍白，血压 130/70 mmHg，心率 120 次 / 分，心尖区 2 级收缩期杂音，肺底部有湿啰音，下肢水肿（+）。胎心率 132 次 / 分。实验室检查：血红蛋白 70 g/L，尿蛋白

（一）。入院后经积极治疗 1 周，孕妇一般情况好转，心尖区可闻及 1 级收缩期杂音，肺部听诊阴性，血红蛋白 90 g/L。

请思考：

（1）初入院时该孕妇出现心衰的原因是什么？

（2）主要的护理诊断有哪些？

（3）该如何护理？

（4）治疗好转后下一步的治疗和护理措施是什么？

（郭　黎）

异常分娩患者的护理

第十章

导学目标

通过本章内容的学习，学生应能够：

◆ **基本目标**

1. 陈述宫缩乏力的病因和处理原则。

2. 陈述子宫收缩过强的临床表现、处理原则与护理措施。

3. 区分协调性宫缩乏力与不协调性宫缩乏力的临床表现与护理措施。

4. 判断产程时限异常，及时给予相应的处理。

◆ **发展目标**

运用护理程序为产力因素、产道因素或胎儿因素导致的异常分娩妇女提供整体护理。

◆ **思政目标**

培养快速反应的临床能力和敬佑生命、甘于奉献的职业精神。

异常分娩（abnormal labor）又称为难产（dystocia），主要特征为产程进展缓慢或延长。产程延长会增加产妇分娩期并发症，甚至危及母儿生命。分娩过程是产力、产道及胎儿等因素相互适应的动态进展过程，任何一种或两种及以上的因素发生异常以及各因素之间不协调，均可导致异常分娩。及时、准确地判断产程进展的异常情况，给予适时、适当的处理以保障母儿安全是处理异常分娩的关键。

第一节　产力因素

案例 10-1A

某初产妇，31 岁，G_1P_0。妊娠 40^{+3} 周，临产 10 小时入院。胎方位 LOA，胎心率 145 次/分，规律宫缩，宫缩持续时间 25 ~ 30 秒，间歇期 5 ~ 6 分钟，强度弱，目前待产妇精神状态较差。

请回答：

1. 此待产妇的护理评估内容包括哪些？

2. 该产妇最可能的诊断是什么？

产力是指将胎儿及其附属物经过产道排出体外的力量，包括子宫收缩力、腹肌和膈肌收缩力及肛提肌收缩力，其中子宫收缩力是分娩进程中最重要的产力，贯穿分娩全过程，具有节律性、对称性、极性及缩复作用等特点。在分娩过程中，无论何种原因使得上述特点发生改变，如失去节律性、极性倒置、收缩过强或过弱，均称为子宫收缩力异常，简称产力异常（abnormal uterine action）。子宫收缩力异常临床上分为宫缩乏力（uterine inertia）和子宫收缩过强（uterine overcontraction）两类，每类又分为协调性子宫收缩异常和不协调性子宫收缩异常（图10-1）。

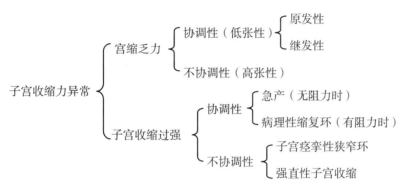

图 10-1　子宫收缩力异常的分类

一、宫缩乏力

【病因】

子宫收缩功能取决于子宫肌源性、精神源性以及激素调节等因素，这些因素中任何一个功能异常均可直接导致产力异常。引起宫缩乏力的常见因素有：

（一）头盆不称或胎位异常

由于胎先露下降受阻，胎先露不能紧贴子宫下段及宫颈内口，影响内源性缩宫素的释放及反射性子宫收缩。

（二）精神源性因素

产妇精神过度紧张，对分娩有恐惧等精神心理障碍可使大脑皮质功能紊乱，或待产时间长、睡眠少、疲劳、水及电解质代谢紊乱以及对胎儿安危等的过分担忧，均可导致原发性宫缩乏力。

（三）子宫肌源性因素

多胎妊娠、巨大胎儿、羊水过多均可使子宫壁过度膨胀，子宫肌纤维过度伸展；经产妇或曾患有急、慢性子宫感染者，可使子宫肌纤维变性；子宫发育不良、子宫畸形（如双角子宫等）、子宫肌瘤等，均可引起宫缩乏力。

（四）内分泌失调

临产后，胎先露衔接异常的产妇体内乙酰胆碱、缩宫素及前列腺素等分泌不足，或缩宫素受体量少以及子宫对缩宫素的敏感性降低，胎儿胎盘合成与分泌硫酸脱氢表雄酮量减少，致宫颈成熟度欠佳，均可导致宫缩乏力。

（五）药物影响

在产程早期使用大剂量解痉、镇静或镇痛药，如硫酸镁、哌替啶、吗啡、氯丙嗪、苯巴比妥钠等，可使子宫收缩受到抑制。使用硬膜外麻醉无痛分娩时，亦影响子宫收缩，使产程延长。

【临床表现】

临床上，宫缩乏力分为协调性和不协调性两类。类型不同，临床表现也不同。

（一）协调性宫缩乏力

协调性宫缩乏力又称为低张性宫缩乏力。其特点是子宫收缩具有正常的节律性、极性和对称性，仅收缩力弱，持续时间短而间歇时间长。在宫缩的高峰期，子宫体隆起不明显，以手指按压子宫底部肌壁仍可出现凹陷，而此时宫腔内压力常低于 < 15 mmHg（2.0 kPa），宫缩 < 2 次 /10 分钟，导致宫颈不能如期扩张，胎先露不能如期下降，使得产程延长或停滞。按照宫缩乏力发生的时期，可分为原发性宫缩乏力和继发性宫缩乏力。

1. 原发性宫缩乏力　产程开始产妇并无不适，宫缩具有正常的节律性、对称性和极性，但子宫收缩力弱，持续时间短，间歇时间长且不规则，宫颈口扩张缓慢。

2. 继发性宫缩乏力　产妇临产后子宫收缩力正常，产程进展到活跃期以后宫缩强度转弱，使产程延长，产妇出现休息差、进食少，甚至肠胀气、尿潴留等。

（二）不协调性宫缩乏力

不协调性宫缩乏力又称为高张性宫缩乏力。其特点是子宫收缩的极性倒置，宫缩的兴奋点来自子宫下段的一处或多处，节律不协调，宫腔压力达 20 mmHg，宫缩时宫底部不强，而是子宫下段强，这种宫缩因为宫缩间歇期子宫壁不能完全松弛，致使宫口也不能如期扩张，不能使胎先露如期下降，属无效宫缩。产妇自觉持续腹痛、腹部拒按、烦躁不安，严重时可出现水及电解质代谢紊乱、肠胀气、尿潴留、胎儿 - 胎盘循环障碍及静息宫内压升高，胎心率异常。此种宫缩乏力多为原发性宫缩乏力。

（三）产程时限异常

产程进展的标志是宫口扩张和胎先露下降。宫缩乏力时，常见的产程时限异常有 6 种类型，可单独存在或合并出现。

1. 潜伏期延长（prolonged latent phase）　从临产规律宫缩至宫口扩张 < 5 cm 称为潜伏期。初产妇 > 20 小时、经产妇 > 14 小时称为潜伏期延长。

2. 活跃期延长（prolonged active phase）　从宫口扩张 5 cm 至宫口开全称为活跃期。活跃期宫颈口扩张速度 < 0.5 cm/h 称为活跃期延长。

3. 活跃期停滞（protracted active phase）　当破膜且宫口扩张 ≥ 5 cm 后，若宫缩正常，宫口停止扩张 ≥ 4 小时；若宫缩欠佳，宫口停止扩张 ≥ 6 小时称为活跃期停滞。

4. 第二产程延长（protracted second stage of labor）　初产妇 > 3 小时，经产妇 > 2 小时（硬膜外麻醉镇痛分娩时，初产妇 > 4 小时，经产妇 > 3 小时），产程无进展（胎头下降和旋转），称为第二产程延长。

5. 胎头下降延缓（protracted descent）　第二产程胎头下降速度初产妇 < 1 cm/h，经产妇 < 2 cm/h，称为胎头下降延缓。

6. 胎头下降停滞（arrested descent）　第二产程胎头先露部停在原处不下降 > 1 小时，称为胎头下降停滞。

（四）对产程及母儿的影响

1. 对产程的影响　协调性与不协调性宫缩乏力均可使产程进展缓慢或停滞。原发性宫缩乏力可导致潜伏期延长，继发性宫缩乏力由于其发生时限不同，可分别导致第一产程及第二产程延长、停滞。

2. 对产妇的影响　由于产程延长，产妇精神与体力消耗，加上过度换气，孕妇可出现疲乏无力、肠胀气、尿潴留等症状，可影响子宫收缩，严重者还可引起脱水、酸中毒；第二产程延长，膀胱被压迫于耻骨联合与胎先露之间过久，易形成膀胱阴道瘘或尿道阴道瘘；胎膜早破及多次肛查或阴道检查易发生感染；宫缩乏力可导致胎盘滞留、产后出血等。

3. 对胎儿的影响 不协调性宫缩乏力致胎盘-胎儿循环障碍；产程延长、胎膜早破易造成脐带受压或脱垂，容易发生胎儿窘迫甚至胎死宫内。因产程延长，手术助产机会增加，胎儿产伤增多。

【处理原则】

（一）协调性宫缩乏力

不论是原发性还是继发性宫缩乏力，应首先找出原因，若发现头盆不称，不能经阴道分娩者，应及时行剖宫产术；估计能经阴道分娩者，应采取加强宫缩的措施。

1. 第一产程

（1）一般处理：指导产妇饮食、休息、排尿及排便，解除其对分娩的紧张情绪和心理顾虑，预防宫缩乏力。改善产妇的全身状况，对于不能进食者，给予静脉滴注 10% 葡萄糖 500～1000 ml，内加维生素 C 2 g，每日液体摄入量不少于 2500 ml。对于伴酸中毒者，应根据二氧化碳结合力按医嘱给予补充 5% 碳酸氢钠。注意纠正孕妇电解质代谢紊乱，及时补充氯化钾、钙剂等。对于破膜 12 小时以上者，应给予抗生素预防感染。对潜伏期出现的宫缩乏力，首先应与假临产鉴别，可用哌替啶 100 mg 或吗啡 10 mg 肌内注射，镇静治疗后可使假临产者的宫缩消失，而绝大多数潜伏期宫缩乏力者，经充分休息后自然转入活跃期。

（2）加强子宫收缩：经上述处理，产程仍无明显进展者，遵医嘱可选择下列方法加强宫缩。①穴位刺激和刺激乳头：针刺合谷、三阴交、太冲、关元等穴位，有加强宫缩的作用，牵拉乳头也可增强宫缩。②人工破膜术：宫口扩张≥3 cm，无头盆不称，胎头已衔接，无脐带先露者，在宫缩间歇期进行。破膜后，胎头紧贴子宫下段和宫颈内口，引起反射性子宫收缩，可加速产程进展。③缩宫素静脉滴注：应除外头盆不称、胎位异常、前置胎盘、胎儿窘迫及有子宫或子宫颈手术史者。原则是以最小浓度获得最佳宫缩，一般将缩宫素 2.5 U 加入 0.9% 生理盐水 500 ml 中，从 1～2 mU/min 开始，根据宫缩强弱进行调整，调整间隔为 15～30 分钟，每次增加 1～2 mU/min 为宜，最大给药剂量通常不超过 20 mU/min，维持宫缩时宫腔内压力达 50 ～ 60 mmHg，宫缩间隔 2 ～ 3 分钟，持续 40 ～ 60 秒。对于不敏感者，可酌情增加缩宫素给药剂量。使用缩宫素时需有专人看护，做好观察与记录。

2．第二产程 宫缩乏力若无头盆不称，应静脉滴注缩宫素加强宫缩，同时指导产妇配合宫缩屏气用力；若母儿状况良好，胎头下降至 ≥ ＋ 3 水平，可等待自然分娩或行阴道助产分娩；若处理后胎头下降无进展，胎头位置在 ≤ ＋ 2 水平以上，或胎儿出现宫内窘迫，应及时行剖宫产术。

3．第三产程 胎儿前肩娩出时，可将缩宫素 10 ～ 20 U 加入 25% 葡萄糖 20 ml 内静脉注射，增强宫缩，促使胎盘剥离，预防产后出血；产程长或破膜时间长者可应用抗生素预防感染。

（二）不协调性宫缩乏力

首先调节子宫收缩，使其恢复正常的节律性与极性。给予适量的强镇静药哌替啶 100 mg 或吗啡 10 ～ 15 mg 肌内注射，也可静脉注射地西泮 10 mg，使产妇休息，醒后多能恢复。协调性宫缩未恢复前禁用缩宫素，以免加重病情。如不协调性宫缩未能得到纠正，又伴有胎儿窘迫或头盆不称，均应行剖宫产术。若宫缩恢复为协调性，但宫缩仍不强时，可按协调性宫缩乏力的方法加强宫缩。

【护理评估】

（一）健康史

了解产妇的妊娠及分娩史等既往病史，评估产妇对分娩的认知程度，并评估产妇的家庭支持系统情况，如家庭成员的心理反应、照顾能力及支持态度等。

（二）心理社会状况

由于产程延长或产程停滞，产妇及家属易出现烦躁不安、恐惧情绪。因担心母儿安危，家属易激动。产妇及家属通常要求手术分娩。应了解产妇最迫切的心理需求。

（三）专科检查

1．体格检查 测量产妇的血压、脉搏、心率、呼吸，进行骨盆、子宫高度、腹围测量，判断头盆情况。

2．产程观察 ①绘制产程图；②使用电子胎心监护仪监测胎心率的变化及其与子宫收缩的关系；③用手触摸腹部测子宫收缩的节律性、强度和频率。

3．阴道检查 检查子宫口扩张及胎头下降情况。

4．实验室检查 血生化检查可有血钾、钠、氯及钙等电解质的改变，甚至二氧化碳结合力降低；尿液检查可出现尿酮体阳性。

【主要护理诊断／问题】

1．有体液不足的危险 与产妇体力消耗、过度疲乏影响摄入有关。

2．焦虑 与产程延长、担心自身及胎儿安危有关。

3．疲乏 与孕妇体力消耗、产程延长有关。

4．有感染的危险 与产程延长、破膜时间较长及多次肛查和阴道检查有关。

【预期目标】

1．产妇的水、电解质代谢紊乱得到纠正。

2．产妇及家属情绪稳定，安全度过分娩期。

3．产妇能在产程中保持良好的体力。

4．产妇体温正常，无感染。

【护理措施】

（一）一般护理

1．保证休息 提供安静、舒适的环境，嘱产妇左侧卧位充分休息，关心和安慰产妇，对产程时间长、产妇过度疲劳或烦躁不安者，遵医嘱给予镇静药。

2．补充营养 鼓励孕妇多进食易消化、清淡、高热量食物，对入量不足者，遵医嘱静脉补液，同时鼓励待产妇饮水，保证每日液体摄入量不少于 2500 ml。

3．减轻焦虑与恐惧 评估产妇及家属的心理状况，及时给予解释和支持，指导产妇如何放松，进行心理调整，耐心倾听产妇的内心感受，消除紧张情绪。将产程进展情况和护理计划告知产妇，让产妇正确地对待难产，鼓励产妇树立信心，与医护人员配合，充分调动产妇的积极性。

案例 10-1B

该产妇阴道指诊结果：宫颈管已消退，质软，无水肿，宫口扩张 3 cm，未破膜，头先露，胎先露最低点位于坐骨棘上 1 cm，未扪及骶岬。胎头跨耻征阴性。诊断为协调性宫缩乏力。

请回答：该产妇第一产程护理要点包括哪些内容？

（二）症状护理

1．协调性宫缩乏力的护理

（1）第一产程的护理

1）一般处理：同处理原则。

2）缓解疼痛：指导产妇深呼吸、听音乐、与人交流分散注意力，采用腹部和背部按摩的形式缓解疼痛。

3）排空膀胱：在产程中提醒产妇排尿，避免充盈的膀胱影响胎头下降。

4）缩宫素静脉滴注的护理：遵医嘱严格控制输液速度，必须专人监护，根据子宫收缩的持续时间、间隔时间及强度，随时调节剂量、浓度和滴速；严密观察血压、脉搏、子宫收缩和胎心率情况，每隔15分钟记录1次。避免因子宫收缩过强而发生胎儿窘迫或子宫破裂等情况。

5）预防感染：人工破膜术后要保持会阴部清洁卫生，使用消毒会阴垫；避免粗暴地多次宫腔内操作等，以免引起感染。

（2）第二产程的护理：应做好阴道助产和新生儿抢救的准备，仔细观察宫缩、胎心率及胎先露下降情况。若无头盆不称，可在指导产妇配合宫缩正确屏气用力的同时，实施阴道助产。

（3）第三产程的护理：遵医嘱及时、准确地给予药物，预防产后出血及感染。密切观察宫缩、阴道出血情况及生命体征指标，并注意产后保暖，及时补充高热量、易消化食物，使产妇得到休息与恢复。

2．不协调性宫缩乏力的护理 遵医嘱给予镇静药，保证产妇得到充分休息。护士要耐心细致地指导产妇疼痛时做深呼吸动作及放松技巧，减轻疼痛。鼓励产妇表达其担心和不适感，随时向产妇解答问题。产妇休息期间，应定时听诊胎心音。若宫缩不能恢复协调性或伴胎儿窘迫、头盆不称等，应及时通知医师并配合处理。

3．剖宫产术术前准备 经处理产程仍无进展，或出现胎儿宫内窘迫、头盆不称，或孕妇体力衰竭，需要行剖宫产术时，护士要迅速做好术前准备及新生儿复苏准备。

【结果评价】

1．住院期间，产妇进食、饮水正常，保持水、电解质平衡。

2．产程在正常时限范围，产妇顺利分娩，母婴安全。

3．产妇在产程中保持良好的体力。

4．产妇体温正常，无感染。

二、子宫收缩过强

【病因】

本病病因尚未明确，可能与下列因素有关：

1．经产妇软产道阻力小。

2．产妇对缩宫素敏感或缩宫素使用不当。

3．产道梗阻、胎盘早剥血液浸润子宫肌层。

4．精神紧张、过度疲劳，或粗暴地、多次宫腔内操作。

5．遗传因素。

【临床表现】

子宫收缩过强包括协调性子宫收缩过强和不协调性子宫收缩过强。

（一）协调性子宫收缩过强

协调性子宫收缩过强的特点是子宫收缩的节律性、对称性和极性均正常，仅子宫收缩力过强、过频。若产道无阻力，产程常短暂，初产妇总产程＜3小时分娩者，称为急产。若有产道梗阻或瘢痕子宫，宫缩过强可出现病理性缩复环，甚至发生子宫破裂。产妇往往有痛苦面容，大声喊叫。

（二）不协调性子宫收缩过强

1．强直性子宫收缩 其发生并非由于子宫肌组织功能异常，而是由外界因素造成宫颈内口以上部分子宫肌层出现强直性痉挛性收缩。如临产后不适当地应用缩宫素，胎盘早剥血液浸润子宫肌层等。产妇持续性腹痛，腹部拒按，烦躁不安。触诊胎位不清，听诊胎心不清，甚至出现病理性缩复环、血尿等先兆子宫破裂征象。

2．子宫痉挛性狭窄环 指子宫壁局部肌肉呈痉挛性不协调性收缩所形成的环状狭窄，持续不放松。此环可发生在宫颈、宫体的任何部分，多在子宫上、下段交界处，也可在胎体某一狭窄部，如胎颈、胎腰处。产妇烦躁不安，持续性腹痛，宫颈扩张缓慢，胎先露下降停滞，胎心率不规律。阴道检查可触及狭窄环，痉挛性狭窄环与病理性缩复环不同，环的位置不随宫缩而上升（图10-2）。第三产程常造成胎盘嵌顿。

（三）对产程及母儿的影响

1．对产程的影响 协调性子宫收缩过强可致急产；不协调性子宫收缩过强形成子宫痉挛

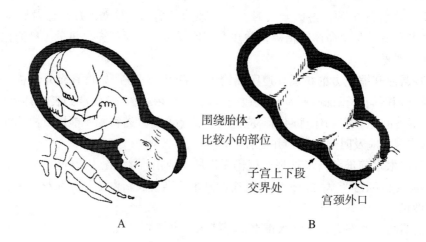

图 10-2 子宫痉挛性狭窄环
A．狭窄环围绕胎颈；B．狭窄环容易发生的部位

性狭窄环或强直性子宫收缩时，可导致产程延长或停滞。

2．对产妇的影响　由于急产，可致初产妇宫颈、阴道及会阴撕裂伤。宫缩过强使宫腔内压力增高，易发生羊水栓塞。如消毒不及时，可致产褥感染。如胎先露下降受阻，可发生子宫破裂。子宫痉挛性狭窄环可使产程停滞、胎盘嵌顿，增加产后出血、感染及手术产的机会。

3．对胎儿及新生儿的影响　宫缩过强、过频影响子宫胎盘血液循环，易发生胎儿窘迫、新生儿窒息，严重者可致胎死宫内或死产。胎儿娩出速度过快，产道内胎头受到的压力突然解除，可导致新生儿颅内出血。如无接产准备，来不及消毒，新生儿易发生感染。若新生儿坠地，可发生新生儿骨折、外伤等。

【处理原则】

无论协调性子宫收缩过强，还是不协调性子宫收缩过强，都应该抑制宫缩，查找原因，及时纠正。

（一）协调性子宫收缩过强

1．产程进展速度过快，应指导产妇于宫缩时张口哈气，避免向下屏气，减缓产程进展，迅速消毒会阴，做好接产准备。

2．当急产或未消毒接产时，新生儿应肌内注射维生素 K_1 10 mg 预防颅内出血，并尽早肌内注射破伤风抗毒素 1500 U。仔细检查产妇宫颈、阴道、外阴的撕裂情况，及时缝合，应用抗生素预防感染。

（二）不协调性子宫收缩过强

正确对待发生急产的高危人群和急产征兆，如出现强直性子宫收缩，给予恰当处理，预防并发症，抑制宫缩。若属梗阻性原因，应立即行剖宫产术。对于子宫痉挛性狭窄环，应寻找原因，及时给予纠正。停止一切刺激，如无胎儿窘迫征象，可给予镇静药（如哌替啶或吗啡），若处理无效或伴有胎儿窘迫征象，均应行剖宫产术。

【护理评估】

（一）健康史

了解患者家族或经产妇有无急产史。急产多见于经产妇，产道正常而胎儿不大者。重点评估临产时间、宫缩频率及强度、胎心率及胎动情况。了解产妇缩宫素使用剂量、方法及有无不适当阴道操作史。

（二）心理社会状况

由于产妇持续性宫缩、剧烈腹痛及产程进展速度快，产妇及家属毫无思想准备，因担心母儿安危而焦灼不安、恐惧、惊慌失措。

（三）专科检查

1．一般检查　产妇的身体发育情况、骨盆及胎儿大小和头盆关系等，测量产妇的生命体征。

2．产科检查　子宫收缩持续时间长，宫体硬、宫内压高；触诊胎位不清，听诊胎心不清；若产道梗阻，在脐下或平脐处见一环状凹陷，即病理性缩复环；子宫局部肌肉强直性收缩时，围绕胎颈、胎腹可形成环状狭窄；子宫下段压痛明显，膀胱充盈或有血尿等是子宫破裂的先兆。

【主要护理诊断/问题】

（1）疼痛：与子宫收缩过强、过频有关。

（2）恐惧：与疼痛及母儿安全受到威胁有关。

（3）潜在并发症：子宫破裂、产后出血、软产道裂伤、胎儿窘迫。

【预期目标】

1．产妇疼痛较前缓解，家属了解子宫收缩过强对母儿的影响，产妇及家属能配合治疗和护理。

2．产程进展正常，母儿健康。

3．产妇未发生子宫破裂、产后出血、软产道裂伤、胎儿窘迫等。

【护理措施】

（一）一般护理

指导产妇缓解疼痛、减轻焦虑与紧张的方法。鼓励产妇深呼吸，勿向下屏气，以减慢分娩过程。临产后不宜灌肠，需排尿及排便时，应先了解宫口大小及胎先露下降情况；床旁备好便器，避免去厕所而发生意外。初产妇有急产先兆时，如宫缩过强、过频及产程进展速度快等，要迅速做好接产及新生儿复苏的准备。密切观察产程进展及产妇、胎儿状况，与产妇交谈以分散产妇的注意力，减轻产妇的紧张和焦虑，鼓励产妇增加分娩的自信心，如发现异常，及时通知医师并配合处理。

（二）症状护理

1．协调性子宫收缩过强

（1）预防宫缩过强对母儿的损伤：有急产史的孕妇应提前1～2周住院待产，以防院外分娩，造成损伤和意外。经常巡视孕妇，嘱其勿远离病房，一旦发生产兆，卧床休息，最好取左侧卧位。需排尿及排便时，先查宫口大小及胎先露的下降情况，以防在厕所内分娩造成意外伤害。

（2）密切观察产程进展：监测宫缩、胎心率及产妇生命体征的变化，如发现异常，及时通知医师，迅速、准确地执行医嘱。静脉注射硫酸镁时，推注时间应不少于5分钟，并严格掌握剂量。硫酸镁有降压、抑制呼吸及心搏的作用，镁离子中毒时羊水中镁离子浓度亦增高，可致胎儿呼吸抑制、肌张力低下等，应密切观察产妇的膝腱反射、尿量、血压、呼吸、心率及胎心率变化。

（3）分娩期及新生儿的护理：分娩时尽可能行会阴侧切术，防止会阴严重撕裂；胎儿娩出后，及时检查宫颈、阴道及会阴有无撕裂。

（4）产后护理：严密观察子宫收缩及阴道出血情况，防止产后出血的发生。注意产妇生命体征的变化。严密观察新生儿生命体征。

2．不协调性子宫收缩过强

（1）强直性子宫收缩过强：如因使用缩宫素不当造成强直性子宫收缩过强，应立即停用缩宫素，并给予25%硫酸镁20 ml加入25%葡萄糖20 ml缓慢静脉注射，或肾上腺素1 mg加入5%葡萄糖250 ml内静脉滴注。若属梗阻性原因，应立即行剖宫产术。

（2）子宫痉挛性狭窄环：应寻找原因，停止一切刺激，如禁止阴道内操作，停用缩宫素等。若无胎儿窘迫征象，可给予镇静药（如哌替啶或吗啡），一般可消除异常宫缩。当子宫收缩恢复正常时，可行阴道助产或等待自然分娩。若经上述处理，症状不能缓解，或出现胎儿窘迫征象等，应行剖宫产术结束分娩，做好抢救新生儿窒息的准备工作。

【结果评价】

1．待产期间孕妇及其家属积极配合治疗及护理。

2．产程顺利，母儿健康。

3．产妇未发生子宫破裂、产后出血、软产道裂伤、胎儿窘迫等。

随堂测 10-1

第二节 产道因素

案例 10-2A

某初产妇，25 岁，妊娠 40 周，临产 6 小时入院。查胎位 ROA，胎心率 130 次 / 分，宫缩持续 35 ～ 40 秒，间隔 3 ～ 4 分钟，宫口扩张 4 cm，胎先露 S^{-2}，胎膜未破。该产妇身高 145 cm，体形匀称。

请回答：

1. 此产妇的护理评估内容包括哪些？
2. 该产妇最可能的临床诊断是什么？

产道包括骨产道（骨盆腔）及软产道（子宫下段、宫颈、阴道、外阴），是胎儿经阴道分娩的通道。产道异常可使胎儿娩出受阻，临床上以骨产道异常的难产多见，软产道异常的难产少见。

【病因】

（一）骨产道异常

骨产道异常的常见原因有营养不足、先天发育异常、外伤、疾病（如患小儿佝偻病）。

（二）软产道异常

软产道异常的常见原因有子宫、阴道发育异常，形成横隔或纵隔、外阴阴道赘生物、阴道尖锐湿疣。

【临床表现】

（一）骨产道异常

骨产道异常（abnormal pelvis）是指骨盆径线过短或形态异常，致使骨盆腔小于胎先露可通过的限度，阻碍胎先露下降，影响产程顺利进展，称为狭窄骨盆。骨盆狭窄可以是一个径线过短或多个径线过短，也可以是一个平面狭窄或多个平面同时狭窄。当一个径线过短时，要观察同一个平面的其他径线的大小，并结合骨盆腔大小与形态进行综合判断。

1. 骨盆入口平面狭窄 骨盆入口呈横扁圆形或横的肾形。根据骨盆入口平面狭窄程度，以对角径为主，分为 3 级。Ⅰ级（临界性）：对角径 11.5 cm；Ⅱ级（相对性）：对角径 10.0 ～ 11.0 cm；Ⅲ级（绝对性）：对角径 ≤ 9.5 cm。我国妇女常见有单纯扁平骨盆（图 10-3）和佝偻病性扁平骨盆（图 10-4）两种。因骨盆入口平面狭窄，影响胎先露入盆，易导致胎位

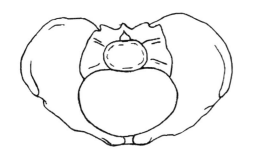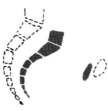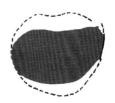

图 10-3 单纯扁平骨盆

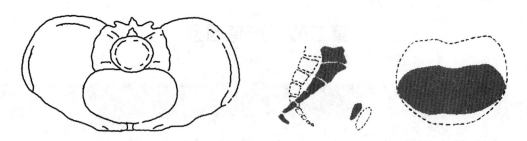

图 10-4　佝偻病性扁平骨盆

异常（如臀先露、面先露或肩先露）；临产后胎膜早破的发生率为正常骨盆的 4 ~ 6 倍，并可造成脐带脱垂；常出现继发性宫缩乏力，宫颈扩张速度缓慢，产程延长或停滞。严重狭窄时，可发生梗阻性难产，或因宫缩过强，出现病理性缩复环，导致子宫破裂。

2. **中骨盆平面狭窄**　中骨盆平面狭窄较骨盆入口平面狭窄更常见，主要见于男型骨盆及类人猿型骨盆，以坐骨棘间径和中骨盆后矢状径为主，分为 3 级。Ⅰ 级（临界性）：坐骨棘间径 10 cm，坐骨棘间径 + 中骨盆后矢状径 13.5 cm；Ⅱ 级（相对性）：坐骨棘间径 8.5 ~ 9.5 cm，坐骨棘间径 + 中骨盆后矢状径 12 ~ 13 cm；Ⅲ 级（绝对性）：坐骨棘间径 ≤ 8.0 cm，坐骨棘间径 + 中骨盆后矢状径 ≤ 11.5 cm。临产后胎头下降达中骨盆时，胎头旋转受阻，常出现持续性枕横位或枕后位，造成难产。同时继发宫缩乏力可致第二产程延长甚至停滞。

3. **骨盆出口平面狭窄**　常与中骨盆平面狭窄相伴行，以坐骨结节间径及骨盆出口后矢状径狭窄为主，分 3 级。Ⅰ 级（临界性）：坐骨结节间径 7.5 cm，坐骨结节间径 + 出口后矢状径 15 cm；Ⅱ 级（相对性）：坐骨结节间径 6 ~ 7 cm，坐骨结节间径 + 出口后矢状径 12 ~ 14 cm；Ⅲ 级（绝对性）：坐骨结节间径 ≤ 5.5 cm，坐骨结节间径 + 出口后矢状径 ≤ 11 cm。我国妇女常见漏斗骨盆（图 10-5）和横径狭窄骨盆（图 10-6）两种，易导致继发性宫缩乏力和第二产程停滞，胎头双顶径不能通过骨盆出口平面。若狭窄严重，宫缩又较强时，可致子宫破裂，危及母儿生命。若强行阴道助产，可导致严重软产道裂伤及新生儿产伤。

4. **骨盆三个平面狭窄**　骨盆外形属女型骨盆，但骨盆入口平面、中骨盆平面及骨盆出口平面均狭窄，各个平面的径线均小于正常值 2 cm 或更多，称为均小骨盆，多见于身材矮小、体形匀称的妇女。

5. **畸形骨盆**　骨盆失去正常形态及对称性，包括跛行及脊柱侧凸所致的偏斜骨盆和骨盆

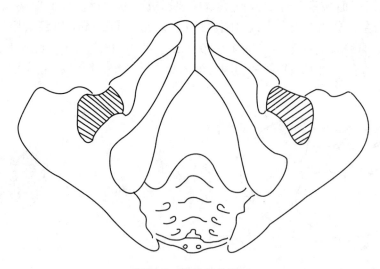

图 10-5　漏斗骨盆出口

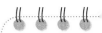

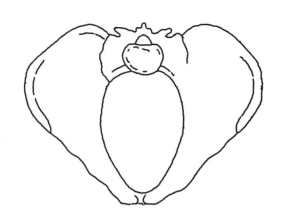
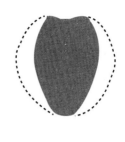

图 10-6 横径狭窄骨盆

骨折所致的畸形骨盆。

（二）软产道异常

软产道由子宫下段、宫颈、阴道及骨盆底软组织构成。软产道异常所致的难产少见，故易被忽略。应于妊娠早期进行妇科检查，以了解软产道有无异常。

1. 外阴异常 会阴坚韧、外阴水肿、外阴瘢痕等。由于组织缺乏弹性、重度外阴水肿，外伤或炎症后遗症瘢痕挛缩，影响胎先露下降，且可于胎头娩出时造成会阴严重裂伤。

2. 阴道异常 阴道横隔、阴道纵隔、阴道尖锐湿疣、阴道囊肿及阴道肿瘤等。阴道横隔可阻碍胎先露下降；阴道纵隔常伴有双子宫、双宫颈畸形，一般不影响分娩；阴道尖锐湿疣在妊娠期可迅速生长，产妇分娩时易发生阴道裂伤、血肿及感染。

3. 宫颈异常 宫颈外口黏合、宫颈水肿、宫颈坚韧、宫颈瘢痕、宫颈癌及宫颈肌瘤等均可阻碍胎头下降，影响宫颈扩张，造成难产。

（三）对产程及母儿的影响

1. 对产程的影响 骨盆入口平面狭窄可致潜伏期及活跃期均延长及停滞；中骨盆平面狭窄可使胎头下降延缓、活跃期及第二产程延长；骨盆出口平面狭窄可使第二产程延长及胎头下降停滞。

2. 对产妇的影响

（1）骨盆入口平面狭窄：影响胎先露衔接，易发生胎位异常而导致难产。

（2）中骨盆平面狭窄：影响胎头内旋转，导致持续性枕后位或枕横位造成难产。

（3）胎头下降受阻引起继发性宫缩乏力，导致产程延长或停滞；胎头长时间嵌顿于产道内，压迫软组织，引起局部缺血、水肿、坏死，可致生殖道瘘；或因宫缩过强未及时处理，可导致子宫破裂，危及产妇生命；还可因胎膜早破、阴道检查及手术助产，增加感染机会。

3. 对胎儿和新生儿的影响

（1）骨盆入口平面狭窄导致胎头高浮，易发生胎膜早破、脐带先露和脐带脱垂。

（2）由于产程长，胎头受压或强行通过狭窄产道或手术助产，易发生新生儿颅内出血、产伤及感染等。

【处理原则】

首先应明确骨盆狭窄的类型和程度，了解胎位、胎儿大小、胎心率、子宫收缩的强弱、破膜与否、宫口扩张及胎先露下降程度，并结合产妇的年龄、产次、既往分娩史进行综合判断，决定分娩方式。

1. 若胎儿较大，有明显的头盆不称或出现胎儿窘迫征象，应尽早行剖宫产术结束分娩。若估计胎儿不大，胎位、产力及胎心率均正常，头盆相称，可以经阴道试产。

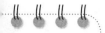

2．外阴异常者，分娩时可行会阴侧切术。若阴道横隔影响胎先露下降，可在横隔被撑薄时将隔作"X"形切开。阴道纵隔薄者可自行断裂，若纵隔厚阻碍胎先露下降，可在纵隔中间剪断。

【护理评估】

（一）健康史

产妇如有佝偻病、脊髓灰质炎、脊柱和髋关节结核以及外伤史，应仔细检查骨盆有无异常。如为经产妇，要重点了解既往分娩史及难产发生的原因。

（二）心理社会状况

评估本次妊娠的发展过程是否顺利，产妇的情绪及身体反应。了解产妇的心理状态以及社会支持系统的情况。

（三）专科检查

1．一般检查 孕妇身高＜145 cm 应警惕均小骨盆，注意观察孕妇的体形、步态，有无跛足。

2．腹部检查

（1）腹部形态：观察腹部外形，如初产妇呈尖腹、经产妇呈悬垂腹，提示可能有均小骨盆。尺测子宫长度及腹围，估计胎儿大小。

（2）胎位检查：骨盆入口平面狭窄常导致臀先露、肩先露。中骨盆平面狭窄可导致持续性枕横位、枕后位等。

（3）估计头盆关系：一般情况下，部分初孕妇在预产期前 2 周或经产妇临产后，胎头应入盆。检查头盆是否相称：嘱孕妇排空膀胱后仰卧，两腿伸直。医师将手放在耻骨联合上方，将浮动的胎头向骨盆腔方向推压，如胎头低于耻骨联合平面，表示胎头可以入盆，头盆相称，称为跨耻征阴性（图 10-7A）；如胎头与耻骨联合在同一平面，为可疑头盆不称，称为跨耻征可疑阳性（图 10-7B）；如胎头高于耻骨联合平面，表示明显头盆不称，称为跨耻征阳性（图 10-7C）。

3．会阴检查 仔细观察会阴外观有无异常；妊娠早期行双合诊检查，了解软产道有无异常。

4．骨盆测量 测量对角径、中骨盆前后径、出口前后径、出口后矢状径、坐骨结节间径及耻骨弓角度等；检查骶岬是否突出、坐骨切迹宽度、坐骨棘凸出程度、骶凹弧度及骶尾关节

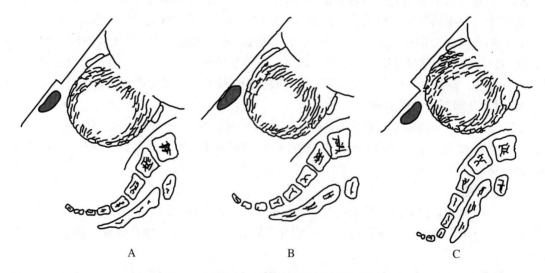

图 10-7　检查头盆相称程度

A．头盆相称；B．可疑头盆不称；C．明显头盆不称

活动度等。

5. B超检查　观察胎先露与骨盆的关系，通过测量胎头双顶径、腹围、股骨长，预测胎儿体重，判断胎儿能否顺利通过骨产道。

案例 10-2B

该产妇骨盆测量骨盆入口平面对角径9.3 cm；中骨盆平面坐骨棘间径8 cm，坐骨棘间径＋中骨盆后矢状径11.5 cm；骨盆出口平面坐骨结节间径5.5 cm，坐骨结节间径＋出口后矢状径11 cm。估计胎儿体重2500 g。诊断为均小骨盆。跨耻征阴性。

请回答：根据产妇目前的状况，说出其主要的处理原则。

【**主要护理诊断／问题**】

1. 有新生儿窒息的危险　与产程延长、胎儿宫内窘迫有关。

2. 有感染的危险　与胎膜早破、手术助产操作有关。

【**预期目标**】

1. 分娩后新生儿状况良好，阿普加评分＞7分。

2. 产妇无感染征象。

【**护理措施**】

（一）一般护理

1. 保证营养与保持体力　在分娩过程中，应保证产妇的营养及水分的摄入，必要时补液。嘱产妇注意休息，保持良好的体力。尽量减少肛查次数，胎膜早破后慎做阴道检查，禁止灌肠。

2. 心理护理　建立良好的护患关系，增强产妇的自信心。及时与产妇及家属沟通，告知目前产程的进展情况，解答其提出的问题，解释产道异常对母儿的影响。

（二）症状护理

1. 试产过程护理

（1）密切观察产程进展及胎儿情况：专人护理；监听胎心音；胎膜未破者可在宫口扩张≥3 cm时行人工破膜术，破膜后立即听诊胎心音，并注意观察羊水的性状；注意观察胎先露下降及宫口扩张情况。人工破膜术2～4小时后，胎头仍未入盆或出现胎儿窘迫，则应及时通知医师。

（2）监测子宫收缩情况：将手放在产妇腹部或用电子胎心监护仪监测宫缩及胎心率的变化，如有异常，应立即通知医师停止试产，防止子宫破裂。

（3）中骨盆平面狭窄者：胎头俯屈及内旋转受阻，易发生持续性枕横位或枕后位。若宫口开全，胎头双顶径已达坐骨棘水平或更低，遵医嘱做好产钳术或胎头吸引等阴道助产的准备及配合。

（4）骨盆出口平面狭窄者：不应进行试产。若出口横径与出口后矢状径之和＞15 cm时，正常大小的胎儿多数可经阴道分娩，有时需行阴道助产，并进行会阴侧切，以免会阴严重撕裂。

2. 及时做好剖宫产术术前准备　若有明显头盆不称、试产失败、出现胎儿窘迫或阴道尖锐湿疣面积大及范围广等，均应行剖宫产术。

3. 预防产后出血及感染　胎儿娩出后，及时注射子宫收缩药预防产后出血，必要时使用抗生素预防感染。保持会阴部清洁，对有会阴侧切或留置导尿的产妇，应每日冲（擦）洗会阴2次。

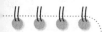

4．新生儿护理 分娩前应做好新生儿复苏的准备。若胎头在产道压迫时间长或手术助产的新生儿，护理动作应轻柔，尽可能减少被动活动，遵医嘱使用预防颅内出血的药物；严密观察有无颅内出血或其他损伤的症状。

【结果评价】

1．胎儿宫内窘迫被及时发现与处理，新生儿阿普加评分＞7分。

2．出院时，产妇体温正常，无感染征象。

第三节　胎儿因素

胎位异常（abnormal fetal position）是造成难产的主要因素。分娩时枕前位（正常胎位）约占90%，其余为异常胎位，约占10%。其中，胎头位置异常居多，有持续性枕横位、持续性枕后位、面先露、高直位等，占6%～7%，胎产式异常的臀先露占3%～4%，肩先露及复合先露极少见。

【病因】

（一）骨盆异常与胎头俯屈不良

骨盆异常与胎头俯屈不良多见于男型骨盆与类人猿型骨盆，骨盆入口平面前半部较狭窄，后半部较宽，可以枕后位或枕横位衔接入盆。这两种类型的骨盆多伴有中骨盆平面狭窄，阻碍胎头内旋转，容易发生持续性枕后位或枕横位。扁平骨盆及均小骨盆容易使胎头以枕横位衔接，伴胎头俯屈不良、内旋转困难，使胎头呈枕横位，胎头嵌顿在中骨盆形成持续性枕横位。

（二）胎儿发育因素

胎龄越小，臀先露发生率越高，如晚期流产儿及早产儿臀先露高于足月儿。巨大胎儿多见于孕妇血糖指标异常或父母身材高大者。连体儿多为胚胎早期发育异常。脑积水儿可能见于胎儿颅内感染。

（三）其他异常

宫颈肌瘤、头盆不称、前置胎盘、宫缩乏力、胎儿过大或过小以及胎儿发育异常等，均可影响胎头俯屈及内旋转，形成持续性枕后位或枕横位。胎儿活动空间过大或受限均可导致臀先露。子宫畸形、盆腔肿瘤、骨盆狭窄阻碍产道时，也可导致臀先露。

【临床表现】

（一）胎位异常

1．持续性枕横位、枕后位 在分娩过程中，胎头枕骨持续不能转向前方，直至分娩后期仍位于母体骨盆后方或侧方，致使分娩发生困难者，称为持续性枕后位（persistent occipitoposterior position）或持续性枕横位（persistent occipitotransverse position）。分娩发动后胎头枕后位衔接导致胎头俯屈不良及下降缓慢，宫颈不能有效扩张及反射性刺激内源性缩宫素释放，易致协调性宫缩乏力，第二产程延长。当出现持续性枕后位时，初产妇的分娩时间平均增加2小时，而经产妇的分娩时间平均增加1小时。此外，由于胎儿枕部压迫直肠，产妇自觉肛门坠胀及排便感，宫口尚未开全时过早使用腹压，产妇体力消耗过大，宫颈前唇水肿，使胎头下降延缓或停滞，产程延长。

2．胎头高直位 胎头呈不屈不仰姿势衔接于骨盆入口，其矢状缝与骨盆入口前后径相一致，称为胎头高直位（sincipital presentation）。临产后，胎头迟迟不能衔接，致使胎头下降缓慢或停滞，宫口扩张也缓慢，造成产程延长。高直后位时，由于胎头高浮，易发生滞产、先兆子宫破裂或子宫破裂。

3．前不均倾位 枕横位入盆的胎头侧屈以其前顶骨先入盆的一种异常胎位，称为前不均倾位（anterior asynclitism），易发生在头盆不称、骨盆倾斜度过大、腹壁松弛时。该异常胎位因后顶骨入盆困难，使胎头下降停滞，产程延长。若膀胱颈受压于前顶骨与耻骨联合之间，产妇可能会过早出现排尿困难、尿潴留等。

4．面先露　多于临产后发现。胎头枕部与背部接触，胎头呈极度仰伸的姿势通过产道，以颜面部为先露时称为面先露。临床表现为潜伏期延长、活跃期延长或停滞，胎头不能入盆。经产妇多于初产妇。

5．臀先露　为最常见且容易诊断的异常胎位，占足月妊娠分娩总数的 3% ~ 4%。妊娠晚期孕妇胎动时常有季肋部胀痛感，或常感肋下有圆而硬的胎头；临产后，由于胎臀不能紧贴子宫下段及宫颈内口，导致宫缩乏力，宫口扩张缓慢，使产程延长。同时臀先露的并发症也较多，如早产、脐带脱垂、胎儿窘迫和新生儿损伤等。

6．其他

（1）肩先露：发病率为 0.1% ~ 0.25%，是对母儿最不利的胎位，常出现宫缩乏力和胎膜早破，可伴脐带和上肢脱垂等，导致胎儿窘迫甚至死亡。如不及时处理，容易造成子宫破裂，威胁母儿生命。

（2）复合先露：较少见，胎头或胎臀伴有肢体同时进入骨盆。若上肢、下肢和胎头同时入盆，可致梗阻性难产。胎儿可因脐带脱垂或因产程延长，缺氧，造成死亡。

（二）胎儿发育异常

1．巨大胎儿　指胎儿体重达到或超过 4000 g 者，表现为孕妇腹部明显膨隆。由于巨大胎儿的胎头大而硬，手术助产机会增加，且易出现头盆不称、肩难产、软产道损伤、新生儿产伤等。

2．脑积水　是指胎头颅腔内、脑室内及脑室外有大量脑脊液潴留（500 ~ 3000 ml），致颅缝明显变宽，头颅体积增大，囟门显著增大，压迫正常脑组织。脑积水可致梗阻性难产、子宫破裂、生殖道瘘等，对母亲有严重危害。

3．联体双胎　极少见。单卵双胎在妊娠早期发育过程中，机体不能完全分裂成两部分，

知识链接

国内难产新理论创始人——著名妇产科学专家凌萝达教授

凌萝达（1920.12.10—）浙江杭州人，我国著名妇产科学专家。1945 年毕业于上海医学院，1958 年西迁参与重庆医学院及其附属医院建设工作。20 世纪 60 年代初，在深入基层农村进行防癌普查的过程中，她发现四川省女性个子矮小，即使胎儿头位，也容易出现分娩困难，因产伤引起的子宫脱垂和尿漏、粪漏非常常见。目睹了众多女性分娩生产的痛苦，让凌萝达坚定了深入研究难产的发病机制和防治措施的决心。经过多年的不懈研究，1976 年她在国内率先提出了"头位难产"学说，并创立了头位分娩评分法，较好地估计分娩预后，及时发现头位难产。退休后，凌萝达仍坚持对难产理论与实践的经验总结。2006 年，她已是 86 岁高龄。一本汇集了她近 60 年临床经验和科研成果，并吸纳了国内外最新资料编写而成的、具有完整难产理论体系及实践经验的著名专著《难产理论与实践》（中英文对照本）出版，奠定了中国产科领域在国际上的领先地位。2012 年，凌萝达荣获中国医师协会妇产科专委会授予的"林巧稚杯好医生"称号。从风华正茂到霜雪满头，一路走来，凌萝达历经风雨而初心依旧，她将一颗火热的心献给了妇产科学，献给了祖国的医疗卫生事业。

来源：重庆医科大学．百年人生 一路芳华——写在著名妇产科专家凌萝达教授百岁诞辰之际．新浪新闻．2020-12-10．https：//news.sina.com.cn/c/2020-12-10/doc-iiznezxs6146064.shtml

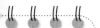

形成不同形式的联体双胎，可导致梗阻性难产。产前诊断依靠 B 超检查确诊。

（三）对产程及母儿的影响

1. 对产程的影响　持续性枕横（后）位容易导致第二产程胎头下降延缓及胎头下降停滞。臀先露时，因胎臀周径小于胎头，主要影响宫颈扩张进程，容易发生活跃期延长及停滞。肩先露时，胎体嵌顿于骨盆上方，宫颈不能开全，产程常停滞于活跃期早期。

2. 对产妇的影响　胎位异常及胎儿发育异常均可导致继发性宫缩乏力，使产程延长，常需手术助产；容易发生软产道损伤，严重者可造成宫颈撕裂、子宫破裂，增加产后出血及感染的机会；若胎头长时间压迫软产道，可形成生殖道瘘。

3. 对胎儿和新生儿的影响　由于产程延长、手术助产机会增多，常引起胎儿窘迫和新生儿窒息，使围生儿死亡率高；面先露者，胎儿娩出后面部受压变形，口唇青紫、肿胀，影响吸吮；臀先露、巨大胎儿，可发生新生儿臂丛神经损伤及颅内出血；巨大胎儿出生后易发生低血糖、红细胞增多症等。

【处理原则】

（一）临产前

胎位异常者，应定期进行产前检查，根据不同情况进行相应处理。妊娠 30 周前大部分臀先露能自行转为头先露。妊娠 30 周后仍为臀先露者，可采取膝胸卧位、针灸或外倒转术等方法进行矫正。膝胸卧位有利于胎儿借助改变重心自然完成头先露的转位，使胎臀退出盆腔。具体方法：嘱孕妇排空膀胱，松解裤带，进行膝胸卧位，每日 2 ~ 3 次，每次 15 分钟，1 周后复查。若矫治失败，提前 1 周住院待产，以决定分娩方式。

胎儿发育异常者，及早发现，及早治疗或终止妊娠。产前检查一旦发现为巨大胎儿，应及时查明原因，如系糖尿病孕妇，则需积极治疗，于妊娠 38 ~ 39 周根据胎儿成熟度、胎盘功能及血糖控制情况择期引产或行剖宫产术。胎儿先天畸形者确诊后，经孕妇和家属知情同意，在宫口开大 3 cm 时行颅内穿刺放液，缩小胎头经阴道娩出胎儿。

（二）临产后

根据产妇及胎儿具体情况综合分析，以对产妇和胎儿造成最小的损伤为原则，采用阴道助产或剖宫产术。

科研小提示

耸肩法处理肩难产具有保护臂丛神经的优势，值得临床探讨。

来源：周颖，漆洪波．耸肩法在肩难产处理中的应用 [J]．现代妇产科进展，2021，30（5）：378-380.

【护理评估】

（一）健康史

了解产妇既往分娩史，有无头盆不称、糖尿病史；有无分娩巨大胎儿、畸形儿等家族史。

（二）心理社会状况

了解产妇的一般情况，如身高、骨盆测量值；评估胎方位、胎儿大小、有无羊水过多等；评估产程进展、胎头下降情况。产妇及家属往往因产程时间长，身体疲乏而产生急躁情绪；因产妇及胎儿的生命受到威胁而焦灼不安。

（三）专科检查

1. 胎位异常　可通过腹部检查、肛门及阴道检查、B 超检查明确诊断，列于表 10-1。

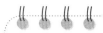

表10-1　胎位异常的检查项目及内容

	持续性枕后位、枕横位	胎头高直位	面先露	臀先露
腹部检查	胎背偏向母体后方或侧方，胎心在脐下一侧偏外最响亮。枕后位时胎心在胎儿肢体侧也能听到	胎背靠近腹前壁，胎心位置稍高，在近腹中线最清楚	宫底位置高，腹前壁易扪及胎儿肢体，胎心在胎儿肢体侧的下腹部清楚	宫底部触到圆而硬、按压有浮球感的胎头，胎心在脐左（右）上方最清楚
肛门或阴道检查	肛查胎头矢状缝位于骨盆斜径上或位于骨盆横径上。阴道检查胎儿耳郭朝向骨盆后方或骨盆侧方	阴道检查胎头矢状缝与骨盆入口前后径一致	可触到高低不平、软硬不均的颜面部	可能触及胎背或胎足、胎膝
B超检查	根据胎头颜面及枕部位置探清胎头位置	探清胎头双顶径与骨盆入口横径一致，胎头矢状缝与骨盆入口前后径一致	可看到过度仰伸的胎头，确定胎头枕部及眼眶的位置	能准确探清臀先露

2．巨大胎儿　孕妇有巨大胎儿分娩史、糖尿病史等；根据宫底高度及腹围估计胎儿体重；B超检查可见胎体大，胎头双顶径＞10 cm。

3．脑积水　在耻骨联合上方可触到宽大、有弹性的胎头，且大于胎体并高浮，跨耻征阳性。阴道检查盆腔空虚，颅骨软而薄，囟门大且紧张，胎头如乒乓球的感觉。

【主要护理诊断／问题】

1．有新生儿受伤的危险　与胎位异常分娩困难有关。

2．恐惧　与难产及胎儿发育异常有关。

【预期目标】

1．产妇及家属能正视现实，配合处理方案。

2．孕产妇健康。

【护理措施】

（一）一般护理

1．保证营养及保持体力　鼓励待产妇进食，保证营养与休息，按医嘱必要时给予补液，维持电解质平衡。对持续性枕后位、枕横位的产妇，嘱其在第一产程潜伏期向胎儿肢体方向侧卧，有利于胎头枕部转向前方。指导产妇合理用力，不要过早屏气用力，防止宫颈水肿及体力消耗。

2．心理护理　产妇因胎位异常或胎儿发育异常易产生恐惧心理，因产程时间延长，身体疲乏，情绪急躁，担心自身及胎儿的安危。护士须及时与产妇及家属沟通，多给予产妇关心和照顾，鼓励其增强信心，与医护积极配合，安全度过分娩期。

（二）症状护理

1．防止胎膜早破　待产过程中应尽量卧床，少做肛查，禁止灌肠。如胎膜破裂，要抬高床尾，注意胎心率变化，防止脐带脱垂的发生。

2．配合医师做好阴道助产及新生儿复苏的准备　必要时，为缩短第二产程，可行阴道助产。分娩后注意观察新生儿有无损伤。

3．预防并发症　应用子宫收缩药与抗生素，预防产后出血和感染。

【结果评价】

1．产妇及家属能积极配合、接受治疗方案。

2．分娩经过顺利，产妇健康。

随堂测 10-2

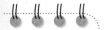

小 结

　　产力异常包括协调性、不协调性宫缩乏力和子宫收缩过强。协调性宫缩乏力要针对原因加强子宫收缩，不协调性宫缩乏力处理时主要为调节子宫收缩。协调性宫缩过强，应注意预防，正确处理急产；不协调性宫缩过强可出现强直性子宫收缩和子宫痉挛性狭窄环，应遵医嘱给予宫缩抑制药。

　　产道异常以骨产道异常多见。护理评估应结合骨盆测量和产道检查，综合评估骨盆大小，明确骨盆狭窄的类型和程度，综合判断产力和胎儿因素，决定分娩方式。

　　胎位异常主要有持续性枕后位、持续性枕横位、胎头高直位、前不均倾位、面先露、臀先露、肩先露、复合先露等。应遵医嘱结合胎位异常的类型、骨盆大小及胎儿大小，决定阴道试产或行剖宫产术。

 思考题

　　1. 请分析产妇宫缩乏力的常见原因。

　　2. 请简述强直性子宫收缩的特点。

　　3. 请简述如何检查头盆相称的程度。

　　4. 某初产妇，30岁，妊娠40周，临产11小时，宫缩持续20~25秒，间隔5~8分钟，宫口开大至5 cm，胎头浮，胎心率150次/分，产妇疲劳，出现不自主向下屏气和肛门坠胀感。腹部前方扪及胎儿肢体，胎背偏向母体侧方。阴道检查显示宫颈水肿，坐骨棘间径8 cm。结合B超检查结果，诊断为持续性枕后位。医师建议行剖宫产术结束分娩，产妇恐惧、哭泣，担心自身及胎儿安危，家属担心手术风险及影响生二胎的家庭计划，坚持阴道试产。请结合此案例，分析如何对该产妇进行人文关怀和护理。

（李　青）

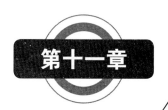

第十一章　分娩期并发症患者的护理

第十一章数字资源

导学目标

通过本章内容的学习，学生应能够：

◆ **基本目标**

1. 描述产后出血、子宫破裂及羊水栓塞的定义、病因、临床表现及处理原则。
2. 总结预防分娩期各种常见并发症的措施。
3. 判断产后出血的原因。

◆ **发展目标**

运用护理程序对分娩期各种常见并发症患者进行整体护理。

◆ **思政目标**

培养医学人文精神及职业道德。

第一节　产后出血

案例 11-1A

某产妇，26 岁，妊娠足月，B 超提示巨大胎儿可能。分娩过程中第二产程延长，行会阴侧切产钳术助产分娩一女婴，体重 4100 g，胎盘完整娩出后，阴道流出暗红色血，伴有血块；触摸子宫大而软，宫底升高，血压 80/50 mmHg，心率 115 次 / 分，产妇自诉胸闷、口渴。

请回答：

1. 导致该产妇发生上述表现的原因是什么？
2. 如何预防上述情况的发生？

产后出血（postpartum hemorrhage，PPH）指胎儿娩出后 24 小时以内，阴道分娩者出血量 ≥ 500 ml，行剖宫产术者出血量 ≥ 1000 ml。产后出血是分娩期的严重并发症，居我国孕产妇死亡原因的首位。国内外文献报道其发病率为分娩总数的 5% ~ 10%，且 80% 以上发生在产后 2 小时内，但由于临床上估计的失血量往往比实际失血量低，因此产后出血的实际发病率更高。其预后与失血量、失血速度及产妇体质有关。

【病因】

宫缩乏力、胎盘因素、软产道裂伤和凝血功能障碍是引起产后出血的主要原因。产后出血可由单一因素所致，也可多因素并存，相互影响、互为因果。

（一）宫缩乏力

宫缩乏力是产后出血最常见的原因，占产后出血总数的70% ~ 80%。任何影响子宫平滑肌收缩和缩复功能的因素，均可引起宫缩乏力性产后出血，常见因素有：

1. 全身因素 产妇精神过度紧张，对分娩恐惧，体质虚弱或合并有慢性全身性疾病等。

2. 产科因素 产程过长或难产，造成产妇体力过度消耗；妊娠期高血压疾病、前置胎盘、胎盘早剥、宫腔感染等，可使子宫肌肉组织水肿或渗血，影响收缩。

3. 子宫因素 ①子宫病变（子宫肌瘤、子宫畸形、子宫肌纤维变性等）；②子宫肌壁损伤（剖宫产术史、子宫肌瘤切除术后、产次过多等）；③子宫肌纤维过分伸展（多胎妊娠、羊水过多、巨大胎儿）。

4. 药物因素 临产后过多地使用镇静药、麻醉药或子宫收缩抑制药。

（二）胎盘因素

1. 胎盘滞留（retained placenta） 胎盘多在胎儿娩出后15分钟内娩出，若超过30分钟胎盘仍不排出，称为胎盘滞留，常见于以下原因。①胎盘剥离不全：第三产程过早牵拉脐带或按压子宫，影响胎盘正常剥离，胎盘已剥离部位血窦开放而出血。②胎盘嵌顿：子宫收缩药物应用不当，宫颈内口附近子宫肌出现环形收缩，使已剥离的胎盘嵌顿于宫腔。③膀胱充盈：使已剥离的胎盘滞留于宫腔。

2. 植入性胎盘（placenta increta） 指胎盘绒毛在其附着部位与子宫肌层紧密连接。根据胎盘绒毛侵入子宫肌层深度，分为胎盘粘连、胎盘植入、穿透性胎盘。胎盘绒毛黏附于子宫肌层表面，不能自行剥离者称为胎盘粘连（placenta accrete）；绒毛穿透子宫壁表层，植入子宫肌层者为胎盘植入；绒毛穿过子宫肌层到达或超过子宫浆膜面为穿透性胎盘（placenta percreta）。胎盘植入主要引起产时出血、产后出血、子宫破裂和感染等并发症，穿透性胎盘也可导致膀胱或直肠损伤。

3. 胎盘部分残留（retained placenta fragment） 指部分胎盘小叶、副胎盘或部分胎膜残留于宫腔，影响子宫收缩而出血。

（三）软产道裂伤

软产道裂伤包括会阴、阴道和宫颈，严重裂伤者可达阴道穹、子宫下段甚至盆壁，导致腹膜后或阔韧带内血肿，甚至子宫破裂。常见原因有：①急产、巨大胎儿、产力过强，产程进展过快，软产道未充分扩张；②软产道组织弹性差，如软产道静脉曲张、外阴水肿；③阴道手术助产，如产钳术助产、臀牵引术。

（四）凝血功能障碍

任何原发或继发的凝血功能异常均能造成产后出血。包括两种情况：①妊娠合并凝血功能障碍性疾病，如血小板减少症、白血病、再生障碍性贫血、重症肝炎；②妊娠并发症导致凝血功能障碍，如重度先兆子痫、胎盘早剥、羊水栓塞、死胎滞留过久。这两种情况均可影响凝血功能，发生弥散性血管内凝血。凝血功能障碍所致的产后出血常为难以控制的大量出血。

【临床表现】

胎儿娩出后阴道出血，严重者出现失血性休克、严重贫血等相应症状，是产后出血的主要临床表现。

（一）阴道出血

不同原因所致的产后出血临床表现不同。胎儿娩出后立即发生阴道出血，颜色鲜红，应考虑软产道裂伤；胎儿娩出后数分钟出现阴道出血，颜色暗红，应考虑胎盘因素；胎盘娩出后阴道出血量较多，应考虑宫缩乏力或胎盘、胎膜残留；胎儿娩出后阴道持续出血，且血液不凝，应考虑凝血功能障碍；失血表现明显，伴阴道疼痛而阴道出血量不多，应考虑隐匿性软产道损伤，如阴道血肿。

（二）低血压症状

患者出现头晕、烦躁、面色苍白、口渴、皮肤湿冷，检查发现心率增快、血压下降、脉搏细数、脉压缩小，甚至出现少尿。

【处理原则】

针对出血原因，迅速止血；补充血容量，纠正失血性休克；防治感染。

案例 11-1B

该产妇产后出血约 800 ml，经按摩子宫、使用缩宫素后，子宫轮廓清楚，阴道出血量减少，同时给予补充血容量及抗感染处理。血常规：WBC 12×10^9/L，N% 85%，Hb 80 g/L，PLT 110×10^9/L，凝血功能正常。产妇面色苍白，仍诉眩晕、心悸，血压 90/50 mmHg，心率 110 次/分。

请回答：可采用哪些方法评估产后出血量？

【护理评估】

（一）健康史

护士除收集一般健康史外，尤其要注意收集与诱发产后出血有关的健康史，如分娩期产妇精神过度紧张，过多地使用镇静药、麻醉药；产程过长、产妇体力消耗过多、急产以及软产道裂伤；孕前患有出血性疾病、重症肝炎等病因中各方面的资料。

（二）身心状况

1. 评估产后出血量 注意观察阴道出血是否凝固，同时估计出血量。

（1）称重法：失血量（ml）=[胎儿娩出后接血敷料湿重（g）−接血前敷料干重（g）] / 1.05（血液比重 g/ml）。

（2）容积法：用产后接血容器收集血液后，放入量杯测量失血量。

（3）面积法：按接血纱布血湿面积粗略估计失血量。

（4）休克指数（shock index，SI）法：休克指数 = 脉率 / 收缩压（mmHg）。SI=0.5 为正常；SI=1.0 时则为轻度休克；SI=1.0 ~ 1.5 时，失血量为全身血容量的 20% ~ 30%；SI=1.5 ~ 2.0 时，失血量为全身血容量的 30% ~ 50%；若 SI=2.0 以上，失血量约为全身血容量的 50% 以上，为重度休克（表 11-1）。以上方法可因不同的检测人员而有一定的误差。需要注意的是，估测的出血量往往低于实际出血量。

表11-1 休克指数与估计出血量

休克指数	估计出血量（ml）	占总血容量的百分比（%）
≤ 0.9	< 500	< 20
1.0	1000	20
1.5	1500	30
2.0	≥ 2500	≥ 50

2. 腹部检查 正常情况下，胎盘娩出后，宫底平脐或脐下一横指，子宫收缩呈球状、质硬。因宫缩乏力或胎盘因素导致的产后出血，子宫软，轮廓不清，按摩子宫时变硬，阴道有大量出血，停止按摩又变软。

3. 软产道检查 检查会阴、阴道及宫颈有无裂伤或血肿。

（1）宫颈裂伤：常发生在宫颈 3 点与 9 点处，有时可上延至子宫下段、阴道穹，应充分暴露并检查有无活动性出血。

（2）阴道裂伤：医师用中指、示指压迫会阴切口两侧，仔细查看会阴切口顶端及两侧有无损伤及损伤程度，有无活动性出血。

（3）会阴裂伤：按损伤程度分为 4 度。Ⅰ度裂伤指会阴部皮肤及阴道入口黏膜撕裂，出血量不多；Ⅱ度裂伤指裂伤已达会阴体筋膜及肌层，累及阴道后壁黏膜，向阴道后壁两侧延伸并向上撕裂，解剖结构不易辨认，出血量较多；Ⅲ度裂伤指裂伤向会阴深部扩展，肛门外括约肌已断裂，直肠黏膜尚完整；Ⅳ度裂伤指肛门、直肠和阴道完全贯通，直肠肠腔外露，组织损伤严重，出血量可不多。

4. 胎盘检查 胎盘娩出后，应常规检查胎盘及胎膜是否完整，确定有无残留。胎盘胎儿面如有断裂血管，应想到副胎盘残留的可能。徒手剥离胎盘时，如发现胎盘与子宫壁关系紧密，难以剥离，牵拉脐带时子宫壁与胎盘一起内陷，可能为胎盘植入，应立即停止剥离。

5. 心理社会评估 一旦发生产后出血，产妇会表现出异常惊慌、恐惧、手足无措，担心自己的生命安危，把全部希望寄托于医护人员，但由于出血过多与精神过度紧张，有些产妇很快进入休克状态。家属则会表现出手足无措、恐惧。

（三）辅助检查

1. 实验室检查 血红蛋白每下降 10 g/L，出血量为 400～500 ml。但是在产后出血早期，由于血液浓缩，血红蛋白值常不能准确地反映实际出血量。根据临床表现及血小板计数、纤维蛋白原、凝血酶原时间等凝血功能检测，可做出诊断。

2. 测量中心静脉压 若中心静脉压低于 2 cmH_2O，提示血容量不足。

【主要护理诊断/问题】

（1）潜在并发症：失血性休克。

（2）有感染的危险：与失血后抵抗力降低及手术操作有关。

【预期目标】

1. 产妇的血容量经住院处理 24 小时内得到恢复，血压、脉搏、尿量正常。

2. 住院期间产妇未出现感染征象，体温、白细胞计数正常，恶露、切口无异常。

【护理措施】

（一）积极预防产后出血

1. 妊娠期 加强孕期保健，定期接受产前检查，及时治疗高危妊娠或必要时早终止妊娠；妊娠期高血压疾病、肝炎、贫血、血液病、多胎妊娠、羊水过多等高危孕妇应提前入院。

2. 分娩期 消除产妇分娩时的紧张情绪，密切观察产程进展，防止产程延长，避免产妇过度疲劳。第二产程严格执行无菌技术；指导产妇正确使用腹压；适时、适度做会阴侧切；胎头、胎肩娩出要慢，胎肩娩出后立即肌内注射或静脉滴注缩宫素。第三产程中胎盘未剥离前，不可过早牵拉脐带或按摩、挤压子宫，待出现胎盘剥离征象后，及时协助胎盘娩出，并仔细检查胎盘、胎膜完整性及软产道有无裂伤，及时修补。

3. 产褥期 因产后出血多发生在产后 2 小时内，故胎盘娩出后，应每 15 分钟监测生命体征，包括血压、脉搏、阴道出血量、宫底高度、膀胱充盈情况，及早发现出血和休克。鼓励产妇排空膀胱，与新生儿早接触、早吸吮，以便能反射性引起子宫收缩，减少出血量。对可能发生产后出血的高危产妇，注意建立静脉通道，充分做好输血和急救的准备并为产妇做好保暖。

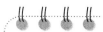

（二）治疗及配合

针对原因迅速止血，纠正失血性休克，控制感染。

1. 宫缩乏力　加强宫缩能迅速止血，可采用以下方法。

（1）按摩子宫：主要是刺激子宫收缩。①第一种方法（单手按摩子宫法）：用一只手置于产妇腹部，触摸子宫底部，拇指在子宫前壁，其余 4 指在子宫后壁，均匀而有节律地按摩子宫（图 11-1）。②第二种方法（双手按摩子宫法）：一只手在产妇耻骨联合上缘按压下腹中部，将子宫向上托起，另一只手握住宫体，在子宫底部进行有节律地按摩子宫，同时间断地用力挤压子宫，使积存在子宫腔内的血块及时排出（图 11-2）。③第三种方法（腹壁 - 阴道双手按摩子宫法）：一只手戴无菌手套伸入阴道，握拳置于阴道前穹隆，顶住子宫前壁，另一只手在腹部按压子宫后壁，使宫体前屈，两手相对紧压并均匀有节律地按摩子宫（图 11-3）。注意：按摩子宫一定要有效，评价有效的标准是子宫轮廓清楚、收缩有皱褶、阴道或子宫切口出血减少。按压时间以子宫恢复正常收缩并能保持收缩状态为止，有时可长达数小时，按摩时配合使用子宫收缩药。

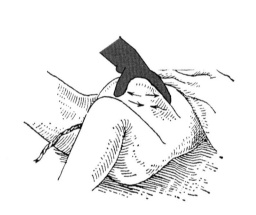

图 11-1　单手按摩子宫法

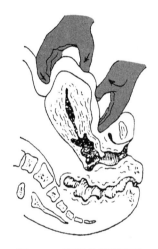

图 11-2　双手按摩子宫法

（2）应用子宫收缩药：根据产妇情况，可采用肌内注射、静脉滴注、舌下含服、阴道上药等方式给药，达到促进子宫收缩而止血的目的。①缩宫素 10 ~ 20 U 加入 0.9% 生理盐水 500 ml 中静脉滴注，或 10 U 肌内注射；还可应用卡贝缩宫素，100 µg 单剂缓慢静脉注射。②麦角新碱：0.2 ~ 0.4 mg 肌内注射，有恶心、呕吐、胸痛、高血压或心血管疾病患者禁用。③前列腺素类药物：缩宫素无效时，尽早使用前列腺素类药物。如米索前列醇 200 ~ 600 µg 顿服或舌下给药；或卡前列甲酯栓 1 mg 置于阴道后穹隆；也可考虑使用卡前列素氨丁三醇，

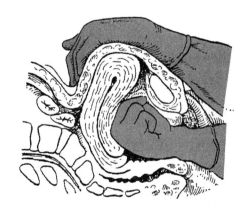

图 11-3　腹壁 - 阴道双手按摩子宫法

用法为 250 µg 深部肌内注射或子宫肌层注射。此类药物哮喘、心脏病和青光眼患者禁用，高血压患者慎用。

（3）宫腔纱条填塞：助手在腹部固定子宫，术者用卵圆钳将无菌特制宽 6 ~ 8 cm、长 1.5 ~ 2 m、4 ~ 6 层不脱脂棉纱布条自宫底由内向外有序地填进宫腔，压迫止血。24 小时后

取出纱条，取出前使用子宫收缩药，并给予抗生素预防感染。宫腔填塞纱布条后，应密切观察生命体征及宫底高度和大小，警惕因填塞不紧，宫腔内继续出血而阴道不出血的止血假象。同时注意由于宫腔填塞纱布条可增加感染机会，只有在子宫全部松弛无力，缺乏血源，病情危急时才考虑使用。

（4）结扎盆腔血管：若经上述处理无效，出血不止，为抢救产妇生命，先经阴道结扎子宫动脉上行支；如无效，应迅速开腹结扎。

（5）髂内动脉或子宫动脉栓塞：行股动脉穿刺插入导管至髂内动脉或子宫动脉，注入明胶海绵颗粒栓塞动脉。栓塞剂可于 2 ～ 3 周后吸收，血管复通。适用于产妇生命体征稳定时进行。

（6）切除子宫：经积极抢救无效、危及产妇生命时，应行子宫次全切除术或子宫全切术，以挽救产妇生命。

2．胎盘因素 正确处理第三产程，胎盘剥离后及时取出胎盘，检查胎盘、胎膜的完整性，并做好宫腔操作的准备。胎盘已剥离尚未娩出者，可适当牵拉脐带，按压宫底，协助胎盘娩出；胎盘粘连者，可以徒手剥离胎盘后协助娩出；胎盘、胎膜部分残留者，可行钳刮术或刮宫术；胎盘植入者，应及时做好子宫切除术的术前准备；若子宫狭窄环所致胎盘嵌顿，要配合麻醉，待环松解后徒手协助胎盘取出。

3．软产道损伤 应彻底止血，按解剖层次逐层缝合裂伤。止血的有效措施是及时、准确地缝合修复。若为阴道血肿所致，应切开血肿，清除血块，再缝合止血。

4．凝血功能障碍者所致出血 在排除其他出血原因后，尽快输入新鲜全血、补充血小板、纤维蛋白原或凝血酶原复合物、凝血因子等。

5．失血性休克的护理 休克程度与出血量、出血速度及产妇的自身状况有关，应密切观察生命体征，发现早期休克，做好记录，去枕平卧，保暖，吸氧；建立有效静脉通道，及时快速补充晶体平衡液及血浆、新鲜冰冻血浆等，纠正低血压；血压仍低时，应用升压药及肾上腺皮质激素，改善心脏、肾功能；如尿量少于 25 ml/h，尿比重高，应积极、快速补充液体，观察尿量是否增加。

6．预防感染 保持环境清洁，做好会阴消毒，注意无菌操作。使用消毒会阴垫并及时更换，必要时遵医嘱给予抗生素防治感染。

（三）心理护理

大量失血后，产妇抵抗力低下，体质虚弱，生活自理有困难。医护人员应主动关心产妇，增加其安全感，教会产妇一些放松的方法，鼓励产妇说出内心的感受，指导产妇逐步增加活动量，以促进身体的康复过程。

随堂测 11-1

▌**知识链接** ┄┄┄┄┄┄┄┄┄┄┄┄┄┄┄┄┄┄┄┄┄┄┄┄┄┄┄┄┄┄┄┄┄┄►

输血、输液及抗休克治疗

产后出血通过早期液体补充和及时输血可以避免绝大多数失血性休克导致的孕产妇死亡。抢救产后出血应早期、及时液体复苏，维持血容量。产后出血都应进行容量复苏，同时又必须警惕过早输入大量的液体容易导致血液中凝血因子浓度降低。急性失血期早期血红蛋白水平无法反映真实的出血量，此时应特别关注出血速度，尤其是胎盘植入患者，胎盘循环血量丰富，出血迅猛。我国指南建议按 1 ： 1 输注红细胞及新鲜冰冻血浆，英国指南则建议按 6 ： 4 输注。输血过程中应每 15 ～ 30 分钟评估失血量，以指导血液制品的补充。大量失血的患者建议维持血红蛋白 > 70 g/L，血小板计数 > 50×10^9/L，纤

维蛋白原＞2 g/L。有条件的医院，预计手术出血量超过 1500 ml，可考虑自体血回输，可减少输血需求及异体间输血相关风险。

来源：刘兴会，何镭．产后出血的预防和处理［J］．中国实用妇科与产科杂志，2020，36（2）：123-126.

（四）健康教育

1．饮食指导　出血量控制，休克纠正后，应鼓励产妇进食营养丰富、易消化的饮食，多进食富含铁、蛋白质、维生素的食物，如猪肝、牛奶、鸡蛋、瘦肉、绿叶蔬菜及水果。

2．出院指导　指导产妇注意加强营养和进行适量活动，继续观察子宫复旧及恶露情况，明确产后复查的时间、目的和意义，使产妇能按时接受检查；告知产褥期禁止盆浴、禁止性生活，提供避孕指导；告知产后社区访视组织及访视时间，以便取得支持。

部分产妇分娩 24 小时后于产褥期内发生子宫大量出血，被称为晚期产后出血（late postpartum hemorrhage），多于产后 1 ～ 2 周内发生，也可推迟至产后 6 ～ 8 周甚至 10 周发生，应予以高度警惕，以免导致严重后果。

【结果评价】

1．产后产妇没有出现失血性休克，血压、血红蛋白正常，全身状况改善。

2．出院时，产妇没有感染，体温正常，白细胞计数正常，恶露正常，切口愈合好。

第二节　子宫破裂

案例 11-2

某患者，女性，32 岁，G_3P_1，妊娠 39^{+5} 周，瘢痕子宫。3 年前患者曾因胎儿臀位行剖宫产术一次。入院后检查骨盆各径线正常，估计胎儿体重 2900 g，要求阴道分娩。给予严密监测下阴道试产，产程进展顺利，宫口近开全时胎心监护出现频繁晚期减速，产妇诉子宫下段有“撕裂感”，宫缩不明显，立即检查：宫口开大 8 cm，LOA，S^{+1}，少量阴道出血，随后胎心监护出现持续心动过缓。

请回答：

1．该产妇发生了什么情况？

2．应如何对该产妇进行处理？

子宫破裂（rupture of uterus）是指妊娠晚期或分娩期子宫体部或子宫下段发生破裂，是直接危及产妇及胎儿生命的严重并发症。子宫破裂的发生率随着剖宫产率增加有上升趋势。

【病因】

（一）瘢痕子宫

瘢痕子宫是近年来导致子宫破裂的常见原因，如剖宫产术、子宫肌瘤切除术、宫角切除术、子宫成形术后。在妊娠晚期或分娩期，由于宫腔内压力增高，可使瘢痕破裂。前次手术后伴感染、切口愈合不良、剖宫产术后间隔时间过短再次妊娠者，临产后发生子宫破裂的危险性更大。

（二）胎先露下降受阻

骨盆狭窄、头盆不称、胎位异常、胎儿异常，均可使胎先露下降受阻，为克服产道阻力，子宫强烈收缩，使子宫下段过度伸展、变薄，发生子宫破裂。

（三）子宫收缩药使用不当

胎儿娩出前缩宫素使用指征或剂量不当；或未正确使用前列腺素类制剂等；或者有些妇女子宫肌对子宫收缩药过于敏感等，均可引起宫缩过强，加之胎先露下降受阻，可发生子宫破裂。

（四）产科手术损伤

宫颈口未开全时行产钳术助产或臀牵引术，中、高位产钳术牵引等可造成宫颈裂伤，严重时延及子宫下段，发生子宫下段破裂；毁胎术、穿颅术可因器械及胎儿骨片损伤子宫导致破裂；肩先露无麻醉情况下行内转胎位术或强行剥离植入性胎盘或严重粘连胎盘，也可引起子宫破裂。

（五）其他

子宫发育异常或多次宫腔操作，局部肌层菲薄，也可导致子宫破裂。

【临床表现】

子宫破裂大多数发生在分娩期，也可发生在妊娠晚期。根据破裂程度不同，可分为完全性破裂和不完全性破裂。子宫破裂的发生通常是渐进性的，多数由先兆子宫破裂进展为子宫破裂。症状与破裂的时间、部位、范围、内出血的量、胎儿及胎盘排出的情况以及子宫肌肉收缩的程度有关。

1. 先兆子宫破裂　常见于产程长、有梗阻性难产因素的产妇。表现为：①子宫呈强直性或痉挛性过强收缩，产妇烦躁不安，呼吸、心搏加快，下腹剧痛难忍，出现少量阴道出血。②因胎先露下降受阻，子宫收缩过强，子宫体部肌肉增厚、变短，子宫下段肌肉变薄、拉长，在两者之间形成环状凹陷，称为病理性缩复环（pathologic contraction ring）（图 11-4）。可见该环逐渐上升达脐平或脐上，压痛明显。③膀胱受压充血，出现排尿困难及血尿。④因宫缩过强、过频，胎儿触不清，胎心率加快、减慢或听不清。

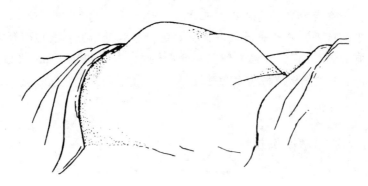

图 11-4　子宫病理性缩复环

2. 子宫破裂

（1）不完全性子宫破裂：子宫肌层部分或全层破裂，但浆膜层完整，宫腔与腹腔不相通，胎儿及其附属物仍在宫腔内，称为不完全性子宫破裂。不完全性子宫破裂多见于子宫下段剖宫产术切口瘢痕破裂，常缺乏先兆破裂症状，仅在不全破裂处有压痛，体征也不明显。若破裂口累及两侧子宫血管，可导致急性大出血或形成阔韧带内血肿。体格检查可在子宫一侧扪及逐渐增大且有压痛的包块，多有胎心率异常。

(2) 完全性子宫破裂：子宫肌壁全层破裂，宫腔与腹腔相通，称为完全性子宫破裂。继先兆子宫破裂症状后，产妇突然感觉到下腹部发生一阵撕裂样的剧痛，子宫收缩骤然停止。腹痛稍缓和后，羊水、血液进入腹腔，又出现全腹持续性疼痛，并伴有低血容量休克的征象。全腹压痛明显、有反跳痛，腹壁下可清楚地扪及胎体，子宫位于侧方，胎心、胎动消失。阴道检查可有鲜血流出，胎先露升高，开大的宫颈口缩小，部分产妇可扪及宫颈及子宫下段裂口。子宫体部瘢痕破裂多为完全性子宫破裂，多无先兆破裂典型症状。

【处理原则】

1. 先兆子宫破裂 应立即采取有效措施抑制子宫收缩：肌内注射哌替啶 100 mg，或静脉全身麻醉。尽快做好剖宫产术准备，迅速结束分娩。

2. 子宫破裂 子宫破裂发生的 10 ~ 30 分钟内实施手术是降低围生期永久性损伤以及胎儿死亡的主要治疗手段。在输液、输血、吸氧和抢救休克的同时，无论胎儿是否存活，均应尽快手术治疗。子宫破口整齐、破裂时间短、无明显感染者，或患者全身状况差不能耐受大手术，可行破口修补术。如破裂口过大，破裂时间过长，破口边缘不完整，应及时行子宫切除术。手术前、后给予足量广谱抗生素控制感染。严重休克者应尽可能就地抢救，若必须转院，应输血、输液、包扎腹部后方可转送。

【护理评估】

（一）健康史

主要收集与子宫破裂相关的既往史与现病史，如是否有子宫瘢痕、剖宫产术史；此次妊娠是否胎位不正或头盆不称；是否有缩宫素违规使用史；是否有阴道助产手术操作史等。

（二）身心状况

由于子宫的强直性收缩，产妇疼痛难忍，可出现烦躁不安、恐惧、焦虑情绪，严重时有濒死感，担心母儿生命安危。家属则会表现出手足无措、恐惧。护理人员应积极给予心理支持，向产妇及家属解释子宫破裂的治疗情况，争取其积极配合治疗和抢救。对胎儿已死亡的产妇，应倾听产妇诉说内心的感受，并表示理解和同情，帮助其度过悲伤期。

（三）辅助检查

1. 腹部检查 可发现子宫破裂不同阶段相应的症状与体征。

2. 实验室检查 血常规显示血红蛋白下降，白细胞计数增加。尿常规检查可见有红细胞或肉眼血尿。

3. 其他 腹腔穿刺可证实腹腔内出血，B超检查可协助发现子宫破口的部位及胎儿与子宫的关系。

【主要护理诊断/问题】

1. 疼痛 与强直性子宫收缩、病理性缩复环或子宫破裂血液刺激腹膜有关。

2. 组织灌注量不足 与子宫破裂后大量出血有关。

3. 预感性悲哀 与子宫破裂及胎儿死亡有关。

【预期目标】

1. 强直性子宫收缩得到抑制，产妇疼痛减轻。

2. 产妇低血容量得到纠正和控制。

3. 产妇情绪得到调整，哀伤程度减低。

【护理措施】

（一）预防子宫破裂

1. 做好产前检查，有瘢痕子宫、产道异常等高危因素者，应提前住院待产。

2. 对前次剖宫产术切口为子宫体部切口、子宫下段切口有撕裂、术后感染切口愈合不良者，均应行剖宫产术终止妊娠。

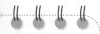

3. 严格掌握缩宫素应用指征,诊断为头盆不称、胎儿过大、胎位异常或曾行子宫手术者产前均禁用;应用缩宫素引产时,应有专人守护或监护,按规定稀释为小剂量缓慢静脉滴注,严防发生过强宫缩;应用前列腺素制剂引产应慎重。

4. 严密观察产程进展,警惕并尽早发现先兆子宫破裂征象,并及时处理。

5. 正确掌握产科手术助产的指征及操作常规,阴道助产术后应仔细检查宫颈及宫腔,及时发现损伤,给予修补。

（二）治疗及配合

1. 先兆子宫破裂阶段

（1）密切观察产程进展,及时发现导致难产的诱因,注意胎心率的变化。

（2）在待产时,若出现宫缩过强、产妇下腹部压痛,或腹部出现病理性缩复环,应立即报告医师并停止使用子宫收缩药及一切操作,同时监测产妇的生命体征,遵医嘱给予抑制宫缩、吸氧处理,做好剖宫产术的术前准备,积极进行输液、输血准备。

2. 子宫破裂阶段

随堂测 11-2

（1）迅速输液、输血,尽快补足血容量;同时补充电解质及碱性药物,纠正酸中毒;积极进行抗休克处理。

（2）密切观察并记录生命体征、液体出入量;急查血红蛋白,评估失血量,以指导治疗及护理方案。

（3）迅速做好剖宫产术术前准备及新生儿抢救准备。

（4）术前、术后遵医嘱应用抗生素预防感染。

（三）心理护理

向产妇及家属解释子宫破裂的治疗计划和对再次妊娠的影响。为产妇及家属提供舒适的环境,给予生活上的护理,提供产褥期的休养计划,帮助产妇尽快调整情绪,接受现实,以适应现实生活。对胎儿已死亡的产妇,要帮助其度过悲伤阶段,允许其表现悲伤情绪,甚至哭泣。

（四）健康教育

指导患者进食营养丰富的食物,以更好地恢复体力;指导产妇及家属制订产后康复计划,对行剖宫产术或子宫修补术的产妇,应指导其避孕,2 年后再妊娠。

【结果评价】

1. 产妇的血容量及时得到补充,手术经过顺利。

2. 出院时产妇白细胞计数、血红蛋白正常,切口愈合好且无并发症。

3. 出院时产妇情绪较为稳定,饮食、睡眠基本恢复正常。

第三节　羊水栓塞

羊水栓塞（amniotic fluid embolism,AFE）指羊水进入母体血液循环引起的肺动脉高压、低氧血症、循环衰竭、弥散性血管内凝血（disseminated intravascular coagulation,DIC）以及多器官衰竭等一系列病理生理变化的过程。羊水栓塞是极严重的分娩并发症。临床特点为起病急骤、病情凶险、难以预测,可导致母儿残疾甚至死亡等严重的不良结局。发病率为（1.9～7.7）/10 万,病死率为 19%～86%。

【病因及病理生理过程】

高龄初产妇、经产妇、子宫破裂、宫颈裂伤、羊水过多、多胎妊娠、宫缩过强、急产、胎膜早破、前置胎盘、胎盘早剥、剖宫产术等均可诱发羊水栓塞,与下列因素有关:①羊膜腔内压力增高（子宫收缩过强）；②胎膜破裂；③宫颈或宫体损伤处有开放的静脉或血窦。当母胎屏障被破坏，羊水成分进入母体循环，胎儿的异体抗原激活母体的炎症介质，发生炎症、免疫等"瀑布样"级联反应，从而发生类似全身炎症反应综合征，引起肺动脉高压、肺水肿、严重低氧血症、呼吸衰竭、循环衰竭、心脏骤停及孕产妇严重出血、弥散性血管内凝血、多器官功能衰竭等病理生理变化。

1. 过敏样反应　羊水有形物质成为致敏原作用于母体，引起Ⅰ型变态反应，此反应中肥大细胞脱落颗粒、异常的花生四烯酸代谢产物（如白三烯、前列腺素、血栓素等）进入母体血液循环，导致过敏样反应。

2. 肺动脉高压　羊水中有形物质（如胎儿毳毛、胎脂、胎粪、角化上皮细胞）直接形成栓子，经肺动脉进入肺循环，阻塞小血管并刺激血小板和肺间质细胞释放白三烯、PGF2α 和 5-羟色胺等血管活性物质，使肺小血管痉挛；同时羊水有形物质激活凝血过程，使肺毛细血管内形成弥散性血栓，进一步阻塞肺小血管。肺动脉高压直接使右心负荷加重，导致急性右心扩张，并出现充血性右心衰竭。而左心房回心血量减少，左心排血量明显减少，导致周围血循环衰竭，血压下降，出现休克，甚至死亡。

3. 弥散性血管内凝血（DIC）　羊水中含大量促凝物质，类似于组织凝血活酶，进入母血后易在血管内产生大量的微血栓，消耗大量凝血因子及纤维蛋白原，同时炎性介质和内源性儿茶酚胺大量释放，触发凝血级联反应，导致 DIC。

4. 炎症损伤　羊水栓塞所致的炎性介质系统的突然激活，引起类似于全身炎症反应综合征（systemic inflammatory response syndrome，SIRS）的各种变化。

5. 多脏器功能损害　由于休克和 DIC，使得母体多脏器受累，常见为急性肾缺血导致肾功能障碍和衰竭；脑组织对缺氧最敏感，常形成不可逆的损害；亦可出现肝功能衰竭。

【临床表现】

羊水栓塞起病急骤，临床表现复杂，多发生于分娩过程中，尤其是胎儿娩出前后的短时间内，但也有极少数病例发生于羊膜腔穿刺术中、外伤时或羊膜腔灌注等情况下。

1. 典型羊水栓塞　是以骤然出现低氧血症、低血压（血压与失血量不符合）和凝血功能障碍为特征的急性综合征。一般经过 3 个阶段。

（1）心肺功能衰竭和休克：产妇突然出现寒战、胸痛、呛咳、气短、烦躁不安、恶心、呕吐等前驱症状，继而出现呼吸困难、发绀、抽搐、昏迷、脉搏细数、血压急剧下降、心率加快、肺底部湿啰音等。病情严重者，产妇于数分钟内猝死。

（2）凝血功能障碍：患者度过心肺功能衰竭和休克阶段后，进入凝血功能障碍阶段，表现为以子宫出血为主的全身出血倾向，如切口渗血、全身皮肤及黏膜出血、针孔渗血、血尿、消化道大出血等。

（3）急性肾衰竭等脏器受损：全身脏器均可受损，除心肺功能衰竭及凝血功能障碍外，中枢神经系统和肾是最常见的受损器官。

羊水栓塞临床表现的三阶段通常按顺序出现，有时也可不完全出现。

2. 不典型羊水栓塞　有些羊水栓塞患者临床表现不典型，仅出现低血压、抽搐、产后出血、心律失常、凝血功能障碍、胎心减速等症状，不易引起注意。当出现其他原因不能解释的症状及结局时，应考虑羊水栓塞。

【处理原则】

一旦怀疑羊水栓塞，需即刻启动羊水栓塞抢救流程，及时、有效的多学科团队诊疗对于孕产妇抢救成功及改善其预后至关重要。其治疗主要包括呼吸支持、循环支持、处理凝血功能障碍、产科处理、迅速并全面地监测以及器官功能的支持与保护。处理原则是维持生命体征和保护器官功能。

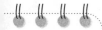

【护理评估】

（一）健康史

评估与发生羊水栓塞有关的各种诱因，如是否有胎膜早破或人工破膜、前置胎盘或胎盘早剥、宫缩过强或强直性宫缩、中期妊娠引产或钳刮术、羊膜腔穿刺术等。

（二）身心状况

产程中需观察产妇有无突然出现烦躁不安、气促、呼吸困难、发绀、咳粉红色泡沫样痰、心率加快，以及迅速出现循环衰竭，进入休克及昏迷状态等表现。观察是否出现全身出血倾向、切口渗血，继而出现少尿、无尿等肾衰竭表现。也有的患者无先兆症状，只有一声窒息样惊叫或打一个哈欠，即进入昏迷状态。

（三）辅助检查

1. 体格检查　可以发现全身皮肤及黏膜有出血点及瘀斑；阴道或切口渗血；心率增快，肺部听诊有湿啰音等体征。

2. 实验室检查　下腔静脉取血离心沉淀，取上层物质涂片经特殊染色后，镜下可查出羊水中的有形物质。DIC 各项目血液检查指标呈阳性。

3. 心电图或心脏彩色多普勒超声检查　提示右心房、右心室扩大，而左心室缩小，ST 段下降。

4. X 线检查　可见双侧肺部弥漫性点状、片状浸润影，沿肺门周围分布，伴轻度肺不张及心脏扩大。

【主要护理诊断 / 问题】

1. 气体交换受损　与肺动脉高压有关。

2. 组织灌注量不足　与弥散性血管内凝血及失血有关。

3. 有胎儿窘迫的危险　与羊水栓塞、母体呼吸及循环功能衰竭有关。

【预期目标】

1. 产妇胸闷、呼吸困难症状有所改善。

2. 产妇能维持体液平衡，并维持最基本的生理功能。

3. 胎儿或新生儿安全。

【护理措施】

（一）羊水栓塞的预防

1. 加强产前检查，注意诱发因素，及时发现前置胎盘、胎盘早剥等并发症并及时处理。

2. 严密观察产程进展，正确掌握缩宫素的使用方法，防止宫缩过强。

3. 严格掌握破膜时间，实施人工破膜术宜在宫缩的间歇期，破口要小并注意控制羊水的流出速度；中期引产者，羊膜穿刺次数不应超过 3 次，针头要细，且最好在 B 超监测下进行；钳刮时，应先刺破胎膜，使羊水流净后再钳夹胎块。

（二）治疗及配合

1. 呼吸支持治疗　立即保持气道通畅，充分给氧，尽早保持良好的通气状况是治疗成功的关键，包括面罩给氧、无创面罩或气管插管辅助呼吸等。

2. 循环支持治疗　羊水栓塞的初始阶段主要表现为肺动脉高压和右心功能不全。解除肺动脉高压，使用前列环素、西地那非、一氧化氮及内皮素受体拮抗剂等特异性舒张肺血管平滑肌的药物，也可给予罂粟碱、阿托品、氨茶碱、酚妥拉明等药物。针对低血压，应使用去甲肾上腺素或血管加压素等药物维持血压。多巴酚丁胺、磷酸二酯酶抑制药兼具强心和扩张肺动脉的作用，是首选的治疗药物。在循环支持治疗时，一定要注意限制液体入量，避免引发心力衰竭、肺水肿。当孕产妇出现心脏骤停时，应即刻进行心肺复苏。心脏骤停复苏初期不需要明确羊水栓塞的诊断，此时最关键的紧急行动是高质量的心肺复苏。对未分娩的孕妇，应取左倾

30° 平卧位或子宫左牵，防止负重子宫压迫下腔静脉。

3．抗过敏　应尽早、立即给予大剂量肾上腺糖皮质激素抗过敏、解痉，稳定溶酶体，保护细胞。氢化可的松 500 ～ 1000 mg/d，静脉滴注；或甲泼尼龙 80 ～ 160 mg/d，静脉滴注；或地塞米松 20 mg 静脉注射，然后再予 20 mg 静脉滴注。

4．纠正凝血功能障碍　羊水栓塞引发的产后出血、DIC 往往较严重，应积极处理。快速补充红细胞和凝血因子、新鲜冰冻血浆、冷沉淀、纤维蛋白原、血小板等至关重要，尤其需要注意补充纤维蛋白原，维持纤维蛋白原水平在 1 g/L 以上。同时进行抗纤溶治疗，如静脉输注氨甲环酸。早期即按大量输血方案进行输血治疗可使抢救更有效，有条件者可使用床旁血栓弹力图指导血液成分的输注。由于难以掌握何时是 DIC 的高凝阶段，使用肝素治疗弊大于利，因此不推荐肝素治疗。

5．器官功能受损的对症支持治疗　羊水栓塞患者急救成功后，往往会发生急性肾衰竭、急性呼吸窘迫综合征、缺血缺氧性脑损伤等多器官功能衰竭及重症脓毒症等。心肺复苏后，要给予适当的呼吸和循环等对症支持治疗，以继续维持孕产妇的生命体征和内环境稳定，包括神经系统保护、亚低温治疗、稳定血流动力学及足够的血氧饱和度，控制血糖水平、应用血液透析和（或）滤过、积极防治感染、维护胃肠功能、监测微循环、免疫调节与抗氧化治疗等。

6．产科处理　若羊水栓塞发生在胎儿娩出前，在抢救孕妇的同时，应及时终止妊娠，行阴道助产或短时间内行剖宫产术。当孕产妇发生心脏骤停，胎儿已妊娠 23 周以上，立即进行心肺复苏的同时准备紧急行剖宫产术；如孕产妇心肺复苏 4 分钟后仍无自主心率，可以考虑行紧急剖宫产术，这不仅可能拯救胎儿的生命，而且可以通过去除孕产妇下腔静脉的压力而有利于复苏。但当孕产妇发生心脏骤停时，在孕产妇围死亡期做出剖宫产术的决定是比较困难的，须根据抢救现场的具体情况做出决策。子宫切除不是治疗羊水栓塞的必要措施，不应实施预防性子宫切除术。若产后出血难以控制，危及产妇生命时，果断、快速地切除子宫是必要的。

7．预防感染　应选用肾毒性小的广谱抗生素预防感染。

8．迅速、全面地监测　立即进行严密监护，全面监测应贯穿于抢救过程的始终，包括血压、心率、呼吸、尿量、凝血功能、电解质、肝功能、肾功能、血氧饱和度、心电图、动脉血气分析、中心静脉压及心排血量等。

▌▌知识链接

羊水栓塞的出血如何输血及补液

羊水栓塞常伴有宫缩乏力及产后出血，主要是由于凝血功能障碍导致产后出血，继发血容量不足导致宫缩乏力。这种宫缩乏力需要与原发性宫缩乏力进行鉴别，如果低血压及子宫低灌注不纠正，其对子宫收缩药不敏感。因此应先充分扩容及补充凝血因子。一旦发生难治性产后出血，要考虑进行压迫止血、结扎双侧子宫动脉、B-lynch 缝合或者子宫切除术。液体治疗应注意避免液体负荷过重而进一步加重右心衰，应以补充成分血、凝血因子为主。SMFM 指南也建议应在第一时间评估凝血功能，积极输注血液制品及补充凝血因子。输成分血推荐比例为红细胞、冰冻血浆及血小板 1：1：1。补充凝血因子主要包括新鲜冰冻血浆、纤维蛋白原、冷沉淀及凝血酶原复合物。输入新鲜冰冻血浆 1000 ml 约可提升血液中纤维蛋白原 1 g/L，而输入纤维蛋白原 4 g 约可提升血液中纤维蛋白原 1 g/L。冷沉淀主要包含凝血因子Ⅷ、VWF、FBG，主要为纠正纤维蛋白原缺乏，常用剂量为 0.1 ～ 0.15 U/kg。凝血酶原复合物 1 U 相当于 1 ml 新鲜血浆中凝血因子Ⅱ、Ⅶ、Ⅸ、Ⅹ的含量。

来源：贾苪，杨慧霞．当下关于羊水栓塞的几个热点问题 [J]．中国计划生育和妇产科，2018，10（12）：3-4.

随堂测 11-3

（三）心理护理

如患者神志清醒，应给予鼓励，使其增强信心并相信自己的病情会得到控制。对于家属的恐惧情绪表示理解和安慰，适当的时候允许家属陪伴患者，向家属介绍患者病情的严重性，以取得配合。

（四）健康教育

向出院患者讲解保健知识，进行营养指导，并告知产后 42 日检查时应复查尿常规及凝血功能；指导其采用合适的避孕措施，待身体康复后再次妊娠；若再次妊娠，需加强产前检查。

【结果评价】

1. 经积极抢救后，患者胸闷、呼吸困难症状改善。
2. 患者血压及尿量正常，阴道出血量减少，全身皮肤、黏膜出血停止。
3. 胎儿或新生儿无生命危险，患者出院时无并发症。

小 结

产后出血指胎儿娩出后 24 小时以内，阴道分娩者出血量≥ 500 ml，行剖宫产术者出血量≥ 1000 ml。宫缩乏力、胎盘因素、软产道裂伤和凝血功能障碍是引起产后出血的主要原因。针对原因迅速止血、补充血容量、纠正休克及防治感染是产后出血的处理原则。

子宫破裂是指妊娠晚期或分娩期子宫体部或子宫下段发生破裂，主要原因有瘢痕子宫、胎先露下降受阻、子宫收缩药使用不当、产科手术损伤及其他（如子宫发育异常或多次宫腔操作），局部肌层菲薄也可导致子宫破裂。

羊水栓塞是由于羊水进入母体血液循环引起肺动脉高压、低氧血症、循环衰竭、弥散性血管内凝血（DIC）以及多器官功能衰竭等一系列病理生理变化的过程，是极严重的分娩并发症。

思考题

1. 胎盘因素所致产后出血，根据胎盘剥离情况分类，包括哪些类型？
2. 羊水栓塞的预防措施有哪些？
3. 王女士，27 岁，G_2P_0，妊娠 39^{+6} 周。第一产程 14 小时，宫缩规律，强度中等，经检查宫口开大 8 cm，S^{+1}，枕左横位，2 小时后产程无进展，产妇呼叫腹痛难忍，胎心监护出现频繁变异减速，宫缩持续 40 秒至 1 分钟，间歇期不能完全放松，子宫下段压痛，宫口开大仍然为 8 cm，腹部有环状凹陷。

请思考：
（1）该产妇的临床诊断是什么？
（2）如何对该产妇进行处理？

4. 李女士，25 岁，G_2P_0，妊娠 37 周，双胎，经阴道顺利分娩，胎儿娩出后胎盘滞留，行人工剥离术，产时出血约 800 ml。产后 2 小时内观察子宫底平脐，轮廓不清，阴道出血量较多，颜色暗红，伴血块。产妇面色苍白，脉搏 110 次 / 分，血压 90/45 mmHg。

请思考：

（1）该产妇发生出血的原因是什么？

（2）目前该产妇的主要护理诊断是什么？

（3）针对护理诊断，应给予哪些护理措施？

（陶艳萍）

产褥期疾病患者的护理

第十二章

导学目标

通过本章内容的学习，学生应能够：

◆ **基本目标**

1. 描述产褥感染、产褥病率、产后抑郁症的定义。
2. 说明产褥感染及产后抑郁症的诱发因素及治疗措施。
3. 识别产褥感染及产后抑郁症。

◆ **发展目标**

结合护理程序对产褥感染和产后抑郁症的产妇提供整体护理。

◆ **思政目标**

具备对产褥期妇女的同理心和责任心，以及开展整体护理的系统思维。

第一节 产褥感染

案例 12-1A

某患者，女性，32 岁，足月妊娠，胎膜早破 32 小时临产，第二产程因宫缩乏力，持续性枕后位行产钳术助产分娩一女婴，产后出血量不多。产后第 3 日自述会阴部切口疼痛影响睡眠，焦虑。

请回答：

1. 该产妇可能出现了什么问题？
2. 为进一步明确诊断，还需要收集哪些信息？

产褥感染（puerperal infection）是指分娩期及产褥期内生殖道受病原体侵袭而引起局部或全身的感染。分娩结束 24 小时以后的 10 日内，每日测量体温（口表）4 次，间隔时间 4 小时，其中有 2 次达到或超过 38 ℃ 时，称为产褥病率（puerperal morbidity）。产褥病率多由产褥感染引起，也可由泌尿系统感染、上呼吸道感染、乳腺炎等生殖道以外的感染引起。

【病因】

（一）诱发因素

正常女性的阴道有自净作用，妊娠和正常分娩通常不会增加感染机会。只有在机体免疫力与病原体种类、数量、毒力之间的平衡失调时，才会增加感染的机会，导致产褥感染的发生。常见诱因包括吸烟、吸毒、酒精中毒等不良生活习惯；糖尿病、阴道炎等疾病史；肥胖或营养不良；妊娠期贫血、妊娠期卫生不良等产前管理不足；胎膜早破、产程延长、急产、导尿、多次宫颈检查、器械助产、会阴切开、生殖道裂伤、产科手术、产后出血、贫血等分娩相关因素。

（二）感染途径

1. 外源性感染 外界病原体侵入产道引起感染，其病原体可通过医务人员消毒不严或被污染的衣物、用具、各种手术器械及产妇临产前性生活等途径侵入机体。

2. 内源性感染 寄生于正常妇女生殖道内的微生物，在一定条件下，病原体毒力及数量增加或机体抵抗力下降时，由非致病微生物转化为致病微生物而引起感染。

（三）病原体

产褥感染常见的病原体有：需氧菌，如 B 族溶血性链球菌、大肠杆菌、克雷伯菌、变形杆菌、金黄色葡萄球菌和表皮葡萄球菌，多为外源性产褥感染；厌氧菌，如消化球菌和消化链球菌；杆菌属，如脆弱类杆菌；芽孢梭菌，如产气荚膜梭菌；解脲支原体、人型支原体等。沙眼衣原体、淋病奈瑟菌也可导致产褥感染。

随堂测 12-1

【临床表现】

发热、疼痛、恶露异常为产褥感染三大主要临床症状。因感染部位、程度及扩散范围不同，临床表现各异。

（一）急性外阴、阴道、宫颈炎

分娩时会阴部损伤或手术导致感染，以葡萄球菌和大肠杆菌感染为主。会阴裂伤部位或会阴切口部位是会阴感染的常见部位。表现为会阴部疼痛、坐位困难，可有低热。局部切口红、肿、发硬、裂开，压痛明显，脓性分泌物流出，较重时可出现低热。阴道、宫颈感染时表现为阴道黏膜充血、水肿，甚至出现溃疡、脓性分泌物流出；宫颈裂伤时则感染症状不明显，若深度达穹隆部及阔韧带底部，又未及时缝合，病原体向深部蔓延，可达宫旁组织，引起盆腔结缔组织炎，产妇可有全身感染症状。

（二）子宫感染

子宫感染包括急性子宫内膜炎、子宫肌炎。病原体经胎盘剥离面侵入子宫蜕膜层引起子宫内膜炎，侵入子宫肌层称为子宫肌炎，两者常伴发，是最常见且最轻微的生殖道感染。若为子宫内膜炎，子宫内膜充血、坏死，阴道内有大量脓性分泌物且有臭味；若为子宫肌炎，则子宫复旧差，下腹部有压痛，尤其是宫底部，恶露增多、呈脓性，可伴有高热、寒战、头痛、白细胞增多等全身中毒症状。

（三）急性盆腔结缔组织炎和急性附件炎

病原体经淋巴和血液侵入宫旁组织，出现急性炎症反应而形成炎性包块，若同时波及输卵管，可形成急性输卵管炎。产妇可出现下腹痛伴肛门坠胀，伴有寒战、高热、脉速、头痛等全身症状。检查时可发现下腹部明显压痛、反跳痛、肌紧张，肠鸣音减弱或消失；子宫复旧差，宫旁一侧或两侧结缔组织增厚、压痛和（或）触及炎性包块，严重者整个盆腔形成"冰冻骨盆"。

（四）急性盆腔腹膜炎及弥漫性腹膜炎

炎症进一步扩散至子宫浆膜，形成盆腔腹膜炎，继而发展为弥漫性腹膜炎。产妇高热、恶心、呕吐、腹胀等全身中毒症状明显。检查时下腹部有明显压痛、反跳痛。如波及肠管与膀胱，出现腹泻、里急后重与排尿困难。若治疗不及时，出现后遗症者，可导致不孕。

（五）血栓静脉炎

静脉炎的炎症向上蔓延可引起盆腔内血栓静脉炎，向下蔓延可形成下肢深静脉炎。厌氧菌为常见病原体。患者多于产后 1～2 周继子宫内膜炎后出现高热、寒战、下肢持续性疼痛。病变多为单侧，症状可持续数周或反复发作。临床表现因静脉血栓形成的部位不同而有所不同，早期表现为下腹痛，之后向腹股沟放射；下肢血栓静脉炎病变多在股静脉、腘静脉及大隐静脉，当影响静脉回流时，可出现肢体肿胀、疼痛，局部皮肤温度上升，皮肤发白，习称"股白肿"；若小腿深静脉栓塞，可出现腓肠肌和足底部压痛。

（六）脓毒血症及败血症

感染的血栓脱落进入血液循环可引起脓毒血症。若病原体进入血液循环并大量繁殖形成败血症，可出现如寒战、高热、脉搏细数、血压下降、呼吸急促、尿量减少严重全身症状及感染性休克症状，可危及生命。

知识链接

产褥期脓毒症的早期识别

产褥期脓毒症是全世界孕产妇发病率和病死率增高的重要原因之一。脓毒症引起的孕产妇死亡病例中，约 63% 没有得到足够的重视且诊治不及时。脓毒症是人体对感染的反应失调而产生的多器官功能障碍，疾病恶化之前，症状隐匿，不易察觉。因此，在脓毒症的早期识别中，多器官功能衰竭的意义更大。目前，临床上建议对于疑似脓毒症的孕产妇可应用快速序贯器官衰竭评分（quick SOFA score，qSOFA）进行筛查。qSOFA 评估 3 项临床指标：①收缩压 < 100 mmHg；②呼吸频率 ≥ 20 次 / 分；③精神状态改变。若达到 2 项或 2 项以上，提示患者不良预后风险增加，需高度警惕器官功能衰竭，应积极治疗，并加强监护。qSOFA 在产科的应用尚处于起步阶段，如澳大利亚和新西兰产科医学协会提出一种基于产科改良的 qSOFA，临床指标包括收缩压 < 90 mmHg、呼吸频率 ≥ 25 次 / 分、精神状态改变。标准还有待于继续研究及规范化。

来源：夏伟，周容. 2019 年母胎医学会"妊娠和产褥期脓毒症管理指南"解读 [J]. 实用妇产科杂志，2020，36（1）：17-20.

【处理原则】

积极、有效地控制感染，纠正产妇的全身状况，积极抢救危重产妇。可采用支持疗法、清除局部病灶、应用广谱抗生素及手术等方法进行治疗。

（一）支持疗法

加强营养，增强全身抵抗力，纠正贫血和水、电解质代谢紊乱。

（二）抗生素治疗

可根据临床表现及临床经验，选用广谱高效抗生素，依据细菌培养和药敏试验结果，调整药物种类及剂量。中毒症状重者，短期使用肾上腺糖皮质激素。

（三）清除感染灶

会阴部切口或腹部切口感染者，应及时切开引流；盆腔脓肿可经腹或阴道后穹隆切开引流。

（四）清除残留胎盘、胎膜

胎盘、胎膜残留者，应在有效抗感染的同时，清除宫腔内残留物。急性期应先有效控制感染，待体温正常后再彻底清宫。

（五）肝素治疗

血栓性静脉炎患者，在血管科医师的指导下治疗，常用药物有肝素钠、尿激酶等。

（六）手术治疗

严重子宫感染如经积极治疗无效，出现不能控制的出血、败血症或脓毒血症时，应及时行子宫切除术，清除感染源，挽救生命。

案例 12-1B

该产妇检查结果：T 39 ℃，P 115 次 / 分，双乳房有明显乳汁分泌，无肿痛，宫底平脐，宫旁压痛明显，恶露呈鲜红色，似经量，有臭味，会阴切口明显红、肿、硬结，压痛明显。实验室检查：白细胞 $17.0 \times 10^9/L$，中性粒细胞 89%。

请回答：可提供的护理措施有哪些？

【护理评估】

（一）健康史

评估产褥感染的诱发因素，了解产妇是否有贫血、营养不良、妊娠糖尿病或泌尿生殖道感染的病史，本次妊娠有无妊娠合并症与并发症，分娩时是否有胎膜早破、产程延长、阴道助产、软产道损伤、产后出血等异常情况，以及产妇平时的个人卫生习惯等。

（二）身心状况

评估产妇的体温、脉搏等基本生命体征。轻型感染一般表现为体温逐渐上升达 38 ℃ 左右；重型感染时体温可达 39 ℃ 以上，并伴有脉搏加快。评估子宫复旧及恶露的量、颜色、性状与气味；观察会阴部切口情况；评估宫颈有无举痛、子宫是否扪及包块；注意观察排尿及排便是否异常。一般在产后 3 ~ 7 天出现感染征象，血栓性静脉炎则常在 7 ~ 14 天后出现。观察产妇的情绪变化与心理状况，有无焦虑、烦躁或沮丧等不良情绪。

（三）辅助检查

1. 血液检查 白细胞计数增高，尤其是中性粒细胞升高明显；红细胞沉降率显著增快。血清 C 反应蛋白超过 8 mg/L 有助于早期感染的诊断。

2. 病原体 通过宫腔分泌物、脓肿穿刺物、阴道后穹隆穿刺物进行细菌培养和药物敏感试验，确定病原体及敏感的抗生素，必要时可考虑血培养和厌氧菌培养。病原体抗原与特异抗体检测可作为快速确定病原体的方法。

3. 其他 B 超、彩色多普勒超声、CT 及磁共振成像等检查能对产褥感染形成的炎性包块、脓肿及静脉血栓做出定位及定性诊断。

【主要护理诊断 / 问题】

1. 急性疼痛 与产褥感染有关。

2. 皮肤完整性受损 与感染出现的症状有关。

3. 情境性自我贬低 与产褥感染导致不能照顾自己和新生儿等有关。

4. 知识缺乏 缺乏产褥感染治疗和护理等相关知识。

5. 焦虑 与担心自身的健康及新生儿的喂养有关。

【预期目标】

1. 产妇诉说疼痛程度减轻。

2. 产妇皮肤舒适感增加。

3．产妇自理能力和新生儿照护能力恢复。

4．产妇能够说出新生儿照护知识。

5．产妇自诉焦虑程度缓解，能够积极配合治疗与护理。

【护理措施】

（一）一般护理

1．产妇因疼痛、发热、寒战等症状及治疗出现睡眠障碍，因此需要提供安静、安全、整洁、舒适的环境，保证产妇充足的休息和睡眠，注意保暖，不能入睡者遵医嘱给予镇静药。

2．采取合适体位，适当抬高床头，取半坐卧位，促进恶露的排出。

3．指导产妇进食高蛋白、高热量、富含维生素、易消化的饮食，鼓励产妇多饮水，每日饮水量不低于 2000 ml，以预防感染；对病情严重，因呕吐、腹泻造成水及电解质失衡不能进食者，遵医嘱给予静脉补液治疗。

4．保持皮肤及床单位清洁，促进舒适。

5．当产妇出现高热、疼痛、呕吐时，应做好症状护理，解除或减轻不适。

（二）心理护理

耐心交谈，了解产妇及家属担心的问题，有针对性地解释病情，治疗与护理配合，以缓解心理压力。

（三）病情观察

密切观察产妇生命体征，尤其是体温的变化，每 4 小时测 1 次体温；如出现发热及脉率增快，需及时报告；观察子宫的复旧情况：宫底高度、硬度，恶露的颜色、性状、量与气味；观察有无腹痛、腹胀、恶心、呕吐及排便情况；观察会阴切口愈合情况，做好记录。

（四）治疗配合

遵医嘱正确使用抗生素及肝素，注意抗生素使用的间隔时间，维持血液中有效浓度，应用肝素期间要注意监测凝血功能。对因呕吐、腹泻造成体液及电解质失衡者，应按医嘱给予静脉补液。若体温 > 38 ℃，需降温并遵医嘱正确使用解热药。每日会阴冲（擦）洗 2 次，分娩 7 日后可以温水坐浴，每日 2 ～ 3 次，每次 10 ～ 15 分钟，以促进切口愈合。定期抽血复查血常规，了解治疗效果。

（五）健康教育

1．限制陪伴、探视，工作人员、家属及患者在护理前后要洗手；受污染的衣物、床单要特殊处理。

2．建立良好的卫生习惯，注意保持会阴部清洁，使用消毒会阴垫，便后及每隔 2 ～ 3 小时更换一次，便后由前向后擦拭并清洗会阴。

3．教会产妇观察子宫复旧及切口情况，学会识别产褥感染复发征象，如恶露异常、腹痛、发热等。

4．大多数产妇可以持续母乳喂养。症状严重时，应暂停母乳喂养，并指导产妇及家属进行正确的乳房护理，保持泌乳通畅，避免乳头损伤。

5．提供产后进食、休息、活动及康复锻炼、用药及返院复查等指导。

6．出现剧烈疼痛、发热、疲劳等症状的产妇，好转之前限制自行护理。

【结果评价】

1．产妇疼痛减轻。

2．产妇自我感觉舒适。

3．产妇自理能力及新生儿照护恢复，积极参与自我护理及新生儿养育。

4．产妇能复述治疗的目的与配合要点，采取预防感染的措施。

5．产妇及家属情绪稳定，对提供的服务满意。

随堂测 12-2

第二节　产后抑郁症

案例 12-2

某患者，28 岁，单身母亲，G_2P_2，2 个月前自然分娩一女婴。1 个月前开始出现心情压抑、焦虑、易怒情绪，近期感觉难以集中注意力，失眠、精力下降及哭泣。妊娠中期曾出现过类似症状，自行缓解。爱丁堡产后抑郁量表总分 14 分。

请回答：

1. 该产妇出现了什么问题？
2. 如何为该患者提供护理？

产后抑郁症（postpartum depression，PPD）是指特发于产褥期这一时间段的抑郁症状，有时也包括延续到产后或在产后复发的重度抑郁障碍（major depressive disorder，MDD）。产后抑郁症是产褥期精神综合征最常见的一种类型，与产前抑郁症（prenatal depression）一起被称为围生期抑郁症或孕产期抑郁症（peripartum depression，PDN）。产后抑郁症临床表现复杂多样，异质性较大，主要症状为情感低落、兴趣和愉快感丧失，导致精力降低，表现为劳累感增加和活动减少。全球产后抑郁症的发病率平均为 17.7%，而且约半数以上产后抑郁症会在 5 年内再次发作，随着复发次数的增多，复发风险也加大，严重影响产妇和儿童健康与安全。

【病因】

本病病因尚未明确，可能的因素包括激素水平改变、神经内分泌变化和心理社会适应，这些因素之间可能相互作用。因此，高危因素亦涵盖生物、心理、社会等各方面。

（一）生理因素

围生期抑郁症最大的危险因素是既往抑郁症病史，包括既往围生期抑郁症病史及非围生期抑郁症病史。遗传因素也是产后抑郁症的潜在因素，有精神疾病家族史特别是有家族抑郁症病史的产妇，产后心理障碍的发病率高。下丘脑 - 垂体 - 肾上腺轴的失调，产后雌二醇、孕酮等胎盘类固醇的迅速撤离也可以导致产妇发生心绪不良和产后抑郁症。

（二）心理因素

产妇的个性特征，即时常表现为焦虑、情绪不稳定、强迫、性格内向等品质；母亲角色适应不良或对自己的母亲角色产生冲突，表现出强烈的依赖感，以致难以承担母亲角色的压力；分娩经历给产妇带来紧张与恐惧心理，尤其产时和产后并发症、难产、手术产等，均可导致产后抑郁症的发生。

（三）社会因素

产褥期妇女面对生活应激事件或压力性生活事件时，没有得到足够的家庭及社会支持，如夫妻分离、失业、家庭成员意见不统一、经济压力、居住环境差，均是产后抑郁症发生的危险因素。

【临床表现】

产后抑郁症多在产后 2 周发生，产后 4 ~ 6 周症状明显。其临床表现包括核心症状、心理症状和躯体症状 3 个方面，其中核心症状包括情感低落、兴趣和愉快感丧失、精力或体力降低。

（一）核心症状

产妇感觉心情压抑、沮丧、情绪淡漠，常无缘无故地长时间哭泣，典型者呈现昼重夜轻的节律性。对日常生活和以前感兴趣的事情均失去兴趣，也体验不到照看婴儿的快乐。精力下降，容易感到疲劳，且无法通过休息或睡眠得到恢复。

（二）心理症状

产妇可出现焦虑甚至惊恐发作、注意力降低、自尊及自我评价降低，感到自己不能改变人生而产生自责感，认为前途暗淡、悲观，担心自己会伤害孩子而避免接触，也可能表现出幻觉、妄想等精神病症状，严重者可以产生自杀意念及行为。

（三）躯体症状

产妇可感到入睡困难、易醒，食欲减退、厌食；性欲减退；或倾诉头痛、腰背痛、恶心、口干、便秘、胃部灼热感、肠胃胀气等。有时躯体症状可能为首发症状。

【产后抑郁障碍的危害】

（一）对产妇的危害

产妇可以出现自伤、自杀行为；不利于产妇精力、体力恢复；增加产妇滥用药物或酒精的风险；导致共患的躯体病或产后并发症恶化或慢性化。

（二）对儿童的危害

可能增加新生儿喂养困难、胃肠道疾病的风险及住院风险；对儿童造成器质性危害、母婴链接障碍；导致儿童智力、情绪与个性发育障碍；增加青少年发生暴力行为的风险。

知识链接

产后抑郁症的诊断标准

产后抑郁症尚无统一的诊断标准，国内专家建议采用国际疾病分类第10版（ICD-10）"精神与行为障碍分类 - 临床描述与诊断要点"。

ICD-10中，抑郁发作不包括发生于双相情感障碍中的抑郁状态。因此，抑郁发作只包括首次发作的抑郁症或复发性抑郁症。抑郁发作的症状分为两大类，可以粗略地分为核心症状和附加症状。

一、抑郁发作的一般标准

1. 持续发作持续至少2周。

2. 在患者既往生活中，不存在足以符合轻躁狂或躁狂诊断标准的轻躁狂或躁狂发作。

3. 不是由于精神活性物质或器质性精神障碍所致。

二、抑郁发作的核心症状

1. 情感低落。

2. 兴趣及愉快感缺乏。

3. 精力或体力下降。

三、抑郁发作的附加症状

1. 集中注意和注意的能力降低。

2. 自我评价和自信降低。

3. 自罪观念和无价值感（即使在轻度发作中也有）。

4. 认为前途暗淡、悲观。

5. 自伤或自杀的观念或行为。

6. 睡眠障碍。

7. 食欲下降。

来源：中华医学会妇产科学分会产科学组. 围生期抑郁症筛查与诊治专家共识 [J]. 中华妇产科杂志，2021，56（8）：521-527.

【处理原则】

采用综合、全程、分级、多学科团队诊疗，以保障孕产妇安全及胎儿安全为治疗原则。治疗方法以心理治疗为主，药物治疗、物理治疗及其他疗法为辅。

（一）心理治疗

心理治疗包括心理支持、咨询和社会干预等，以解除产妇致病因素，改善生活习惯，增加社会支持，促进产妇自我调节。轻度抑郁发作可采用单一心理治疗。

（二）药物治疗

药物治疗适用于中、重度抑郁症及心理治疗无效患者，尽可能选择不进入乳汁的抗抑郁药，首选选择性 5- 羟色胺再摄取抑制药，如盐酸帕罗西汀和盐酸舍曲林。

（三）物理治疗

物理治疗适用于具有强烈自杀及伤害婴儿倾向的产妇。常用方法有改良电痉挛治疗（MECT）及重复经颅磁刺激（rTMS）。

（四）其他疗法

其他疗法包括运动疗法、光疗、音乐治疗、饮食疗法等，其可行性及可及性优于药物治疗及心理治疗。

【护理评估】

（一）健康史

评估有无抑郁症病史（应特别关注既往是否有与妊娠相关的抑郁症状）、精神疾病的个人史和家族史，有无重大精神创伤史；评估本次妊娠及分娩情况是否顺利，婴儿健康状况、婚姻家庭关系及社会支持系统等。

（二）身心状况

观察产妇的情绪变化、食欲、睡眠、疲劳程度及注意力集中能力。评估产妇自我照顾能力与沟通交流能力及母亲角色适应状况，了解产妇对婴儿的喜恶程度及对分娩的体验与感受。评估社会家庭支持系统对产妇的身心支持程度。询问酒精或药物滥用及伴侣暴力等问题。

科研小提示

在 PPD 诊断中，越来越倾向从心理 - 社会和生物学方面进行预测。

来源：YU Y, LIANG H F, CHEN J, et al. Postpartum depression: current status and possible identification using biomarkers [J]. Front Psychiatry, 2021, 12: 1-16.

（三）相关检查

产后抑郁症尚缺乏特异性检查项目，常用心理评估量表进行评估，包括爱丁堡产后抑郁量表（Edinburgh postnatal depression scale, EPDS）、9 个条目的患者健康问卷（patient health questionnaire-9, PHQ-9）、产后抑郁筛查量表（postpartum depression screening scale, PDSS）、贝克抑郁量表（Beck Depression Inventory, BDI）及流调中心抑郁量表（center for epidemiologic studies depression scale）。其中 EPDS 及 PHQ-9 耗时少，常被推荐使用，PDSS 为更倾向于产妇人群，国内较为常用。

1. 爱丁堡产后抑郁量表（EPDS）　为目前最常用的筛选工具，于 1987 年由英国 Cox 等研发，目前已被翻译为 50 多种语言。EPDS 适用于围生期妇女的抑郁筛查。产后最佳筛查时间被视为 2 ～ 6 周。该量表包括 10 项内容，每项内容采用 0 ～ 3 分 4 级评分，有 6 项反向条目，总分范围为 0 ～ 30 分，分值越高，抑郁症状越严重。总分 ≥ 13 分提示筛查阳性，产妇罹患产后抑郁症的可能性大，需进一步确诊。

2. 9个条目的患者健康问卷（PHQ-9） 是一个简便、有效的抑郁自评量表，在抑郁症严重程度的评估方面具有良好的敏感度和特异度，量表中＜5分为正常，5～9分、10～14分、15～19分、＞19分，分别提示轻度、中度、中重度和重度抑郁症。该量表具有较好的信度和效度。

3. 产后抑郁筛查量表（PDSS） 是Storrs大学的护理学教授Beck与心理学教授Gable共同编制的产后抑郁自评量表，包括睡眠/饮食失调、焦虑/担心、情绪不稳定、精神错乱、丢失自我、内疚/羞耻、自杀的想法等7个因素。产妇通过过去2周的感受来填写各个条目，对每个条目以不同意/同意的强烈程度分为5级。1级：强烈不同意；2级：不同意；3级：中立；4级：同意；5级：强烈同意。评分范围35～175分，一般以总分≥60分作为筛查产后抑郁症的临界值。

科研小提示

父母的产后抑郁症与随后的孩子行为和情感问题紧密相关，新生儿在NICU住院时如何早期筛查及干预有待商榷。

来源：GARFIELD C F. Maternal and paternal depression symptoms during NICU stay and transition home［J］. Pediatrics，2021，148（2）：1-9.

【**主要护理诊断/问题**】

1. 应对无效 与产妇难以照顾自己及适应母亲角色有关。

2. 父母角色冲突 与对母亲角色和新生儿的负面情绪及较大的照顾需求、过度强调母亲义务等有关。

3. 社交障碍 与严重抑郁症有关。

【**预期目标**】

1. 产妇能配合医护人员及家属有效应对，积极参与自我照顾。

2. 产妇能积极参与婴儿护理。

3. 产妇的情绪稳定，行为改善。

【**护理措施**】

（一）一般护理

评估产妇的睡眠、饮食、面部表情及社会支持系统，为产妇提供安静、安全、舒适、温馨的休息环境。入睡前喝热牛奶、洗热水澡等可帮助产妇入睡，保证足够的睡眠。合理安排饮食，鼓励进食高蛋白、易消化、富含维生素、易入眠的食物，保持排便通畅，促进舒适。指导产后康复锻炼，利于体形的恢复。鼓励产妇白天从事多次短暂的活动，必要时陪伴。

（二）心理护理

心理护理对产后抑郁症非常重要。由于产褥期妇女产后面临许多压力情景，如初为人母的情绪重整与适应、产后体形的改变、家庭成员关系的改变、经济压力与需求、产妇分娩的感受等，护士应耐心倾听产妇诉说心理问题，密切关注产妇的情绪及行为改变，如时常哭泣、伤心、流泪、注意力不集中、焦虑、烦躁，及时与医师及家属沟通，有针对性地给予关爱与照顾，建立一对一的护患照顾模式，帮助和促进产妇适应母亲角色，促进产后心理调适。同时，让家属给予产妇更多的关心和爱护，减少或避免不良的精神刺激和压力。

（三）协助并促进产妇适应母亲角色

指导产妇与婴儿进行交流、接触，为婴儿提供照顾，指导母乳喂养，帮助和促进产妇适应母亲角色，增强产妇的自信心。

（四）确保产妇安全

重症患者需要请心理医师或精神科医师给予治疗，遵医嘱给予抗抑郁药。高度警惕产妇的伤害性行为，注意医护与家属的沟通，24小时留陪护，做到班班交接，避免危险因素。

（五）治疗配合

药物治疗是产后抑郁症的治疗手段之一，适用于中、重度抑郁症患者和心理治疗无效者。药物治疗应在专科医师指导下用药，根据以往疗效和个体情况选择药物，注意观察药物的疗效及不良反应。

（六）预防

1．做好围产期保健，仔细评估，对有高危因素的孕妇，足够重视其心理状况，给予精神关怀。有抑郁症史或症状的孕妇，应及早联系精神科管理。

2．加大宣传力度，利用孕妇学校、媒体、微信平台等多种渠道，普及有关妊娠、分娩、产后康复、科学育儿等常识，减轻孕妇对妊娠及分娩的紧张、焦虑及恐惧心理。

3．重视产妇对分娩过程的感受，对有不良妊娠分娩结局的产妇（如胎儿畸形、死胎、死产者），更多关注其情绪变化，并恰当地为其解释产生的原因，理解她们的感受，给予亲切、友善、温和的语言，帮助其顺利度过产褥期。

【结果评价】

1．产妇的情绪稳定，能照顾自己及适应母亲角色。

2．产妇与婴儿健康、安全。

3．产妇能示范正确护理新生儿的技巧。

小结

　　产后感染是指产褥期内生殖道受病原体侵袭而引起的局部或全身感染，是导致产妇死亡的四大原因之一。产后感染以发热、疼痛、恶露异常为主要症状，具体表现因感染部位、程度、扩散范围而不同。该疾病重在预防，妊娠期应规范进行产前检查，积极防治妊娠并发症或合并症，养成良好的卫生习惯；分娩期减少不必要的医疗干预，提高助产水平；产褥期密切观察生命体征及子宫复旧情况，保持会阴部清洁；一旦感染，及时给予支持及抗感染治疗，促进产妇身心康复。

　　产后抑郁症是产褥期精神综合征最常见的一种，主要表现为持续和严重的情绪低落及一系列症状，一般发生在产后2周内。本病以预防和早期发现为主，辅以心理疏导及药物治疗，强调家属的细心照顾及足够的社会支持。

思考题

1．产褥感染患者病情观察内容包括哪些？

2．如何有效地预防产后抑郁症的发生？

3．赵女士，26岁，G_1P_1，3日前分娩一女婴。胎膜早破25小时后，因头盆不称行剖宫产术。现感觉发热和手术切口疼痛。体格检查：T 39.5 ℃，痛苦病容。手术切口红、肿，可见脓性分泌物。恶露呈暗红色，量少，有臭味。

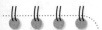

结合本病例,请思考:

(1) 赵女士出现发热的原因是什么?

(2) 赵女士存在的护理问题有哪些?

(3) 如何为赵女士提供护理和健康教育?

(金丽花)

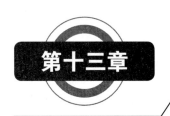

第十三章　女性生殖系统炎症患者的护理

 导学目标

通过本章内容的学习，学生应能够：

◆ **基本目标**

1．复述阴道微生态及女性生殖系统的自然防御功能。

2．解释常见女性生殖系统炎症的病因，并说明其预防及处理原则。

3．陈述淋病、尖锐湿疣、梅毒对妊娠、胎儿和新生儿的影响。

◆ **发展目标**

结合护理程序为女性生殖系统炎症患者提供自我保健咨询指导，并执行整体护理。

◆ **思政目标**

在与护理对象接触的过程中，增强沟通、交流能力以及尊重和关爱患者的职业素养。

第一节　概　述

女性生殖系统炎症是妇产科的常见病，各年龄组均可发病。炎症可发生于下生殖道，如外阴、阴道及宫颈；也可侵袭上生殖道，如子宫及其周围结缔组织、输卵管、卵巢及盆腔腹膜。女性生殖系统内经输卵管通腹腔，外与尿道、肛门相邻，局部潮湿，易受污染；外阴和阴道又是性交、分娩及各种宫腔操作的必经之道，容易受到损伤和各种外界病原体的感染。

阴道微生态是由阴道内的微生物群、内分泌系统、阴道解剖结构和阴道局部免疫系统共同组成的生态系统。正常阴道内存在多种微生物，互相共生和拮抗，达到动态平衡。阴道微生态平衡以及女性其他生殖器官的解剖、生理和免疫学特点，使健康妇女的生殖系统具有比较完善的自然防御功能，一般不发生炎症。所以，保护自然防御功能的完整性，控制感染途径，是预防和治疗女性生殖系统炎症的重要方面。

【女性生殖系统的自然防御功能】

女性生殖系统的自然防御功能主要有以下几个方面：

（一）外阴

妇女左右两侧的大阴唇自然合拢，遮掩阴道口及尿道口。

（二）阴道

由于盆底肌的紧张性，一般情况下阴道口闭合，阴道前后壁紧贴。经产妇的阴道松弛，这

227

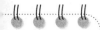

种防御功能较差。阴道上皮在卵巢分泌的雌激素影响下增生、变厚，使得抵抗病原体侵入的能力增加。雌激素还可以增加上皮细胞内糖原含量，糖原在乳杆菌作用下转化为乳酸，维持阴道内正常的弱酸性环境（pH 3.8～4.4），抑制其他病原体的活动和繁殖，称为阴道自净作用。

（三）子宫颈

子宫颈内口紧闭，宫颈内膜所分泌的黏液形成碱性的"黏液栓"，堵塞子宫颈管，阻止病原体侵入并抑制嗜酸性病原体的活动和繁殖。

（四）子宫内膜

育龄妇女子宫内膜周期性剥脱，可及时清除宫腔内感染。

（五）输卵管

输卵管黏膜上皮细胞的纤毛向子宫腔方向摆动，以及输卵管向子宫腔的单向性蠕动，有利于阻止病原体进一步侵入。

（六）生殖道的免疫系统

生殖道黏膜聚集有不同数量的淋巴组织以及散在的淋巴细胞，包括 T 细胞和 B 细胞。此外，局部的中性粒细胞、巨噬细胞及一些细胞因子均具有重要的免疫作用。

【病因与发病机制】

（一）病原体

正常阴道内有各种病原体寄居，形成阴道正常菌群，这些菌群与阴道之间形成生态平衡，正常情况下并不致病。阴道生态平衡一旦被打破或有外源病原体侵入，即可导致炎症发生。引起女性生殖系统炎症的病原体主要有：

1. 细菌 多为化脓菌，如葡萄球菌、链球菌、大肠埃希菌、厌氧菌、变形杆菌、淋病奈瑟菌及结核分枝杆菌等。

2. 原虫 以阴道毛滴虫最多见，其次为阿米巴原虫。

3. 真菌 以假丝酵母菌为主。

4. 病毒 以疱疹病毒、人乳头状瘤病毒多见。

5. 螺旋体 多为苍白密螺旋体。

6. 衣原体 常为沙眼衣原体，感染症状不明显，但常可导致严重的输卵管黏膜结构及功能破坏，并可引起盆腔广泛粘连。

7. 支原体 属阴道正常菌群的一种，在一定条件下可引起生殖道炎症。

（二）传播途径

1. 上行蔓延 病原体侵入外阴、阴道后，沿黏膜表面上行，经宫颈、子宫内膜、输卵管黏膜到达卵巢及腹腔。葡萄球菌、淋病奈瑟菌及沙眼衣原体多以此方式扩散。

2. 血行播散 病原体先侵入或感染其他系统，再经过血液循环传播到生殖器官。结核分枝杆菌主要以此途径感染生殖系统。

3. 淋巴扩散 病原体由外阴、阴道、宫颈及子宫体的创伤处侵入，通过这些部位丰富的淋巴管侵入盆腔结缔组织、输卵管、卵巢或腹膜。产褥感染、流产后感染及放置宫内节育器后感染主要以此途径扩散，多见于链球菌、大肠埃希菌及厌氧菌感染。

4. 直接蔓延 腹腔其他脏器感染后，病原体直接蔓延到邻近的内生殖器，如阑尾炎、腹膜炎引起的输卵管炎。

（三）炎症的发展与转归

1. 痊愈 当患者抵抗力强、机体防御功能占优势，病原体致病力稍弱或得到及时、有效的治疗时，病原体可被完全消灭，炎症很快得到控制，炎性渗出物完全被吸收，称为痊愈。痊愈后，组织结构、功能一般都可以恢复正常，不留痕迹。但如果坏死组织、炎性渗出物机化形成瘢痕或粘连，则组织结构和功能不能完全恢复。

2. 转为慢性　如果炎症治疗不彻底、不及时或病原体对抗生素不敏感，身体防御功能与病原体的作用处于相持状态时，炎症可以长期存在。少数患者没有明显急性炎症的表现，直接表现为慢性炎症。当机体抵抗力增强或治疗方法得当时，慢性炎症可被控制并逐渐好转；一旦机体抵抗力变弱，慢性炎症可急性发作。

3. 扩散与蔓延　当机体的防御功能降低或者遭到破坏，患者抵抗力低下，病原体致病力很强或突然大量侵入，又没有得到及时、有效的治疗时，炎症可很快经淋巴或血行扩散或蔓延到邻近器官，严重时可形成腹膜炎、败血症。由于现今抗生素应用的快速发展，这种情况已不多见。

【临床表现】

（一）白带异常

白带由阴道黏膜渗出物、宫颈管及子宫内膜腺体分泌物混合而成，正常情况下呈白色糊状或蛋清样，无腥臭味，量少。当生殖道出现炎症时，白带的性状和量也随之改变，如量显著增多，有臭味，呈稀薄泡沫状或稠厚豆渣样等。

（二）外阴不适

外阴受到大量异常白带刺激，可引起瘙痒、疼痛或烧灼感。瘙痒程度根据不同疾病和个体而有差异，有时外阴可见抓痕、破溃或继发性毛囊炎。

（三）下腹疼痛

急性下腹疼痛常见于盆腔炎、子宫内膜炎等，起病急，疼痛剧烈，常伴恶心、呕吐和发热；慢性下腹疼痛多为隐痛或钝痛，有时表现为宫颈举痛、宫体压痛或附件区压痛，一般病程较长。

（四）不孕

生殖道炎症可阻止精子通过，或妨碍受精卵到达宫腔并顺利着床，部分患者因此而不孕。

【处理原则】

（一）针对病因治疗

积极寻找病因，针对病因选用敏感抗生素，及时、足量使用，必要时加用辅助药物以提高疗效，控制炎症。

（二）物理或手术治疗

物理治疗有微波、短波、超短波、激光、冷冻、离子透入（可加入各种药物）等，也可指导患者行坐浴、冲洗、热敷等，以促进局部血液循环，改善组织营养状态，加快新陈代谢，利于炎症吸收和消退。手术治疗可根据情况选择经阴道、经腹部手术或腹腔镜手术。手术以切除病灶、彻底治愈为原则，避免遗留病灶有再复发的机会。

（三）加强预防

注意个人卫生习惯，切断感染途径，增强机体抵抗力。

【护理评估】

（一）健康史

询问患者的年龄，追问月经史、婚育史，了解生殖系统手术史、性生活史、肺结核病史及糖尿病病史，有无吸毒史、输血史，有无接受大剂量雌激素治疗或长期应用抗生素治疗病史，识别疾病可能的诱因。采用的避孕或节育措施，个人卫生及月经期卫生保健情况。发病后有无发热、寒战、腹痛、阴道分泌物增多、阴道分泌物颜色和性状改变，有无排尿、排便改变，外阴有无痒、痛、肿胀、灼热感等，此次疾病的治疗经过和效果等。

（二）身心状况

1. 身体状况　仔细观察生殖系统的局部变化，外阴有无充血、肿胀、糜烂、溃疡、乳头状疣，有无抓痕、压痛，皮肤增厚或粗糙等情况，分泌物的量及性状；阴道黏膜炎性改变情况，阴道后穹隆分泌物的量及性状；宫颈充血、水肿、糜烂、肥大的程度，有无息肉、宫颈腺囊肿；双合诊和三合诊检查宫体大小、位置、质地、活动及有无压痛、宫颈举痛情况；附件有无肿块、增粗、压痛等。

2. 心理状况　由于患者的病程、症状和体征不同，疾病对其工作、生活产生的影响也不同，患者可出现不同的心理问题。通过与患者接触、交谈，观察其行为变化，以了解患者的精神心理状况。多数患者在出现典型的临床症状后，出于无奈而被迫就医。尤其一些未婚或未育女性，常因害羞、焦虑、担心遭人耻笑等原因而未能及时到医院就诊，或自行寻找非正规部门、个人处理，导致病情延误。

（三）辅助检查

1. 实验室检查

（1）阴道分泌物检查：在阴道分泌物中寻找病原体，如滴虫、假丝酵母菌、细菌、支原体、衣原体等，必要时可做血培养、阴道拭子或宫腔内容物拭子培养及药物敏感试验。

（2）宫颈刮片或分段诊断性刮宫术：对有接触性出血或血性白带者，应与子宫恶性肿瘤相鉴别，需行宫颈细胞学刮片，必要时行分段诊断性刮宫术。

（3）聚合酶链反应（PCR）：此方法快速、灵敏度高、特异性强，可检测并确诊人乳头状瘤病毒感染、淋病奈瑟菌感染等。

2. 其他　阴道镜检查，局部组织活检，腹腔镜，B超等。

【主要护理诊断／问题】

1. 有皮肤完整性受损的危险　与炎性分泌物刺激引起局部瘙痒，患者搔抓有关。

2. 急性疼痛　与局部炎性刺激有关。

3. 焦虑　与治疗效果不理想有关。

【预期目标】

1. 患者感觉瘙痒症状减轻，不搔抓外阴。

2. 患者诉说疼痛程度减轻，疼痛的次数减少。

3. 患者情绪稳定，接受医务人员指导，能积极配合治疗和护理。

【护理措施】

（一）一般护理

嘱患者多休息，避免劳累，急性炎症期如急性盆腔炎、腹膜炎时，应卧床休息。指导患者增加营养，进食高热量、高蛋白、富含维生素的食物，发热时多饮水。

由于炎症部位处于患者的隐私处，患者往往有害羞心理，不愿及时就医，护理人员应耐心向患者进行解释，告知及时就医的重要性，并鼓励坚持治疗和随访。对慢性患者，要及时了解其心理问题，尊重患者，耐心倾听其诉说，主动向患者解释各种诊疗的目的、作用、方法、副作用和注意事项，与患者及家属共同讨论治疗、护理方案，减轻患者的恐惧和焦虑，争取家属的理解和支持，必要时提供直接帮助。

（二）缓解症状

1. 保持清洁，促进舒适　指导患者保持会阴部清洁，勤换内裤，定时更换消毒会阴垫，定时擦洗会阴。便后冲洗及会阴擦洗时遵循由前向后、从尿道到阴道、最后肛门的原则，以保持会阴部清洁。炎症急性期嘱患者采取半卧位姿势，以利于分泌物积聚于直肠子宫陷凹部位，而使炎症局限或便于引流。为发热患者做好物理降温并及时为其更换衣服、床单。疼痛症状明显者或局部奇痒难忍时，按照医嘱给予镇痛药或止痒药膏，并嘱患者避免搔抓。

2. 观察病情，做好记录　认真对待患者的主诉，注意观察生命体征、分泌物的量和性状、用药反应等客观情况，详细记录，如有异常情况，及时与医师取得联系。

3. 执行医嘱，配合治疗　帮助患者接受妇科诊疗时的体位、方法及各种治疗措施，尽可能陪伴患者，并为其提供有助于保护隐私的环境，解除患者不安、恐惧的情绪。尽量使用通俗易懂的语言与患者及家属沟通，认真回答其问题，准确执行医嘱。及时、正确地收集各种送检标本，协助医师完成诊疗过程。

（三）健康教育

1. 指导妇女穿用棉织品内裤，减少局部刺激。治疗期间勿去公共浴池或游泳池，浴盆、浴巾等用具应消毒，避免无保护性生活。注意经期、妊娠期、分娩期和产褥期卫生，解释夫妻双方同时接受治疗的必要性以及坚持治疗的重要性。

2. 生殖器炎症常需局部用药，如阴道用药及坐浴，要耐心教会患者自己用药的方法及注意事项，向患者讲解有关药物的作用、副作用，使患者明确各种不同剂型药物的用药途径，以保证疗效。

3. 向患者及家属讲解常见妇科炎症的病因、发病机制、诱发因素及预防措施，并与患者及家属共同讨论适用于个人、家庭的防治措施。

4. 加强预防，提高个人机体抵抗力。积极开展普查普治，指导患者定期进行妇科检查，及早发现异常，积极治疗。

【结果评价】

1. 患者诉说外阴瘙痒症状减轻，不再搔抓外阴。

2. 患者运用减轻疼痛的技巧缓解疼痛，减少了镇痛药的使用。

3. 患者能够主动诉说自己的焦虑，接受医护人员的指导，焦虑缓解或消失。

第二节　外阴部炎症

一、非特异性外阴炎

非特异性外阴炎（non-specific vulvitis）指由物理、化学等非病原体因素所引起的外阴部皮肤或黏膜的炎症。

【病因】

外阴容易受到经血、阴道分泌物刺激，粪瘘、尿瘘患者外阴长期受到粪、尿的污染和浸渍，如果不注意皮肤清洁，则容易导致非特异性炎症反应。此外，长期穿紧身化纤内裤，经期长时间使用卫生巾等，也可导致皮肤黏膜摩擦，局部潮湿，通透性差，引起非特异性外阴炎。

【临床表现】

外阴皮肤及黏膜瘙痒、疼痛、有烧灼感，尤以性交、活动、排尿及排便时加重。病情严重时可因形成外阴溃疡而行走不便。检查可见局部充血、肿胀、糜烂，常有抓痕，严重者形成溃疡或湿疹。慢性炎症者，外阴局部皮肤或黏膜增厚、粗糙、皲裂，甚至呈苔藓样变，以大、小阴唇最为多见。

【处理原则】

寻找并消除致病原因，保持局部清洁、干燥。治疗包括病因治疗和局部治疗。

（一）病因治疗

积极寻找病因，以消除刺激来源。由糖尿病的尿液刺激引起的外阴炎，应及时治疗糖尿病，若有尿瘘、粪瘘，应及时行修补术。

（二）局部治疗

可用 1：5000 高锰酸钾溶液或其他外阴消毒洗液坐浴，坐浴后涂抗生素软膏或紫草油。急性期还可选用微波或红外线局部物理治疗。

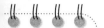

【护理要点】

（一）症状护理

指导患者坐浴，包括溶液的配制、温度、坐浴的时间及注意事项。取高锰酸钾溶液加温开水配成肉眼观为淡玫瑰红色的溶液（浓度约为 1 ∶ 5000），温度以 40 ℃左右为宜，每次坐浴15 ～ 30 分钟，每日 2 次，坐浴时要使会阴部浸没于溶液中。注意溶液浓度不宜过浓，以防灼伤皮肤，月经期应停止坐浴。

（二）健康教育

指导患者勤换内衣裤，穿纯棉内裤，保持外阴清洁、干燥，月经期、妊娠期、分娩期及产褥期应更应注意个人卫生。避免搔抓，勿用刺激性药物或肥皂擦洗外阴。外阴溃破者要使用柔软无菌会阴垫，减少摩擦和混合感染。

二、前庭大腺炎

致病菌侵入前庭大腺管口引起腺管炎症称为前庭大腺炎（bartholinitis）。如果炎性渗出物阻塞管口，脓液积聚不能外流，积存而形成脓肿，则称为前庭大腺脓肿（abscess of Bartholin gland）。当脓肿消退后，腺管阻塞，脓液吸收后被黏液分泌物代替，形成前庭大腺囊肿（Bartholin gland cyst）。

【病因】

由于前庭大腺解剖位置位于两侧大阴唇后 1/3 深部，腺管开口于处女膜与小阴唇之间，在性交、流产、分娩或其他情况污染外阴部时，病原体容易侵入而引起炎症，因此发病以育龄妇女多见，幼女及绝经后妇女少见。

主要病原体为葡萄球菌、链球菌、大肠埃希菌、肠球菌等。随着性传播疾病发病率的增加，淋病奈瑟菌及沙眼衣原体也成为常见病原体。

【临床表现】

炎症多发生于一侧。起初多为局部肿胀、疼痛，有灼烧感，有时可致排尿及排便困难。检查可见局部皮肤红、肿、发热、压痛明显，患侧前庭大腺开口处有时可见白色小点。当脓肿形成时，疼痛加剧，行走不便，表面皮肤发红、变薄，脓肿直径可达 3 ～ 6 cm，肿块如鸡蛋大小，触及有波动感。少数患者可出现发热等全身症状。腹股沟淋巴结不同程度增大。

慢性期则形成囊肿，大小不等，可持续数年不增大，直径一般不超过 6 cm，于大阴唇外侧明显隆起。若囊肿小且无感染，患者可无自觉症状；若囊肿大，外阴有坠胀感或性交不适。前庭大腺囊肿可继发感染，形成脓肿，反复发作。

【处理原则】

急性炎症发作时，需卧床休息，保持局部清洁。可取前庭大腺开口处分泌物做细菌培养，确定病原体。根据病原体选用口服或肌内注射抗生素，常使用喹诺酮类或头孢菌素与甲硝唑联合抗感染，并选用清热、解毒中药局部热敷或坐浴。

脓肿形成后需及时切开引流。一般选择在波动感明显处，尽量靠低位的内侧黏膜面切开，并放置引流条。囊肿较大或反复发作者可行囊肿造口术。

【护理要点】

1. 急性期嘱患者卧床休息，局部热敷或坐浴。

2. 遵医嘱给予抗生素及镇痛药。

3. 脓肿或囊肿切开造口术后，局部用引流条引流，引流条需每日更换。外阴用 1 ∶ 5000氯己定（洗必泰）棉球擦洗，每日 2 次。切口愈合后，改用 1 ∶ 8000 呋喃西林溶液坐浴，每日 2 次。

第三节 阴道炎症

一、阴道毛滴虫病

案例 13-1A

　　某妇女，29岁，已婚。外阴痒、白带增多半年。妇科检查发现：阴道壁充血，宫颈光滑，白带呈稀薄泡沫状，有臭味。

　　请回答：

　　1. 该患者最可能的病因是什么？

　　2. 该患者的护理评估还需要收集哪些内容？

　　阴道毛滴虫病（trichomoniasis vaginalis）是由阴道毛滴虫所致，可同时感染生殖道及泌尿道，引起尿道炎或膀胱炎，大部分患者无症状。本病以往也被称为滴虫阴道炎，属于性传播疾病的一种。主要传播途径为性接触直接传播或阴道分娩时垂直传播。

　　【病因】

　　滴虫呈梨形，体积为多核白细胞的 2 ～ 3 倍，其顶端有 4 根鞭毛，体侧有波动膜，鞭毛随波动膜的活动而活动。后端尖并有轴柱凸出，无色透明如水滴（图 13-1）。阴道毛滴虫适宜在温度 25 ～ 40 ℃、pH 5.2 ～ 6.6 的潮湿环境中生长，在 pH 5.0 以下的环境中生长受到抑制。滴虫的生活史简单，只有滋养体而无包囊期，滋养体生命力较强，能在 3 ～ 5 ℃的环境中生存 21 天；在 46 ℃时生存 20 ～ 60 分钟；在半干燥环境中生存约 10 小时；在普通肥皂水中也能生存 45 ～ 120 分钟。

　　月经前后阴道酸度降低，月经后接近中性，隐藏在腺体和阴道皱襞中的滴虫易繁殖，常引起炎症发作。滴虫能消耗或吞噬阴道上皮细胞内的糖原，阻碍乳酸生成，使阴道 pH 升高（pH > 6.0）。滴虫消耗氧，使阴道成为厌氧环境，容易导致厌氧菌繁殖，常与细菌性阴道病并存。滴虫不仅寄生于阴道，还常侵入尿道或尿道旁腺，甚至膀胱、肾盂以及男性的包皮皱褶、尿道或前列腺中。由于男性感染滴虫后常无症状，易成为感染源。

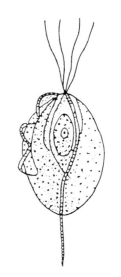

图 13-1 阴道毛滴虫

　　【临床表现】

　　本病潜伏期为 4 ～ 28 天，部分感染者无症状。典型症状是阴道分泌物增多伴异味，呈稀薄的泡沫状，伴有外阴瘙痒。瘙痒部位主要为阴道口及外阴，间或有灼热、疼痛、性交困难等。合并泌尿道感染者可有尿频、排尿困难。阴道毛滴虫能吞噬精子，影响精子在阴道内存活，可致不孕。妊娠合并滴虫感染者早产、胎膜早破、低体重儿、新生儿滴虫感染和新生儿死亡发生率增高。

　　妇科检查时见外阴及阴道黏膜红斑、水肿，严重者有散在出血点，宫颈可见出血斑点，形成"草莓样"宫颈。阴道后穹隆处有大量灰黄色或黄绿色白带，呈泡沫状，有臭味，这是由于滴虫无氧酵解糖类，产生腐臭气体所致。

【处理原则】

切断传播途径，杀灭阴道毛滴虫，恢复阴道正常 pH，保持阴道自净功能。

（一）全身用药

主要选用硝基咪唑类药物口服。初次治疗可选用甲硝唑（灭滴灵）2 g，单次口服；或替硝唑 2 g，单次口服；或甲硝唑 400 mg 口服，每日 2 次，共 7 日。由于阴道毛滴虫对甲硝唑的耐药性不断上升，替硝唑在临床的应用越来越广泛。

（二）妊娠期及哺乳期阴道毛滴虫病的治疗

妊娠期患者应积极治疗，以缓解症状，降低新生儿感染的风险。妊娠期用药应权衡利弊，获得患者的知情同意，尽量避免在妊娠早期用药。妊娠中、晚期可应用甲硝唑 2 g，单次口服，或甲硝唑 400 mg 口服，每日 2 次，共 7 日。替硝唑在妊娠期应用的安全性尚未确定，应避免应用。哺乳期患者治疗同普通患者，但由于药物可从乳汁中排泄，在甲硝唑用药后 24 小时内，替硝唑用药后 3 日内应避免哺乳。

案例 13-1B

取该患者白带悬滴液镜下进行检查，可见呈波状运动的阴道毛滴虫。确诊为阴道毛滴虫病。

请回答：该患者服用替硝唑治疗期间的注意事项有哪些？

【护理要点】

（一）指导患者配合检查

常用显微镜检查患者阴道分泌物悬液，找到滴虫即可确诊。取温 0.9% 氯化钠溶液滴于载玻片上，取典型阴道分泌物混于其中，立即在低倍镜下观察。镜下可见呈波状运动的滴虫及增多的白细胞被推移。此方法特异性高，敏感性为 50% ～ 60%。寒冷环境需要保温，否则不活动的滴虫很难与白细胞区分。告知患者在取分泌物前 24 ～ 48 小时内避免性交、阴道灌洗或局部用药，取分泌物时阴道窥器不涂润滑剂。还可应用核酸扩增试验，阴道毛滴虫培养或抗原检测，提高检出率。阴道毛滴虫病常合并其他性传播疾病，如淋病、获得性免疫缺陷综合征等，建议对患者及其性伴侣同时进行检查。

（二）指导用药

指导患者用药方法，告知甲硝唑或替硝唑不良反应主要有恶心、头痛、头晕、皮肤瘙痒、疲乏、口渴、尿频、水样阴道分泌物、阴道出血及阴道瘙痒。由于甲硝唑或替硝唑抑制乙醇在体内氧化而产生有毒的中间代谢产物，故服用甲硝唑 48 小时内或服用替硝唑 72 小时内应禁酒。

（三）健康教育

教育患者注意个人卫生，勤换内裤，保持外阴清洁、干燥，尽量避免搔抓外阴部致皮肤破损。治愈前避免无保护性生活。内裤、坐浴及洗涤用物应煮沸 5 ～ 10 分钟以消灭病原体，避免交叉和重复感染的机会。治愈前避免去游泳池、浴池等公共场所。阴道毛滴虫病主要经性行为传播，患者的性伴侣应常规进行治疗。

向患者解释坚持按照医嘱正规治疗和随访的重要性。根据随访时检查滴虫阳性或阴性，评价为治愈或失败。治疗后 2 ～ 4 周重复检测以评估疗效。

随堂测 13-1

知识链接 ··➤

持续性阴道毛滴虫病

　　持续性阴道毛滴虫病是指由于硝基咪唑类药物耐药，药物吸收不足或运输不充分导致的治疗失败。滴虫对甲硝唑的耐药性高于替硝唑。诊断持续性阴道毛滴虫病时，需要评估患者的性生活情况、治疗依从性、排除再次感染和其他合并症。若考虑再次感染，可给予甲硝唑 2 g 或替硝唑 2 g 顿服。

　　来源：中华医学会妇产科学分会感染性疾病协作组. 阴道毛滴虫病诊治指南（2021修订版）[J]. 中华妇产科杂志, 2021, 56（1）：7-10.

二、外阴阴道假丝酵母菌病

案例 13-2A

　　某孕妇，27 岁，妊娠 28 周，G_1P_0，有糖尿病病史。近 3 日自觉外阴瘙痒，阴道分泌物增多，到医院就诊。

　　请回答：

　　1. 该患者可能的病因有哪些？

　　2. 此患者的护理评估还需要收集哪些内容？

　　外阴阴道假丝酵母菌病（vulvovaginal candidiasis，VVC）是一种常见的外阴、阴道炎，也称为真菌性阴道炎、外阴阴道念珠菌病等。国外资料显示，约有 75% 的妇女一生中至少患过一次外阴阴道假丝酵母菌病。其病原体 80% ~ 90% 为白假丝酵母菌。传播途径主要为内源性传染，通过口腔、肠道、阴道三个部位自身传染，也可通过性交直接传染，少部分患者通过接触污染的衣物间接传染。

【病因】

　　假丝酵母菌属真菌，有酵母相和菌丝相，酵母相为孢子，在无症状寄居和传播中起作用；孢子伸长形成假菌丝，则具有侵袭组织的能力，对患者白带应用 10% 氢氧化钾悬滴法进行镜下检查可见假菌丝。假丝酵母菌宜在酸性环境中生长，感染者的阴道 pH 一般小于 4.5。假丝酵母菌对热的抵抗力不强，加热至 60 ℃，1 小时即可死亡，但对于干燥、日光、紫外线及化学制剂的抵抗力较强。

　　假丝酵母菌为条件致病菌，10% ~ 20% 非妊娠期妇女和 30% 孕妇阴道中可能寄生有此菌，但菌量极少，呈酵母相，并不引起症状。当阴道内糖原增加、酸度增高、全身或阴道局部细胞免疫力下降时，假丝酵母菌转化为菌丝相，大量繁殖而引起炎症表现，故多见于孕妇、糖尿病患者及接受大量雌激素治疗者。此外，长期应用广谱抗生素导致阴道微生态失衡者、大量服用免疫抑制药者、胃肠道假丝酵母菌感染者粪便污染阴道、穿紧身化纤内裤或肥胖使会阴局部的温度及湿度增加者，假丝酵母菌也易繁殖而引起感染症状。

【临床表现】

　　典型症状是外阴阴道瘙痒，持续时间长，严重时坐卧不宁；阴道分泌物增多，白色、稠厚，呈凝乳或豆渣样。部分患者可出现外阴部灼热感、尿频、尿痛及性交痛。检查可见外阴皮肤有红斑、水肿，常伴抓痕，小阴唇内侧及阴道黏膜附着有白色膜状物，擦除后可露出红肿黏膜面，急性期还可见到糜烂及浅表溃疡。

【处理原则】

消除诱发因素，根据患者情况选择局部或全身抗真菌药，以局部用药为主。

（一）消除诱因

积极治疗糖尿病，及时停用广谱抗生素、雌激素等。

（二）局部用药

可选用咪康唑栓剂、克霉唑栓剂、制霉菌素栓剂等，将药物放入阴道深处。对于妊娠期合并感染者，妊娠早期宜权衡利弊慎用药物，应选择对胎儿无害的唑类阴道用药，不宜选用口服抗真菌药治疗。

（三）全身用药

不能耐受局部用药者、未婚妇女以及不愿采用局部用药者可口服氟康唑 150 mg，顿服，共 1 次。

案例 13-2B

该患者在医院接受妇科检查，发现外阴水肿、有抓痕，小阴唇内侧及阴道黏膜有白色膜状物附着，擦去后可见黏膜红肿。阴道后穹隆处可见大量白色稠厚分泌物。悬滴法检查可见分泌物中有假菌丝。诊断为外阴阴道假丝酵母菌病。

请回答：

1. 此患者患病的危险因素有哪些？

2. 治疗及护理措施中应注意什么？

【护理要点】

（一）配合治疗

告诉患者积极消除诱因的意义，鼓励患者坚持规范化用药，不要随意中断疗程，首次发作或首次就诊是规范化治疗的关键时期。治疗期间定期复查观察疗效，长期口服抗真菌药者须注意监测肝、肾功能及其他毒性反应及副作用。

（二）健康教育

切断传播途径，嘱患者勤换内裤，用过的内裤、盆、毛巾均应用开水烫洗。VVC 急性期间避免性生活或性交时使用安全套。性伴侣不必进行常规治疗，有龟头炎者应进行假丝酵母菌的检查和治疗，预防女性重复感染。

（三）注意随访

建议在治疗结束后的 7 ~ 14 日进行追踪复查，如果症状持续存在或治疗后复发，可做真菌培养，同时行药敏试验。

知识链接

VVC 的临床分类

外阴阴道假丝酵母菌病（VVC）可分为单纯性 VVC 和复杂性 VVC（表1）。10% ~ 20% 的妇女表现为复杂性 VVC。本节外阴阴道假丝酵母菌的处理主要针对单纯性 VVC，复杂性 VVC 需要在此基础上延长治疗时间，随访时间也应相应延长。

项目	单纯性 VVC	复杂性 VVC
发生频率	散发或非经常发作	复发性
临床表现	轻到中度	重度
真菌种类	白假丝酵母菌	非白假丝酵母菌
宿主情况	免疫功能正常	免疫功能低下、应用免疫抑制药、未控制糖尿病或妊娠

表1　VVC临床分类

来源：安力彬，陆虹．妇产科护理学［M］．7 版．北京：人民卫生出版社，2022．

三、萎缩性阴道炎

萎缩性阴道炎（atrophic vaginitis）常见于绝经后妇女，也可见于产后闭经、接受药物假绝经治疗者。

【病因】

绝经后妇女卵巢功能衰退，雌激素水平降低，阴道壁萎缩，黏膜变薄，上皮细胞内糖原含量减少，阴道内 pH 增高（多为 5.0 ～ 7.0），乳杆菌不再成为优势菌，局部抵抗力降低，以需氧菌为主的致病菌容易过度繁殖引起炎症。此外，手术切除双侧卵巢、卵巢功能早衰、盆腔放疗后、长期闭经、长期哺乳等也可引起该病。

【临床表现】

外阴有灼热感、瘙痒，阴道分泌物稀薄，呈淡黄色，严重者呈血样脓性白带，可伴性交痛。妇科检查见阴道上皮皱襞萎缩、消失，上皮平滑、菲薄。阴道黏膜充血，常伴有散在小出血点或点状出血斑，严重者可出现浅表溃疡。

阴道分泌物镜检可见大量白细胞，未见滴虫、假丝酵母菌等致病菌。

【处理原则】

补充雌激素，增强阴道抵抗力；抑制细菌生长。

（一）增加阴道抵抗力

针对病因给予雌激素治疗，可局部或全身给药。可用雌三醇软膏局部涂抹，每日 1 ～ 2 次，连续 14 日。全身用药可口服替勃龙 2.5 mg，每日 1 次。

（二）抑制细菌生长

阴道局部应用抗生素如诺氟沙星栓剂 100 mg，放于阴道深处。阴道局部干涩明显者，可应用润滑剂。

【护理要点】

告知患者局部用药的目的和方法，用药前要注意洗净双手及会阴，以减少感染的机会。自己用药有困难者，指导其家属协助用药或由医务人员帮助使用。加强健康教育，告诉患者注意保持会阴部清洁，勤换内裤。

随堂测 13-2

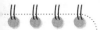

第四节　宫　颈　炎

案例 13-3A

某患者，女性，35岁，白带增多半年，近2周出现性生活后出血。妇科检查可见宫颈充血、水肿，宫颈及阴道后穹隆处有大量白色黏液状分泌物附着，附件未见异常。

请回答：护士在对该患者的护理评估过程中还应收集哪些内容？

宫颈炎（cervicitis）是妇科常见疾病之一，有急性和慢性两种类型。正常情况下，宫颈具有多种防御功能，但宫颈容易受到分娩、宫腔操作的损伤，宫颈管单层柱状上皮抗感染能力较差，宫颈管黏膜皱襞多，易发生感染。宫颈阴道部鳞状上皮与阴道鳞状上皮相延续，因此阴道炎症也可引起宫颈阴道部炎症。急性宫颈炎未及时诊治或病原体持续存在，可导致慢性宫颈炎。

【病因】

病原体包括性传播疾病病原体和内源性病原体。前者常见有淋病奈瑟菌和沙眼衣原体，可感染子宫颈管柱状上皮，病变多位于子宫颈管，主要见于性传播疾病的高危人群；后者与厌氧菌、支原体感染有关。另有部分患者病原体不明。

【临床表现】

大部分患者无症状，有症状者主要表现为阴道分泌物增多。分泌物的性状依病原体的种类、炎症的程度而不同，可呈乳白色黏液状、淡黄色脓性或血性白带。阴道分泌物刺激可引起外阴瘙痒及灼热感，有时也可出现月经间期出血、性交后出血等症状。如果合并尿路感染，还可出现尿急、尿频和尿痛。

妇科检查时，可见宫颈充血、水肿、黏膜外翻，有黏液脓性分泌物附着或从宫颈管流出，宫颈管黏膜质脆，易诱发出血。镜下检查分泌物可见白细胞增多。淋病奈瑟菌感染还可累及尿道旁腺和前庭大腺，造成尿道口及阴道口黏膜充血、水肿，有大量脓性分泌物。

部分慢性宫颈炎患者宫颈阴道部外观可呈绯红色细颗粒状，称为宫颈糜烂样改变，镜下可见黏膜充血、水肿，间质内有慢性炎症细胞浸润。宫颈糜烂样改变并非病理学意义的上皮溃疡、缺失导致的真性糜烂，也不等同于慢性宫颈炎的诊断标准，有可能是生理性的宫颈原始鳞柱交接部的外移，即子宫颈柱状上皮异位（cervical columar ectopy），也可能是病理性改变，如宫颈炎、宫颈上皮内瘤变或宫颈癌的早期表现。

由于慢性炎症的长期刺激，宫颈组织充血、水肿，腺体和间质增生，还可能在腺体深部有黏液潴留形成囊肿，部分患者表现为宫颈不同程度肥大，硬度增加，但表面多光滑。部分患者宫颈管黏膜在炎症刺激下增生，逐渐自基底部向宫颈外口突出而形成一个或多个息肉（图 13-2），大小不等，色红，呈舌形，质软而脆，易出血，蒂细长。在宫颈炎愈合过程中，新生的鳞状上皮覆盖宫颈管口或伸入腺管，将腺管口阻塞。也可因为腺管周围的结缔组织增生或瘢痕形成压迫腺管，使腺管变窄甚至阻塞，腺体分泌物引流受阻、潴留形成囊肿。宫颈表面呈现数个半透明状小囊泡，内含无色黏液，若伴感染，囊泡呈白色或淡黄色。

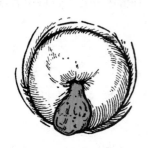

图 13-2　宫颈息肉

【处理原则】

（一）急性宫颈炎

急性宫颈炎主要使用抗生素治疗。根据情况采用经验性抗生素或针对病原体的抗生素治疗。有性传播疾病高危因素的患者未获得病原体检测报告前，可采用经验性抗生素治疗，例如阿奇霉素 1 g 单次顿服，或多西环素 100 mg，每日 2 次，连服 7 日。获得病原体者可选择针对病原体的抗生素，例如淋病奈瑟菌宫颈炎常用头孢菌素类药物。沙眼衣原体所致的宫颈炎可应用四环素类、大环内酯类或氟喹诺酮类药物。

（二）慢性宫颈炎

排除宫颈上皮内瘤变和宫颈癌后，对于无症状的宫颈糜烂样改变者，无须处理；对伴有分泌物增多、接触性出血等症状者，以局部物理治疗为主。物理治疗主要有激光、冷冻、微波或聚焦超声治疗等，治疗后应定期复查，直到创面痊愈。宫颈外观恢复光滑一般需 3 ~ 4 周，病变较深者需 6 ~ 8 周。有宫颈息肉者需行息肉摘除术，术后将息肉送组织病理学检查。

案例 13-3B

该患者在完善相关检查后确诊宫颈炎，拟接受宫颈局部物理治疗。

请回答：该患者治疗前后的护理措施和注意事项有哪些？

【护理要点】

（一）物理治疗前后的护理

①治疗前要常规行宫颈癌筛查；②治疗时间应选择在月经干净后 3 ~ 7 日内进行；③有急性生殖器炎症者，要先治疗急性生殖器炎症；④告知患者物理治疗后阴道分泌物会增多，甚至有大量黄水流出，术后 1 ~ 2 周脱痂时可能有少量血水或少许流血，属正常现象，若出血量多，需及时就诊；⑤术后应每日清洗外阴 2 次，保持外阴清洁；⑥禁止性交、盆浴及阴道冲洗，直至创面完全愈合（4 ~ 8 周）；⑦两次月经干净后 3 ~ 7 天复查，未痊愈者可择期再做第二次治疗，复查时应注意有无宫颈管狭窄。

（二）做好预防

指导妇女定期做妇科检查，避免分娩时或器械损伤宫颈，产后如发现宫颈裂伤，应及时缝合，预防宫颈炎症。

（三）健康教育

若病原体为淋病奈瑟菌或沙眼衣原体，其性伴侣也应接受相应的检查和治疗，患者及其性伴侣完成疗程前应避免无保护性行为。淋病奈瑟菌或沙眼衣原体重复感染较多见，治疗后 3 ~ 4 个月建议随访和接受重新评估。

随堂测 13-3

第五节　盆　腔　炎

盆腔炎（pelvic inflammatory disease，PID）是女性上生殖道感染引起的一组疾病，包括子宫内膜炎、输卵管炎、输卵管卵巢脓肿和盆腔腹膜炎等。炎症可累及一个或多个部位，多发生在性活跃期妇女，月经初潮前、绝经后或无性生活者很少发生。若盆腔炎未能得到及时、正确处理，可能会发生盆腔炎后遗症（以往称为慢性盆腔炎），影响妇女的生殖健康。

【病因】

引起 PID 的病原体包括外源性与内源性，大部分由阴道上行而来，多为混合感染，也可单独存在。外源性病原体主要是淋病奈瑟菌、沙眼衣原体等性传播疾病的病原体，支原体和病毒等也参与 PID 的发生。内源性病原体主要来自寄居于阴道内的需氧菌和厌氧菌，例如金黄色葡萄球菌、溶血性链球菌、脆弱拟杆菌、消化球菌等。

性活动频繁的年轻妇女、不良性行为、下生殖道感染、宫腔内手术后感染、吸烟、月经期卫生不良、邻近器官炎症直接蔓延、有盆腔炎史等均为 PID 发生的高危因素。

【病理】

（一）急性子宫内膜炎及子宫肌炎

子宫内膜充血、水肿，有炎性渗出物，严重者内膜坏死、脱落形成溃疡。镜下可见大量白细胞浸润，炎症向深部侵入子宫肌层，使子宫充血、水肿，甚至化脓、坏死，形成子宫肌炎。

（二）急性输卵管炎、输卵管积脓、输卵管卵巢脓肿

急性输卵管炎因病原体传播途径不同而具有不同的病变特点。

1. 炎症经子宫内膜向上蔓延者，首先引起输卵管黏膜炎，重者输卵管黏膜粘连，导致输卵管管腔及伞端闭锁，如有脓液积聚于管腔内，则形成输卵管积脓。部分病原体还可导致输卵管纤毛脱落，运输功能减退、丧失或盆腔广泛粘连。

2. 炎症经宫颈淋巴扩散，首先侵及浆膜层，发生输卵管周围炎，随后累及肌层，输卵管黏膜层可不受累或受累极轻，输卵管管腔可因肌壁增厚、受压变窄，但仍能保持通畅。严重者输卵管明显增粗、弯曲，渗出物增多，造成输卵管与周围组织粘连。卵巢常与发炎的输卵管伞端粘连而发生卵巢周围炎，称为输卵管卵巢炎，习称附件炎。炎症进一步扩散，可形成卵巢脓肿、输卵管卵巢脓肿或弥漫性腹膜炎。

（三）急性盆腔腹膜炎

盆腔内器官感染严重时，会蔓延到盆腔腹膜。发炎的腹膜充血、水肿，并有少量含纤维素的渗出液，形成盆腔脏器粘连。当大量脓性渗出液积聚于粘连的间隙内，可形成散在小脓肿。多见积聚于直肠子宫陷凹处形成盆腔脓肿。脓肿可破入直肠或阴道，也可破入腹腔引起弥漫性腹膜炎。

（四）急性盆腔结缔组织炎

急性盆腔结缔组织炎是初发于盆腔结缔组织的炎症，又扩展到其他部位。可见结缔组织充血、水肿及中性粒细胞浸润。若组织化脓形成盆腔腹膜外脓肿，可自发破入直肠或阴道。

（五）败血症及脓毒血症

病原体毒性强、数量多、患者抵抗力差时，病原体由盆腔病灶进入血液后大量繁殖并释放毒素。部分患者在盆腔炎后，若身体其他部位发现多处栓塞性脓肿，应考虑可能有脓毒血症存在。

（六）肝周围炎

肝周围炎是无肝实质损害的肝包膜炎症，肝包膜上有脓性或纤维渗出物，早期在肝包膜与前腹壁腹膜之间形成松软粘连，晚期形成琴弦样粘连。

（七）盆腔炎后遗症

盆腔炎后遗症指盆腔炎未得到及时、正确处理，可能发生的一系列后遗症。主要病理改变为组织破坏、广泛粘连、增生及瘢痕形成，导致输卵管阻塞、增粗，输卵管、卵巢肿块，输卵管积水或输卵管卵巢囊肿。若蔓延范围广泛，可使子宫固定，宫颈旁组织也增厚、变硬，形成"冰冻骨盆"。

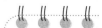

■ 知识链接 - ▶

妊娠期或产褥期 PID

妊娠期 PID 可能会增加孕产妇死亡及胎儿早产的风险，应建议患者住院接受静脉抗生素治疗，禁用喹诺酮类或四环素类药物。产褥期 PID 多为子宫内膜炎，表现为高热、腹痛和异常恶露。无须哺乳者，首选克林霉素及庆大霉素静脉给药；如需哺乳，可考虑三代头孢菌素联合甲硝唑，但应注意应用甲硝唑后 3 日内禁止哺乳。若发热超过 5 天，需行盆腔增强 CT 或 MRI 检查，以除外血栓性静脉炎或深部脓肿。

来源：中华医学会妇产科学分会感染性疾病协作组. 盆腔炎症性疾病诊治规范（2019 修订版）[J]. 中华妇产科杂志，2019，54（7）：433-437.

【临床表现】

患者的临床表现因炎症轻重及范围而不同，轻者无症状或症状轻微。

（一）局部症状和体征

下腹痛最常见，疼痛为持续性、活动或性交后加重。腹部检查可见下腹部有压痛、反跳痛及肌紧张，患侧明显。肠鸣音减弱或消失。肝周围炎常表现为继下腹痛后出现右上腹痛，或下腹痛与右上腹痛同时出现。

妇科检查可见阴道分泌物增多，若有大量脓性分泌物从宫颈口外流，有异味或臭味，说明子宫颈黏膜或宫腔有急性炎症；阴道穿触痛明显，宫颈充血、水肿，并有宫颈举痛；宫体略大，有压痛，活动受限；子宫两侧压痛明显，若有脓肿形成，则可触及局部包块且压痛明显。宫旁结缔组织炎患者可扪及宫旁片状增厚，或两侧宫骶韧带增粗，压痛明显。若有盆腔脓肿形成且位置较低，可扪及阴道后穹隆或侧穹隆有波动感包块。三合诊检查常能协助进一步了解盆腔情况。

（二）全身症状

全身症状多不明显，有时出现低热、乏力。重者可有寒战、高热、头痛、食欲缺乏。患者呈急性病容，体温升高，心率加快。腹膜炎者可出现消化系统症状，如恶心、呕吐、腹胀、腹泻等。若有脓肿形成，可有下腹包块及局部压迫刺激症状。包块位于子宫前方可出现排尿困难、尿频等膀胱刺激症状；若引起膀胱肌炎，还可有尿痛等；包块位于子宫后方可有直肠刺激症状；若包块在腹膜外，可导致腹泻、里急后重和排便困难。

由于病程较长，部分患者可有神经衰弱症状，如精神不振、周身不适、失眠等。炎症形成的瘢痕粘连以及盆腔充血，常引起下腹部坠胀、隐痛及腰骶部酸痛。盆腔淤血患者可出现经量增多，卵巢功能损害可致月经失调。

（三）盆腔炎后遗症

临床多表现为不孕、异位妊娠、慢性盆腔痛或盆腔炎反复发作等症状。根据病变涉及部位，妇科检查可呈现不同的特点：子宫常呈后倾后屈、活动受限或粘连固定；宫旁组织增厚，骶韧带增粗，有触痛；或在附件区可触及条索状物、囊性或质韧包块。

■ 知识链接 - ▶

不同病原体导致的 PID 在临床表现上的差异

淋病奈瑟菌感染引起的 PID 多见于年轻女性，一般在月经期或月经后 7 日内发病，起病急，可有高热，体温＞38℃，常引起输卵管积脓，出现腹膜刺激征及脓性阴道分泌物。

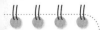

非淋病奈瑟菌 PID 起病较缓慢，高热及腹膜刺激征不如前者明显。若为厌氧菌感染，患者一般年龄偏大，易多次复发，常有脓肿形成。衣原体感染病程较长，高热不明显，可长期持续低热，轻微下腹痛，且久治不愈。

来源：中华医学会妇产科学分会感染性疾病协作组. 盆腔炎症性疾病诊治规范（2019 修订版）[J]. 中华妇产科杂志，2019，54（7）：433-437.

案例 13-4A

某患者，女性，30 岁，已婚。下腹疼痛伴发热 2 天入院。2 天前劳累后患者出现下腹持续疼痛、发热，体温最高为 38.7 ℃。1 年前患"盆腔炎"，反复发作，未规律治疗。体格检查：T 38.9 ℃，P 90 次／分，急性病容，被动体位，神志清楚，心肺（−）。下腹部有压痛、反跳痛，叩诊鼓音。妇科检查可见阴道内有大量脓性分泌物，宫颈充血，有明显举痛；宫体正常大小，有压痛，附件区未见异常。初步判断为盆腔炎急性发作。

请回答：该患者的处理原则是什么？

【处理原则】

以抗菌药物治疗为主，正确、规范使用可治愈 90% 以上的 PID 患者。在抗生素的选择上，多采用联合用药，抗生素使用要足量，并根据药敏试验结果与临床治疗反应随时调整。选择广谱抗菌药物覆盖可能的病原体，治疗至少持续 14 天。明确诊断后立即开始治疗，及时、合理地应用抗菌药物与远期预后直接相关。根据疾病的严重程度决定静脉或非静脉给药以及是否需要住院治疗。

手术治疗主要用于药物治疗无效的输卵管卵巢脓肿、盆腔脓肿或脓肿破裂时，根据患者年龄、病变轻重以及有无生育要求决定手术范围，以切除病灶为主，年轻患者尽量保留卵巢。对于盆腔炎后遗症患者，在抗菌药物治疗基础上，给予支持疗法、中药、理疗等综合措施。选择治疗方案时，应综合考虑安全性、有效性、经济性以及患者依从性等因素。

案例 13-4B

该患者入院后接受静脉滴注抗生素治疗。
请回答：
1. 治疗期间护士应给予该患者哪些护理措施？
2. 患者治愈出院前，护士对其进行健康教育的内容包括哪些？

【护理要点】

（一）一般护理

提供良好的环境，嘱患者卧床休息，取半卧位，以利于脓液积聚于直肠子宫陷凹而使炎症局限。鼓励进食，给予高热量、高蛋白、富含维生素的流食或半流食，补充液体，纠正电解质代谢紊乱和酸碱失衡状态；有高热者，采用物理降温，出汗多时，及时更换衣物、床单，保持会阴部清洁，如会阴部有切口，要定时用消毒液擦洗；有腹胀者，行胃肠减压；尽量避免不必要的妇科检查，以免引起炎症扩散。

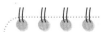

通过与患者交流建立良好的护患关系，稳定患者情绪，并争取家属的支持与帮助，减轻患者的恐惧与焦虑。盆腔炎后遗症患者由于病程长，思想负担重，在护理过程中应耐心倾听患者诉说，帮助其解除思想顾虑，增强治疗的信心。

（二）缓解症状

1. 消毒隔离　患者的会阴垫、便盆、被褥等用后应立即消毒，出院患者应做好终末消毒。

2. 正确收集化验标本　遵医嘱做好各种血、尿、分泌物检查标本的收集工作。

3. 用药护理　在用药过程中，要注意观察病情及用药反应。静脉给药时，要注意输液反应，做好输液护理，并准确、及时给药。

4. 手术前后常规护理　为接受手术者提供手术前后常规护理。

（三）健康教育

指导女性注意个人卫生及性生活卫生，减少性传播疾病，经期禁止性交。PID 患者治疗期间避免无保护性交。PID 患者出现症状前 60 天内接触过的性伴侣应接受检查和治疗。对沙眼衣原体感染高危妇女，应进行筛查和治疗。做好产科、妇科手术的术前准备，术时注意无菌操作，术后做好护理，预防感染。及时治疗下生殖道感染，盆腔炎一经诊断，应及时处理、彻底治愈，防止出现盆腔炎后遗症。接受药物治疗的 PID 患者应在 72 小时内随诊，若症状未改善，建议进一步检查并调整治疗方案。

科研小提示

如何实施有效的女性生殖道感染相关健康教育值得探讨。

来源：沈秀华，乔东鸽，许笑蕊.配偶参与式健康教育对已婚女性生殖道感染预防行为的效果评价［J］.中国健康教育，2020，36（2）：178-181.

随堂测 13-4

第六节　性传播疾病

性传播疾病（sexually transmitted diseases，STD）是指以性接触或类似性接触为主要传播途径的一组传染病。病原体包括细菌、病毒、螺旋体、衣原体、支原体、真菌、原虫及寄生虫等。目前我国重点监测的性传播疾病有 8 种，包括梅毒、淋病、获得性免疫缺陷综合征、尖锐湿疣、软下疳、性病性淋巴肉芽肿、生殖器疱疹和非淋菌性尿道炎。本节主要介绍淋病、尖锐湿疣及梅毒。

一、淋病

淋病（gonorrhea）由革兰氏阴性淋病奈瑟菌（简称淋菌）感染引起，以侵袭生殖、泌尿系统黏膜的柱状上皮和移行上皮为特点，主要表现为泌尿及生殖系统黏膜的化脓性炎症。淋病多见于有不安全性行为、多性伴、性伴有感染史或与淋病患者有密切接触史者。

【病因】

淋菌喜潮湿，怕干燥，在微湿的衣裤、毛巾、被褥中可生存 10～17 小时，离体后在完全干燥的情况下 1～2 小时死亡，对一般消毒剂或肥皂液敏感。成人淋病 99%～100% 通过性传播，幼女可通过间接途径（如接触染菌衣物、毛巾、床单、浴盆等物品及消毒不彻底的检查器械）感染外阴和阴道。

【临床表现】

好发部位为尿道旁腺、前庭大腺、宫颈管、输卵管等处。约半数患者感染后无明显症状，

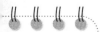

如有症状，初期病变局限于下生殖道、泌尿道，随病情进展，可累及上生殖道。

（一）无并发症淋病

患者有宫颈炎表现，白带增多，呈黄色、脓性，宫颈充血、水肿，可有性交痛，外阴瘙痒和烧灼感；有尿频、尿急、尿痛等急性尿道炎的症状，尿道口充血，挤压后有脓性分泌物；继而可出现前庭大腺炎、肛周炎的表现。

（二）有并发症淋病

淋菌性宫颈炎上行感染可导致淋菌性盆腔炎，继发不孕症、异位妊娠、慢性盆腔痛等不良后果。患者可出现发热、寒战、恶心、呕吐、下腹痛、不规则阴道出血、阴道分泌物异常等。

【对妊娠、胎儿及新生儿的影响】

妊娠早期淋菌性宫颈管炎可导致感染性流产与人工流产后感染。妊娠晚期因淋菌性宫颈管炎使胎膜脆性增加，极易发生胎膜早破，使孕妇发生羊膜腔感染综合征。对胎儿的威胁则是早产和胎儿宫内感染。胎儿感染易发生胎儿窘迫、胎儿生长受限，甚至导致死胎、死产，产后常发生产褥感染。约 1/3 通过未治疗产妇阴道分娩的新生儿可发生淋球菌性结膜炎、肺炎，甚至出现淋菌败血症，使围生儿死亡率明显增加。

【处理原则】

应遵循及时、足量、规则用药的原则，根据不同病情，采取相应的治疗方案。以药物治疗为主，首选头孢曲松钠，大剂量一次彻底治愈，并采用夫妻同时治疗的方法。妊娠期淋病患者若合并沙眼衣原体感染，推荐加用红霉素或阿莫西林。

【护理要点】

（一）一般护理

为患者提供心理支持，尊重患者，给予适当的关心、安慰，解除患者求医的顾虑。在淋病急性期时，嘱患者卧床休息，做好严密的床边隔离。将患者接触过的生活用品进行严格的消毒、灭菌，污染的手须经消毒液浸泡消毒，防止交叉感染。

（二）症状护理

根据医嘱正确、及时给药，并注意有无药物过敏或耐药。向患者强调及时、彻底治疗的重要性和必要性，解释大剂量一次彻底治愈，并采用夫妻同治方法的必要性。

（三）健康教育

淋病高发地区的孕妇应在产前常规筛查淋菌，以便尽早确诊和治疗。治疗期间严禁性交，指导患者治疗后 5 日内复查分泌物。淋菌性盆腔炎患者应在开始治疗 3 日内进行随访，若病情无改善，需入院。教会患者自行消毒隔离的方法，指导患者将内裤、浴盆、毛巾煮沸消毒 5 ~ 10 分钟，所接触的物品及器具宜用 1% 苯酚溶液浸泡。

二、尖锐湿疣

尖锐湿疣（condyloma acuminatum）又称为肛门生殖器疣，是由人乳头状瘤病毒（human papilloma virus，HPV）感染引起的皮肤、黏膜疣状增生性病变。我国尖锐湿疣发病率在 2008—2016 年国家性病监测点报告为（24.65 ~ 29.47）/10 万，复发率高。尖锐湿疣主要经性交直接传播，异性或同性性行为中的皮肤、黏膜接触均可造成感染；生殖道感染 HPV 的母亲有垂直传播的危险，可通过胎盘、阴道分娩等感染新生儿；少部分患者可通过间接接触传播，例如口、手与生殖器的接触。

【病因】

根据致癌风险，HPV 可分为低危型和高危型，90% ~ 95% 的尖锐湿疣患者是由低危型病毒 HPV-6 型和 HPV-11 型引起的。人类是 HPV 的唯一天然宿主，感染者生殖器皮肤及黏膜内含有大量 HPV，成为传染源。性活跃的年轻女性感染率高。性行为年龄过早、多个性伴侣、多孕、多产、吸烟、营养不良等是感染的危险因素。细菌、病毒等微生物的合并感染会促进HPV 感染，另外，妊娠、糖尿病、应用免疫抑制药、先天性免疫缺陷疾病患者更容易发生尖锐湿疣，且生长迅速，容易复发，治疗困难。

【临床表现】

病变好发于大阴唇、小阴唇、阴道口、尿道口、会阴、阴道壁、宫颈及肛周。皮损初期表现为局部针尖样细小丘疹，逐渐增大或增多，发展为乳头状、鸡冠状、菜花状或团块状赘生物，并向四周扩散。色泽可为粉色至深红色、灰白色或棕黑色。患者一般无自觉症状，少数患者可有阴道分泌物增多、局部瘙痒、灼痛或异物感，还可发生破溃、糜烂、出血或继发感染。

【对妊娠、胎儿及新生儿的影响】

妊娠期尖锐湿疣生长迅速，疣体组织脆弱，阴道分娩时可导致大出血，巨大尖锐湿疣还可阻塞产道。新生儿有患呼吸道乳头瘤病、眼结膜乳头瘤的风险。

【处理原则】

尽早去除疣体，改善症状和体征，减少或预防复发。

现有疗法均为局部治疗，包括药物治疗、物理疗法和手术等，可多种疗法联合治疗。小病灶可选用 0.5% 鬼臼毒素酊软膏、5% 咪喹莫特乳膏或 80% ~ 90% 三氯醋酸溶液局部涂抹。物理治疗包括冷冻、激光、微波治疗等。有蒂或大体积疣可采用手术方法切除病灶。

【护理要点】

（一）一般护理

患者可能会担心影响未来生育或增加癌症风险而产生焦虑、内疚、羞愧、愤怒等情绪，应了解其心理特点，以耐心、诚恳的态度对待患者，解除其思想顾虑和负担，使患者患病后能够及早接受正规诊断和治疗。

（二）用药护理

应用 0.5% 鬼臼毒素酊软膏或 5% 咪喹莫特乳膏时的副作用以局部刺激为主，如瘙痒、灼痛、红肿、糜烂等，应注意指导患者使用凡士林保护外周皮肤，皮肤破损处不宜用药。涂药后待药物自然干燥一定时间后，彻底清洗用药部位。

（三）患病孕妇护理

向患者交代风险，取得知情同意后积极治疗，由于药物可能有致畸作用，所以一般应用物理或手术治疗。若疣体阻塞产道或存在阴道分娩导致严重出血的情况，在胎儿、胎盘完全成熟后和羊膜未破前可考虑行剖宫产术。

（四）健康教育

保持外阴清洁、卫生，避免不安全性生活。强调预防为主的重要性，目前的 HPV 疫苗为预防性疫苗，不能治疗已发生的 HPV 感染和尖锐湿疣。尖锐湿疣的临床治愈标准为治疗后疣体消失，复发多发生于最初的 3 个月。建议患者在治疗后的最初 3 个月内，至少每 2 周随诊 1 次，同时告知患者注意观察有无复发。3 个月后，根据患者情况适当延长随访间隔期，直至末次治疗后 6 ~ 9 个月。患者 6 个月内的性伴侣也应接受检查。

三、梅毒

梅毒（syphilis）是一种由苍白密螺旋体引起的慢性、全身性性传播疾病，可分为后天获得性梅毒和先天性梅毒。后天获得性梅毒又分为早期和晚期，感染 2 年内为早期，包括一期、二期和早期潜伏梅毒；病程 ≥ 2 年者为三期梅毒。

【病因】

病原体为苍白密螺旋体，传染源是梅毒患者，最主要的传播途径是性接触传播。有不安全性行为、多性伴或性伴感染梅毒史，是感染梅毒的高危因素。未经治疗的患者在感染后 1 年内传染性最强，患梅毒的孕妇可垂直传播给胎儿，若产妇软产道有梅毒病灶，新生儿也可发生产道感染。此外，还可通过密切接触、哺乳、输血、污染衣物等间接传播，但机会极少。

【临床表现】

梅毒的潜伏期为 2 ～ 4 周，根据其症状、体征、发展经过，一般分为三期。

（一）一期梅毒

一期梅毒主要表现为硬下疳、腹股沟或皮损近卫淋巴结肿大。硬下疳大多发生在生殖器部位，如大阴唇、小阴唇、阴蒂、子宫颈等，3 ～ 6 周后常自行愈合。

（二）二期梅毒

一期梅毒自然愈合后 4 ～ 6 周，出现皮肤、黏膜的广泛性病变，即梅毒疹及全身多处病灶，还可引起内脏、骨骼、心血管以及神经系统的症状。

（三）三期梅毒（晚期梅毒）

早期潜伏梅毒未经治疗或治疗不充分，经过一段时间的隐匿期，约有 1/3 会发展成为三期梅毒。三期梅毒可分为两类：一类是良性晚期梅毒，发生于皮肤、黏膜、骨骼，但不危及生命；另一类是恶性晚期梅毒，累及心血管系统及中枢神经系统等重要器官，可造成患者劳动力丧失甚至死亡，预后不良。

【对妊娠、胎儿及新生儿的影响】

梅毒对孕妇和胎儿均危害极大。苍白密螺旋体可通过胎盘感染胎儿，引起流产、早产、死胎、死产，不良围生结局发生率为 36% ～ 81%。若胎儿幸存，娩出胎传梅毒儿，病情也较重。早期可表现为皮疹、鼻炎、肝大、脾大等，晚期表现为楔状齿、鞍鼻、间质性角膜炎、骨膜炎、神经聋等，病死率和致残率均显著升高。

【处理原则】

早期明确诊断，及时治疗；足量用药，疗程规则。

【护理要点】

（一）一般护理

正确对待患者，不歧视和议论患者隐私，帮助其建立治疗信心。

（二）患病孕妇护理

高危妇女妊娠前应常规筛查梅毒，已确诊梅毒的孕妇首选青霉素疗法，若对青霉素过敏，可选用头孢曲松，确保无耐药时可使用红霉素，禁用四环素类药物。

（三）健康教育

所有梅毒患者均应做 HIV 检测。治疗期间禁止性生活，性伴侣应同时接受检查和治疗。治疗后应进行足够时间的随访，告知患者复查时间：第 1 年每 3 个月复查 1 次，以后每半年复查 1 次，连续 2 ～ 3 年。如发现血清学复发（血清由阴性转为阳性或滴度升高 4 倍）或临床复发（临床症状反复并伴有血清学结果异常），应加倍药量复治。

随堂测 13-5

小 结

女性生殖器官的解剖、生理和免疫学特点以及阴道微生态平衡使健康妇女具有比较完善的自然防御功能。如果自然防御功能的完整性被打破，病原体侵入，即可导致炎症发生。常见的有外阴部炎症、阴道炎症、宫颈炎、盆腔炎等。不同病原体引起的阴道炎症，其病因、传播途径和白带特点各不相同，应注意鉴别。控制感染途径是预防和治疗女性生殖系统炎症的重要方面。性传播疾病是指以性接触或类似性接触为主要传播途径的一组传染病，例如淋病、梅毒、尖锐湿疣等，这些疾病会对妊娠结局、胎儿及新生儿产生一系列影响，因此应关注女性生殖健康，以预防为主。

 思 考 题

1．女性生殖系统的自然防御功能有哪些？

2．阴道毛滴虫病、外阴阴道假丝酵母菌病、萎缩性阴道炎的好发人群及临床表现分别是什么？

3．对于因宫颈炎接受物理治疗的患者，护理措施包括哪些？

4．某患者，女性，32 岁，既往有盆腔炎病史。昨日劳累后开始出现高热、寒战、下腹疼痛。BP 120/80 mmHg，T 39.1 ℃，P 100 次 / 分。妇科检查发现阴道有脓性分泌物流出，宫颈充血、水肿，宫体有压痛，双侧附件区增厚、有压痛，诊断为急性子宫内膜炎、急性输卵管卵巢炎。患者很担心自己的病情。对该患者的处理原则是什么？主要护理措施有哪些？

（侯　睿）

月经失调患者的护理

第十四章

导学目标

通过本章内容的学习，学生应能够：

◆ **基本目标**

1. 陈述异常子宫出血、原发闭经、继发闭经、痛经、经前期综合征、绝经综合征的概念。

2. 解释异常子宫出血、痛经、经前期综合征、绝经综合征的病因、内分泌变化及临床表现。

3. 比较不同年龄无排卵性异常子宫出血的处理原则。

4. 说明性激素的用药护理措施。

◆ **发展目标**

综合所学知识，运用护理程序为常见月经失调患者提供整体护理。

◆ **思政目标**

形成维护和促进女性健康为己任的专业价值观。

第一节 异常子宫出血

案例 14-1A

某患者，女性，18岁，某高校大一学生。因"阴道大量出血3天，伴头晕、心悸1天"入院。月经史：月经周期正常，无痛经史。近2年来月经紊乱，$13\dfrac{9\sim12}{20\sim27}$，经量较前增多，未治疗。2个月前离家到外地读大学，经量较前更多，但未介意。4天前月经来潮，第2天开始阴道有大量出血，自诉有血块；1天来感到头晕、视物模糊、乏力、面色苍白。否认有性生活史。

请回答：

1. 患者感到头晕、心悸的原因是什么？

2. 该患者可能的临床诊断是什么？

3. 目前主要的护理措施是什么？

异常子宫出血（abnormal uterine bleeding，AUB）是妇科常见的症状和体征，指与正常月经的月经频率、周期规律性、经期长度、经期出血量中的任何一项不符，源自子宫腔的异常出血。本节内容仅限定于生育期非妊娠妇女，不包括妊娠期、产褥期、青春期前和绝经后子宫出血。

根据月经周期中有无排卵，将AUB分为无排卵性异常子宫出血和排卵性异常子宫出血两大类。异常子宫出血的具体形式包括月经频率、经期长度、周期规律性、经量的异常，描述异常子宫出血的常用术语列于表14-1。

表14-1　描述异常子宫出血的常用术语

术语	国际妇产科联盟（2018）	中华医学会妇产科学分会妇科内分泌学组（2014）
月经频率	稀发：＞38天	稀发：＞35天
	频发：＜24天	频发：＜21天
经期长度	延长：＞8天	延长：＞7天
		过短：＜3天
周期规律性	规律：周期相差≤7～9天	规律：周期相差＜7天
	不规律：周期相差≥8～10天（不同年龄段存在差异）	不规律：周期相差≥7天
经期出血量	月经过多（患者主观感受）	月经过多：＞80 ml
	月经过少（患者主观感受）	月经过少：＜5 ml

▌知识链接

国际妇产科联盟AUB病因分类

国际妇产科联盟（International Federation of Gynecology and Obstetrics，FIGO）按照病因，将AUB分为两大类、9个类型，按英文首字母缩写为PALM-COEIN。

"PALM"指存在结构性改变、可采用影像学技术和（或）病理学方法确诊，具体包括：

子宫内膜息肉（polyp）所致AUB，简称AUB-L

子宫腺肌病（adenomyosis）所致AUB，简称AUB-A

子宫平滑肌瘤（leiomyoma）所致AUB，简称AUB-L

子宫内膜恶变和不典型增生（malignancy and atypia）所致AUB，简称AUB-M

"COEIN"指无子宫结构性改变，具体包括：

全身凝血相关疾病（coagulopathy）所致AUB，简称AUB-C

排卵障碍（ovulatory disorders）所致AUB，简称AUB-O

子宫内膜局部异常（endometrium）所致AUB，简称AUB-E

医源性（Iatrogenic）所致AUB，简称AUB-I

未分类（notclassified）的AUB，简称AUB-N

来源：阮祥燕，杨欣. 围绝经期异常子宫出血诊断和治疗专家共识 [J]. 中华妇产科杂志，2018，53（6）：396-401.

【病因】

正常月经的发生是基于排卵后黄体生命期结束，雌激素和孕激素撤退，使子宫内膜功能层皱缩、坏死而脱落出血。正常月经的周期、持续时间、出血量均表现为明显的规律性和自限性。机体受到内部和外界各种因素（如精神紧张、营养不良、代谢紊乱、慢性疾病、环境及气候骤变、饮食紊乱、运动过度、酗酒及药物）影响时，均可引起性腺轴功能调节或靶器官反应异常，导致月经失调。

（一）无排卵性异常子宫出血

无排卵性异常子宫出血常见于青春期和绝经过渡期，也可见于育龄期。各期主要病因如下：

1. 青春期　下丘脑 - 垂体 - 卵巢轴激素间的反馈调节尚不成熟，大脑中枢对雌激素的正反馈作用存在缺陷，下丘脑与垂体、卵巢间还未建立稳定的周期性调节，体内 FSH 持续呈低水平、无促排卵性 LH 峰形成。卵巢虽有卵泡生长，但卵泡发育到一定程度即发生退行性改变，形成闭锁卵泡，无排卵发生。月经初潮 1 年内，80% 为无排卵性月经。

2. 绝经过渡期　卵巢功能不断衰退，卵泡即将耗尽，剩余卵泡往往对垂体促性腺激素的反应性低下，因而雌激素的分泌量锐减，导致促性腺激素水平升高，FSH 比 LH 更高，不能形成排卵期前 LH 高峰，故不排卵。

3. 育龄期　受应激、肥胖或多囊卵巢综合征等因素影响，也可发生无排卵。

出血机制：各种原因引起的无排卵均可导致子宫内膜长期受到单一雌激素作用而无孕酮对抗，从而引起雌激素突破出血。雌激素维持在阈值水平，会表现为间断性少量出血，内膜修复慢，出血时间长；若雌激素维持在较高水平，子宫内膜将持续增厚，但因无孕酮作用，脆弱、脱落而局部修复困难，表现为少量出血、淋漓不断，或突然大量出血。

另一出血机制为雌激素撤退性出血，即在单一雌激素持久刺激下，子宫内膜持续增生，此时若有一批卵泡闭锁，或大量雌激素对 FSH 的负反馈作用使雌激素水平突然下降，子宫内膜则因失去雌激素的支持而剥脱，表现为突然大出血。

另外，出血也与子宫内膜出血自限机制缺陷有关：子宫内膜组织脆性增加，容易自发破溃出血；子宫内膜脱落不完全，内膜再生和修复困难；血管结构与功能异常，造成血管收缩不利；出血时间延长，出血量增多等。

（二）排卵性异常子宫出血

排卵性异常子宫出血较少见，发生于生育期。有周期性排卵、有可辨认的月经周期。排卵性异常子宫出血主要包括 3 种类型。①黄体功能不足：月经周期中有卵泡发育及排卵，但黄体期孕激素分泌不足或黄体过早衰退，导致子宫内膜分泌反应不良；②子宫内膜不规则脱落：月经周期有排卵，黄体发育良好，但萎缩过程延长，致使子宫内膜不能如期完整脱落；③子宫内膜局部异常：指原发于子宫内膜局部异常引起的异常子宫出血。

【临床表现】

（一）无排卵性异常子宫出血

少数无排卵妇女可有规律的月经周期，临床称为"无排卵月经"。多数妇女表现为月经紊乱：失去正常周期和出血的自限性，出血间隔长短不一，短可几天，长则持续数月，临床常被误诊为闭经；出血量多少不一，少者为点滴状出血，多者表现为大量出血、不能自止，常继发贫血或休克。

（二）排卵性异常子宫出血

1. 黄体功能不足　表现为月经周期缩短。有时月经周期可正常，但卵泡期延长、黄体期缩短，患者不易受孕，或发生妊娠早期流产。

2. 子宫内膜不规则脱落　表现为月经周期正常，但经期延长，经期可长达 9 ～ 10 天，出血量多。

3. 子宫内膜局部异常　可表现为月经过多（> 80 ml）、经间期出血或经期延长，而月经周期、经期持续的时间均正常。

案例 14-1B

患者呈贫血貌，行直肠 - 腹部诊未发现明显异常。体格检查：T 36.3 ℃，P 84 次 / 分，R 18 次 / 分，BP 90/65 mmHg。血常规示：Hb 78 g/L，WBC 7.8×10⁹/L。盆腔彩超示：子宫大小正常，附件无明显异常，子宫内膜厚 1.3 cm。尿妊娠试验（-）。诊断为异常子宫出血、贫血。医嘱：维铁缓释片 1 片，每日 1 次，口服。去氧孕烯 1 片，每 8 ~ 12 小时 1 次，血止 3 天后逐渐减量至每日 1 片，维持至第 21 天周期结束。

请回答：
1. 该患者的处理原则是什么？
2. 此时最重要的护理措施是什么？

【处理原则】

（一）无排卵性异常子宫出血

青春期处理原则以止血、调整月经周期为主；生育期以止血、调整月经周期和促排卵为主；绝经过渡期则以止血、调整月经周期、减少经量、防止子宫内膜癌变为主。常用性激素药物止血和调整月经周期，必要时手术治疗。

1. 止血

（1）性激素：是首选止血措施，尽量选用最低有效剂量。

1）孕激素：可使处于增生状态的子宫内膜转化为分泌期，停药后子宫内膜会较完整脱落，也称为药物刮宫，适用于体内有一定水平雌激素、血红蛋白 > 80 g/L、生命体征稳定者。常用黄体酮肌内注射，或口服地屈孕酮、醋酸甲羟孕酮等。

2）雌激素：可迅速提高血雌激素水平，促使子宫内膜生长，短期内修复创面而止血，适用于出血时间长、出血量多、血红蛋白 < 80 g/L 的青春期患者。首选口服药物，如戊酸雌二醇、结合雌激素、苯甲酸雌二醇。大量出血患者，应在性激素治疗 6 小时内见效，24 ~ 48 小时内出血基本停止，若超过 96 小时仍不止血，应考虑存在器质性病变的可能。

3）复方短效口服避孕药：适用于长期、严重的患者。目前使用第 3 代短效口服避孕药，如去氧孕烯 - 炔雌醇、复方醋酸环丙孕酮等。

4）孕激素内膜萎缩法：高效合成孕激素可使子宫内膜萎缩而达到止血目的，不适用于青春期患者。常用炔诺酮、左炔诺孕酮等。

5）雄激素：拮抗雌激素，可增强子宫平滑肌及子宫血管张力，减轻盆腔充血而减少出血量，单独应用止血效果不佳。常用丙酸睾酮。

（2）刮宫术：可迅速止血，还可同时取子宫内膜组织进行病理学检查，以排除恶性病变。适用于大量出血且药物治疗无效、需立即止血或需要子宫内膜组织学检查者。对无性生活史者，只有为排除子宫内膜癌时，方可采用。

（3）辅助治疗：包括①一般止血药物，如氨甲环酸、酚磺乙胺、维生素 K 等；②纠正凝血功能；③纠正贫血；④抗感染。

2. 调整月经周期 是治疗的根本，具体方法需综合考虑患者年龄、激素水平、有无生育要求决定。

（1）孕激素疗法：适用于体内已有一定雌激素水平的患者。自撤退性出血第 15 日起，口服地屈孕酮连续 10 日或甲羟孕酮 10 ~ 14 日。应用 3 ~ 6 个周期。

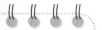

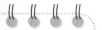

知识链接

围绝经期异常子宫出血手术止血方案

手术止血的指征：当药物治疗失败，或有药物治疗禁忌证（如血栓性疾病），或出血严重危及生命时，可考虑手术治疗。

1．分段诊刮术：有止血、明确子宫内膜病理诊断的作用，止血"一次应用有效"，后续的周期控制仍需要药物治疗。应避免反复不必要的使用。

2．子宫动脉栓塞术：作为二线治疗方案，仅用于抢救生命。虽有治疗后再次妊娠的报道，但妊娠并发症或合并症增加，且有卵巢早衰的风险。

3．子宫腔球囊压迫术：在球囊内注射 5～30 ml 生理盐水，然后将其置入并压迫子宫腔，用于急性大量出血、无明显子宫内膜器质性疾病的患者。

4．宫腔镜检查及手术：疑有子宫内膜器质性疾病、子宫内膜息肉、子宫黏膜下肌瘤所致急性出血时，可行宫腔镜下诊刮术、息肉切除术、子宫黏膜下肌瘤切除术等。

来源：阮祥燕，杨欣．围绝经期异常子宫出血诊断和治疗专家共识［J］．中华妇产科杂志，2018，53（6）：396-401.

（2）口服避孕药：可很好地控制周期，尤其适合于有避孕需求者。在止血用药出现撤药性出血后，连续服用避孕药 3 个周期。病情反复者，可延长至 6 个周期。

（3）雌孕激素序贯疗法：孕激素治疗后未出现撤药性出血，需考虑为内源性雌激素水平不足，即序贯应用结合雌激素和黄体酮，适用于青春期患者。

（4）左炔诺孕酮宫内缓释节育系统：宫腔内局部释放左炔诺孕酮，抑制子宫内膜生长，适用于生育期或围绝经期、无生育需求的患者。

3．促排卵 适用于生育期有生育需求者，尤其是不孕者；青春期不宜使用。常用药物包括氯米芬、人绒毛膜促性腺激素（hCG）、尿促性素（hMG）。

4．手术治疗 适用于药物治疗无效、无生育要求、尤其是不易随访的年龄较大患者。可行子宫内膜去除术或子宫切除术。若刮宫诊断为癌前病变或癌变，则按相关疾病处理。

（二）排卵性异常子宫出血

1．黄体功能不足 ①促进卵泡发育：针对病因治疗，卵泡期使用低剂量雌激素、结合雌激素或戊酸雌二醇，连用 5～7 日；月经第 3～5 日开始口服氯米芬，连服 5 日。②促进 LH 峰形成：在卵泡成熟后，给予 hCG 一次或分两次肌内注射。③补充黄体功能：自排卵后开始，黄体酮肌内注射 10～14 日。④口服避孕药：尤其适用于有避孕需求的患者，一般连用 3 个周期。

2．子宫内膜不规则脱落 ①孕激素：排卵后第 1～2 日或下次月经前 10～14 日开始，连服 10 日甲羟孕酮。② hCG：促进黄体功能。③复方短效口服避孕药：抑制排卵、控制周期。

3．子宫内膜局部异常 建议先行药物治疗。推荐顺序：①左炔诺孕酮宫内缓释节育系统。②氨甲环酸抗纤溶治疗或非甾体抗炎药。③短效口服避孕药。④孕激素子宫内膜萎缩治疗。

【护理评估】

（一）健康史

评估患者的年龄、月经史、婚育史、避孕措施、既往史、有无慢性疾病（肝病、血液病、高血压、代谢性疾病等），了解发病前有无引起月经紊乱的诱因（如精神紧张、情绪受打击、过度劳累及环境改变）。重点了解本次发病的经过（发病时间、阴道出血情况、伴随症状、流血前有无停经史等）及诊治情况（治疗方式、激素的名称和剂量、效果、诊刮的病理结果等）。

（二）身心状况

观察患者的精神和营养状态，有无肥胖、贫血貌、出血点等。进行全身体格检查，了解甲状腺、乳腺发育情况。妇科检查一般无异常发现。年轻患者常因害羞或其他顾虑而不能及时就诊。大量出血者易出现精神紧张、担心、焦虑等负面情绪，可伴有睡眠障碍。围绝经期患者则常常担心疾病的严重程度，疑患肿瘤而焦虑不安、恐惧。

（三）辅助检查

1. 妇科检查 根据情况行双合诊检查、三合诊检查或直肠 - 腹部诊检查、阴道窥器检查，了解外阴部发育情况，阴道是否通畅，宫颈外口是否光滑，有无肥大、增生、息肉等，子宫和附件的大小、位置、活动度、有无包块等。

2. 诊断性刮宫 有诊断、止血的双重作用，适用于年龄 > 35 岁、药物治疗无效或存在子宫内膜癌高危因素的患者。若为确定有无排卵或黄体功能，应在月经前 1 ~ 2 日或月经来潮 6 小时内刮宫；若为尽快控制出血，排除器质性疾病，可随时刮宫；若为确定是否存在子宫内膜不规则脱落，需在月经第 5 ~ 7 日刮宫。刮宫时应注意宫腔大小、形态，宫壁光滑度，刮出物的性质和量，并将刮出物送检。

3. 宫腔镜检查 可直接观察到宫颈管、子宫内膜情况：如表面是否光滑，有无突起、充血或出血等。在直视下活检的准确率显著高于盲取。

4. 基础体温（basal body temperature，BBT）测定 可确定有无排卵。BBT 呈单相型提示月经周期中无排卵（图 14-1）；双相型提示有排卵，若高温相持续时间小于 11 天，提示黄体期短、黄体功能不足（图 14-2）；若 BBT 虽呈双相型，但下降缓慢，提示黄体萎缩不全、子宫内膜不规则脱落（图 14-3）。

5. 宫颈黏液结晶检查 经前仍可见到羊齿植物叶状结晶，提示无排卵。

6. 性激素测定 测定下次月经来潮前 5 ~ 9 日（相当于黄体中期）血孕酮的水平，估计有无排卵，孕酮 < 3 ng/ml 提示无排卵。在早卵泡期测定血中 LH、FSH、催乳素、雌二醇、睾酮、促甲状腺素的水平，了解不排卵的原因。

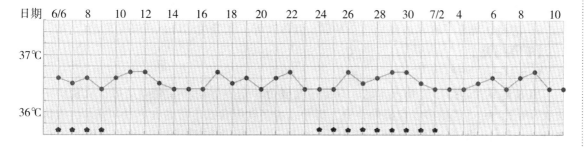

图 14-1 基础体温单相型（无排卵性异常子宫出血）

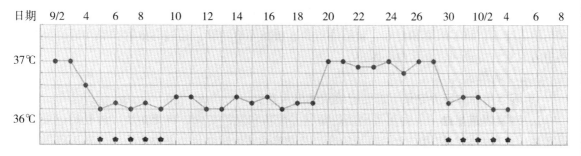

图 14-2 基础体温双相型（黄体功能不足）

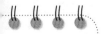

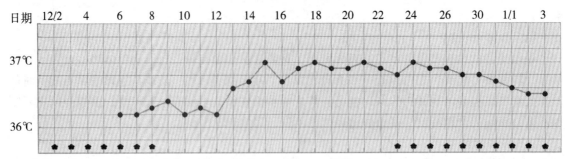

图 14-3 基础体温双相型（子宫内膜不规则脱落）

7. 其他检查 血常规检查可确定有无贫血、贫血的程度，以及有无继发感染。

科研小提示

探讨围绝经期 AUB 与胰岛素抵抗的相关性，可丰富其高危因素的干预策略。

来源：马盛宗，马娟，丁永慧. 围绝经期 AUB-O 发病的高危因素及与 IR 的相关性分析［J］. 宁夏医学杂志，2021，43（8）：687-690.

【主要护理诊断 / 问题】

1. 知识缺乏 缺乏异常子宫出血及如何正确服用性激素等相关知识。

2. 疲乏 与子宫异常出血导致的继发性贫血有关。

3. 焦虑 与长期月经紊乱、子宫不规则出血、担心疾病治疗效果有关。

4. 有感染的危险 与子宫不规则出血、出血量过多继发贫血、营养不足、机体抵抗力低下有关。

【预期目标】

1. 患者能够获得与异常子宫出血及性激素治疗、护理相关的健康知识。

2. 患者在治疗期间疲乏、无力等贫血症状有改善，不出现感染。

3. 患者在异常子宫出血期间心态平和，营养改善，能劳逸结合，积极配合治疗。

【护理措施】

（一）一般护理

出血量多者，指导其卧床休息，避免过度疲劳和剧烈活动。经期妇女每日从食物中吸收铁 0.7 ~ 2.0 mg，经量多者应额外补铁。指导患者多食用含铁丰富的食物（如猪肝、瘦肉、动物血、豆制品、蛋黄、绿叶蔬菜、黑木耳、葡萄干）。服用铁剂期间应选择富含维生素 C 的饮食，多摄入优质蛋白，保证获得足够的营养，禁饮咖啡、茶等。

（二）心理护理

倾听患者诉说，鼓励患者表达所思、所想，了解其困扰，帮助其调整心理状态。鼓励患者多与他人交流，培养兴趣和爱好，转移注意力，缓解不良情绪。通过有效的护患沟通，及时解答患者对疾病的疑问，消除内心困惑。

（三）观察病情

1. 观察生命体征并记录 需要记录液体出入量。

2. 观察阴道出血 观察阴道出血的颜色、性状和量的变化，有无血块，并及时记录。指导患者保留出血期间使用的会阴垫及内裤，以便准确估计出血量。贫血严重者，遵医嘱做好输血的各项准备。

3. 观察有无继发贫血征象　有无贫血貌及头晕、乏力、疲惫、心悸等症状。

（四）预防感染

严密观察感染征象（体温升高、脉搏加快、宫体部有压痛等），遵医嘱监测白细胞计数和分类。遵医嘱进行会阴擦洗，保持会阴部清洁。有感染征象者，遵医嘱使用抗生素抗感染治疗。

（五）性激素用药护理

1. 正确服用　指导患者按时、按量正确服用性激素，保持血中药物水平稳定，不得随意停药、减量和漏服。

2. 药物减量　告知患者药物减量必须严格遵医嘱执行。在血止后才能开始减量，每 3 日减 1 次，每次减量不得超过原剂量的 1/3，直至维持量。

3. 观察副作用　大剂量雌激素口服治疗可引起恶心、呕吐、头晕、乏力等全身性胃肠道反应，故宜在睡前服用，严重时可加服镇吐药和镇静药。长期用药者需监测肝、肾功能。

（六）健康教育

向患者讲解月经相关知识，使其理解月经的影响因素，并养成记录月经周期的好习惯。指导其正确测量基础体温，理解无排卵对机体健康及妊娠的影响。养成良好的卫生习惯，保持会阴部清洁，出血期间避免过劳及剧烈活动，勤换内裤，禁止性交及盆浴。在治疗期间若出现不规则阴道出血，应及时就诊。

（七）其他

协助患者接受各项检查；若患者突然大量出血，遵医嘱立即建立静脉通道、吸氧、注意保暖，并做好输血准备；需要接受手术者，做好围手术期的护理。

【结果评价】

1. 患者具备异常子宫出血及激素治疗的健康知识，并配合检查和治疗。
2. 患者疲乏等症状明显好转，贫血得以纠正，未发生感染。
3. 患者情绪稳定，心态平和，营养状况得到改善。

第二节　闭　经

随堂测 14-1

案例 14-2A

　　某患者，女性，30 岁，结婚 2 年，从未避孕亦未孕，有强烈的生育要求。1 年前出现月经紊乱。体格检查无明显阳性体征。妇科检查：子宫无增大、未发现包块，双侧附件大小、位置均正常。尿妊娠试验阴性，测基础体温呈单相型。医嘱行孕激素试验：黄体酮 20 mg 连续 5 日肌内注射，停药第 5 日后出现阴道出血。继而行垂体兴奋试验，LH 较注射前水平升高 2.6 倍。

请回答：

1. 患者属于哪种类型的闭经？
2. 根据上述检查结果，该患者闭经的原因是什么？

　　闭经（amenorrhea）是常见的妇科症状，表现为无月经或月经停止。根据既往有无月经来潮，分为原发闭经和继发闭经。原发闭经（primary amenorrhea）指年龄超过 14 岁、第二

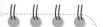

性征未发育，月经未来潮；或年龄超过 16 岁、第二性征已发育，月经尚未来潮。继发闭经（secondary amenorrhea）指曾建立过正常月经，月经已停止 6 个月，或按原有月经周期计算停经 3 个周期以上。青春期前、妊娠期、哺乳期及绝经后月经不来潮均属生理现象。

按生殖轴病变和功能失调的部位分类，可分为下丘脑性闭经、垂体性闭经、卵巢性闭经、子宫性闭经以及下生殖道发育异常导致的闭经。

> **科研小提示**
>
> 探讨避孕知识普及方法的创新，是继发闭经防治研究的新路径。
> 来源：李凌川，袁涛 . 303 例闭经患者的病因学分析［J］. 中国计划生育和妇产科，2021，13（3）：48-51，55.

【病因】

正常月经的建立和维持有赖于下丘脑 - 垂体 - 卵巢轴的神经内分泌调节、子宫内膜对性激素的周期性反应和下生殖道的通畅，任何一个环节发生障碍均可导致闭经。

原发闭经较少见，多由遗传因素或先天性发育缺陷引起，约 30% 伴有生殖道异常。继发闭经发生率明显高于原发闭经，且病因复杂，以下丘脑性闭经最常见。本节主要讨论继发闭经。

（一）下丘脑性闭经

下丘脑性闭经指中枢神经系统及下丘脑的各种功能性和器质性疾病引起的闭经，以功能性原因为主。其特点是下丘脑合成和分泌促性腺激素释放激素（gonadotropin-releasing hormone，GnRH）缺陷或下降，导致垂体促性腺激素即卵泡刺激素（FSH）、特别是黄体生成素（LH）的分泌功能低下，如治疗及时，可逆转。

1. 精神应激　突然或长期精神压抑、紧张、忧虑、环境变化、过度劳累、情感变化、寒冷等因素，均可引起神经内分泌障碍而导致闭经。其机制可能为：应激状态下，下丘脑分泌的促肾上腺皮质激素释放激素和皮质素分泌增加，进而刺激内源性阿片肽和多巴胺分泌，抑制下丘脑分泌 GnRH 和垂体分泌促性腺激素（gonadotropin，Gn）。

2. 运动性闭经　长期剧烈运动，芭蕾舞、现代舞等训练易致闭经，与患者的心理背景、应激反应程度及体脂下降有关。月经初潮的发生和月经维持有赖于机体一定比例（17%～22%）的脂肪，肌肉 / 脂肪比率增加或总体脂肪减少，均可导致月经异常。运动量剧增后，GnRH 释放受抑制，继而使 LH 释放受到抑制，引起闭经。

3. 体重下降和神经性厌食　中枢神经对体重急剧下降极敏感，体重 1 年内下降 10%，即使仍在正常范围，也可引起闭经。若下降 10%～15% 或体脂丢失 30% 时，出现闭经。内在情感有剧烈矛盾或强迫节食时易发生神经性厌食，表现为厌食、极度消瘦、低促性腺激素性闭经、皮肤干燥、低体温、低血压、血细胞计数及血浆蛋白低下，重者可危及生命。过度节食会造成体重急剧下降，最终导致下丘脑多种神经激素分泌水平降低，引起腺垂体多种促性腺激素分泌下降。

4. 药物性闭经　长期应用甾体类避孕药及某些药物（奋乃静、氯丙嗪、利血平等）可引起药物性闭经。上述药物抑制下丘脑分泌 GnRH，或通过抑制下丘脑多巴胺，使垂体分泌催乳素（PRL）增多。药物性闭经通常可逆，停药后 3～6 个月多可自然恢复。

5. 颅咽管瘤　瘤体增大可压迫下丘脑和垂体柄，引起闭经、生殖器萎缩、肥胖、颅内压增高、视力障碍等症状，也称为弗勒赫利希综合征（肥胖生殖无能综合征）。

（二）垂体性闭经

垂体性闭经主要病变在垂体。腺垂体器质性病变或功能失调均可影响促性腺激素分泌，继而影响卵巢功能引起闭经。常见垂体梗死（产后大出血造成的希恩综合征最常见）、垂体肿瘤、空蝶鞍综合征等。

（三）卵巢性闭经

闭经的原因在卵巢。卵巢分泌的性激素水平低下，子宫内膜不发生周期性变化导致闭经，属于高促性腺素性闭经。常见卵巢早衰（40 岁前发生卵巢功能衰竭）、卵巢功能性肿瘤、多囊卵巢综合征等。

（四）子宫性闭经

闭经的原因在子宫。感染、创伤导致的宫腔粘连均可引起，此时月经的调节功能和第二性征发育均正常。常见子宫腔粘连（Asherman）综合征（为子宫性闭经最常见的原因）、手术切除子宫或放疗等。

（五）其他

内分泌功能异常，甲状腺、肾上腺、胰腺等功能紊乱可引起闭经。甲状腺功能减退或亢进、肾上腺皮质功能亢进、肾上腺皮质肿瘤等疾病常见。

知识链接

人工流产后闭经的主要病因

我国每年人工流产总数达 960 万例，人工流产后闭经严重影响女性生殖健康，发生率为 0.3% ～ 14.1%。其主要病因包括：

1. 宫颈及宫腔粘连　①反复宫腔操作、搔刮过度、负压过高等损伤子宫内膜及宫颈管黏膜基底层；②妊娠期母体免疫力低下，极易致子宫内膜及宫颈管黏膜继发炎症，致使宫颈和（或）宫腔粘连。1.7% 的继发闭经患者均有不同程度的宫颈及宫腔粘连。

2. 子宫内膜过薄　手术操作过猛、负压过高等破坏了内膜基底层，内膜丧失了对性激素的周期性反应，导致术后子宫内膜修复迟缓甚至不能增生修复。

3. 下丘脑 - 垂体 - 卵巢轴功能失调　主要有两种：①中枢神经 - 下丘脑功能失调。紧张、恐惧和手术刺激造成中枢神经与下丘脑之间功能异常，下丘脑合成和分泌 GnRH 缺陷或下降，造成排卵功能障碍，影响卵泡成熟而致闭经。②卵巢储备功能降低、卵巢早衰。

4. 漏吸　因胚胎组织未能完全吸出，致妊娠继续发展或胚胎停育。发生的高危因素包括生殖器畸形及宫腔变形、手术操作失误、妊娠月份过小、胚胎停育、子宫过度倾屈位等。

5. 再次妊娠　人工流产后卵巢恢复排卵的时间为 2 ～ 3 周，可早至术后第 11 日。人工流产后 67.4% 的患者第 1 个月经周期恢复排卵，37.0% 转经前有性生活，2.3% 未转经前发生再次妊娠。

来源：顾向应，张雪松，赵晓徽，等. 人工流产术后继发闭经的诊治流程 [J]. 中国计划生育学杂志，2020，28（2）：152-155.

【处理原则】

（一）全身治疗

全身治疗占重要地位。积极治疗全身性疾病，保持标准体重。运动性闭经者应适当减少运动量。肿瘤、多囊卵巢综合征等患者则应对因治疗。

（二）激素治疗

明确病因后，给予相应的激素治疗，以补充体内激素不足或拮抗其过多。

随堂测 14-2

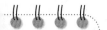

1. 性激素替代治疗 目的是维持女性全身健康及生殖健康，促进和维持第二性征和月经。主要包括以下方法。

（1）雌激素替代治疗：适用于无子宫者。常用戊酸雌二醇或结合雌激素连服 21 日，停药 1 周后重复给药。

（2）雌孕激素人工周期疗法：适用于有子宫者。上述雌激素连服 21 日，最后 10 日同时给予地屈孕酮或醋酸甲羟孕酮。

（3）孕激素疗法：适用于体内有一定内源性雌激素水平者。于月经后半期或撤药性出血的第 16 ～ 25 日，口服地屈孕酮或醋酸甲羟孕酮。

2. 促排卵 适用于有生育要求的患者。对低促性腺激素性闭经患者，在用雌激素治疗促进生殖器官发育，子宫内膜已获得雌、孕激素的基础上，可采用尿促性素（hMG）联合 hCG 治疗；对 FSH 水平升高者，不建议采用促排卵药物治疗。常用药物为氯米芬、促性腺激素、促性腺激素释放激素（GnRH）。其中氯米芬最常用，适用于有一定内源性雌激素水平的无排卵者。促性腺激素适用于低促性腺激素疾病及氯米芬治疗失败者。GnRH 适用于下丘脑性闭经患者。

3. 溴隐亭 为多巴胺受体激动药，与垂体多巴胺受体结合，直接抑制垂体 PRL 分泌，恢复排卵；也可直接抑制分泌 PRL 的垂体肿瘤细胞生长。

4. 其他激素治疗 先天性肾上腺皮质增生者使用肾上腺皮质激素，甲状腺功能减退者服用甲状腺素。

（三）辅助生殖技术

对有生育要求，诱发排卵后未成功妊娠，合并输卵管问题，或男方因素不孕者，可采用辅助生殖技术治疗，如人工授精、体外受精胚胎移植术等。

（四）手术治疗

手术治疗主要适用于器质性病因者。处女膜闭锁、阴道横隔或阴道闭锁可手术切开或成形。宫腔粘连者采用宫腔镜下分离粘连，然后加用大量雌激素，放置宫腔内支撑物。宫颈狭窄和粘连行宫颈扩张治疗。卵巢肿瘤一经确诊，应手术治疗。

【护理评估】

（一）健康史

询问患者月经史，包括月经初潮年龄、月经周期、经期、经量、有无痛经等，全面了解闭经前的月经状况。已婚妇女需询问其生育史。重点了解闭经持续的时间及伴随症状，有无诱因（如精神因素、环境改变、体重变化、剧烈运动、疾病及用药）。

（二）身心状况

观察患者精神状态、营养、全身发育状况，测量身高、体重，检查躯干和四肢发育、五官特征和第二性征发育情况，有无多毛、溢乳等。妇科检查注意内、外生殖器发育，有无缺陷和畸形。患者会因担心闭经对自己的健康、性生活和生育能力的巨大影响而承受较大的心理压力，病程过长及反复治疗效果不佳时心理负担会加重，常表现为不同程度的精神紧张、焦虑，甚至对治疗失去信心。

（三）辅助检查

1. 妇科检查 检查外阴发育情况、处女膜是否有闭锁、阴道是否通畅；了解子宫及双侧附件的大小、形态、位置，发育有无异常，有无缺陷、畸形和肿瘤等。

2. 功能检查

（1）药物撤退试验：评估体内雌激素水平，可诊断是否为子宫性闭经。

1）孕激素试验（progestational challenge）：黄体酮 20 mg 连续肌内注射 3 ～ 5 日；或醋酸甲羟孕酮 10 mg 或地屈孕酮 10 ～ 20 mg 连续口服 8 ～ 10 日。停药 3 ～ 7 日后出现撤药性出血为阳性反应，提示子宫内膜已受一定水平雌激素的影响，但无排卵；如无撤药性出血，为阴性反应，说明体内雌激素水平低下，应行雌孕激素序贯疗法。

2）雌孕激素序贯疗法：适用于孕激素试验阴性者。戊酸雌二醇 2 mg 或结合雌激素 1.25 mg，连续口服 20 日，最后 10 日加用地屈孕酮或醋酸甲羟孕酮，用量同孕激素试验，两种药物同时停药。出现撤药性出血为阳性，提示子宫内膜功能正常，闭经的原因是体内雌激素水平低下，应进一步寻找病因。不出现撤药性出血为阴性，应重复一次试验，若仍无出血，提示子宫内膜有缺陷或被破坏，可诊断为子宫性闭经。

（2）垂体兴奋试验：可了解垂体对 GnRH 的反应性。注射 LHRH 后 LH 升高，15 ～ 60 分钟后较注射前高 2 ～ 4 倍以上，说明垂体功能正常，病变在下丘脑；多次重复试验，LH 值无升高或升高不显著，提示垂体功能减退。

（3）激素测定：建议停用雌、孕激素药物至少 2 周后，行 FSH、LH、PRL、促甲状腺激素（TSH）等测定，以协助诊断。

1）血甾体激素测定：包括雌二醇、孕酮及睾酮测定。孕酮水平升高，提示排卵；雌激素水平低，提示卵巢功能异常；睾酮水平高，提示多囊卵巢综合征或卵巢支持 - 间质细胞瘤等。

2）血 PRL 测定：非妊娠期正常范围为 20 ～ 25 μg/L，高蛋白饮食、运动、压力等可使 PRL 升高至 45 ～ 69 μg/L。PRL 升高时，应进一步做磁共振成像（MRI）或 CT 检查，以排除垂体催乳素瘤。

3）FSH、LH 测定：卵泡期及黄体期正常 FSH 为 1 ～ 9 U/L，LH 为 1 ～ 12 U/L；排卵期 FSH 6 ～ 26 U/L，LH 16 ～ 104 U/L。若 FSH 及 LH 均低于正常值，提示闭经原因在腺垂体或下丘脑；如果两者水平均高于正常，则提示病变在卵巢。

4）其他：肥胖、多毛、痤疮患者还需进行胰岛素、雄激素测定，口服葡萄糖耐量试验、胰岛素释放试验等，以确定是否存在胰岛素抵抗、高雄激素血症等。

（4）影像学检查

1）盆腔超声检查：了解盆腔有无子宫，子宫的形态、大小及内膜厚度，卵巢的形态、大小、是否存在多囊卵巢等。

2）子宫输卵管造影：可观察到子宫腔的形态是否正常、有无宫腔病变和宫腔粘连、输卵管是否通畅等。

3）CT 或 MRI：用于盆腔及头部蝶鞍区检查，了解盆腔肿块和中枢神经系统病变性质，可帮助诊断卵巢肿瘤、下丘脑病变、垂体微腺瘤、空蝶鞍综合征等。

（5）宫腔镜检查：能精确地诊断宫腔粘连，必要时直视下取活检。

（6）腹腔镜检查：可直视观察子宫和附件的形态、大小，有无盆腔粘连、盆腔内积血或积液等，对多囊卵巢综合征等有诊断价值。

（7）染色体检查：有助于协助诊断原发闭经，鉴别性腺发育不全的病因。

（8）其他：生育年龄妇女首先需排除妊娠。若怀疑结核或血吸虫病，应进行内膜培养。

案例 14-2B

患者 9 个月前工作地点调整到外地，夫妻处于分居状态。自诉感到工作压力特别大，焦虑、睡眠差，上次月经为半年前。患者神情紧张、情绪低落，高度怀疑自己到底能不能生育，家属一直催孕。自诉曾有正常月经。

请回答：

1. 护士应重点从哪些方面进行评估？
2. 经过评估，该患者目前首优的护理问题是什么？

【主要护理诊断/问题】

1．知识缺乏 缺乏月经自我保健及闭经相关的治疗、护理相关知识。

2．自尊紊乱 与长期闭经，认为不来月经会影响其女性形象有关。

3．功能障碍性悲哀 与担心长期闭经会影响生育及家庭生活有关。

【预期目标】

1．患者具备闭经相关的健康知识，了解闭经的结果。

2．患者能够接受闭经的事实，对女性形象能够客观地自我评价。

3．患者情绪稳定，积极配合检查和治疗，并接受疾病对健康及生育的影响。

【护理措施】

（一）一般护理

指导患者合理膳食，适当锻炼，不盲目减肥。保证营养，协调工作和生活的关系，避免过度劳累，禁烟、酒。

（二）心理护理

加强心理护理，建立良好的护患关系。鼓励患者表达内心感受，耐心倾听患者的诉说，全面了解患者的疑虑和困惑。及时沟通诊疗信息，帮助患者澄清错误的观念，解除其担心。促进患者与社会的交往，鼓励患者多与亲友沟通、参与社会活动、保持心情舒畅、正确对待疾病。

（三）积极配合检查和治疗

告知患者及家属各项辅助检查的目的、时间、方法和注意事项，使其了解检查的必要性和长期性，积极配合检查，以明确病因。需要进行性激素替代治疗、促排卵治疗者，护士应及时告知其必要性、用药的方法、副作用、注意事项、费用等，消除其顾虑，以乐观、健康的心态接受治疗。采取辅助生殖技术和手术治疗者，护士应做好围手术期护理。

（四）健康教育

向患者及家属讲授闭经发生的原因、检查与治疗方法、用药护理、疾病预后等相关知识，使患者能够正确地认识疾病、接受某些必然的结果。告知其下次检查或治疗的时间及注意事项，提高治疗依从性。

【结果评价】

1．患者具备疾病相关的知识，并配合检查、治疗和护理。

2．患者有正确的自我认知，自我形象评价客观。

3．患者情绪稳定，能够以平和的心态接受闭经的后果。

第三节 痛 经

案例 14-3A

某患者，女性，15岁，某中学高一学生。因"月经第1天，痉挛性下腹部剧痛半天"来诊。患者精神紧张、面色苍白、疼痛面容，弯腰屈曲，一只手放在下腹部。患者有痛经史，月经来潮时常需服镇痛药并卧床休息，严重影响日常生活和学习，特别害怕来月经，自诉睡眠状况差。

请回答：

1．该患者的护理评估内容包括哪些？

2．目前该患者首优的护理问题是什么？

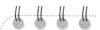

痛经（dysmenorrhea）是妇科最常见的症状之一，是指行经前后或月经期出现下腹疼痛、坠胀，伴有腰酸或其他不适。症状严重者会影响生活和工作。痛经可分为原发性和继发性两类。原发性痛经是指生殖器官无器质性病变者，占 90% 以上；继发性痛经指由盆腔器质性疾病引起的痛经。本节仅叙述原发性痛经。

【病因】

原发性痛经的发生与月经来潮时子宫内膜释放的前列腺素（prostaglandin，PG）含量增高有关。痛经患者的子宫内膜和月经血中地诺前列腺素（PGF2α）和前列腺素 E2（PGE₂）含量均明显高于正常妇女，而 PGF2α 含量增高恰是造成痛经的主要原因。分泌期子宫内膜的 PG 浓度高于增殖期，在月经期，因溶酶体酶溶解子宫内膜细胞造成 PG 大量释放，使血中 PGF2α 和 PGE₂ 含量增高。

PGF2α 含量高，可引起子宫平滑肌过强收缩、血管挛缩，造成子宫缺血、缺氧而出现痛经。增高的 PG 进入血液循环，可引起血管和消化道症状。原发性痛经也与血管加压素、内源性缩宫素和 β- 内啡肽等物质有关。

此外，痛经还受到精神和神经因素的影响，疼痛的主观感受也与个体痛阈有关。无排卵女性体内 PG 浓度很低，故通常不发生痛经。

【临床表现】

（一）发病年龄

原发性痛经青春期多见，常在月经初潮后 1 ～ 2 年内发病。

（二）疼痛特征

疼痛多自月经来潮后开始，最早出现在经前 12 小时，月经第 1 日疼痛最剧烈，持续 2 ～ 3 日后缓解。疼痛常呈痉挛性，通常位于下腹部耻骨上，可放射至腰骶部和两大腿内侧。

（三）伴随症状

可伴有恶心、呕吐、腹泻、头晕、乏力等症状，严重者面色苍白、出冷汗。

案例 14-3B

经过评估得知：患者平时月经周期规律，$13\dfrac{9～12}{25～31}$，痛经史 2 年。双相型基础体温。生命体征正常，直肠 - 腹部诊检查：子宫稍小，其余未见明显异常。性激素检查：雌激素、孕激素、FSH、LH 均在正常范围。初步诊断为痛经。

请回答：

1. 该患者的处理原则是什么？
2. 主要的护理措施有哪些？

【处理原则】

（一）一般治疗

加强营养、注意休息、均衡饮食、规律运动等一般治疗措施均有助于缓解疼痛，但当患者不能忍受时，需辅以药物治疗。

（二）药物治疗

1. 前列腺素合成酶抑制药　通过抑制前列腺素合成酶的活性，减少前列腺素的产生，防止过强的宫缩和痉挛，减轻或消除痛经，有效率达 80%。月经来潮即开始服用，连服 2 ～ 3 日。常用布洛芬、酮洛芬、甲氯芬那酸、萘普生等。

2. 口服避孕药　通过抑制排卵，减少月经血中前列腺素含量，适用于有避孕要求者，疗

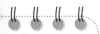

效达 90% 以上。

3. 哌替啶 若上述方法仍不能有效缓解痛经,可给予哌替啶肌内注射。

【护理评估】

(一)健康史

了解患者的年龄、月经史和婚育史;询问有无诱发痛经相关的因素,疼痛与月经周期之间的关系,疼痛发生的时间、部位、性质和程度,疼痛的伴随症状等;向患者及家属了解镇痛药的使用情况。

(二)身心状况

评估下腹痛的严重程度、伴随症状。患者往往由于疼痛,对月经产生不同程度的紧张、恐惧,长期的紧张、恐惧反过来影响月经,使月经周期不规律,疼痛加重,休息和睡眠不佳,造成恶性循环。部分患者由于顾虑对学习和工作的影响,即使出现疼痛,也不及时就医,而是自行服用药物或长期忍受身心痛苦。

(三)辅助检查

妇科检查往往无异常发现,偶可触及呈过度前倾前屈或过度后倾后屈的子宫。可根据需要做超声检查、宫腔镜检查、腹腔镜检查、子宫输卵管造影,以排除子宫内膜异位症、子宫肌瘤、盆腔粘连、感染等疾病。

【主要护理诊断 / 问题】

1. 知识缺乏 缺乏正常月经及缓解痛经的健康知识。

2. 疼痛 与子宫收缩、子宫肌缺血及缺氧、刺激疼痛神经元有关。

3. 恐惧 与长期痛经造成的精神紧张有关。

【预期目标】

1. 患者具备科学的月经和痛经应对相关知识。

2. 患者疼痛得到有效缓解,休息和睡眠改善。

3. 患者精神舒缓,对月经不再恐惧,可积极面对。

【护理措施】

(一)一般护理

保证足够的休息和睡眠。进行规律、适度的锻炼,戒烟,建立健康的生活方式。保持外阴清洁,经期禁止性生活及盆浴。注意观察病情变化:疼痛部位、持续时间、严重程度以及与月经周期之间的关系等。

(二)疼痛护理

1. 非药物缓解疼痛 嘱患者放松心情,避免经前高度紧张。疼痛严重时尽量休息,局部注意保暖,可热敷。喝热水、热饮有助于缓解疼痛。避免受寒、吃冰激凌或喝冷饮,禁饮咖啡、茶等饮品。

2. 用药护理 将非甾体抗炎药、口服避孕药、哌替啶等药物的治疗原理和副作用告知患者及家属,嘱其务必严格遵医嘱服用,不得私自漏服、停服。一旦出现不规则阴道出血,需立即就诊。

3. 其他 因器质性病变需要手术者,应做好围手术期护理。

(三)心理护理

耐心、及时地解答患者对疾病的不安和困惑,心怀同理心去感受其身心痛苦。及时讲解疾病发生及治疗相关知识,缓解紧张和顾虑。鼓励患者表达内心的想法和感受,耐心倾听,帮助其疏导负面情绪。树立信心,积极配合检查和治疗。

(四)健康教育

向患者及家属宣传月经相关的科学知识,指导其做好经期自我保健和性保健,同时告知患者痛经的相关影响因素及缓解方法。定期行妇科检查，早期发现疾病，早期治疗。告知妊娠对痛经有保护作用，部分患者在生育后痛经会自行缓解或消失。

【结果评价】

1．患者具备月经相关的健康知识，了解痛经的缓解措施。

2．治疗期间患者疼痛得到明显改善。

3．患者未发生明显的焦虑、恐惧情绪，休息、睡眠有明显改善，能够维持正常的工作和生活。

第四节　经前期综合征

经前期综合征（premenstrual syndrome，PMS）指妇女在黄体期反复出现周期性的以情感、行为和躯体障碍为主要特征的综合征，月经来潮后，症状可自然消失。

【病因】

本病病因尚未明确，可能与下列因素有关：

（一）精神社会因素

安慰剂治疗的有效率高达 30%～50%，情绪紧张常使原有症状加重，均提示社会环境与精神心理因素相互作用参与了 PMS 的发生。

（二）卵巢激素失调

近年的研究表明，患者不存在孕激素绝对或相对不足，补充孕激素不能帮助缓解症状，可能与黄体后期雌、孕激素撤退有关。临床补充雌、孕激素合剂能有效地缓解症状。

（三）神经递质异常

黄体后期类阿片肽浓度异常降低，表现为内源性类阿片肽撤退症状，引起精神、神经和行为方面的变化，还包括 5- 羟色胺活性的改变等。

【临床表现】

本病多见于 25～45 岁，症状自月经前 1～2 周出现，然后逐渐加重，月经前最后 2～3 日最严重，月经来潮后症状迅速减轻直至消失。主要症状可归纳为 3 类。

（一）躯体症状

头痛、背痛、乳房胀痛、腹部胀满、便秘、肢体水肿、体重增加及运动协调功能减退等。

（二）精神症状

易怒、焦虑、抑郁、情绪不稳定、疲乏，饮食、睡眠、性欲改变等。其中易怒是主要的症状。

（三）行为改变

注意力不集中、工作效率低、记忆力减退、神经质、易激动等。周期性反复出现是其临床表现的特点。

【处理原则】

（一）非药物治疗

非药物治疗包括调整生活状态，进行心理治疗等。症状重者可进行认知 - 行为治疗。

（二）药物治疗

1．抗焦虑药　适用于有明显焦虑症状者，常用阿普唑仑。

2．抗抑郁药　适用于有明显忧郁症状者，常用氟西汀。

3．醛固酮受体竞争性抑制药　可拮抗醛固酮而利尿，减轻水钠潴留，改善精神症状，常用螺内酯。

4. 维生素 B_6 可调节自主神经系统与性腺轴的关系，抑制 PRL 合成。

5. 口服避孕药 通过抑制排卵缓解症状，减轻水钠潴留，抑制激素波动。可用促性腺激素释放激素类似物抑制排卵。

【护理评估】

（一）健康史

重点了解患者的月经史、婚育史，是否伴有痛经、经前期疼痛及其治疗过程。询问有无精神疾病史等。

（二）身心状况

评估症状出现的时间、程度以及与月经的关系，对日常工作、生活的影响。观察水肿的特征，测量体重。妇科检查一般无异常。评估患者睡眠情况和精神状况，是否存在睡眠障碍、精神紧张、焦虑，情绪波动情况及其应对方式；是否恐惧月经来潮。

（三）辅助检查

妇科检查了解子宫的大小、位置、发育状况，阴道是否通畅，附件区有无包块等，一般无异常发现。未婚者仅可行直肠 - 腹部诊。

【主要护理诊断 / 问题】

1. 知识缺乏 缺乏与月经及经前症状缓解相关的健康知识。

2. 体液过多 与雌、孕激素比例失调，水钠潴留症状有关。

3. 舒适的改变 与 PMS 引起的躯体和精神症状有关。

【预期目标】

1. 患者具备月经及经前症状缓解相关的健康知识。

2. 患者疼痛、肢体水肿、乳房胀痛、体重增加等症状能够得到改善。

3. 患者月经来潮前及月经期不再担心、恐惧，身体感到舒适。

【护理措施】

（一）一般护理

帮助患者建立健康的生活方式，选择舒适的内衣，均衡饮食。体重增加明显者可自月经来潮前 2 周开始适量限制食盐摄入，指导其多摄取富含维生素 B_6 的食物（如猪肉、牛奶、蛋黄和豆类食物）。合理安排作息，适当增加有氧运动，避免过劳。

（二）心理护理

与患者建立充分信任，给予精神支持，耐心倾听患者的主诉和感受，理解其痛苦。通过心理疏导、音乐疗法、放松训练等方法，帮助患者缓解紧张、不安、恐惧等负面情绪。加强医患沟通，使其正确认识疾病，树立自信，积极面对生活。对需要接受认知 - 行为治疗者，指导其做好治疗配合。

（三）用药护理

1. 提高患者用药依从性 告知患者各类药物的治疗效果、用法、用量，嘱其严格遵医嘱用药，抗焦虑药、抗抑郁药、口服避孕药均不可私自减量或停药。

2. 观察疗效及药物副作用 将药物的常见副作用逐一告知患者及家属，治疗期间观察药物的治疗效果和副作用，及时与医务人员联系。

（四）健康教育

向患者及家属讲解正常月经及 PMS 的相关知识，使其了解常用药物的副作用。指导患者合理安排经期前的日常生活，减少环境刺激。嘱其及时察觉自己情绪的变化，增强情绪调节和控制能力。

【结果评价】

1. 患者能说出月经期自我保健及经前症状缓解的方法。

2．患者各项躯体和精神症状减轻或消失。

3．患者能够正确地面对月经，不再恐惧月经来潮，睡眠改善，身心舒适。

第五节　绝经综合征

案例 14-4A

　　某患者，女性，48 岁。因"月经不规律 1 年，潮热、出汗半年"就诊。既往月经规律，近 1 年工作压力较大，月经周期逐渐延长，目前月经周期 2 ～ 3 个月不等，经量较多。近半年潮热、出汗明显，记忆力下降，伴睡眠差，表现为入睡困难、早醒、多梦。患者情绪波动大，焦虑不安，正常生活受到影响。该患者自己怀疑为绝经综合征。

请回答：

1．患者哪些症状符合绝经综合征的临床表现？

2．除临床表现以外，护士还要对哪些内容进行评估？

　　绝经综合征（menopausal syndrome）指妇女绝经前后出现性激素波动或减少所致的一系列躯体和精神心理症状。绝经（menopause）分为自然绝经和人工绝经。自然绝经指卵泡生理性耗竭所致的绝经；人工绝经指两侧卵巢经手术切除或放疗等导致的绝经。人工绝经患者更易发生绝经综合征。

【内分泌变化】

绝经前后最明显的变化是卵巢功能衰退，继而表现为下丘脑和垂体功能退化。

（一）雌激素

卵巢功能衰退的最早征象是卵泡对 FSH 的敏感性降低，导致 FSH 利用减少、水平升高。高水平的 FSH 对卵泡过度刺激，使其分泌雌二醇过多。整个绝经过渡期，只有在卵泡完全停止生长发育后，雌激素水平才会迅速下降。绝经后体内仍有低水平的雌激素，主要来源于肾上腺皮质、卵巢的雄烯二酮经过芳香化酶转化而来的雌酮。因此，绝经后女性雌酮（E_1）水平高于雌二醇（E_2）。

（二）孕激素

绝经过渡期卵巢尚有排卵功能，仍有孕酮分泌。但因卵泡发育质量下降，黄体功能不良，导致孕酮分泌减少。绝经后不再分泌孕酮。

（三）雄激素

绝经后雄激素总体水平下降。其中雄烯二酮主要来源于肾上腺，量仅为绝经前的一半；卵巢主要产生睾酮，因升高的 LH 对卵巢间质细胞的刺激增加，使睾酮水平反而高于绝经前。

（四）促性腺激素

绝经过渡期 FSH 水平升高，呈波动型，LH 仍在正常范围，FSH/LH ＜ 1。绝经后雌激素水平降低，诱导下丘脑释放 GnRH 增加，刺激垂体释放 FSH 和 LH 增加，FSH 升高更显著，故 FSH/LH ＞ 1。卵泡闭锁导致的雌激素和抑制素水平降低、FSH 升高是绝经的主要信号。

（五）促性腺激素释放激素

绝经后促性腺激素释放激素（GnRH）分泌增加，并与 LH 相平衡。

（六）抑制素

绝经后妇女血抑制素水平下降，较 FSH、E_2 下降早且明显，可能作为反映卵巢功能衰退更敏感的指标。

（七）抗米勒管激素

绝经后抗米勒管激素（AMH）水平下降，较 FSH 升高和 E2 下降早，能较早地反映卵巢功能的衰退。

【临床表现】

（一）近期症状

1. 月经紊乱 是绝经过渡期的常见症状。由于稀发排卵或无排卵，表现为月经周期不规则、经期持续时间长、经量增多或减少。

2. 血管舒缩症状 主要表现为潮热（雌激素降低的特征性症状），系血管舒缩功能不稳定所致。其特点是：反复出现短暂的面部、颈部及胸部皮肤阵阵发红，继而出汗，一般持续 1～3 分钟。轻者每日发作数次，严重者发作十余次或更多，夜间或应激状态更易发作。持续 1～2 年，可长达 5 年或更长。潮热严重时，可影响妇女的工作、生活和睡眠，是绝经后期妇女需要性激素替代治疗的主要原因。

3. 自主神经失调症状 表现为心悸、眩晕、头痛、耳鸣、失眠等。

4. 神经精神症状 常表现为注意力不易集中，且情绪波动大，激动易怒、焦虑不安、情绪低落、抑郁、不能自我控制情绪等症状，记忆力减退也较常见。睡眠问题主要表现为入睡困难、睡眠不安、觉醒频繁或觉醒期延长。

随堂测 14-3

（二）远期症状

1. 泌尿生殖绝经后综合征 50% 以上妇女会出现，主要表现为泌尿生殖道萎缩症状，出现阴道干燥、性交困难及反复阴道感染，排尿困难、尿急、尿痛等反复发生的尿路感染。

2. 骨质疏松 绝经后妇女雌激素缺乏，使骨质吸收增加，导致骨量快速丢失，出现骨质疏松。50 岁以后，半数以上妇女会发生绝经后骨质疏松，绝经后 5～10 年内多发，椎体最常见。

3. 阿尔茨海默病 绝经后期妇女比老年男性患病风险高。

4. 心血管病变 绝经后妇女糖、脂代谢异常增加，动脉硬化、冠心病发病风险较绝经前明显增加，考虑与雌激素低下有关。

5. 皮肤和毛发改变 皮肤皱褶增多、加深，皮肤变薄、干燥、色素沉着，出现斑点。阴毛、腋毛有不同程度的脱落，偶有轻度脱发。

【处理原则】

缓解近期症状，早期发现、有效地预防骨质疏松症及动脉硬化等疾病。

（一）一般治疗

一般治疗包括心理疏导、对症治疗（使用镇静药、谷维素改善睡眠，调节自主神经功能）、建立健康的生活方式等。

（二）激素替代治疗

激素替代治疗（hormone replacement therapy，HRT）是针对绝经相关健康问题采取的治疗措施，可有效地缓解症状，改善生活质量。

1. 适应证 存在绝经相关症状、泌尿生殖道相关问题及骨质疏松症者。

2. 禁忌证 已知或可疑妊娠、原因不明的阴道出血、已知或怀疑乳腺癌及性激素依赖性恶性肿瘤、最近 6 个月患有活动性静脉或动脉血栓栓塞性疾病、严重肝肾功能障碍、血卟啉症或耳硬化症、脑膜瘤（禁用孕激素）等。

3. 慎用情况 子宫肌瘤、子宫内膜异位症、子宫内膜增生史、尚未控制的糖尿病及严重高血压、有血栓形成倾向、胆囊疾病、癫痫、偏头痛、哮喘、高催乳素血症、系统性红斑狼疮、乳腺良性疾病、乳腺癌家族史，以及已完全缓解的部分妇科恶性肿瘤，如子宫内膜癌、卵巢上皮性癌。

4. 药物选择　以雌激素为主，辅以孕激素。单用雌激素治疗仅用于子宫切除者，单用孕激素治疗适用于绝经过渡期异常子宫出血。常用的雌激素有戊酸雌二醇、结合雌激素、尼尔雌醇等。常用的孕激素为醋酸甲羟孕酮、微粒化孕酮等。

案例 14-4B

经过评估，妇科检查未发现明显的阳性体征。辅助检查：FSH 802 U/L，LH 339 U/L，E_2 15.8 pg/ml，其余无明显异常。诊断为绝经综合征。医嘱行激素替代治疗（HRT），同时口服维生素 B_6 和谷维素。

请回答：

1. HRT 的适应证和禁忌证分别有哪些？
2. 目前主要的护理措施是什么？

【护理评估】

（一）健康史

了解患者的月经史、婚育史，高血压、心血管病史等，询问患者绝经前后的身体状况，有无伴随症状。

（二）身心状况

评估患者卵巢功能衰退及雌激素不足引起的相关症状，进行全身体格检查，观察精神状态，排除明显器质性病变。妇科检查可发现内、外生殖器呈不同程度的萎缩性改变。关注并评估妇女的精神心理状况，是否焦虑、情绪低落、易怒、担忧、多疑、感到孤独等。了解是否存在睡眠障碍，与家属和朋友的关系是否紧张，家庭支持状况等。

（三）辅助检查

1. 妇科检查　行双合诊检查、三合诊检查、阴道窥器检查，检查外阴和阴毛发育情况，观察宫颈是否光滑，阴道是否通畅，阴道壁是否有充血、出血或萎缩等改变，有无阴道分泌物增多，子宫及附件的大小、质地、位置等。

2. 激素测定

（1）血清 FSH 和 E_2 测定：了解卵巢功能。绝经过渡期血清 FSH > 10 U/L，提示卵巢储备功能下降；闭经 FSH > 40 U/L 且 E_2 10 ~ 20 pg/ml 或更低，提示卵巢功能衰竭。

（2）抗米勒管激素（AMH）测定：AMH 低至 1.1 ng/ml 提示卵巢功能下降；若低于 0.2 ng/ml，提示即将绝经。绝经后一般测不出。

【主要护理诊断/问题】

1. 知识缺乏　缺乏绝经综合征及相关的治疗、护理健康知识。

2. 自我形象紊乱　与月经紊乱、绝经过渡期出现精神和神经症状等有关。

3. 睡眠形态紊乱　与围绝经期性激素缺乏导致的睡眠障碍有关。

【预期目标】

1. 患者具备绝经综合征相关的健康知识，能做好症状管理和自我调适。
2. 患者自我形象认知和判断良好，接纳绝经后身体的改变。
3. 经过药物和非药物调整，睡眠问题得到改善。

【护理措施】

（一）一般护理

指导绝经过渡期妇女穿着舒适的内衣，酌情增减衣物；嘱其多进食富含钙、维生素 D、植物雌激素的食物，如奶类、豆制品等；少摄入咖啡、酒、糖和辛辣食物；注意个人卫生，经常更换内裤，保持外阴清洁。积极参加户外有氧运动，增加骨量，增强体质。养成规律的作息和睡眠习惯。

（二）心理护理

关爱患者，富有同理心，认真倾听，理解其主诉和感受，及时观察和评估患者睡眠状况，了解是否存在易激惹、沮丧、紧张等情绪变化。指导家属理解、宽容绝经过渡期女性，给予强大的家庭支持，共同帮助其缓解各种负面情绪。

科研小提示

减轻绝经综合征症状，可以从关注高神经质女性、提高其正念水平方面寻求策略。

来源：赵迪，冯秀娟，侯芳艳，等. 山东农村中年女性绝经综合征与生殖衰老分期、人格和正念的关系［J］. 山东大学学报（医学版），2019，57（12）：92-96.

（三）用药护理

剂量和方案应个体化，以最小有效剂量为佳。

1. 激素替代治疗的护理

（1）用药途径及方案：口服的优点是血药浓度稳定，但对肝有损害，还可以刺激产生肾素底物及凝血因子。方案有：①单用雌激素，适用于子宫切除者；②雌、孕激素联合用药，适用于有完整子宫的患者，包括序贯用药和联合用药。胃肠道外途径用药的优点是能避免肝首过效应，对血脂影响较小；可经阴道给药，常用 E_3 栓和 E_2 阴道环；也可经皮肤给药，包括皮肤贴膜和涂胶，常用 17β- 雌二醇。

（2）用药剂量与时间：选择最小剂量和最短时间，在卵巢功能开始衰退并出现相关症状时即可开始应用。需要定期评估，明确受益大于风险。停止雌激素治疗时，一般应缓慢减量或间歇用药，逐步停药，防止症状复发。

2. 其他药物的护理 指导患者遵医嘱服用维生素 B_6、谷维素、性激素等药物，并观察其疗效和副作用，若出现阴道出血，需及时就诊。

（四）健康教育

向绝经过渡期妇女及其家属讲授绝经相关的知识，消除其恐惧心理，协助其积极应对身体的变化。重点介绍绝经前后各项症状的缓解方法，以及骨质疏松的常见症状及预防措施，如出现相应症状，及时就医。

科研小提示

兼顾中西医，建立整体化、个性化绝经期健康教育模式值得研究。

来源：聂雅静，李军，付姝菲. 绝经综合征健康教育资料分析［J］. 中国妇幼保健，2021，36（7）：1700-1703.

【结果评价】

1. 患者具备绝经综合征相关的健康知识及症状缓解、自我调适的方法。

2．患者自我形象评价良好，用平常心接受绝经后个人形象的改变。

3．患者睡眠得到改善，精神状态佳。

小　结

　　异常子宫出血表现为各种形式的月经紊乱，常继发贫血。治疗原则是止血、调整月经周期、减少经量，防止子宫内膜癌变。使用性激素是首选的止血措施，性激素的用药护理是重点。继发闭经临床多见，其中以下丘脑性闭经最常见，查找病因是护理评估的重点和难点，需要者使用性激素替代治疗。原发性痛经占90%以上。疼痛呈痉挛性，严重者影响患者的日常生活，需要药物缓解疼痛。经前期综合征是以月经前开始反复出现周期性的以情感、行为和躯体障碍为主要特征的综合征，月经来潮后多自然消失。绝经综合征最明显的变化是卵巢功能衰退，包括近期症状和远期症状，HRT 可有效地缓解症状，改善生活质量，用药为护理难点。

思 考 题

1．排卵性异常子宫出血包括哪几种类型，其主要的临床表现是什么？

2．若怀疑患者为无排卵性异常子宫出血，需要做哪些专科检查？

3．患者采用性激素治疗异常子宫出血，护士应如何做好用药护理指导？

4．请比较无排卵性异常子宫出血雌激素、孕激素、避孕药用于止血的原理。

5．某患者，48岁，自诉"月经不正常"，被诊断为绝经综合征。护士为其评估时可能会出现哪些症状？

6．某患者，女性，18岁，某高校新生。因"月经不调3年、阴道出血10日余、伴头晕、乏力1周"入院。月经史：11岁月经初潮，开始月经尚规则，$11\dfrac{6\sim7}{26\sim30}$。3年前去外地读高中后开始出现月经不规则，周期2～9个月，每次经期10天左右，有血块，不伴痛经。曾到外院就诊，当时行妇科检查未见明显异常，被诊断为"异常子宫出血"，并服用"妇康片"治疗，自测基础体温为单相型。尿妊娠试验阴性。彩超检查：子宫前位，大小正常，内膜厚度1.2 cm，双附件（–）。血常规示：血红蛋白88 g/L，白细胞计数正常。

请回答：

（1）该患者月经不调最可能的医疗诊断及诊断依据是什么？

（2）患者目前的护理措施有哪些？

（张　丽）

滋养细胞疾病患者的护理

导学目标

通过本章内容的学习，学生应能够：

◆ **基本目标**
1. 描述葡萄胎和妊娠滋养细胞肿瘤的定义、病因及临床表现。
2. 复述滋养细胞肿瘤患者常用化疗药物的主要不良反应和护理要点。
3. 制订葡萄胎术后患者的随访计划。

◆ **发展目标**
运用护理程序对滋养细胞疾病患者实施整体护理。

◆ **思政目标**
为化学药物治疗的患者提供人文关怀，提高专业素养。

妊娠滋养细胞疾病（gestational trophoblastic disease，GTD）是指来源于胎盘滋养细胞的增生性疾病，包括葡萄胎、侵蚀性葡萄胎、绒毛膜癌、胎盘部位滋养细胞肿瘤及上皮样滋养细胞肿瘤。葡萄胎是良性病变，侵蚀性葡萄胎、绒毛膜癌、胎盘部位滋养细胞肿瘤及上皮样滋养细胞肿瘤为恶性病变，统称为妊娠滋养细胞肿瘤（gestational trophoblastic tumor，GTT）。

第一节 葡 萄 胎

案例 15-1A

某患者，女性，38 岁。因"停经 45 天，阴道不规则出血 3 天"来院就诊。曾人工流产 2 次。妇科检查：子宫增大如妊娠 2 个月大小，质地软，尿 hCG（+）。超声检查显示宫腔内充满不均质密集状回声，未触及胎体。

请回答：
1. 该患者最可能的诊断是什么？
2. 该病的高危因素有哪些？

葡萄胎（hydatidiform mole）又称为水泡状胎块，是指妊娠后胎盘绒毛滋养细胞增生，绒

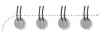

毛间质水肿、变性，形成大小不一的水泡，水泡间借蒂相连成串，形如葡萄而得名，是一种滋养细胞的良性病变。葡萄胎可分为完全性葡萄胎和部分性葡萄胎两类。完全性葡萄胎（complete hydatidiform mole）患者宫腔内充满水泡状组织，没有胎儿及胎儿附属物；部分性葡萄胎（partial hydatidiform mole）患者宫腔内有胚胎，部分胎盘绒毛出现水泡状变性，并有滋养细胞增生。

【高危因素】

葡萄胎的确切发病原因尚未明确，与其发生有关的危险因素如下。

（一）完全性葡萄胎

完全性葡萄胎与地域、年龄、营养状况、经济状况、葡萄胎病史等因素有关。

亚洲和拉丁美洲发生率较低，而北美和欧洲发生率高。国内一项调查显示，浙江省发生率最高，为 1.39/1000 次妊娠，山西省发生率最低，为 0.29/1000 次妊娠。同一种族居住在不同地区发生率也不相同。

饮食中缺乏维生素 A、胡萝卜素和动物脂肪者葡萄胎的发生率显著升高。年龄大于 35 岁和大于 40 岁的妇女葡萄胎的发生率分别是年轻妇女的 2 倍和 7.5 倍，小于 20 岁妇女的发生率也显著升高，可能与这两个阶段的女性容易发生受精异常有关。有过葡萄胎病史的妇女再次出现葡萄胎的概率也明显增高。

（二）部分性葡萄胎

传统认为，部分性葡萄胎的发生率远远低于完全性葡萄胎，但近年的研究结果显示，部分性葡萄胎和完全性葡萄胎的比例基本接近，原因可能与完全性葡萄胎发生率下降和部分性葡萄胎诊断准确性提高有关。部分性葡萄胎有时会被误诊为不全流产或稽留流产，许多伴有三倍体的早期流产其实为部分性葡萄胎。部分性葡萄胎的发生可能与口服避孕药和不规则月经等有关，与年龄、饮食因素无关。

【病理】

（一）完全性葡萄胎

肉眼观察见大小不一的水泡状物，形如葡萄，大小为直径数毫米至数厘米，其间有纤细的纤维素相连，常混有血块及蜕膜组织。镜下见绒毛体积增大，轮廓清楚，弥漫性滋养细胞增生，间质水肿，间质内胎源性血管消失。

（二）部分性葡萄胎

绒毛部分变为水泡，常合并胚胎或胎儿，胎儿多已死亡。镜下见绒毛大小不等，轮廓不规则，部分间质水肿，局限性滋养细胞增生，间质内可见滋养细胞包涵体。

案例 15-1B

该患者因担心误诊，又去了另外几家医院就诊。1 周后，患者病情进一步发展，阴道出血量增多，且排出水泡状物。妇科检查右侧卵巢可见一直径约为 4 cm 的囊性肿块，患者非常紧张，担心会影响自己今后的生育问题。

请回答：

1. 该患者右侧卵巢为什么会出现一个囊性肿块？

2. 应为患者进行何种处理？

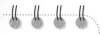

【护理评估】

（一）临床表现

1. 完全性葡萄胎 由于诊疗技术的进步，在早期妊娠时，葡萄胎即可得到诊治，所以症状典型者越来越少。完全性葡萄胎的典型症状如下。

（1）停经后阴道出血：是最常见的症状。患者常在停经 8～12 周出现不规则阴道出血，出血量多少不定，可反复发作。如果葡萄胎组织从蜕膜剥离，母体大血管破裂，可引起大出血，甚至导致休克。葡萄胎组织可自行排出，此时血中可发现水泡状物。如果出血时间长，又没有及时治疗，可引起贫血和感染。

（2）子宫异常增大、变软：约半数葡萄胎患者子宫大于停经月份，质地变软，并伴有 hCG 水平异常增高。其主要原因是葡萄胎迅速增长及宫腔内积血。大约 1/3 患者子宫大小与停经月份相符，也有极少数患者子宫小于停经月份，可能与水泡退行性变有关。因滋养细胞异常增生，其分泌的 hCG 也异常增高。

（3）妊娠呕吐：出现时间较正常妊娠早，且症状严重、持续时间长，多发生于子宫异常增大和 hCG 水平异常升高者。呕吐严重且未及时治疗者可导致电解质代谢紊乱。

（4）妊娠期高血压疾病征象：多发生于子宫异常增大和 hCG 水平异常升高者，患者可在妊娠早期出现蛋白尿、水肿和高血压，症状严重，但子痫罕见。

（5）卵巢黄素化囊肿（theca lutein ovarian cyst）：由于大量 hCG 刺激卵巢卵泡内膜细胞发生黄素化而形成囊肿。黄素化囊肿常为双侧，也可为单侧，一般无症状，常在病灶清除后 2～4 个月自行消退。

（6）腹痛：表现为阵发性下腹痛，由葡萄胎迅速增长、子宫快速扩张引起，一般不剧烈。黄素化囊肿如果发生急性扭转或破裂，可出现急性腹痛。

（7）甲状腺功能亢进征象：大约 7% 的葡萄胎患者出现心动过速、皮肤潮湿、震颤等甲状腺功能亢进的征象，但是突眼少见。

2. 部分性葡萄胎 部分性葡萄胎患者可仅表现为阴道出血，其他症状较少。多数患者子宫大小与停经月份相符或略小，容易误诊为不全流产或稽留流产。

（二）健康史

询问患者及家族成员的既往病史（包括滋养细胞疾病史）、月经史及生育史。询问本次妊娠早孕反应出现的时间及严重程度；询问停经后有无阴道出血等，有阴道出血者还应询问阴道出血出现的时间、出血量、性质及有无水泡状物排出等。

（三）心理社会状况

病情确诊后，患者和家属由于缺乏滋养细胞疾病的知识而出现对孕妇安全、是否需要进一步治疗及生育影响等方面的担忧，表现出焦虑或恐惧心理。

（四）辅助检查

1. hCG 测定 正常妊娠时，随着孕周增加，血清 hCG 逐渐升高，于妊娠 8～10 周达高峰，持续 1～2 周逐渐下降。葡萄胎时，由于滋养细胞高度增生，产生大量的 hCG，使患者的血、尿 hCG 高于正常妊娠的相应孕周值，且持续不降。少数部分葡萄胎因绒毛退行性变，hCG 升高不明显。

2. 超声检查 完全性葡萄胎典型的超声表现为无妊娠囊和胎心搏动，宫腔内充满不均质密集状或短条状回声，呈"落雪状"，水泡较大者可形成大小不等的回声区，呈"蜂窝状"。多普勒超声检查听不到胎心音，未见正常的胎体影像。

【处理原则】

葡萄胎患者一旦确诊，应及时清宫，一般选用吸刮术。葡萄胎清宫时出血较多，子宫大而软，容易穿孔，所以清宫术应在手术室输液、备血的准备下进行。通常一次刮宫即可刮净葡萄

随堂测 15-1

胎组织，若发现有妊娠物残留或者持续子宫出血，需要第二次刮宫。

卵巢黄素化囊肿一般在清宫后自行消退，无须处理。若发生黄素化囊肿蒂扭转，可在超声引导下或腹腔镜下做穿刺吸液；若扭转发生血运障碍，应手术切除患侧卵巢。不推荐常规预防性化疗。

知识链接

双胎之一合并葡萄胎的管理

完全性葡萄胎与正常胎儿共存是一种罕见情况，发生率为 1/100 000～1/22 000 次妊娠，伴随诱导排卵及辅助生殖技术的应用，发生率有所增高，其分为完全性葡萄胎与胎儿共存和部分性葡萄胎与胎儿共存。二者为完全独立的两种疾病，在超声表现、遗传基因、形成机制、预后及处理原则上均明显不同，后者临床更罕见。超声在葡萄胎与胎儿共存的诊断中有重要价值，可为临床治疗方案选择和预后判断提供依据。是否继续妊娠，必须充分考虑患者的意愿、医疗条件以及胎儿存活的可能性，强调遵循个体化处理的原则。如果患者有强烈的生育意愿，应充分告知围生期早期流产、早产、滋养细胞疾病的发生风险。终止妊娠者，建议行胎盘组织学检查，还应密切随访血 β-hCG 水平。

来源：中国抗癌协会妇科肿瘤专业委员会. 妊娠滋养细胞疾病诊断与治疗指南（2021年版）[J]. 中国癌症杂志，2021，31（6）：520-532.

【**主要护理诊断/问题**】

1. 焦虑 与担心清宫术及预后有关。

2. 知识缺乏 缺乏疾病的相关知识及葡萄胎随访的知识。

3. 有感染的危险 与长期阴道出血、贫血导致机体抵抗力降低有关。

【**预期目标**】

1. 患者能接受葡萄胎及流产的结局，积极配合刮宫手术。

2. 患者能陈述随访的重要性和具体方法。

3. 患者未发生感染。

案例 15-1C

患者行清宫术后，无异常情况出现，即将出院。

请回答：

1. 如何指导患者随访？

2. 如何对患者进行健康教育？

【**护理措施**】

（一）心理护理

详细评估患者对疾病的心理承受能力，鼓励其表达心理感受及对疾病、治疗手段的认识，评估患者接受治疗的心理准备情况。为患者讲解葡萄胎的相关知识和清宫术的必要性及其过程，解除其顾虑和恐惧，增强信心并取得配合。

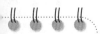

（二）严密观察病情

观察患者的阴道出血及腹痛情况，检查阴道排出物内有无水泡状组织并保留消毒纸垫，以评估出血量及流出物的性质。出血过多时，密切观察血压、脉搏、呼吸等生命体征。

（三）做好术前准备及术中护理

在患者情况稳定后，应及时清除宫腔内容物。刮宫前配血备用，建立静脉通道，并准备好缩宫素和抢救药品及物品，以防治大出血造成的休克。术后常规挑选较小的及靠近宫壁的葡萄状组织送病理学检查。葡萄胎清宫一次刮净有困难时，一般于1周后再次刮宫。对合并妊娠期高血压疾病者，做好相应的治疗配合及护理。

（四）随访指导

葡萄胎的恶变率为10%～15%，因此应重视刮宫术后的定期随访。随访内容包括：①血清hCG定量法测定，一般葡萄胎刮宫术后每周随访1次，直到连续3次阴性；然后每个月随访1次，共6个月；再然后每2个月随访1次，共6个月，自第一次阴性后共1年。②询问月经是否规律，有无阴道出血，有无咳嗽、咯血及其他转移灶症状。③必要时做盆腔B超检查，查看卵巢黄素化囊肿有无消退，子宫是否恢复正常大小。必要时，选择胸部X线及CT检查，查看是否有转移病灶。

（五）健康教育

告诉患者及家属葡萄胎坚持正规治疗和随访的重要性，说明监测hCG的意义，以取得其配合。告知患者摄入高蛋白、富含维生素、易消化的食物，适当活动，保证睡眠充足；保持外阴清洁，以防感染；刮宫手术后禁止盆浴及性生活1个月。在葡萄胎随访期间，必须严格避孕6个月，若发生随访不足6个月的意外妊娠，只要hCG已经正常，也无须考虑终止妊娠，但需在妊娠早期检查确定是否为正常妊娠。推荐使用避孕套和口服避孕药，一般不选择宫内节育器，以免引起穿孔或者混淆子宫出血的原因。

知识链接

清宫术后随访及避孕指导

在葡萄胎治疗后的监测过程中，最重要的指标就是血清hCG。在监测中，低水平hCG是一个比较棘手的问题。因为对于患有滋养细胞疾病的育龄期女性，在治疗后会面临卵巢功能减退，垂体释放LH和FSH增加的问题，而LH和FSH会干扰低水平hCG的检测。因此，在葡萄胎患者随访期间，首选口服避孕药。一方面，口服避孕药可以抑制内源性LH和FSH的释放；另一方面，患者也有安全、有效避孕的需求。口服避孕药可以同时解决以上两个问题。

清宫术时，行预防性化疗可将葡萄胎后滋养细胞肿瘤的发生率降低3%～8%，但目前指南仍不建议行预防性化疗。而对于有发生葡萄胎后妊娠滋养细胞肿瘤高危因素且无法进行hCG随诊或hCG随诊结果不可靠的患者，可以考虑在清宫时给予甲氨蝶呤和放线菌素D预防性化疗。发生葡萄胎后，滋养细胞肿瘤的高危因素包括：年龄＞40岁，hCG＞100 000 U/L，子宫异常增大，黄素化囊肿直径＞6 cm。

来源：王丽娟，林海雪，林仲秋.《2021 NCCN妊娠滋养细胞肿瘤临床实践指南（第2版）》解读[J].中国实用妇科与产科杂志，2021，37（5）：564-569.

【结果评价】

1.患者能理解清宫术及手术后随访的必要性，能够配合医护人员顺利完成手术，并能正确地参与随访过程。

2．患者情绪稳定，焦虑减轻，树立疾病治愈的信心。

3．患者住院期间不发生感染。

第二节　妊娠滋养细胞肿瘤

案例 15-2A

某患者，女性，40 岁，已婚。1 年前曾作葡萄胎清宫术及输卵管结扎术。近 2 个月出现不规则阴道出血。妇科检查：子宫较正常略大，两侧附件未扪及肿块。尿 hCG （+）。宫腔排出物组织学检查显示无绒毛结构。

请回答：该患者最可能的疾病诊断是什么？

妊娠滋养细胞肿瘤（gestational trophoblastic tumor，GTT）是滋养细胞的恶性病变，组织学分类上包括侵蚀性葡萄胎、绒毛膜癌、胎盘部位滋养细胞肿瘤及上皮样滋养细胞肿瘤。本节主要介绍侵蚀性葡萄胎和绒毛膜癌。

妊娠滋养细胞肿瘤 60% 继发于葡萄胎，30% 继发于流产，10% 继发于足月妊娠或异位妊娠。侵蚀性葡萄胎（invasive mole）全部继发于葡萄胎妊娠，多于葡萄胎排空后半年以内发生，多数造成局部侵犯，仅 4% 患者出现远处转移，故恶性程度不高，预后较好。绒毛膜癌（choriocarcinoma）既可以继发于葡萄胎妊娠，也可以继发于流产、足月妊娠或异位妊娠。绒毛膜癌恶性程度极高，发生转移早而广泛，病死率曾高达 90% 以上，随着诊断技术及化疗的发展，绒毛膜癌患者的预后得到了很大改善。

【病理】

侵蚀性葡萄胎大体观察见子宫肌壁内大小不等、深浅不一的水泡状组织，宫腔内可没有原发病灶。当侵蚀病灶接近子宫浆膜层时，子宫表面可见紫蓝色结节，侵蚀较深时，可穿透子宫浆膜层或阔韧带。镜下可见绒毛结构或者绒毛结构退化后的绒毛阴影。

绒毛膜癌多原发于子宫，大体观察肿瘤位于子宫肌层内，可突入宫腔或穿破浆膜层。瘤体可以为单个或多个，且无固定形态，与周围组织分界清楚，质地软而脆，呈暗红色，常伴有出血、坏死或感染。镜下见肿瘤成片状高度增生，不形成绒毛结构。

案例 15-2B

该患者开始出现咳嗽、咳血痰症状。胸部 X 线检查显示左上肺有直径 1 cm 和 3 cm 的棉球状阴影，患者及家属非常紧张。

请回答：

1．患者又出现了什么问题？

2．应该为患者提供哪些护理措施？

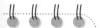

【临床表现】

（一）无转移滋养细胞肿瘤

无转移滋养细胞肿瘤多数继发于葡萄胎后。

1. 阴道出血 葡萄胎排空、流产或足月分娩后，出现不规则阴道出血，量多少不定，也可以表现为一段时间的正常月经后再停经，然后又出现阴道出血。长期阴道出血可继发贫血。

2. 子宫复旧不全或不均匀增大 葡萄胎排空 4 ~ 6 周子宫未恢复正常大小，质地偏软，也可以因为肌层内病灶部位和大小的影响表现为子宫不均匀增大。

3. 卵巢黄素化囊肿 由于 hCG 的持续作用，在葡萄胎排空、流产或足月分娩后，卵巢黄素化囊肿可持续存在。

4. 腹痛 患者一般无腹痛，如果肿瘤组织穿破子宫浆膜层，可引起急性腹痛和其他腹腔内出血症状。卵巢黄素化囊肿蒂扭转或破裂时，也可以出现急性腹痛。

5. 假孕症状 患者可出现乳房增大，乳头、乳晕着色，甚至有初乳样分泌，外阴、阴道、宫颈着色，生殖道质地变软等，由肿瘤分泌 hCG、雌激素、孕激素导致。

（二）转移性妊娠滋养细胞肿瘤

绒毛膜癌的症状、体征视转移部位而异。绒毛膜癌主要经血行播散，最常见的转移部位是肺（80%），其次是阴道（30%）、盆腔（20%）、肝（10%）、脑（10%）等，由于滋养细胞靠侵蚀母体血管获取营养，因此各转移部位的共同特点是局部出血。

1. 肺转移 转移灶较小时，可以无任何症状。转移灶较大时，典型症状为胸痛、咳嗽、咯血及呼吸困难。常急性发作，少数情况下可形成肺动脉滋养细胞瘤栓，导致急性肺梗死，出现肺动脉高压和急性肺衰竭。

2. 阴道转移 转移灶常位于阴道前壁，呈紫蓝色结节，破溃后引起不规则阴道出血，甚至大出血。

3. 肝转移 多伴有肺转移，预后不良，表现为右上腹部或肝区疼痛，如病灶穿破肝包膜，可出现腹腔内出血，甚至导致死亡。

4. 脑转移 病情凶险，是患者死亡的主要原因。按照病情进展情况，分为三期。①瘤栓期：表现为一过性脑缺血的症状，如突然跌倒、暂时性失语、失明等。②脑瘤期：表现为头痛、喷射性呕吐、偏瘫、抽搐，甚至昏迷。③脑疝期：表现为颅内压增高、脑疝形成，可因压迫生命中枢而死亡。

5. 其他转移 转移部位包括脾、肾、膀胱、消化道、骨等，其症状视转移部位而定。

【护理评估】

（一）健康史

采集患者及家属的滋养细胞疾病史、药物使用情况及药物过敏史；采集葡萄胎清宫时间、清宫次数、吸出组织物的情况；清宫后阴道出血情况及子宫复旧情况；收集血、尿 hCG 随访资料。了解肿瘤转移的相关症状，是否进行化疗及化疗的具体情况。

（二）心理社会状况

患者因葡萄胎治疗后再度出现不规则阴道出血及转移灶症状，担心疾病预后。因需要多次化疗，表现出焦虑不安。若需要手术治疗，患者会因失去子宫和不能生育而出现悲哀等情绪。

（三）辅助检查

1. 血清 hCG 测定 hCG 水平异常是妊娠滋养细胞肿瘤的主要诊断依据。排除妊娠物残留或再次妊娠后，在葡萄胎清宫术后随访过程中出现 hCG 测定 4 次呈高水平平台状态（±10%），并持续 3 周或者更长时间；或者 hCG 测定 3 次上升（> 10%），并至少持续 2 周或者更长时间，出现二者中任何一种即可诊断为葡萄胎后妊娠滋养细胞肿瘤。对于非葡萄胎后妊娠滋养细胞肿瘤的诊断，在排除妊娠物残留或再次妊娠后，流产、足月分娩、异位妊娠 4 周后，血、尿 hCG 持续呈高水平或一度下降以后又上升，结合临床表现即可诊断。

2．胸部 X 线检查　是诊断肺转移的重要方法，典型的表现为棉球状或团块状阴影。

3．超声检查　为诊断子宫原发病灶常用的方法。声像图表现为子宫正常大小或呈不同程度增大，肌层内可以见到高回声团，边界清楚，无包膜；或肌层内有回声不均匀的区域团块，边界不清且无包膜。

4．CT 和磁共振成像　CT 主要用于发现肺部较小病灶和脑等部位的转移灶。磁共振成像主要用于脑、肝和盆腔病灶的诊断。

5．组织学诊断　组织病理学结果对于妊娠滋养细胞肿瘤的诊断不是必需的，但有组织学证据时，应根据组织学做出诊断。镜下观察，侵蚀性葡萄胎在侵入肌层的水泡状组织可见绒毛结构或者绒毛阴影，绒毛膜癌滋养细胞极度不规则增生，不形成绒毛结构。

【治疗原则】

妊娠滋养细胞肿瘤对化疗药物敏感，因此采用以化疗为主，手术和放疗为辅的综合治疗原则。首选化疗，一线化疗药物有甲氨蝶呤、氟尿嘧啶、放射菌素 D 等。手术治疗对于控制大出血等并发症和缩短化疗疗程等具有一定的作用，一般行子宫全切术，生育年龄妇女应保留卵巢。放射治疗目前应用较少，主要用于肝转移、脑转移和肺部耐药病灶的治疗。

【主要护理诊断/问题】

(1)恐惧：与恶性疾病及接受化疗有关。

(2)角色紊乱：与较长时间住院及化疗有关。

(3)潜在并发症：肺转移、阴道转移、脑转移。

【预期目标】

1．住院后，患者恐惧感减轻或消失。

2．治疗过程中，患者适应角色的变化。

3．滋养细胞肿瘤能得到有效控制。

【护理措施】

(一)心理护理

评估患者及家属对疾病的心理反应，指导其正确应对。鼓励患者诉说，帮助其宣泄痛苦及失落感。提供有关化学药物治疗及疾病的信息，解释患者所担心的问题，帮助患者及家属树立信心。

科研小提示

患者化疗期间存在创伤后成长，如何建立应对支持体系值得研究。

来源：鲁莎莎，卢凌．滋养细胞肿瘤患者化疗期间创伤后成长的质性研究[J]．中国护理管理，2019，19（5）：678-681．

(二)症状护理

1．严密观察病情　严密观察腹痛及阴道出血情况，记录出血量。出血量多时，除密切观察患者的神志、血压、脉搏、呼吸外，应及时做好手术准备。认真观察转移灶症状，当发现异常时，及时与医师联系配合处理。

2．做好治疗配合　接受化疗的患者按化疗护理内容进行护理。手术治疗者按妇科手术前后护理常规实施护理。

3．有转移灶者，提供相应的症状护理

(1)肺转移患者的护理：①卧床休息，减轻患者消耗，对有呼吸困难者，给予吸氧并采取半卧位；②遵医嘱给予镇静药及化疗药以配合治疗；③大量咯血者有窒息、休克甚止死亡的危险，如发现，应立即给予头低侧卧位并保持呼吸道通畅，轻击背部，排除积血，同时迅速通知医师。

（2）阴道转移患者的护理：①密切观察阴道有无破溃出血，禁做不必要的检查和阴道窥器检查。②嘱患者尽量卧床休息，以免阴道转移灶破溃出血。③配血、备血，准备好各种抢救器械和物品（输血及输液用物、长纱条、止血药、照明灯及氧气等）。④如发生病灶溃破大出血时，应立即通知医师并配合抢救。用消毒长纱条填塞阴道局部压迫止血。填塞的纱条必须于 24 ～ 48 小时内取出，取出时必须做好输液、输血及抢救的准备。⑤按照医嘱使用抗生素预防感染。

（3）脑转移患者的护理：①患者应尽量卧床休息，起床活动时应有人陪伴，以防瘤栓期的一过性脑缺血造成意外损伤。②观察颅内压增高症状，记录液体出入量并做好观察记录，警惕水、电解质代谢紊乱的发生，一旦出现，及时通知医师并配合抢救。按医嘱给予静脉补液、止血药、脱水药、吸氧、化疗药等，严格控制补液速度和总量，严防颅内压增高。③采取必要的护理措施，预防患者发生跌倒、咬伤、吸入性肺炎、角膜炎、褥疮等。④对昏迷、偏瘫者，按相应的护理常规实施护理。⑤正确留取样本，做好 hCG 测定、腰穿、CT 等项目的检查配合。

（三）健康教育

为患者提供高蛋白、富含维生素、易消化的饮食，鼓励患者进食，以增强机体的抵抗力。注意休息，有转移病灶出现时应卧床休息，待病情缓解后再适当活动。注意保持外阴清洁，以防感染。

（四）随访指导

治疗结束后应严密随访。出院 3 个月后随访 1 次，然后每 6 个月随访 1 次至 3 年，此后每年随访 1 次直至 5 年。随访内容同葡萄胎。随访期间严格避孕，化疗结束 12 个月以后方可再次妊娠。

【结果评价】

1．住院期间患者能获得有关化疗的自我护理知识、技能，并表现出积极的行为。

2．患者能安心住院，正视现实，配合治疗过程。

3．患者在出院前能复述出院后康复计划和随访过程。

第三节　化疗患者的护理

化疗即化学药物治疗，在妇科恶性肿瘤的治疗中功效肯定。滋养细胞疾病是所有肿瘤中对化疗最敏感的一种，因此化疗是治疗滋养细胞疾病的首选方法。近年来，随着化疗的方法学和药物学的快速进展，滋养细胞肿瘤患者的病死率大幅下降。

【化疗药物概述】

（一）化疗药物的作用机制

①影响脱氧核糖核酸（DNA）的合成；②直接干扰核糖核酸（RNA）的复制；③干扰转录，抑制信使核糖核酸（mRNA）的合成；④阻碍纺锤丝的形成；⑤阻止或干扰蛋白质合成。

（二）常用的化疗药物种类及给药途径

1．烷化剂　是细胞周期非特异性药物，临床上常用邻脂苯芥（抗瘤新芥）和硝卡芥（消瘤芥），其主要副作用是骨髓抑制及白细胞下降，一般经静脉给药。

2．抗代谢药物　属细胞周期特异性药物，常用的有甲氨蝶呤和氟尿嘧啶。甲氨蝶呤为抗叶酸类药物，可以口服、肌内注射及静脉注射。氟尿嘧啶口服不吸收，需静脉给药。

3．抗肿瘤抗生素　属细胞周期非特异药物，常用的有放线菌素 D（更生霉素）。

4．抗肿瘤植物药　包括长春碱和长春新碱，属于细胞周期特异性药物，一般经静脉给药。

（三）化疗药物常见毒性反应及副作用

1．骨髓抑制　多数化疗药物在化疗 7～14 日骨髓抑制最强，主要表现为外周血白细胞和血小板计数减少，停药后可自然恢复。

2．消化道损害　最常见的表现是恶心、呕吐，多数在服药后 2～3 天开始，5～6 天后达高峰，停药后逐渐好转。呕吐严重者可出现低钠、低钾或低钙血症，引起腹胀、乏力、精神淡漠及痉挛等症状。患者还可以出现腹泻、便秘，甚至溃疡，口腔溃疡多见，多在用药后 7～8 日出现，一般停药后自然消失。

3．神经系统症状　长春新碱对神经系统有毒性作用，主要表现为指（趾）端麻木、复视等。

4．药物中毒性肝炎　主要表现为用药后肝转氨酶升高，偶见黄疸，一般在停药后逐渐恢复正常，但未恢复时不能继续用药。

5．泌尿系统损伤　环磷酰胺对膀胱有损害，顺铂、甲氨蝶呤等对肾有一定的毒性，因此肾功能正常者才能应用。

6．皮肤损害和脱发　皮疹常见于应用甲氨蝶呤后，严重者可引起剥脱性皮炎。脱发常见于应用放线菌素 D 后，一个疗程即可出现全脱，但停药后可生长。

随堂测 15-3

【护理评估】

（一）健康史

采集患者肿瘤疾病病史、发病时间、治疗方法及效果。了解化疗方案及目前的健康状况。收集患者用药史，如化疗史、药物过敏史、药物不良反应及应对情况等。询问造血系统、肝病、消化系统及肾病史，了解疾病的治疗经过及病程。

（二）身体状况

测量体温、脉搏、呼吸、血压；了解患者的意识状态、发育、营养、面容及表情等一般情况；观察患者皮肤、黏膜、淋巴结有无异常；了解肿瘤的症状和体征；了解患者的生活状态，包括饮食、嗜好、睡眠、排泄状态及自理程度等；了解患者的每日进食情况；了解本次化疗的副作用等。

（三）辅助检查

测量血常规、尿常规、肝功能、肾功能等，化疗前如果有异常，暂缓治疗。观察血常规的变化趋势（每日或隔日 1 次），为用药提供依据。白细胞低于 4.0×10^9/L，血小板低于 5.0×10^9/L 者不能用药。用药过程中，如白细胞低于 3.0×10^9/L，需考虑停药。用药后 1 周继续监测各项化验指标，如果出现异常，及时处理。

（四）心理社会状况

滋养细胞肿瘤患者化疗过程中会出现脱发、恶心、呕吐、色素沉着等严重副反应，患者往往表现出焦虑、烦躁等情绪（尤其是有化疗经历者），因此应了解患者内心的感受。

【主要护理诊断／问题】

1．营养失调：低于机体需要量　与化疗所致的消化道反应有关。

2．体液不足　与化疗所致恶心、呕吐有关。

3．自我形象紊乱　与化疗所致的脱发有关。

4．有感染的危险　与化疗引起的白细胞数量减少有关。

【预期目标】

1．能满足患者身体的营养需求。

2．患者能够接受自身形象的改变。

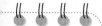

3．患者未出现体液不足和感染症状。

【护理措施】

（一）心理护理

建立良好的护患关系，取得患者的信任；向患者及家属介绍该病的治愈率，增强患者战胜疾病的信心。倾听患者诉说恐惧、疼痛及不适的感受，鼓励患者克服化疗的不良反应，提供可利用的支持系统，帮助患者克服因不良反应造成的心理危机。教会患者及家属观察及识别化疗的一些毒性反应、副作用以及预防措施，使患者及家属能够主动配合化疗。

（二）用药护理

化疗药物使用过程中需要注意给药方法和途径，以及药物的毒性反应及副作用。

1．一般护理

（1）准确测量体重：每个疗程用药前及用药中各测量 1 次，根据体重正确计算和调整化疗药物剂量。测量体重的方法：清晨空腹，排空大小便后，减去衣服后所测的重量。

（2）正确给药：严格三查八对，正确溶解、稀释药物，现配现用，常温下放置时间一般不超过 1 小时。联合用药时，应根据药物的性质排出先后顺序。放线菌素 D、顺铂等需避光保存的药物，使用时需要用避光罩或黑布包好，并使用避光输液器静脉输注。

（3）合理使用、保护静脉：为了减少反复穿刺及保护静脉，现一般建议患者使用经外周静脉穿刺的中心静脉导管（PICC）。从外周手臂的贵要静脉、肘正中静脉、头静脉穿刺，导管直接穿入上腔静脉，此通道因血管粗、流速快，可减少药物对血管的刺激。同时导管为硅胶材质，在维护较好的情况下，可以保存 1 年左右时间，基本可以维持至化疗全部结束，减少反复穿刺带来的痛苦。但 PICC 置管存在禁忌证，如已知或怀疑患者对导管所含成分过敏，既往在预定插管部位有静脉炎和静脉血栓形成史、外伤史、血管外科手术史等。

如选用周围静脉注射药物，遵循长期补液保护血管的原则，从远端开始，有计划穿刺。用药前，先注入少量生理盐水，确认针头在静脉中后再注入化疗药物。如发现药物外渗，应重新穿刺，遇到局部刺激性较强的药物，如氮芥、长春新碱、放线菌素 D 外渗，需立即停止滴入并局部冷敷，并用生理盐水或普鲁卡因局部封闭，以防止局部组织坏死、减轻疼痛和肿胀。用药过程遵医嘱调整滴速，以减少对静脉的刺激。

2．药物毒性反应及副反应的护理

（1）消化道反应的护理：采取有效措施减少恶心、呕吐，如为患者创造良好的进餐环境，提供可口的饮食，合理安排用药时间，用药前后给予镇吐药。对不能自行进餐者，给予主动帮助。呕吐严重者静脉补液，防止水、电解质代谢紊乱。保持口腔清洁，做好口腔护理。使用软毛牙刷刷牙，进食前用盐水或呋喃西林溶液漱口。对于有口腔溃疡者，给予温凉的流食或软食，避免刺激性食物，鼓励患者多饮水和进食。对于溃疡严重者，进食前 15 分钟给予丁卡因溶液涂敷溃疡面，进食后漱口，并用甲紫、锡类散等局部涂抹。

（2）骨髓抑制的护理：观察有无牙龈出血、皮下淤血或阴道活动性出血倾向，定期测定白细胞计数和血小板计数，如白细胞计数低于 $1.0 \times 10^9/L$，应进行保护性隔离，谢绝探视，按医嘱应用抗生素，输入新鲜血或白细胞浓缩液、血小板浓缩液等。

（3）其他系统损害的护理：测量体温，判断有无感染；观察有无肝损害的表现，如上腹部疼痛、恶心、腹泻；腹痛、腹泻者应收集粪便标本，并观察排便次数及性状；观察有无尿频、尿急、尿痛等膀胱炎的症状；观察有无肢体麻木、肌肉软弱、偏瘫等神经系统反应；观察有无皮疹、脱发等。如发现异常，及时报告医师。

【结果评价】

1．患者能坚持进食，保证摄入量，未发生水、电解质代谢紊乱。

2．患者血管未发生意外损害。

3．患者接受自己形象的改变。

4．患者住院期间未发生感染。

小　结

葡萄胎是妊娠后胎盘绒毛滋养细胞增生、间质水肿形成的水泡状胎快，分为完全性葡萄胎和部分性葡萄胎。完全性葡萄胎主要的临床表现为停经后不规则阴道出血，子宫异常增大、变软，腹痛，妊娠剧吐及卵巢黄素化囊肿等。一经确诊，应立即清宫。护士应配合清宫，严密观察患者病情，做好健康宣传教育及随访指导。妊娠滋养细胞肿瘤包括侵蚀性葡萄胎和绒毛膜癌。无转移的妊娠滋养细胞肿瘤表现为葡萄胎清宫术后阴道出血、子宫复旧不全或不均匀增大、卵巢黄素化囊肿、腹痛等。滋养细胞肿瘤还可经过血行转移引起相应的转移灶表现，最常见的是肺转移。化疗是主要的治疗方法。护理的重点是心理护理和化疗药物毒性反应及副作用的护理。

思考题

1．请概括葡萄胎患者清宫术后随访内容。

2．简述滋养细胞肿瘤阴道转移患者的护理。

3．某患者，女性，35岁，葡萄胎清宫术后10个月，出现不规则阴道出血10日，伴咳嗽、咯血，头痛7天，出现突然头晕，跌倒1次。X线检查可见直径3 cm的棉球状阴影，确诊为绒毛膜癌。该患者化疗过程中主要的药物副作用有哪些？应如何对患者进行护理？

（伊焕英）

腹部手术患者的护理

第十六章

导学目标

通过本章内容的学习，学生应能够：

◆ **基本目标**

1. 复述妇科腹部手术常见种类、适应证。

2. 解释妇科腹部手术患者常见的术后并发症及护理措施。

3. 列举子宫肌瘤、子宫内膜异位症与子宫腺肌病、宫颈癌、子宫内膜癌、卵巢肿瘤患者的临床表现及处理原则。

4. 解释妇科腹部手术患者的护理评估、护理诊断和护理措施，以及女性生殖器官肿瘤的早期发现、早期诊断、早期治疗的方法和重要性。

◆ **发展目标**

运用护理程序对妇科腹部手术患者进行整体护理。

◆ **思政目标**

在大健康理念背景下，强调妇女保健工作的重要性，提升学生职业认同感。

第一节　腹部手术患者的一般护理

腹部手术是妇科疾病的重要治疗手段，尤其是对恶性肿瘤患者。但手术也具有高风险性，手术既是治疗过程，也是创伤过程。要保证手术的顺利进行和患者术后的如期康复，则需要充分的术前准备和术后的精心护理，确保患者以最佳身心状态经历术前、术中及术后全部治疗过程。

【妇科腹部手术种类】

按疾病缓急程度，可分为择期手术、限期手术和急诊手术。按手术范围，分为附件切除术、子宫肌瘤切除术、子宫次全切除术、子宫全切术、全子宫加附件切除术、子宫根治术、肿瘤细胞减灭术、输卵管再通术等；按手术的目的，可分为诊断性手术、治疗性手术、姑息性手术等；按手术方式，分为开腹手术和腹腔镜手术。

【手术适应证】

子宫本身及附件病变需手术治疗者，或因附件病变需切除子宫者，性质不明的盆腔肿物，诊断不清的急腹症。

【手术前准备】

（一）心理护理

当确定手术后，患者会出现焦虑、紧张等情绪，担心手术引起疼痛或手术出现意外，需切除子宫的患者担心切除子宫会引起早衰、影响夫妻关系等。针对这些情况，护士应充分利用术前健康指导的机会与患者进行沟通，用通俗易懂的语言为患者提供相关的医学信息，耐心解答患者的疑问，提供有关的资料等，使患者在术前做好充分的思想准备，以积极的态度和轻松的心情配合手术，顺利度过手术期。部分患者会因为丧失生育功能而产生失落感，护士应协助患者度过哀伤过程。

科研小提示

中西医结合治疗越来越合理、安全、规范，受到人们关注。妇科围手术期的中西医结合整合优化治疗措施也相应走入大众视野，中医与西医相结合，促进妇科术后患者快速康复。

来源：师伟，刘金星，张师前．妇科围手术期加速康复的中西医治疗专家共识［J］．山东中医杂志，2021，40（6）：543-551．

（二）术前指导

1. 提供疾病相关知识　根据患者及家属的年龄、不同文化层次，耐心讲解疾病的相关知识、相应的治疗措施及效果，术前使患者了解到子宫全切后不再有月经来潮，卵巢切除的患者会出现停经、潮热、阴道分泌物减少等症状。切除单侧卵巢不会对女性激素的分泌产生过大影响，但会因术中卵巢血运受到影响，暂时性引起性激素水平波动，出现月经不调。

2. 围手术期知识　加强术前至术后整个治疗期间患者的身心护理，通过全面评估，充分做好术前准备，让患者了解手术的重要性及必要性、术前准备的内容及时间、可能存在的不适及应对措施，使其主动配合各项检查和术前准备。讲解手术的程序、麻醉的方式、手术者的资质、手术成功的病例，减轻患者对手术的恐惧。

3. 指导患者术前训练　指导患者学会深呼吸、有效咳嗽及咳痰的方法，防止坠积性肺炎，指导患者床上翻身及早期下床活动的技巧，并让患者知晓术后尽早下床活动的意义，避免下肢静脉血栓形成。

4. 纠正患者的身心状况　积极治疗贫血、支气管炎等内科合并症。尤其对于老年患者，各重要脏器趋于老化，修复能力降低，耐受性差。术前需全面、详尽地评估，进行充分的术前准备，为手术创造条件。

【手术前一日护理】

妇科手术准备内容与外科腹部手术基本相同，妇产科患者有其特殊的特点。因此，要求护士提供专业性的指导，使患者术前保持良好的身心状态。

（一）全身准备

认真核对患者身份、生命体征、药物敏感试验结果、交叉配血情况等；必要时应与血库取得联系，保证手术中血源供给；全面检查各项辅助检查和实验室检查报告，如发现异常，及时与医师联系。

（二）皮肤准备

患者于术前1日完成沐浴等个人卫生后，进行手术区域皮肤的清洁与准备。当毛发过长影响手术或切口愈合时，需要进行手术区剃毛备皮，其范围是上自剑突下、下至两大腿上1/3处及外阴部、两侧至腋中线。腹部手术及腹腔镜手术尤其应注意脐部的清洁，备皮时需要注意遮

随堂测 16-1

挡和保暖，动作轻柔，尽可能使用无损伤性备皮刀，时间尽量安排在临手术时，以免备皮过程中产生新的创面，增加感染机会。

（三）胃肠道准备

传统的术前肠道准备包括机械性肠道准备和口服抗菌药物清除肠道细菌。2015年加速康复外科（enhanced recovery after surgery，ERAS）指南指出，妇科手术患者术前不常规灌肠或口服泻药，术前6小时禁食固体饮食，术前2小时禁饮，但需根据疾病程度及手术需要决定是否进行清洁灌肠。

（四）阴道准备

正常情况下阴道不是无菌环境，为防止术后感染，应在术前1～3日开始阴道准备，一般进行阴道冲洗或擦洗。子宫全切术须做阴道冲洗，必要时阴道穹涂甲紫标记。

（五）休息与睡眠

为缓解患者的焦虑程度，并保证其获得充足的睡眠，在完成手术前准备后，遵医嘱可给予患者适量镇静药。

知识链接

国际 ERAS 协会妇科／妇科肿瘤围手术期指南 2019 年更新解读

加速康复外科是一种全球的外科治疗改进倡议，以实现临床结局改善及医疗成本获益。ERAS 的本质是通过基于循证医学证据的一系列围手术期优化处理，使患者达到快速康复的目的。与2016年版指南相比，2019年新指南的更新主要体现在：对建议内容进行重组、证据等级及推荐强度变化，增加了一些建议。2019年版指南共有21项具体建议。其中术前预肠道准备、术前禁食和糖类治疗的更新内容如下。

术前预肠道准备：妇科微创手术前不应常规进行肠道准备。在妇科／妇科肿瘤的开腹手术前，尤其在建立了 ERAS 路径时，同样不鼓励进行肠道准备，术前肠道准备应限制在计划行结肠切除的患者中。在这种情况下，应考虑单独使用口服抗生素或与机械性肠道准备相结合。

术前禁食和糖类治疗：应鼓励患者在麻醉开始前6小时进食便食，麻醉开始前2小时饮用包括糖类在内的清流食。对于存在胃排空障碍的患者，应在术前夜或术前8小时禁食。

来源：欧阳振波，尹倩，吴嘉雯. 国际 ERAS 协会妇科／妇科肿瘤围手术期指南2019年更新解读 [J]. 现代妇产科进展，2020，29（3）：226-229.

【手术当日护理】

1. 手术日晨，护士应关注患者的生命体征，包括体温、血压、脉搏、呼吸等，询问患者的自我感受。一旦患者发现月经来潮，或表现为过度恐惧或忧郁，需及时告知医师。非急诊手术应协商重新确定手术时间。

2. 术前嘱患者取下可活动的义齿、发夹、首饰及贵重物品，交家属保管，戴手术帽，以防更换体位时弄乱头发或被呕吐物污染。

3. 术前遵医嘱留置导尿，手术前留置导尿有助于监测术中尿量并指导补液治疗，下腹部及盆腔手术中还可减少胀大的膀胱对手术视野暴露的影响，同时可降低术后腹壁切口张力并减少术后尿潴留发生率，因此留置导尿是外科（尤其是腹部外科）术前准备的常规措施之一。近年来，逐渐实行在手术室待实施麻醉后留置导尿，此时患者全身放松、无痛苦，且便于操作。

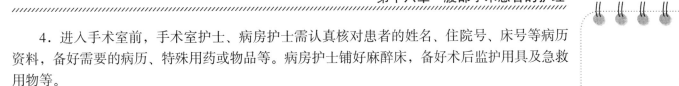

4．进入手术室前，手术室护士、病房护士需认真核对患者的姓名、住院号、床号等病历资料，备好需要的病历、特殊用药或物品等。病房护士铺好麻醉床，备好术后监护用具及急救用物等。

【手术后护理】

术后护理恰当与否直接关系到手术的效果、机体的康复，在术后观察、护理过程中，如发现任何病情变化，都应及时与医师联系，以便及时采取相应的措施。

（一）护理评估

1．术中情况　了解手术方式和麻醉类型，手术过程是否顺利，术中出血、输血、补液量以及留置引流管的情况等，以判断手术创伤对机体的影响。

2．身体状况　可从以下几点进行评估。

（1）生命体征：评估患者回到病室的神志、体温、脉搏、呼吸、血压。

（2）切口状况：了解切口部位及敷料情况，有无渗血、渗液。

（3）引流管：了解引流管的种类、数量、位置及作用，引流管是否通畅，引流液的量、性状、颜色等。

（4）肢体功能：了解术后肢体感知恢复情况及四肢活动度。

（5）体液平衡：术后评估患者的尿量、各种引流量、失血量及术后补液量和种类等。

（6）不适及并发症：了解有无切口疼痛、恶心、呕吐、腹胀、尿潴留等术后不适，评估不适的种类和程度。评估有无术后出血、感染、切口裂开、深静脉血栓形成等并发症及危险因素。

3．相关辅助检查　遵医嘱术后复查血常规、生化、电解质、凝血功能等辅助化验，尤其应注意白细胞、血红蛋白及电解质的变化。

4．心理社会状况　评估术后患者及家属对手术的认识和看法，了解患者术后的心理感受，进一步评估有无引起术后心理变化的原因：担心不良的病理学检查结果、预后差或危及生命；如手术致正常生理结构和功能改变时，担心手术对今后生活、工作及社会交往带来不利影响；术后出现切口疼痛等各种不适；身体恢复缓慢，出现并发症；担心住院费用昂贵，经济能力难以维持后续治疗。

（二）护理措施

1．安置患者　与麻醉师和手术室护士做好床边交班，并详尽记录观察资料；搬运患者时动作轻稳，注意保护头部、手术部位、引流管和输液管道；正确连接各引流装置；检查输液是否通畅；注意保暖，嘱患者及家属避免贴身放置热水袋，以免烫伤。

2．术后体位　根据手术及麻醉方式安置患者术后体位。

3．观察生命体征　术后每1小时观察1次血压、脉搏、呼吸及血氧情况并记录，患者术后1～3日体温稍升高，但一般不超过38℃，称为外科手术热，此为术后正常反应。如术后持续高热，或体温正常后再次升高，则提示可能有感染存在。

4．管道管理　是医疗护理的重要项目，其维护质量直接影响患者的治疗和康复，影响患者的医疗安全。国内外多项ERAS指南与共识均建议不常规放置胃管、导尿管和手术区预防性引流，减少不必要的置管或早期拔除。

（1）导尿管的护理：需保持导尿管通畅，观察尿量及性质，一般建议术后24小时内拔除导尿管，必要时根据医嘱确定留置时间。若为宫颈癌根治术加盆腔淋巴结清扫术患者，术后导尿管需保留7～14日，期间可指导患者做盆底肌锻炼，防止尿潴留的发生。

（2）引流管的护理：①部分术后患者需要在盆腔或腹腔留置引流管，引流管可以经阴道或经腹部放置，术后需采取有效固定方法（如"三叉型""工字型""高举平台法"固定法）进行固定，防止牵拉滑脱。②保持引流通畅，定期挤压管道，避免管道折叠、受压、扭曲。如连

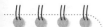

接负压吸引装置，正确连接管道，保持安全、有效的负压。③严密观察引流液的颜色、量、性状，尽量向引流侧卧位。一般24小时内引流液不超过200 ml，性状应为淡血性或浆液性，引流量逐渐减少，根据引流量，一般术后2～3日拔除引流管，如留置时间较长，则根据引流袋使用时间进行更换，一般普通引流袋建议更换频率为7天。④保持引流口皮肤清洁、敷料干燥，如有渗出，及时更换并估计渗出量，保护局部皮肤。

5. 疼痛护理 患者在麻醉作用消失后会感到切口疼痛，通常手术后24小时内最为明显。持续而剧烈的疼痛会使患者产生焦虑、不安、失眠、食欲缺乏，甚至保持被动体位，拒绝翻身、检查和护理。疼痛评估是疼痛管理的重要环节，根据患者情况，选择合适的疼痛评估工具，了解疼痛的部位、性质和程度，鼓励患者表达疼痛的感受，遵医嘱使用镇痛药充分止痛。如果采用自控镇痛泵，则根据患者的痛感调节泵速，以保证患者舒适并得到充分休息。镇痛药的使用应在术后48小时后逐渐减少。

6. 术后活动 ERAS指南提出早期活动的理念。早期活动是指协助术后患者在可能的情况下尽早下床，做一些轻微的活动（如坐、站、走）的一种护理技术。广义上讲，手术后患者麻醉恢复、肌力恢复、生命体征稳定、切口没有出血和严重疼痛，与主管医师确认，排除活动禁忌证，即可实施早期活动。在此基础上，需了解患者对活动的接受程度、心理状态，结合心功能、年龄等综合判断活动程度，以循序渐进的原则，从床上坐、床沿坐到深呼吸在床旁站立，可稍走动，情况良好者逐步增加活动范围和时间。

7. 有效咳嗽 术后有咳嗽者可取坐位，也可平躺，先深吸一口气，然后屏气，继而用力咳出，在咳嗽前双手紧紧按住切口，也可借助护士或家属的双手自外侧向内按压腹部，以保护切口免于震荡。如果感到有痰咳不出，嘱患者多饮水。叩背是协助排痰的好办法，即手呈碗状叩背部，从下到上，从外到内，然后照上法咳出痰液。

8. 术后常见并发症的护理 手术后主要的护理目标是预防并发症。无论手术大小，都有发生术后并发症的危险。术后并发症可直接发生在切口，也可以在手术位置周围的器官，或远离手术的部位或体腔内。并发症可能在手术后立即发生，或迟些时间发生，为了预防术后并发症，护士必须熟知常见并发症的临床表现。

（1）腹胀：术后腹胀多因术中肠管受到激惹使肠蠕动减弱所致。患者术后呻吟、抽泣、憋气等可咽入大量不易被肠黏膜吸收的气体加重腹胀，通常术后24～48小时恢复正常肠蠕动，一经排气，腹胀即可缓解。如果术后48小时肠蠕动仍未恢复正常，应排除麻痹性肠梗阻、机械性肠梗阻的可能。刺激肠蠕动、缓解腹胀的措施很多，如床上活动、热敷下腹部、针刺足三里、肛管排气或按医嘱皮下或肌内注射新斯的明等。术后早期下床活动可改善胃肠功能，预防或减轻腹胀；如因炎症或缺钾引起，则分别给予抗生素或补钾。

（2）尿潴留：是盆腔内和经阴道手术后常见的并发症之一，也是发生膀胱感染的重要原因之一。患者一般在拔管后4～8小时内可自行排尿，注意记录尿量和排尿时间。术后留置导尿的机械性刺激或因麻醉性镇痛药的使用降低了膀胱膨胀感等，也是尿潴留的主要原因。为了防止尿潴留的发生，根据患者的具体情况，可采取不同措施，如术后鼓励患者下床排尿，适量增加液体入量，通过听流水声等方法帮助患者建立排尿反射。术后通过盆底肌锻炼，加强控尿能力。如上述措施无效，膀胱残余尿测定超过100 ml时，应导尿，一次性导尿量不超过1000 ml，以免患者因腹压骤然降低导致虚脱。如果出现尿频、尿痛，并发高热等症状，应按照医嘱测尿常规，确定是否有泌尿道感染。

（3）深静脉血栓形成（deep venous thrombosis）：多见于下肢。起初患者常感腓肠肌疼痛和紧束，或腹股沟区出现疼痛和压痛，继而出现下肢凹陷性水肿，沿静脉走行有触痛，可扪及条索变硬的静脉。一旦血栓脱落，可引起肺动脉栓塞，导致死亡。护士应通过改良Caprini评估量表（表16-1）评分，于术前、术后进行深静脉血栓形成风险评估，继而判断患者的风险等级。其中，0 分风险等级为极低危；1～2 分为低危；3～4 分为中危；≥5 分为高危。

表16-1 改良Caprini评估量表

1分	2分	3分
41～60 岁	61～74 岁	年龄 ≥ 75 岁
小手术	关节镜手术	深静脉血栓形成病史
BMI > 25 kg/m²	大的开放手术（手术时间 > 45 分钟）	深静脉血栓形成家族史
腿肿胀	腹腔镜手术（手术时间 > 45 分钟）	因子 V Leiden（FVL）突变
静脉曲张	恶性肿瘤	凝血酶原 G20210A 突变
妊娠或产后	卧病在床 > 72 小时	狼疮抗凝物阳性
有不明原因或习惯性流产史	石膏固定	抗心磷脂抗体阳性
口服避孕药或激素替代疗法	中心静脉通道	血清同型半胱氨酸升高
脓毒症（1 个月内）		肝素诱导的血小板减少症
严重肺病，包括肺炎（1 个月内）		其他的先天性或获得性血栓疾病
肺功能异常	**5分**	
急性心肌梗死	卒中（1 个月内）	
充血性心力衰竭（1 个月内）	择期关节置换术	
肠道炎性疾病史	髋、骨盆或腿骨折	
需卧床休息的内科患者	急性脊髓损伤（1 个月内）	

护士应鼓励患者术后早期下床活动，卧床期间进行肢体的主动和被动运动，按摩下肢比目鱼肌和腓肠肌，促进血液循环。术前根据深静脉血栓形成评分遵医嘱穿弹力袜以促进下肢静脉回流，指导恢复正常体力活动。一旦出现下肢静脉血栓，严禁局部按摩，以防血栓脱落。抬高患肢、制动，遵医嘱使用抗凝血药进行治疗。

（4）切口血肿、感染、裂开：切口渗血多，或压痛明显、肿胀、检查有波动感，应考虑为切口血肿。血肿极易感染，常为切口感染的重要原因。如遇到异常情况，护士应及时报告医师，协助处理。少数患者，尤其年老、体弱或过度肥胖者，可出现切口裂开的严重并发症。

9. 阴道分泌物观察 子宫全切术后患者阴道残端有切口，应注意观察阴道分泌物的性质、量、颜色，以便判断阴道残端切口的愈合情况。由于受阴道残端缝线反应的影响，术后 1 周有少许浆液性阴道分泌物属正常现象。

10. 饮食护理 ERAS 指南提出，直肠或盆腔手术患者，一般待患者清醒，术后 4 小时即可鼓励进食；术后观察肠蠕动恢复情况、肛门排气情况，待肠道功能恢复，体格检查无腹胀，可由免糖、免奶、半流食改为普食。禁食期间，应协助患者做好口腔护理，保持口腔卫生。

11. 心理护理 加强巡视，建立相互信任的护患关系，鼓励患者说出自身想法，明确其所处的心理状态，给予适当的解释和安慰，满足其合理要求，提供有关术后康复、疾病方面的知识，帮助患者缓解术后不适。帮助患者建立对疾病康复的信心，告知其配合治疗与护理的要点；鼓励患者加强生活自理能力，指导患者正确面对疾病及预后。

【健康指导】

缩短住院时间、尽早出院已成为一种趋势。患者出院前，应给予必要的健康指导，指导内容应包括自我照顾技巧、生活形态改变后的适应、环境调整及追踪照顾的明确指导。为了保证效果，可以列出具体内容的细目单，例如子宫切除术患者的出院前健康指导主要包括以下内容：

1. 指导术后患者执行腹部肌肉增强运动，以加强因手术而影响的肌肉力量。

2. 术后 3 个月内避免提举重物，防止正在愈合的腹部肌肉用力，并应逐渐加强腹部肌肉的力量。

3. 避免从事会增加盆腔充血的活动，如跳舞、久站，因盆腔组织的愈合需要良好的血液循环。

4. 未经医师同意，避免阴道冲洗和性生活，否则会影响阴道切口愈合并引起感染。

5. 如出现阴道出血、异常分泌物，应及时报告医师。按医嘱规定时间进行复查。

【急诊手术患者的护理要点】

遇到急诊手术患者，要求护士动作敏捷，在最短的时间内重点、简明扼要地了解病史，问清医师准备实施的手术类型，与医师密切配合，有条不紊地完成工作。

1. 提供安全的环境　在患者对自己病情一无所知的情况下，护士通过自己娴熟的技术，使患者确信自己处于被救治中。配合医师向家属耐心解释病情，解答问题，告知相关注意事项，并让家属了解目前正在进行的术前准备工作。在条件许可的情况下，允许家属陪伴，尽量消除患者初到新环境的孤独感。

2. 迅速完成术前准备　急诊患者通常病情危重，处于极度痛苦、衰竭，甚至休克状态。患者入院后，护士立即观察病情，记录体温、血压、脉搏、呼吸等生命体征。遇到失血性休克患者，术前准备力求快捷，快速建立静脉通道，备皮、备血；如患者病情允许，手术前需禁食 4～6 小时。

3. 在手术准备过程中，应注重提供心理支持，让患者在救治过程中有心理安全感。医护人员要以熟练的专业技术在最短的时间内完成腹部手术准备，并取得患者和家属的信任，使患者确信自己在接受最佳的救治、医护人员具备相当多的经验、病痛可以得到一定的缓解，并积极配合治疗。

第二节　子宫肌瘤

子宫肌瘤（myoma of uterus）是女性生殖器官中最常见的良性肿瘤，多见于育龄妇女。30 岁以上的妇女约 20% 患有子宫肌瘤，但因患者多无或少有临床症状，所以临床报道的子宫肌瘤发病率远低于实际发病率。

【疾病相关因素与发病机制】

本病确切的病因尚不清楚，一般认为其发生和生长可能与女性性激素长期刺激有关。雌激素能使子宫肌细胞增生、肥大，肌层变厚，子宫增大；雌激素还通过子宫肌组织内的雌激素受体起作用。近年来发现，孕激素也可以刺激子宫肌瘤细胞核分裂，促进肌瘤生长。分子生物学研究结果提示，子宫肌瘤由单克隆平滑肌细胞增殖而成，多发性子宫肌瘤则由不同克隆细胞形成。此外，子宫肌瘤的发病也可能与种族和遗传有关。由于卵巢功能、激素代谢均受高级神经中枢的调节控制，故也有人认为神经中枢活动对子宫肌瘤的发病也可能起作用。

【子宫肌瘤分类】

子宫肌瘤常为多发性，按肌瘤生长部位，分为子宫体肌瘤（占 92%）和子宫颈肌瘤（占 8%）。根据肌瘤与子宫肌层的关系分为 3 类（图 16-1）。

（一）浆膜下肌瘤

肌瘤向子宫体表面生长突起，由浆膜层覆盖，为浆膜下肌瘤（subserous myoma）。浆膜下肌瘤将继续向浆膜表面生长，基底部形成细蒂与子宫体相连，成为带蒂的浆膜下肌瘤。

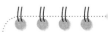

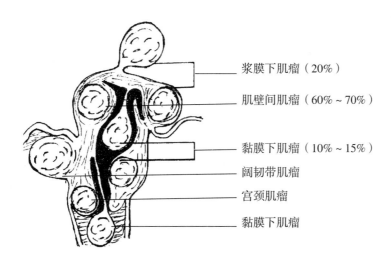

　　浆膜下肌瘤（20%）

　　肌壁间肌瘤（60%～70%）

　　黏膜下肌瘤（10%～15%）

　　阔韧带肌瘤

　　宫颈肌瘤

　　黏膜下肌瘤

图 16-1　各型子宫肌瘤

（二）肌壁间肌瘤

肌壁间肌瘤（intramural myoma）最常见。肌瘤位于子宫肌层内，周围均被肌层包绕。

（三）黏膜下肌瘤

黏膜下肌瘤（submucous myoma）向子宫腔方向突出，表面由黏膜层覆盖。

【肌瘤变性】

肌瘤变性是指肌瘤失去原有的典型结构。常见的变性包括：

（一）玻璃样变

玻璃样变也称为透明变性，最常见。肌瘤剖面漩涡状结构消失，被均匀、透明样物质取代。

（二）囊性变

玻璃样变继续发展，肌细胞坏死、液化，即可发生囊性变。此时子宫肌瘤变软，内部出现大小不等的囊腔，内含清亮液体，或呈胶冻状。

（三）红色变性

红色变性常发生于妊娠期或产褥期，是一种特殊类型的坏死，发生机制不清，可能与肌瘤内小血管退行性变引起血栓和溶血、血红蛋白渗入肌纤维间有关。患者可发生剧烈腹痛，伴恶心、呕吐、发热，白细胞计数升高，检查可发现肌瘤迅速增大，有压痛。

（四）肉瘤样变

肌瘤恶变呈肉瘤非常少见。对于绝经后妇女的肌瘤增大，需要警惕恶变的可能。

（五）钙化

钙化多见于蒂部细小、血供不足的浆膜下肌瘤以及绝经后妇女的肌瘤。

【临床表现】

典型的临床表现为经量过多和继发性贫血。症状的出现与肌瘤生长部位、大小、数目及有无并发症有关。浆膜下肌瘤及肌壁间小肌瘤常无明显的月经改变；肌壁间肌瘤可致子宫腔增大、内膜面积增加、子宫收缩不良或内膜增生过长等，导致月经周期缩短、经期延长、经量增多等。

【处理原则】

根据患者的年龄、症状，肌瘤大小和数目、生长部位及患者对生育功能的要求等情况进行全面分析后选择处理方案。

（一）随访观察

肌瘤小、症状不明显，或已近绝经期的妇女，可每 3～6 个月随访 1 次，若肌瘤明显增大

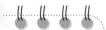

或出现症状，可考虑进一步治疗。

（二）药物治疗

适用于症状不明显或较轻者，尤其近绝经期或全身状况差不能手术者，在排除子宫内膜癌的情况下，可采用药物对症治疗。

（三）手术治疗

手术是目前子宫肌瘤的主要治疗方法。适应证包括月经过多致继发性贫血，药物治疗无效者；严重腹痛、性交痛或慢性腹痛、有蒂肌瘤扭转引起的急性腹痛者；有膀胱、直肠压迫症状者；能确定肌瘤是不孕或反复流产的唯一原因者；肌瘤生长速度较快，怀疑有恶变者。手术可经腹、经阴道或采用宫腔镜及腹腔镜进行。术式有肌瘤切除术，适用于年轻又希望保留生育功能的患者，术前排除子宫及宫颈癌前病变后可考虑保留子宫；子宫切除术适用于肌瘤大、数量多、临床症状明显，或经保守治疗效果不明显且无须保留生育功能的患者。

（四）其他治疗

射频消融术治疗子宫肌瘤是近年来的微创治疗新技术，借助摄像系统及 B 超全程动态观察和引导，射频电流通过射频治疗头介入到子宫肌瘤局部，利用其生物高热效应，使病变局部温度升高，以起到止血、组织凝固、变性坏死等作用，从而达到治疗目的。

【护理评估】

（一）健康史

追溯病史应注意既往月经史、生育史，是否有因子宫肌瘤所致的不孕或自然流产史；评估并记录是否存在长期使用女性性激素的诱发因素；发病后月经变化情况；曾接受的治疗经过、疗效及用药后机体反应。同时，注意收集因子宫肌瘤压迫所伴随其他症状的主诉，并排除因妊娠、内分泌失调及癌症所致的子宫出血。

（二）身心状况

多数患者无明显症状，仅在体检时偶然被发现。症状与肌瘤部位、有无变性相关，与肌瘤大小、数目关系不大。

1. 经量增多及经期延长　是子宫肌瘤最常见的症状，多见于大的肌壁间肌瘤及黏膜下肌瘤，肌瘤使宫腔及子宫内膜面积增大。影响子宫收缩，可有经量增多、经期延长症状。黏膜下肌瘤伴坏死、感染时，可有不规则阴道出血或脓血性排液等。长期经量过多可继发性贫血。

2. 下腹部肿块　肌瘤较小时，在腹部摸不到肿块。当肌瘤逐渐增大时，子宫超过妊娠 3 个月大小时，可于下腹正中扪及肿块，实性、可活动、无压痛。巨大的黏膜下肌瘤脱出阴道外时，患者会因外阴脱出肿物就医。

3. 阴道分泌物增多　肌壁间肌瘤使宫腔面积增大，子宫内膜腺体分泌增加，并伴盆腔充血致阴道分泌物增多；脱出于阴道内的黏膜下肌瘤表面极易感染、坏死，可产生大量脓血性液体及有腐肉样组织排出，伴有恶臭的阴道排液。

4. 压迫症状　子宫前壁下段肌瘤可压迫膀胱引起尿频、尿急；宫颈肌瘤可引起排尿困难、尿潴留；子宫后壁肌瘤可引起下腹坠痛、便秘等症状；阔韧带肌瘤或宫颈巨型肌瘤向侧方发展嵌入盆腔内压迫输尿管，可形成输尿管扩张，甚至发生肾盂积水。

5. 其他　包括腰酸背痛、下腹坠胀，经期加重。浆膜下肌瘤发生蒂扭转时，可出现急性腹痛；肌瘤红色样变时，有急性下腹痛，并伴有发热、恶心；黏膜下肌瘤由宫腔向外排出时，也可引起腹痛；黏膜下和引起宫腔变形的肌壁间肌瘤可引起不孕或流产。

患者得知病情后，可能会担心患有恶性肿瘤，随之可能会出现无助、恐惧、不安等情绪，医护人员需要进行相关知识的讲解、宣传教育，打消患者的担忧及焦虑。

（三）辅助检查

1. 妇科检查　视诊外阴一般无异常，如伴有肌瘤感染，尤其是黏膜下肌瘤脱出于子宫颈口，表面有渗出或溃疡时，可有阴道排液，伴有恶臭味。双合诊检查或三合诊检查发现肌壁间肌瘤或浆膜下肌瘤子宫呈均匀性或不规则增大，表面光滑。多发肌瘤者的子宫表面多凹凸不平，呈不规则增大。带蒂的浆膜下肌瘤可扪及质硬球状物与子宫相连。黏膜下肌瘤患者的子宫多呈均匀性增大。

2．辅助检查 B超是最常用的辅助检查方法，可区分子宫肌瘤与其他盆腔肿块；MRI可准确地判断肌瘤大小、数目和位置；宫腔镜、腹腔镜等内镜检查以及子宫输卵管造影，可协助明确诊断。

【主要护理诊断/问题】

（1）焦虑：与担心肌瘤恶变及手术后生活方式受到影响有关。

（2）知识缺乏：缺乏子宫肌瘤发生、发展和治疗相关的知识。

（3）潜在并发症：贫血。

【预期目标】

1．患者焦虑减轻，情绪稳定。

2．患者获得有关子宫肌瘤的健康保健知识。

3．患者贫血症状得到及时纠正。

【护理措施】

（一）一般护理

保持病室清洁、干净，定时通风换气。注意休息，保持充足睡眠。评估患者对疾病的认知程度，尊重患者，耐心解答患者提出的问题，告知患者和家属子宫肌瘤是妇科最常见的良性肿瘤，使患者消除顾虑，协助患者完善辅助检查，并鼓励患者参与疾病治疗的决策过程。

（二）症状护理

对于子宫肌瘤经量过多致贫血者，应加强营养，改善贫血状态。可补充铁剂，按医嘱给予口服或静脉输注蔗糖铁等，嘱患者进食含铁多的食物，如猪肝、蛋黄。贫血严重者，督促其卧床休息，避免剧烈运动，必要时输血，待血红蛋白符合标准后方可手术；阴道分泌物增多者，嘱患者保持会阴部清洁，定时更换消毒会阴垫。肌瘤较大出现局部压迫症状时，应进行相应的处理：压迫膀胱出现尿潴留时，应给予导尿；压迫肠道出现便秘者，可给予轻泻药软化大便。肌瘤脱出者，应保持局部清洁，防止感染。带蒂的浆膜下肌瘤发生扭转或肌瘤红色变性时，应评估腹痛的程度、部位、性质，有无恶心、呕吐、体温升高征象；需要剖腹探查时，护士应迅速做好急诊手术前准备、术中和术后护理。保持外阴清洁、干燥。

经腹或腹腔镜下行肌瘤切除或子宫切除术的患者按腹部手术患者的一般护理，并注意观察术后阴道出血情况。

（三）射频消融护理

避开月经期，最佳治疗时间为月经干净后3～7日。术前4小时空腹，保持膀胱充盈，为预防或减轻术中疼痛，术前可肌内注射哌替啶50 mg或进行静脉麻醉。患者取截石位，两手放在床两边，术中制动非常重要，防止因体位变动影响手术进行，特别在自凝刀穿刺肌瘤时，嘱患者保持固定体位。充分暴露外阴，臀下垫消毒会阴垫。术中予以心电监护，监测生命体征。

射频治疗后有不同程度的下腹疼痛，告知患者主要是由于肌瘤凝固坏死或液化刺激子宫收缩所致。患者可取半卧位，多数可自行缓解。术后患者有少量阴道出血或血水样分泌物，为正常现象，一般3～5日消失，此时应保持会阴部清洁；若出现脓性分泌物，伴异味，体温持续38.5℃以上，提示可能存在宫腔感染，应给予抗感染治疗。术后严密观察患者的生命体征，如出现腹痛加剧、阴道出血量增多、有腹腔内出血征象，可能有子宫穿孔，需行手术治疗。如出现恶心、呕吐、腹痛、腹胀，下腹压痛、反跳痛，可能有肠穿孔，需禁食，行胃肠减压等。

（四）子宫肌瘤合并妊娠者的护理

子宫肌瘤合并妊娠占子宫肌瘤患者的 0.5%～1%，占妊娠的 0.3%～0.5%。肌瘤小且无症状者常被忽略，因此实际发生率高于报道。黏膜下肌瘤可影响受精卵着床，导致早期流产；较大的肌壁间肌瘤因宫腔变形或内膜供血不足等，可引起流产；肌瘤也可影响胎先露正常下降，导致胎位异常、产道梗阻等情况。子宫肌瘤合并妊娠者应该及时就诊，主动接受并配合医疗指导。子宫肌瘤合并中、晚期妊娠者，需要定期接受孕期检查，多能自然分娩，无须急于干预，但要警惕妊娠期及产褥期肌瘤容易发生红色变性，同时应积极预防产后出血。若肌瘤阻碍胎先露下降或产褥期肌瘤容易发生红色变性，应积极预防产后出血。若肌瘤阻碍胎先露下降或致产程异常发生难产时，应遵医嘱做好剖宫产术的术前准备及术后护理。

（五）心理护理

向患者及家属讲解有关疾病知识，子宫肌瘤属于良性肿瘤，并非恶性肿瘤的先兆，消除其不必要的顾虑，增强康复的信心。

（六）健康教育

1. 腹腔镜手术术后需保持切口和脐孔清洁、干燥，开腹手术保持切口局部清洁，避免感染，如出现流脓、流液症状，及时就医。

2. 如体温升高伴剧烈腹痛，或阴道出血量多如月经，需及时就医。

3. 术后注意休息，劳逸结合，避免重体力劳动 1～3 个月。术后禁性生活 1 个月。术后1 个月常规随访后，根据复查、评估结果确定是否恢复日常活动和性生活。保守治疗患者每3～6 个月随访 1 次，观察子宫肌瘤生长状态，必要时进行手术治疗。

4. 合理饮食，加强营养，多食新鲜蔬菜、水果及高蛋白食物，尽量不吃含雌激素的食物。

随堂测 16-2

【结果评价】

1. 住院期间，患者主动配合各项治疗和护理活动。

2. 患者能叙述子宫全切术后自我保健知识和性生活应对措施。

3. 出院时，患者血液检测结果在正常范围。

第三节　子宫内膜异位症与子宫腺肌病

一、子宫内膜异位症

子宫内膜异位症（endometriosis）简称内异症，是指具有生长功能的子宫内膜组织（腺体和间质）在子宫腔被覆内膜及宫体肌层以外的部位出现、生长、浸润，反复出血，继而引发疼痛、不孕、结节或包块等。异位内膜可侵犯全身任何部位，如脐、膀胱、肾、输尿管、肺、胸膜、乳腺，甚至手臂、大腿等处，但绝大多数侵犯盆腔内，以宫骶韧带、直肠子宫陷凹及卵巢最常见。子宫内膜异位症是生育年龄妇女的多发病、常见病，以 25～45 岁妇女多见，发病率为 10%～15%。子宫内膜异位症病变广泛、形态多样，极具侵袭性和复发性，具有性激素依赖的特点。

【临床表现】

（一）下腹痛和痛经

疼痛是子宫内膜异位症的主要症状之一，典型症状为继发性痛经，进行性加重。疼痛多位于下腹、腰骶及盆腔中部，有时可放射至会阴部、肛门及大腿，常于月经来潮时出现，并持续至整个经期。疼痛严重程度与病灶大小不一定成正比，27%～40% 子宫内膜异位症患者可能无疼痛症状，因此痛经不是子宫内膜异位症必须具备的症状。卵巢子宫内膜异位囊肿破裂时，可发生急腹痛，多发生于经期前后、性交后或其他腹压增加的情况，症状类似输卵管妊娠破裂，但无腹腔内出血。

（二）性交不适

性交不适多见于直肠子宫陷凹有异位病灶或因局部粘连使子宫后倾固定者。性交时碰撞或子宫收缩上提而引起疼痛，一般表现为深部性交痛，月经来潮前性交痛最明显。

（三）月经异常

患者有经量增多、经期延长或月经淋漓不尽或经前期点滴出血，可能与卵巢实质病变、无排卵、黄体功能不足或合并有子宫腺肌病和子宫肌瘤有关。

（四）不孕

子宫内膜异位症患者不孕率高达40%。引起不孕的原因复杂，如盆腔微环境改变影响精卵结合及运送、免疫功能异常导致抗子宫内膜抗体增加而破坏子宫内膜正常代谢及生理功能、卵巢功能异常导致排卵障碍和黄体形成不良。

（五）其他特殊症状

子宫内膜异位症发生于盆腔外任何部位时，均可在局部出现周期性疼痛、出血和肿块，并出现相应症状。膀胱子宫内膜异位症患者在经期常出现尿痛和尿频，但多被痛经症状掩盖而被忽视。当子宫内膜异位症病灶侵犯和（或）压迫输尿管时，引起输尿管狭窄、阻塞，出现腰痛和血尿，甚至形成肾盂积水和继发性肾萎缩；肠道子宫内膜异位症患者可出现腹痛、腹泻、便秘或周期性少量便血，严重者可因肿块压迫肠腔而出现肠梗阻症状；手术瘢痕子宫内膜异位症患者常在行剖宫产术或会阴侧切术后数月至数年出现周期性瘢痕处疼痛和包块，并随时间延长而加剧。

随堂测 16-3

【处理原则】

子宫内膜异位症的治疗原则是减轻和控制疼痛、缩减和去除病灶、治疗和促进生育、预防和减少复发。需根据患者年龄、症状、体征、病变范围以及对生育要求等个性化选择治疗方法。有生育要求的轻度患者明确诊断后先行药物治疗，重度患者行保守性手术即病灶切除术，保留患者生育功能；无生育要求的重症患者可行子宫切除保留卵巢功能的手术，并辅以药物治疗；甚至可行子宫和双附件切除以及病灶清除的根治性手术。

┃ 知识链接

《子宫内膜异位症长期管理中国专家共识》

子宫内膜异位症是育龄期女性常见病、疑难病，常与不孕症密切相关。随着医疗技术的不断进步，医护人员对子宫内膜异位症的病因、发展以及诊治均逐渐有了新的认知。从经典的"经血逆流理论"到"在位内膜决定论"再到"源头治疗"，多种学说之间相辅相成、互为补充；从根治性手术治疗理念转变为"缓解疼痛，改善生育，综合治疗，长期管理"，展现了现代医学对生命、生育乃至个体长期生存质量的重视。同时子宫内膜异位症因本身具备病灶增生、浸润、转移等一系列生物学行为特点，导致其临床表现多样，在诊治方面存在一定的复杂性，因此，需要医护人员在新诊治观念背景的驱动之下，以提升患者生活质量为核心，注重对其进行长期管理。

《子宫内膜异位症长期管理中国专家共识》认为子宫内膜异位症的长期管理原则应为：以患者为中心，以临床问题为导向，分年龄阶段处理，综合治疗。目标为：减轻和消除疼痛、促进和保护生育能力、降低和减少复发、警惕和早期发现恶变，注重提高患者生命质量。

来源：中国医师协会妇产科医师分会子宫内膜异位症专业委员会，中华医学会妇产科学分会子宫内膜异位症协作组. 子宫内膜异位症长期管理中国专家共识 [J]. 中华妇产科杂志，2018，53（12）：836-841.

【护理评估】

（一）健康史

重点了解患者的月经史、孕育史、家族史及手术史，注意收集与发病有关的高危因素。仔细询问有无月经周期、经量的改变，是否有继发性进行性加重的痛经，特别注意痛经的发生、发展与月经和剖宫产术、人工流产、输卵管通液术的关系。评估患者有无盆腔疼痛、疼痛的部位和程度。曾接受的治疗经过、疗效以及用药后的机体反应。

（二）身心状况

早期患者多无特殊症状，通常于体检中发现盆腔包块而就医。临床症状以经量增多和经期延长（40%～50%）以及逐渐加剧的进行性痛经为主要表现。子宫内膜异位症患者腹部检查无明显异常。盆腔检查子宫常后倾，子宫骶韧带、子宫后壁或直肠子宫陷凹可触及质硬的触痛结节，一侧或者双侧附件区可触及与子宫相连的囊性包块。

子宫内膜异位症具有性激素依赖的特点，且病变广泛、形态多样，极具侵袭性和复发性，常伴有不同程度的盆腔疼痛，严重影响患者的日常生活、工作和学习。患者常为如何选择处理方案而显得无助，因接受手术治疗而恐惧不安，或担心疾病复发需接受反复治疗而产生极大的压力，迫切需要咨询指导，医护人员可在诊治过程中讲解疾病相关知识，协助患者应对压力。

（三）辅助检查

1. 影像学检查　超声检查是诊断卵巢异位囊肿和膀胱、直肠子宫内膜异位症的重要方法，可确定异位囊肿位置、大小和形状，其诊断敏感性和特异性均在96%以上。因囊肿回声图像无特异性，不能单纯依靠超声图像确诊。盆腔CT及磁共振成像对盆腔子宫内膜异位症有诊断价值，但费用较高，不作为初选的诊断方法。

2. 血清癌抗原12-5（CA12-5）测定　血清CA12-5水平可能升高，重症患者更为明显，但变化范围很大，多用于重度子宫内膜异位症和疑有深部异位病灶的患者。但CA12-5诊断子宫内膜异位症的敏感性和特异性均较低，不作为独立的诊断依据。血清CA12-5值高低可用于监测异位内膜病变活动情况，治疗有效时降低，复发时又升高。

3. 抗子宫内膜抗体　60%子宫内膜异位症患者血清抗子宫内膜抗体呈阳性。此抗体是子宫内膜异位症的标志抗体，其靶抗原是子宫内膜腺体细胞中的一种孕激素依赖性糖蛋白，特异性为90%～100%。患者血液中检测出该抗体，说明体内有异位内膜刺激及免疫内环境改变，但敏感性不高。

4. 腹腔镜检查　是目前诊断子宫内膜异位症的最佳方法。在腹腔镜下见到大体病理所述典型病灶或可疑病变进行组织检查即可确诊。下列情况应首选腹腔镜检查：①疑为子宫内膜异位症的不孕症患者；②妇科检查及超声检查无阳性发现的慢性腹痛及痛经进行性加重者；③有症状，特别是血清CA12-5水平升高者。

【主要护理诊断/问题】

1. 疼痛　与盆腔内异位的子宫内膜有关。

2. 焦虑　与担心疾病预后有关。

【预期目标】

1. 患者疼痛症状减轻或消失。

2. 患者能叙述缓解焦虑的方法。

【护理措施】

（一）一般护理

向患者解释痛经的原因，指导患者月经期间注意休息，保暖，保持心情愉快。指导患者避免月经期间及月经刚结束时同房，以免将脱落的子宫内膜经输卵管送入盆腔，减少发病因素。

（二）病情观察

注意患者有无疼痛主诉及疼痛的部位和程度，经药物治疗患者应观察用药期间药物的不良反应。

（三）专科护理

1. 药物治疗患者的护理 药物治疗包括对症治疗和激素抑制治疗，目的是减轻疼痛症状、抑制卵巢功能。药物治疗对改善生育状况帮助不大。目前，可用于治疗子宫内膜异位症的药物种类较多，不同药物的治疗剂量、用法、作用及不良反应不同，用药期间的注意事项也有区别。护士需明确患者的具体情况和用药类型，并耐心给予具体的指导，直至确定其掌握。

（1）口服避孕药：可降低垂体促性腺激素水平，抑制排卵，并直接作用于子宫内膜和异位内膜，导致内膜萎缩。长期连续服用可造成类似妊娠的人工闭经，故称假孕疗法。用法为每日 1 片，连续用药 6～9 个月，每次突破出血后增加 1 片，以能维持闭经为止，有效剂量因人而异。可周期性用药，即用药 21 日停药 7 日，连续 6 周。其副作用相对较轻，常见有恶心、乳房胀痛、体重增加、情绪改变和点滴出血等，应警惕血栓形成风险。

（2）孕激素：通过抑制垂体促性腺激素的分泌，造成无周期性的低雌状态，还可与细胞内的孕酮和雄激素受体结合，直接对异位病灶起抗雌作用。连续应用 6 个月。副作用有抑郁、乳房胀痛、水潴留、食欲增加以及体重增加。

（3）达那唑：是一种甾体衍化物，结构上类似雌激素，经胃肠道迅速吸收并迅速代谢，由尿及粪便排泄。用法为月经第 1 日，达那唑 200 mg，每日 2 次。如无反应，可增加剂量，最佳剂量为 600 mg/d，维持 6～9 个月。疗程长短取决于个体的反应和疾病的分期。副作用为卵巢功能抑制及雄激素的同化反应，如多毛、痤疮、皮脂增加、头痛、潮热、性欲减退、体重增加及肝功能损害。

（4）促性腺激素释放激素激动药（GnRH-a）：为下丘脑神经元分泌的 5 种释放激素，即生长激素释放激素（GHRH）、促肾上腺皮质素释放激素（CRF）、生长激素释放抑制激素（SRIF）、促性腺激素释放激素（GnRH）、促甲状腺激素释放激素（TRH），对性腺的正常功能起决定性的作用。主要是通过抑制垂体促性腺激素的分泌，导致卵巢分泌的性激素减少，造成体内低雌激素状态。用法为长效制剂，于月经来潮的第 1 日皮下或肌内注射第一针后，每隔 28 日注射一次，共 3～6 次。副作用主要为垂体 - 卵巢轴功能低下，雌激素水平降低所引起的类似绝经综合征的表现，如潮热、多汗，血管舒缩不稳定、乳房缩小、阴道干燥。

（5）他莫昔芬：是一种非甾体类雌激素受体调节药，具有正常卵巢功能的妇女服用时，与雌激素竞争雌激素受体，降低雌激素的净效应，可刺激孕激素的合成，起到抗雌作用。用法为 10 mg，每日 2～3 次，连续服用 3～6 个月。副作用为潮热、恶心、呕吐、水肿、阴道炎和抑郁等雄激素反应，但反应比达那唑轻。

（6）米非司酮：具有强抗孕激素的作用，还有抗糖皮质激素和抗雄激素作用，与雌激素受体无亲和力。主要作用机制为抗孕激素作用，用药后造成闭经，使病灶萎缩，疼痛缓解。米非司酮副作用轻，疗效好，是一种颇有希望的治疗药物。

2. 手术治疗的护理 子宫内膜异位症患者的手术术前及术后护理参见妇科腹部手术及加速康复外科的理念。

（四）心理护理

子宫内膜异位症患者长期饱受病痛折磨，月经过多及不孕不育，使其表现出心情压抑、焦虑和恐惧感，对治疗缺乏信心。不良的心理会对患者造成很大压力，长时间的心理压力过大会影响患者机体免疫力，医护人员应在接诊时表现出主动、热情、亲切、友善的态度，耐心倾听患者的诉说，取得患者的信任。

（五）健康教育

1. 采用药物治疗或术后需要补充药物的患者，需在门诊定期随访，应告知患者随访的目的、意义和随访时间，取得配合。监测内容包括治疗期间患者的症状变化、月经的改变、有无因雌激素低落而引起的身体改变等情况。如有异常，及时告知医师，以便修正治疗方案。

2. 行子宫全切术者，术后3个月内禁止性生活、盆浴；行单纯卵巢或附件切除者，术后1个月内禁止性生活、盆浴。

3. 出院后按时门诊复查，复查时应避开月经期，了解术后康复情况，并给予妊娠指导、自我保健和健康指导。如出现不适或异常症状，均需及时就诊。

4. 由于子宫内膜异位症病因尚未明确，预防困难。注意以下几点可以起到一定的预防作用：

（1）有先天性生殖道畸形或后天性宫颈粘连等引起经血外流受阻时，应及时治疗，以免潴留的经血逆流入腹腔。

（2）经期一般不做盆腔检查，如有必要，操作时应轻柔，避免重力挤压子宫。

（3）宫颈部手术应在月经干净后3～7日进行，负压吸引术最好不做或少做。

（4）由于妊娠可延缓此病的发生和发展，因此鼓励已适婚龄或婚后痛经的妇女及时婚育。已有子女者，长期服用避孕药抑制排卵，可使子宫内膜萎缩和经量减少，从而减少因经血及内膜碎屑逆流进入腹腔发生子宫内膜异位症的机会。

科研小提示

如何利用"互联网+"构建多学科的信息化健康管理模式值得深思。

来源：查海燕."互联网+"下的信息化健康管理平台在子宫内膜异位症患者中的应用效果［J］. 护理实践与研究，2021，18（2）：261-264.

【结果评价】

1. 患者痛经症状缓解。
2. 患者焦虑症状减轻，能主动配合治疗和护理。

二、子宫腺肌病

子宫腺肌病（adenomyosis）是指子宫肌层内存在子宫内膜腺体和间质，约15%同时合并子宫内膜异位症。在激素的影响下发生出血、肌纤维结缔组织增生，形成弥漫性病变或局限性病变，也可形成子宫腺肌瘤。子宫腺肌病与子宫内膜异位症病因不同，但均受雌激素的调节。

【临床表现】

子宫腺肌病的主要症状是经量过多、经期延长和逐渐加重的进行性痛经，疼痛位于下腹正中，常于经前1周开始，直至月经结束。

【处理原则】

根据疾病的严重程度、患者的年龄和有无生育要求而定。治疗方法主要有期待治疗、药物治疗和手术治疗。目前尚无有效的根治性药物。

知识链接 --

《子宫腺肌病诊治中国专家共识》

子宫腺肌病好发于生育年龄妇女，发病率为 7%～23%，不仅可导致患者的生育力低下，诸如排卵障碍、不孕、流产、早产、死产、胎儿生长受限，还可导致妊娠期母体并发症，如剖宫产率增加、先兆子痫、前置胎盘及胎盘早剥。目前子宫腺肌病的病因不清，尚无良好的临床分型，治疗手段有限，除子宫切除术外，保守性治疗的效果不能令人满意，仍存在诸多争议。中国医师协会妇产科医师分会子宫内膜异位症专业委员会组织全国专家，经过多次讨论，推出了我国首个《子宫腺肌病诊治中国专家共识》，以更好地为广大患者的生殖健康服务。该共识对子宫腺肌病的发病机制、临床表现、分型、诊断、药物治疗、手术治疗、介入治疗、子宫腺肌病与不孕、子宫腺肌病恶变的相关问题以及患者的健康教育等多方面做出指导。

来源：中国医师协会妇产科医师分会子宫内膜异位症专业委员会．子宫腺肌病诊治中国专家共识 [J]．中华妇产科杂志，2020，55（6）：376-383．

【护理评估】

（一）健康史

询问既往月经史、生育史，是否有不孕或刮宫史；曾接受的治疗经过、疗效以及用药后的机体反应。

（二）身心状况

子宫腺肌病常见的症状有：

1．痛经　80% 痛经者为子宫肌层深部病变。

2．月经过多　其发生的原因包括：病变使子宫内膜面积增加；子宫肌层内弥漫性纤维性增生使肌层收缩不良；合并子宫内膜增生症；一般出血与病灶的深度呈正相关，偶也有小病变月经增多者。

患者因痛经逐渐加剧，药物止痛效果日趋减弱，且长期经量过多导致继发性贫血，常伴有倦怠、疲乏、虚弱等症状，致经期前后及整个经期影响日常的工作和学习。对于有生育要求的患者，应帮助其树立治疗信心，告知可选择药物或保守性手术加药物治疗后积极行辅助生殖技术治疗。

（三）辅助检查

1．影像学检查　腹部 B 超与阴道 B 超准确性相近。图像特点为：①子宫均匀性增大，轮廓尚清晰。②子宫内膜线可无改变，或稍有弯曲。③子宫切面回声不均匀，有时可见大小不等的无回声区。

2．MRI　常用 T_2 重影像诊断子宫腺肌病，图像表现为在正常的子宫内膜强回声外，环绕一低强带信号，厚度 > 5 mm 的不均匀的回声带为子宫腺肌病的典型影像。MRI 可以区别子宫肌瘤和子宫腺肌病，并可诊断两者并存。

【主要护理诊断 / 问题】

1．疼痛　与进行性痛经有关。

2．潜在并发症：贫血　与患者经量增多、经期延长有关。

【预期目标】

1．患者疼痛症状减轻或消失。

2．患者贫血症状得到缓解。

【护理措施】

（一）一般护理

对于继发贫血患者，应给予高铁、高蛋白、富含维生素 C、易消化饮食。对于无症状、无生育要求者，可行期待疗法，定期进行复查。

（二）病情观察

主要观察患者有无疼痛主诉以及疼痛的程度。对长期月经过多的患者，观察有无贫血症状。

（三）缓解症状

1. 药物治疗的患者同子宫内膜异位症用药护理。

2. 遵医嘱使用促进子宫收缩的药物，合理使用抗生素，必要时使用止血药。继发贫血的患者遵医嘱服用铁剂，合并严重贫血者遵医嘱输血治疗。

3. 年轻要求保留生育功能者，可以进行病灶切除或子宫楔形切除术，也可合并使用子宫动脉阻断术；无生育要求伴经量增多者，可行子宫内膜去除术；痛经明显者，可以考虑子宫动脉栓塞术；已生育或药物治疗无效者，应行子宫切除术。是否保留卵巢，取决于卵巢有无病变和患者的年龄。

（四）心理护理

为患者讲解痛经及慢性盆腔痛的相关知识，指出子宫腺肌病为良性病变，坚持正规治疗和随访能提高生活质量，使患者消除顾虑，增强信心，配合治疗。

（五）健康教育

采用药物治疗的患者的注意事项同子宫内膜异位症。子宫切除患者禁止性生活及盆浴 3 个月，以防止感染。

【结果评价】

1. 患者疼痛症状改善。

2. 患者贫血症状得到治疗并好转。

第四节　宫　颈　癌

案例 16-1

某患者，女性，45 岁。1 年前出现同房后阴道出血，后不规则阴道出血、流液半年，来我院就诊。入院后妇科检查：宫颈菜花样赘生物，质脆、易出血。经充分评估后，在全身麻醉下行筋膜外子宫全切术 + 盆腔淋巴结切除术。

请回答：

1. 该患者初步的诊断是什么？

2. 如需确诊，还需完善哪些检查？

3. 术后常见的并发症有哪些？

4. 为该患者进行健康教育，内容应包括哪些？

宫颈癌（uterine cervical carcinoma）在发展中国家是最常见的妇科恶性肿瘤，严重威胁女性健康。20 世纪 50 年代以来，由于宫颈癌细胞学筛查的普遍应用，使宫颈癌及癌前病变得以早期发现和治疗，宫颈癌发病率和病死率已明显下降。大部分的宫颈癌是可以预防的。

【疾病相关因素】

宫颈癌的病因同"子宫颈鳞状上皮内病变"，均为高危型人乳头状瘤病毒（human papilloma virus，HPV）的持续感染（最常见的高危型为 HPV-16 和 HPV-18）、多个性伴侣、早年性生活（< 16 岁）、早年分娩、多次分娩以及与高危男子性接触等。另外，免疫力低下、慢性感染、合并其他性传播疾病、吸烟等可成为协同因素。宫颈上皮内病变形成后，随着病变继续发展，癌细胞突破上皮下基底膜并浸润间质，形成宫颈浸润癌。一般从宫颈上皮内病变发展为浸润癌需要 10 ~ 15 年的时间，但约 25% 患者在 5 年内发展为浸润癌。

【临床分期】

按照国际妇产科联盟（International Federation of Gynecology and Obstetrics，FIGO）2018 年修订的临床分期，可分为 I ～ IV 期（表 16-2）。

表16-2　宫颈癌临床分期（FIGO，2018）

期别	肿瘤范围
I 期	癌灶局限于宫颈
I A	镜下浸润癌，浸润深度 < 5 mm
I A1	间质浸润深度 < 3 mm
I A2	间质浸润深度 ≥ 3 mm 且 < 5 mm
I B	肿瘤局限于宫颈，镜下最大浸润深度 ≥ 5 mm
I B1	癌灶浸润深度 ≥ 5 mm，最大径线 < 2 cm
I B2	癌灶最大径线 ≥ 2 cm，< 4 cm
I B3	癌灶最大径线 ≥ 4 cm
II 期	肿瘤超越子宫，但未达阴道下 1/3 或骨盆壁
II A	侵犯上 2/3 阴道，无宫旁浸润
II A1	癌灶最大径线 < 4 cm
II A2	癌灶最大径线 ≥ 4 cm
II B	有宫旁浸润，未达骨盆壁
III 期	肿瘤累及阴道下 1/3 和（或）扩展到骨盆壁和（或）引起肾盂积水或肾无功能和（或）累及盆腔和（或）主动脉旁淋巴结
III A	肿瘤累及阴道下 1/3，没有扩展到骨盆壁
III B	肿瘤扩展到骨盆壁和（或）引起肾盂积水或肾无功能（除非已知由其他原因引起）
III C	不论肿瘤大小和扩散程度，累及盆腔和（或）主动脉旁淋巴结（注明 r 或 p）
III C1	仅累及盆腔淋巴结
III C2	主动脉旁淋巴结转移
IV 期	肿瘤侵犯膀胱黏膜或直肠黏膜（活检证实）和（或）超出真骨盆（泡状水肿不分为IV期）
IV A	侵犯盆腔邻近器官
IV B	远处转移

【转移途径】

宫颈癌转移主要为直接蔓延及淋巴转移，血行转移极少见。

（一）直接蔓延

直接蔓延是最常见的转移途径。癌组织直接侵犯邻近组织，向下波及阴道壁；向上由宫颈管累及宫腔；向两侧可扩散至子宫颈旁及阴道旁组织，甚至延伸至骨壁；晚期向前、后蔓延，可侵犯膀胱或直肠，甚至造成生殖道瘘。

（二）淋巴转移

淋巴转移也是常见的转移途径。癌组织局部浸润后侵入淋巴管形成癌栓，随淋巴液引流到达局部淋巴结，并在淋巴管内扩散。淋巴转移一级组包括宫旁、宫颈旁、闭孔、髂内、髂外、髂总、骶前淋巴结；二级组为腹股沟深淋巴结、腹股沟浅淋巴结、腹主动脉旁淋巴结。

（三）血行转移

血行转移极少见，晚期可转移至肺、肝或骨骼。

随堂测 16-4

【临床表现】

早期患者常无明显症状和体征，多由普查中宫颈细胞学异常而被发现。随期别增加，症状逐渐加重，可出现以下症状：

（一）阴道出血

早期多为接触性出血，即性生活或妇科检查后阴道出血；后期则为不规则阴道出血。出血量与病灶大小、侵及间质内血管情况有关。若侵蚀大血管，可引起大出血。年轻患者也可表现为经期延长、周期缩短、经量增多等；老年患者常诉绝经后不规则阴道出血；宫颈癌合并妊娠者常因阴道出血而就医。一般外生型癌出血较早、量多，内生型癌出血较晚。

（二）阴道排液

多数患者有白色或血性、稀薄如水样或米泔样排液，伴有腥臭味。晚期癌组织坏死继发感染时，出现大量脓性或米泔样恶臭阴道分泌物。

（三）晚期症状

根据癌灶累及范围，出现不同的继发性症状。病变累及盆壁、闭孔神经、腰骶神经等，可出现严重持续性腰骶部或坐骨神经痛；病变侵犯膀胱或直肠，可出现尿频、尿急、便秘等；癌肿压迫或累及输尿管时，可引起输尿管梗阻、肾盂积水及肾衰竭；当盆腔病变广泛时，可因静脉和淋巴回流受阻，导致下肢肿痛。晚期还可有贫血、恶病质等全身衰竭症状。

【处理原则】

根据临床分期、患者年龄、生育要求和全身情况等综合分析，给予个体化的治疗方案。一般采用手术和放疗为主、化疗为辅的综合治疗方案。

1. 手术治疗 主要适用于ⅠA～ⅡA的早期患者，无严重内科及外科合并症。根据病情选择不同的术式，如筋膜外子宫全切术、改良广泛性子宫切除术或广泛性子宫切除术及盆腔淋巴结切除术，必要时行腹主动脉旁淋巴结清扫或取样。对于未生育的年轻患者，可根据病情选择子宫颈锥形切除术或广泛性子宫颈切除术及盆腔淋巴结清扫术。

2. 放射治疗 适用于部分ⅠB2期和ⅡA2期及ⅡB～ⅣA期患者；全身状况不适宜手术的早期患者；宫颈局部病灶较大者术前放疗；手术后病理报告显示存在高危因素需辅助放疗者。

3. 化学药物治疗 主要用于宫颈癌灶＞4 cm的手术前新辅助化疗；与放疗同步化疗，增强放疗的敏感性；不能耐受放疗的晚期或复发转移患者的姑息治疗。采用以铂类为基础的联合化疗，常用的化疗方案有TP方案（紫杉醇＋顺铂）、TC方案（紫杉醇＋卡铂）等。

【护理评估】

宫颈癌有较长的癌前病变阶段，在发生浸润之前几乎都可以治愈。因此，在全面评估的基础上，力争早期发现、早期诊断、早期治疗，是提高患者存活率的关键。

知识链接

根据 2015 年 NCCN 宫颈癌临床实践指南，宫颈癌根治术后病理报告存在以下 3 种高危因素之一：淋巴结阳性、切缘阳性、宫旁浸润，需进行盆腔放疗＋顺铂同期化疗（Ⅰ级证据），其中对阴道切缘阳性者，进行阴道近距离放疗可以增加疗效。对于以上 3 种高危因素均阴性者，根据 Sedlis 标准决定术后是否进行盆腔外放疗（Ⅰ级证据）（表 1）。

表1　Sedlis标准（根治术后淋巴结、切缘和宫旁阴性者）

淋巴脉管间隙浸润	间质浸润	肿瘤大小（取决于临床触诊）
+	深 1/3	任何大小
+	中 1/3	≥ 2 cm
+	浅 1/3	≥ 5 cm
−	中或深 1/3	≥ 4 cm

（一）健康史

行为因素与宫颈癌的发病关系密切，因此在病史中应详细了解患者的婚育史、月经史、性生活史以及与高危男子有无性接触史、有无慢性宫颈炎未治愈的情况。宫颈癌的高危因素包括 HPV 持续感染、多个性伴侣、性生活过早、早年分娩、多产、与高危男子性接触、性传播疾病、吸烟和免疫抑制等。重视患者的早期症状和主诉，如接触性出血、年轻患者有无经期和经量异常、老年患者有无绝经后不规则阴道出血、出现症状后治疗经过及效果。注意识别与发病有关的高危因素，详细记录既往妇科检查结果、子宫颈刮片细胞学检查及高危型 HPV 检查结果及处理经过等。

（二）身心状况

早期患者一般无自觉症状，多在普查中发现异常的子宫颈刮片病理报告。随着病变发展，可出现阴道出血、阴道排液等，晚期还会出现贫血、恶病质等全身衰竭症状。

早期宫颈癌患者在普查中发现报告异常时会感到震惊和疑惑，常激发进一步确诊的多次就医行为。确诊后患者会产生焦虑、恐惧感，与其他恶性肿瘤患者一样，经历否认、愤怒、妥协、忧郁、接受期等心理反应阶段。因此需要做好患者的心理状态评估。

（三）辅助检查

1. 宫颈细胞学检查　是宫颈病变筛查的基本方法，也是诊断的必需步骤。相对 HPV 检测，宫颈细胞学检查特异性高，但敏感性较低。可选用传统巴氏涂片或液基细胞学涂片法。宫颈细胞学检查的报告形式主要有巴氏分类法和 TBS 分类系统。近年来，更推荐应用 TBS 分类系统，该系统较好地结合了细胞学、病理学和临床处理方案。

2. 高危型 HPV 检测　可与细胞学检查联合应用于宫颈癌筛查。相对于宫颈细胞学检查，HPV 检测敏感性较高，但特异性较低。也可用于细胞学检查异常分流，当细胞学为无明确诊断意义的不典型鳞状细胞（ASC-US）时，进行高危型 HPV 检测，阳性者做阴道镜检查，阴性者随访。

3. 阴道镜检查　若宫颈细胞学检查结果是 ASC-US 伴高危型 HPV 阳性，或 LSIL 及以上病变，应进一步做阴道镜检查。阴道镜可放大宫颈，观察上皮层细胞的排列和周围血管情况。

4. 子宫颈活组织检查　是确诊的可靠方法。任何肉眼可见病灶均应做单点或多点活检。使用碘染色（碘试验）或醋酸可帮助发现宫颈异常，在碘不着色区或醋酸白区取材行活检可提高诊断率。阴道镜辅助可提高确诊率。

5．宫颈锥切术　适用于宫颈细胞学检查多次阳性而宫颈活检阴性者；或宫颈活检为CINⅡ及以上病变需要确切了解病灶浸润情况者。可采用冷刀切除、环形电刀切除（LEEP），切除组织送连续病理切片检查。

6．其他　根据患者具体情况进行胸部 X 线检查、静脉肾盂造影、膀胱镜及直肠镜检查、超声检查以及 CT、MRI、PET-CT 等影像学检查，评估病情。

【主要护理诊断/问题】

1．恐惧　与确诊宫颈癌引起的心理应激有关。

2．排尿障碍　与宫颈癌根治术后影响正常的膀胱功能有关。

3．知识缺乏　缺乏宫颈癌治疗的相关知识。

【预期目标】

1．患者能够接受自己的病情，恐惧感减轻。

2．术后患者排尿功能恢复良好。

3．患者了解有关宫颈癌的发生、发展的相关知识，并能配合治疗。

【护理措施】

（一）一般护理

护士应向患者介绍诊治过程可能出现的不适及有效的应对措施，让其了解各项操作的目的、需要的时间、可能的感受等，介绍长时间留置导尿的必要性及膀胱功能恢复后尽早拔除导尿管的重要性，讲解术后的生理变化，熟练地掌握预防术后并发症的技巧，使患者以最佳的心态接受手术治疗。

护士要注意多与患者沟通，了解不同患者所处不同时期的心理特点，耐心听取患者的倾诉，针对患者的心理特点寻找引起不良心理反应的原因，提供个体化的心理支持。向患者及家属介绍宫颈癌发生、发展过程及预后情况，尤其强调早发现、早治疗的重要性，鼓励患者以积极的心态接受各种诊治方案，增强战胜疾病的信心。家属在疾病的诊断、治疗和康复的过程中起着重要作用，医护人员应与家属配合，使患者感受到别人的支持和帮助，建立战胜疾病的信心。

（二）手术护理

按腹部手术护理内容，认真执行术前护理，并让患者了解各项操作的目的、时间、可能出现的不适感等，以取得主动配合。术前 1 日及术日晨阴道冲洗，术前 1 日备皮，清洁脐孔，需清洁灌肠，保持肠道清洁。

术后护理同一般腹部手术护理，宫颈癌根治术因涉及范围广，患者术后反应也较一般腹部手术者大。因此，术后需密切观察患者各项生命体征及液体出入量情况。根据病理报告中显示的高危因素决定后续是否需要接受放疗和（或）化疗。

（三）术后并发症的预防及护理

1．尿潴留　宫颈癌患者术后容易发生尿潴留，与广泛性子宫全切术术中广泛游离膀胱、输尿管及损伤支配膀胱的神经，以及子宫、宫旁组织及阴道大部分切除，膀胱失去支撑而后屈有关。一般需留置导尿 10～14 日，因此应向患者解释术后长期留置导尿的必要性，消除紧张情绪。指导患者早期进行盆底功能锻炼。有条件的情况下可采用生物电反馈治疗仪预防宫颈癌术后尿潴留，促进膀胱功能恢复。患者拔除导尿管排尿后，需测残余尿量，若超过100 ml，则需继续留置导尿。

2．下肢深静脉血栓　术前利用下肢深静脉血栓评估表进行筛查，高危患者穿着弹力袜。术后尽早进行深呼吸运动，不仅有利于肺扩张，减少发生肺不张的并发症，还可以促进血液回流和循环，降低深静脉血栓的发生，早、中、晚 3 次，每次深呼吸 10 次；指导患者早期有意识地做下肢的主动或被动运动，指导患者踝泵运动，鼓励早期下床活动；遵医嘱用药，预防下肢深静脉血栓，减少不必要的止血药物应用。由于手术应激造成凝血因子释放，会造成术后高凝状态，应用止血药更容易促进下肢深静脉血栓形成，排除术中止血不彻底，根据药理性质、止血机制，严格掌握适应证，合理应用止血药；指导患者多饮水，改善血黏稠状态，选择低盐、低脂、高蛋白、粗纤维、易消化食物，保持排便通畅；监测 D- 二聚体的变化，有异常者，及时报告医师予以处理。

科研小提示

如何利用运动康复预防腹部围手术期患者深静脉血栓形成值得探讨。

来源：李俊，郭秋月，熊力，等．下肢运动预防腹部外科围手术期深静脉血栓形成的研究进展［J］．中国普通外科杂志，2021，30（6）：723-729.

3．感染　与长期留置腹腔引流管、导尿管有关。固定好各种导管，做好标识；保持各导管通畅，避免受压，翻身时注意防止导管脱落；观察并记录尿液和引流液的量、颜色、性状；定期更换集尿袋，严格无菌操作；鼓励患者多饮水，每日饮水量大于 2000 ml，尿量至少维持在每日 1500 ml，起到冲洗膀胱的作用，每日 1 ～ 2 次会阴护理；关注患者体温变化，高热时进行血、尿或引流液培养，遵医嘱应用抗生素。

（四）心理护理

建立良好的护患关系，加强沟通，鼓励患者表达内心感受，耐心倾听，予以安慰。与家属沟通，多关心患者，调动患者的社会支持系统，必要时给予同伴支持。术后等待病理报告的过程中患者难免紧张、担忧，应做好解释工作，及时反馈结果，使患者保持良好心态，鼓励积极配合后续治疗。

（五）健康教育

1．告知患者宫颈癌是可以预防的肿瘤。可通过 HPV 疫苗接种进行一级预防，通过阻断 HPV 感染预防宫颈癌的发生。

2．鼓励患者进食营养丰富的食物，选择优质蛋白质、富含维生素的饮食，改善机体状况，以增强机体抵抗力。

3．注意休息，劳逸结合，避免过度疲劳及受凉。

4．保持切口局部清洁、干燥，观察切口愈合情况，如出现流脓、流液等不适症状，及时就医。

5．禁止性生活 3 个月，性生活的恢复视术后复查结果而定。

6．按时进行放疗或化疗，放疗及化疗期间根据医嘱严密监测血常规、肝功能、肾功能。

7．放疗后穿柔软的棉质衣服，防止摩擦照射野皮肤，保持局部皮肤清洁、干燥。出现瘙痒、脱皮时，勿用手搔抓，待其自然脱落。观察尿、便性状，如出现血尿、腹痛、腹泻等症状，及时就医。

8．治疗结束后应严密随访。出院后 1 个月行首次随访，以后每隔 2 ～ 3 个月复查 1 次；第 2 年每 3 个月复查 1 次；3 ～ 5 年内，每半年复查 1 次；第 6 年开始，每年复查 1 次。随访内容包括盆腔检查、阴道涂片细胞学检查和高危型 HPV 检测、胸部 X 线、血常规及子宫颈鳞状细胞癌抗原（SCCA）检测等。

【结果评价】

1．患者能叙述子宫全切术后自我保健知识和性生活应对措施。

2．住院期间，患者能主动配合各项诊疗和护理活动。

3．患者术后各项功能恢复良好，对后续病情变化及治疗的焦虑心理减轻。

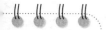

第五节 子宫内膜癌

> **案例 16-2**
>
> 某患者，女性，65 岁，不规则阴道出血 1 个月余，子宫肌瘤 2 年，合并高血压、糖尿病。BMI 29 kg/m²。妇科检查：子宫大小如妊娠 8 周，稍软，轻压痛。宫颈轻度糜烂。B 超提示子宫内膜厚而不规则。
>
> **请回答：**
> 1．该患者初步的诊断是什么？
> 2．如需确诊，还需完善哪些检查？
> 3．目前的治疗方法有哪些？

子宫内膜癌（carcinoma of endometrium）是发生于子宫体内膜层的一组上皮性恶性肿瘤，以来源于子宫内膜腺体的腺癌最为常见，其前驱病变为子宫内膜增生过长和子宫内膜不典型增生。该病是女性生殖道常见三大恶性肿瘤之一。患者平均发病年龄为 60 岁。在发达国家和地区，子宫内膜癌是最常见的女性生殖器官恶性肿瘤。近年来子宫内膜癌发病率在全世界范围内呈上升趋势。

【疾病相关因素】

疾病相关因素包括高龄、无抵抗雌激素治疗、他莫昔芬（TMX）治疗、高血压、糖尿病、肥胖、绝经期延迟、不孕不育等；近亲家属中有乳腺癌、子宫内膜癌、林奇综合征等家族史。

【转移途径】

多数子宫内膜癌生长缓慢，病变局限于子宫内膜或在宫腔内时间较长。部分特殊病理类型（浆液性乳头状腺癌、腺鳞癌）和低分化癌可发展很快，短期内出现转移。主要扩散途径有 3 种。

（一）直接蔓延

病灶沿子宫内膜生长、扩散并向肌层浸润，经子宫浆膜层蔓延至输卵管、卵巢，并可广泛种植于盆腔腹膜、直肠子宫陷凹及大网膜，也可直接向下侵犯子宫颈及阴道。

（二）淋巴转移

淋巴转移是子宫内膜癌的主要转移途径，当癌肿侵犯至深肌层或扩散到宫颈管，或癌组织分化不良时，易发生淋巴转移。转移途径与癌灶生长部位有关，按癌灶所在部位，可分别转移至腹股沟浅淋巴结、腹股沟深淋巴结、髂淋巴结及腹主动脉旁淋巴结，有的可达卵巢，也可通过淋巴逆流至阴道及尿道周围淋巴结。

（三）血行转移

晚期患者经血行转移到全身器官，常见部位为肺、肝、骨等。

【临床表现】

（一）异常子宫出血

异常子宫出血是最常见的临床表现。绝经后阴道出血为绝经后子宫内膜癌患者的主要症状，90% 以上的患者有阴道出血的症状。尚未绝经者可表现为经量增多、经期延长或月经紊乱。

（二）阴道异常排液

阴道异常排液多为血性或浆液性分泌物，合并感染时有脓性或脓血性排液伴恶臭。

（三）下腹痛及其他症状

下腹痛可由宫腔积脓或积液引起，晚期则因癌肿扩散或压迫神经致腰骶部疼痛，患者还可出现贫血、消瘦及恶病质等。

【临床分期】

目前临床广泛采用子宫内膜癌手术 - 病理分期（FIGO，2014）（表16-3）。

表16-3　子宫内膜癌手术-病理分期（FIGO，2014）

期别	肿瘤范围
Ⅰ期	肿瘤局限于子宫体
ⅠA	肿瘤浸润深度＜1/2 肌层
ⅠB	肿瘤浸润深度≥1/2 肌层
Ⅱ期	肿瘤侵犯宫颈间质，但无宫体外蔓延
Ⅲ期	肿瘤局部和（或）区域扩散
ⅢA	肿瘤累及浆膜层和（或）附件
ⅢB	阴道和（或）宫旁受累
ⅢC	盆腔淋巴结和（或）腹主动脉旁淋巴结转移
ⅢC1	盆腔淋巴结转移
ⅢC2	腹主动脉旁淋巴结转移，伴或不伴盆腔淋巴结转移
Ⅳ期	肿瘤累及膀胱和（或）直肠黏膜；（或）远处转移
ⅣA	肿瘤累及膀胱和（或）直肠黏膜
ⅣB	远处转移，包括腹腔内转移和（或）腹股沟淋巴结转移

【处理原则】

目前子宫内膜癌的治疗方法为手术、放疗、化疗和孕激素治疗。早期患者以手术为主，术后根据高危因素选择辅助治疗方法；晚期患者则采用手术、放疗、药物等综合治疗方案。

（一）手术治疗

手术治疗是首选的治疗方法。通过手术切除病灶，同时进行手术－病理分期。根据病情选择手术方案，如筋膜外子宫全切术及双侧附件切除术；或改良广泛子宫切除术及双侧附件切除术，同时行盆腔及腹主动脉旁淋巴结清扫术；或肿瘤细胞减灭术等。

（二）放射治疗

放射治疗是治疗子宫内膜癌的有效方法之一，适用于已有转移或可疑淋巴结转移及复发的子宫内膜癌患者。根据病情需要，于术前或术后加用放射治疗以提高疗效。

（三）药物治疗

1. 孕激素　适用于晚期或癌症复发者，不能手术切除或年轻、早期、要求保留生育功能者，以高效、大剂量、长期应用为宜。

2. 抗雌激素制剂　如他莫昔芬（tamoxifen，TMX），是一类非甾体抗雌激素药，与孕激素配合使用可增加疗效。

3. 化学药物　适用于晚期不能手术或治疗后复发者。

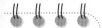

知识链接

多学科团队在子宫内膜癌保留生育治疗中的重要意义

多学科团队（multi-disciplinary team，MDT）是指由各个学科专家共同讨论，依据循证医学证据并结合临床经验为患者制定个性化诊疗方案，可改善患者预后生活质量。要求保留生育功能的年轻子宫内膜癌患者的健康需求是多方位的，既需要治疗肿瘤，又需要在治疗过程中保护生育力，为肿瘤治疗和生育带来挑战。该类患者健康需求的满足需要多学科团队协作，主要包括妇科肿瘤、妇科内分泌、计划生育、医学影像、肿瘤病理、内分泌科、营养科、中医针灸科、心理科等。子宫内膜癌保留生育治疗中的 MDT 流程为：病情评估（子宫内膜取样及病理诊断、超声及盆腔影像学检查、遗传学咨询、生殖功能评估、合并症评估）、疾病治疗（肿瘤治疗、合并症治疗、体质量控制、其他辅助治疗）、生育保障（生育力评估及助孕、妊娠期及围生期管理）。MDT 可以为患者提供个体化的治疗方案，相关学科相互配合，各有侧重，分工明确，定期集体讨论诊疗方案，及时调整、完善，从而提升诊疗质量和效果。目前 MDT 已经成为子宫内膜癌保留生育治疗的核心理念及主流模式。

来源：贺淼，王建六．多学科协作在子宫内膜癌保留生育治疗中的重要意义 [J]．实用妇产科杂志，2021，37（7）：488-491.

【护理评估】

（一）健康史

询问患者的月经史、婚育史。收集病史时，应高度重视患者的高危因素，高度警惕育龄期妇女曾用激素治疗效果不佳的月经失调史，了解绝经过渡期月经紊乱者进一步检查的记录资料。对于确诊为子宫内膜癌者，需详细询问并记录发病经过、相关检查、治疗及出现症状后机体反应等情况。

（二）身心状况

早期无明显症状。不规则阴道出血为最常见的症状，出血量一般不多，常断续不止，其中绝经后阴道出血为最典型症状。部分患者在早期有水样或血性白带增多，晚期合并感染可出现脓性或脓血性排液，有恶臭。晚期患者由于癌组织扩散，侵犯周围组织或压迫神经，可出现下腹部及腰骶部疼痛，并向下肢和足部放射。当子宫颈管被癌组织堵塞导致宫腔积脓时，可表现为下腹部胀痛及痉挛性子宫收缩痛。

子宫内膜癌多发生于绝经期前后的妇女，此年龄组患者正值退休前后，其心理、精神已有强烈的失落感，或因未婚、不孕或少育，尤其子女不在身边而更易产生孤独感。当出现症状或需要进一步检查时，几乎都有心理障碍，充满了恐惧和焦虑等负性情绪，担心身体健康状态。还应了解子宫内膜癌的典型症状、临床分期及转移途径。

（三）辅助检查

1. B 超检查　经阴道 B 超检查可了解子宫大小、宫腔形状、宫腔内有无赘生物、子宫内膜厚度、肌层有无浸润及浸润深度等，为临床诊断及处理提供参考。

2. 分段诊断性刮宫　是目前诊断早期子宫内膜癌最常用且最有价值的方法。分段诊断性刮宫的优点是能鉴别子宫内膜癌和子宫颈管腺癌，同时可以明确子宫内膜癌是否累及宫颈管，为制定治疗方案提供依据。该方法通常要求先环刮宫颈管，后探宫腔，再行宫腔搔刮内膜，标本分瓶做好标记送病理学检查。病理学检查结果是确诊子宫内膜癌的依据。

3. 宫腔镜检查　可直接观察宫腔及宫颈管内有无病灶，了解病灶的生长情况，并在直视下取可疑病灶活组织送病理学检查。可减少早期患者的漏诊，但有促进癌组织扩散的可能。

4．细胞学检查　采用特制的宫腔吸管或宫腔刷放入宫腔，吸取分泌物做细胞学检查，常供筛选、检查用。

【主要护理诊断／问题】

1．有感染的危险　与阴道反复流血、排液、手术、机体抵抗力下降有关。

2．焦虑　与患者确诊时担心手术及预后情况有关。

【预期目标】

1．患者身体如期恢复。

2．患者焦虑减轻，情绪稳定。

【护理措施】

（一）一般护理

1．提供整洁、安静的病室环境，集中医疗及护理操作，减少夜间医源性干扰，为患者创造舒适的睡眠环境。

2．每日擦洗外阴 1 ~ 2 次，保持外阴清洁、干燥，防止感染。

3．鼓励患者多进食高蛋白、高热量、富含维生素、微量元素全面的食物，必要时经静脉补充营养，提高机体抵抗力。

4．通过观察和了解患者的心理反应和需求，向患者详细介绍疾病的治疗方法及效果，增强患者战胜疾病的信心。同时引导患者之间相互关心，经常沟通，鼓励家属多陪伴，增加亲情和关爱，减轻紧张和焦虑的心理状态。

（二）缓解症状

1．手术护理　为需要接受手术治疗的患者提供一般腹部手术患者的护理，有关围手术期护理，包括术前饮食、肠道及皮肤准备等，以及术后常规护理，并发症的防治同宫颈癌的手术护理。将手术切除标本及时进行常规病理学检查，癌组织还需要进行雌、孕激素受体检测，以作为术后进行辅助治疗的依据。

2．用药护理　使患者了解孕激素治疗的作用机制可能是直接作用于癌细胞并与孕激素受体结合形成复合物进入细胞核，延缓 DNA 复制和 RNA 转录过程，从而抑制癌细胞的生长。

常用各种人工合成的孕激素制剂有醋酸甲羟孕酮、己酸孕酮等。孕激素以高效、大剂量、长期应用为宜，至少应用 12 周以上方能评定疗效，患者需要具备配合治疗的耐心和信心。用药的不良反应为水钠潴留、药物性肝炎等，但停药后即好转。抗雌激素制剂 TMX 可抑制雌激素对子宫内膜的增生作用，并可提高孕激素受体水平，大剂量可抑制癌细胞有丝分裂。用药后的不良反应有潮热、急躁等类似绝经过渡期综合征的表现，轻度的白细胞、血小板计数下降等骨髓抑制表现，还可有头晕、恶心、呕吐、不规则少量阴道出血、闭经等。

化疗是晚期或复发子宫内膜癌的治疗措施之一，也是术后有复发高危因素患者的重要治疗方法，常用的化疗药物有顺铂、阿霉素、紫杉醇等，多联合应用。

3．放疗护理　使接受放疗的患者理解术前放疗可缩小病灶，为手术创造条件；术后放疗是子宫内膜癌患者最主要的辅助治疗方法，可以降低局部复发率，提高生存率，取得患者配合。接受盆腔内放疗者，事先灌肠并留置导尿，以保持直肠、膀胱空虚状态，避免放射性损伤。腔内置入放射源期间，保证患者绝对卧床，但应进行床上肢体运动，以免出现并发症。取出放射源后，鼓励患者渐进性下床活动并逐步生活自理。

（三）心理护理

护士应给予患者情感支持，鼓励患者表达内心感受。评估患者对疾病及有关诊治过程的认知程度，鼓励患者及家属讨论有关疾病及治疗的疑虑，耐心解答，增强治病信心。

（四）健康教育

1．手术患者保持切口局部清洁、干燥，观察切口愈合情况，如出现流脓、流液等不适症状，及时就医。

2．遵医嘱用药，严格掌握药物用法、用量、用药时间，并按时随访，监测疗效。如用药过程中出现严重不良反应，应及时就医。

3．指导患者按时完成放疗及化疗，避免随意延长治疗时间。

4．鼓励患者进食营养丰富、高蛋白、富含维生素、易消化的食物，改善机体状况，以增强机体抵抗力。注意休息，劳逸结合，避免过度疲劳及受凉。

5．治疗结束后应严密随访，术后 2～3 年内每 3 个月 1 次，3 年后每 6 个月 1 次，5 年后每年 1 次。随访内容包括详细询问病史（包括新的症状）、盆腔检查、阴道断端细胞学检查、胸部 X 线检查、血清 CA12-5 检测等，必要时可做 CT 及 MRI 检查。

6．禁止性生活 3 个月，建议根据复查情况决定恢复性生活的时间及指导体力活动的程度。

【结果评价】

1．术后患者体温及感染指标均正常，无感染征象。

2．住院期间，患者积极配合各项治疗及护理活动，情绪稳定。

第六节　卵巢肿瘤

卵巢肿瘤是常见的妇科肿瘤，可发生于任何年龄。卵巢肿瘤可以有各种不同的形态和性质，单一型或混合型、一侧或双侧性、囊肿或实质性，又有良性和恶性之分。近年来，卵巢恶性肿瘤的发病率呈逐年上升趋势。由于卵巢位于盆腔深部，而且早期病变常无症状，又缺乏完善的早期诊断和鉴别诊断方法，一旦出现症状，往往已属于晚期病变。晚期病变疗效不佳，故病死率高居妇科恶性肿瘤之首，已成为严重威胁妇女生命和健康的主要肿瘤。

【常见卵巢肿瘤及病理】

（一）卵巢上皮性肿瘤

卵巢上皮性肿瘤（epithelial ovarian tumor）占原发性卵巢肿瘤的 50%～70%，其恶性类型占卵巢恶性肿瘤的 85%～90%，是最常见的卵巢肿瘤。卵巢上皮性肿瘤有良性、交界性和恶性之分。交界性肿瘤的上皮细胞增生活跃并有核异型，表现为上皮细胞层次增加，但无间质浸润，是一种低度潜在恶性肿瘤，生长慢，转移率低，复发迟。临床观察发现，卵巢上皮性肿瘤多见于中老年妇女，很少发生于青春期前和婴幼儿；未产、不孕、月经初潮早、绝经迟等是卵巢癌的高危因素；多次妊娠、哺乳和口服避孕药是其保护因素。

1．浆液性肿瘤

（1）浆液性囊腺瘤：较为常见，约占卵巢良性肿瘤的 25%，多为单侧，圆球形，大小不等，表面光滑，囊内充满淡黄色清澈浆液。浆液性囊腺瘤分为单纯性及乳头状两型，前者囊壁光滑，多为单房性；后者有乳头状物向囊内突起，常为多房性，偶尔向囊壁外生长。镜下见囊壁为纤维结缔组织，内衬单层立方形或柱状上皮，间质见砂粒体。

（2）交界性浆液性囊腺瘤：约占卵巢浆液性囊腺瘤的 10%，中等大小，多为双侧，较少在囊内呈乳头状生长，多向囊外生长。镜下见乳头分支纤细而密，上皮复层不超过 3 层，细胞核轻度异型，无间质浸润，预后好。

（3）浆液性囊腺癌：是最常见的卵巢恶性肿瘤，占卵巢上皮性癌的 75%。多为双侧，体积较大，半实质性，囊壁有乳头生长，囊液混浊，有时呈血性。镜下见囊壁上皮明显增生，复层排列。癌细胞为立方形或柱状，细胞明显异型，并向间质浸润。肿瘤生长速度快，预后差。

2．黏液性肿瘤

（1）黏液性囊腺瘤：约占卵巢良性肿瘤的20%，恶变率为5%～10%，是人体中生长体积最大的一种肿瘤。多为单侧多房性，肿瘤表面光滑，呈灰白色，囊液呈胶冻样。瘤壁破裂，黏液性上皮种植在腹膜上继续生长，并分泌黏液，形成腹膜黏液瘤。镜下见囊壁为纤维结缔组织，内衬单层高柱状上皮，产生黏液。

（2）交界性黏液性囊腺瘤：一般大小，多为单侧，表面光滑，常为多房性。切面见囊壁增厚，有实质区和乳头状形成。镜下见细胞轻度异型性，细胞核大、深染，有少量核分裂象，增生上皮向腔内突出形成短粗乳头，上皮细胞不超过3层，无间质浸润。

（3）黏液性囊腺癌：约占卵巢恶性肿瘤的10%，多为单侧，瘤体较大，囊壁可见乳头或实质区，囊液混浊或为血性。镜下见腺体密集，间质较少，腺上皮超过3层，细胞明显异型，并有间质浸润。

3．卵巢子宫内膜样肿瘤　良性肿瘤及交界性肿瘤较少见。卵巢子宫内膜样癌占卵巢恶性肿瘤的10%～24%。肿瘤多为单侧，中等大，囊性或实性，有乳头生长。镜下特点与子宫内膜癌极相似，多为高分化腺癌或腺棘皮癌，常并发子宫内膜异位症和子宫内膜癌，不易鉴别何者为原发或继发。

4．透明细胞肿瘤　来源于米勒管上皮，良性罕见，交界性上皮由1～3层多角形靴钉状细胞组成，常合并透明细胞癌存在。透明细胞癌占卵巢癌的5%～11%，患者均为成年妇女，平均年龄为48～58岁，10%合并高钙血症，25%～50%合并子宫内膜异位症，呈囊实性，单侧多见，较大。镜下见肿瘤细胞质丰富或呈泡状，含丰富的糖原，排列成实性片状、条索状或乳头状，核异型性明显，深染，有特殊的靴钉细胞附于囊内及管状结构。

（二）生殖细胞肿瘤

卵巢生殖细胞肿瘤（germ cell tumor）好发于儿童和青少年。青春期前患者占60%～90%，绝经后期患者仅占4%。卵巢生殖细胞肿瘤中仅成熟畸胎瘤为良性，其他类型均属恶性。

1．畸胎瘤（teratoma）　多由胚层组织构成，偶见一个胚层成分。肿瘤组织多数成熟，少数未成熟。质地多为囊性，少数为实性。肿瘤的良、恶性及恶性程度取决于组织的分化程度。

（1）成熟畸胎瘤：又称为皮样囊肿，属于卵巢良性肿瘤，占卵巢肿瘤的10%～20%、生殖细胞肿瘤的85%～97%、畸胎瘤的95%以上。成熟畸胎瘤可发生于任何年龄，以20～40岁居多。多为单侧、单房，中等大小，表面光滑，壁厚，腔内充满油脂和毛发，有时可见牙齿或骨质。任何一种组织成分均可恶变，形成各种恶性肿瘤。恶变率为2%～4%，多发生于绝经后妇女。

（2）未成熟畸胎瘤：属于恶性肿瘤，占卵巢畸胎瘤的1%～3%，多发生于青少年，平均发病年龄为11～19岁，其转移率及复发率均高。未成熟畸胎瘤多为单侧实性瘤，可有囊性区域，体积较大。肿瘤恶性程度与未成熟组织所占比例、分化程度及神经上皮含量有关。

2．无性细胞瘤（dysgerminoma）　为中等恶性的实性肿瘤，好发于青春期及生育年龄妇女。肿瘤多为单侧，右侧多于左侧，中等大小，包膜光滑，对化疗敏感。镜下见圆形或多角形大细胞，核大，胞质丰富，瘤细胞呈片状或条索状排列，间质中常有淋巴细胞浸润。患者5年存活率可达90%。

3．内胚窦瘤（endodermal sinus tumor）　又称为卵黄囊瘤（yolk sac tumor），占卵巢恶性肿瘤的1%，恶性程度高，多见于儿童及青少年。肿瘤多数为单侧、体积较大，易发生破裂。镜下见疏松网状和内胚窦样结构，瘤细胞呈扁平、立方、柱状或多角形，并产生甲胎蛋白（AFP），故测定患者血清中AFP浓度可作为诊断、治疗和监护时的重要指标。该肿瘤生长迅速，易早期转移，预后差，但对化疗十分敏感，既往患者平均生存时间仅为1年，现经手术及联合化疗后预后有所改善。

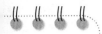

（三）性索间质肿瘤

性索间质肿瘤（sex cord-stromal tumors）占卵巢肿瘤的 4.3% ~ 6%，该类肿瘤常有内分泌功能，故又称为卵巢功能性肿瘤。

1. 颗粒细胞瘤　是最常见的卵巢功能性肿瘤，青春期前的患者可出现假性性早熟；育龄期患者出现月经紊乱；绝经后患者则有不规则阴道出血，常合并子宫内膜增生过长甚至发生癌变。在病理上，分为成年型和幼年型，成年型颗粒细胞瘤占 95%，可发生于任何年龄，45 ~ 55 岁为发病高峰，属于低度恶性肿瘤。肿瘤表面光滑，呈圆形或椭圆形，多为单侧性，大小不一。镜下见瘤细胞呈小的多边形，偶呈圆形或圆柱形，胞质嗜淡酸或中性，细胞膜界限不清，核圆形，核膜清楚。患者一般预后较好，5 年生存率达 80% 以上，但仍有远期复发倾向。幼年型颗粒细胞瘤罕见，仅占 5%，恶性程度极高。主要发生在少年，98% 为单侧。镜下呈卵泡样，胞质丰富，核分裂更活跃。

2. 卵泡膜细胞瘤　属良性肿瘤，多为单侧，大小不一，质硬，表面光滑。肿瘤可分泌雌激素，有女性化作用，常与颗粒细胞瘤合并存在。患者常合并子宫内膜增生，甚至子宫内膜癌。恶性卵泡膜细胞瘤较少见，可见瘤细胞直接浸润邻近组织，并发生远处转移，但预后较卵巢上皮性癌好。

3. 纤维瘤　为较常见的卵巢良性肿瘤，占卵巢肿瘤的 2% ~ 5%，多见于中年妇女。肿瘤多为单侧性，中等大小，表面光滑或呈结节状，切面呈灰白色，实性，坚硬。镜下见由胶原纤维的梭形瘤细胞组成，排列呈编织状。偶见纤维瘤患者伴有腹水或胸腔积液，称为梅格斯综合征，手术切除肿瘤后胸腔积液、腹水自行消失。

4. 支持细胞 - 间质细胞瘤　又称为睾丸母细胞瘤，多发生于 40 岁以下妇女，罕见。肿瘤多为良性，具有男性化作用，少数无内分泌功能，雌激素水平升高呈现女性化，雌激素由瘤细胞直接分泌或由雄激素转化而来。

（四）卵巢转移性肿瘤

身体内任何部位原发性癌均可能转移到卵巢。最常见的原发性癌部位有乳腺、胃肠道和泌尿生殖器官。库肯勃瘤是一种特殊的转移性腺癌，原发部位为胃肠道，肿瘤为双侧，中等大小，实性，多伴有腹水。镜下见典型的印戒细胞。本病恶性度高，患者预后极差。

【妊娠合并卵巢肿瘤】

妊娠合并卵巢肿瘤较常见，其中多数为卵巢良性肿瘤，尤其以成熟囊性畸胎瘤及浆液性囊腺瘤居多，占妊娠合并卵巢肿瘤的 90%。恶性肿瘤少见，以无性细胞瘤及浆液性囊腺癌居多。妊娠合并卵巢肿瘤一般无明显症状，早期妊娠时可扪及盆腔肿块，中期妊娠时不易发现，需依靠病史和 B 超检查，此阶段易发生肿瘤蒂扭转。晚期妊娠肿瘤可引起胎位异常。分娩时，肿瘤位置低者可阻塞产道导致难产，甚至可破裂。妊娠期因盆腔充血，可使肿瘤迅速增大，并促使恶性肿瘤扩散。

【卵巢瘤样病变】

卵巢瘤样病变属于卵巢非赘生性肿瘤，是卵巢增大的常见原因。一般追踪观察 1 ~ 2 个月，无须特殊处理，囊肿会自行消失。常见以下几种。

1. 卵泡囊肿　卵泡在发育过程中因停止发育而不成熟，或成熟而不排卵，以致卵泡液潴留而形成。囊壁薄，卵泡液清。囊肿直径常小于 5 cm。

2. 黄体囊肿　由黄体持续存在所致，较少见。直径 5 cm 左右，可使月经延后。

3. 黄素囊肿　常在滋养细胞疾病中出现。由于滋养细胞显著增生，产生大量 hCG，刺激卵巢卵泡内膜细胞，使之过度黄素化。直径 10 cm 左右，常在葡萄胎清除后 2 ~ 4 个月消失。

4. 多囊卵巢　与内分泌功能紊乱、下丘脑－垂体平衡失调有关。双侧卵巢呈均匀性增大，为正常卵巢的 2～5 倍。患者常有月经不调、多毛、肥胖、不孕等表现，称为多囊卵巢综合征。

5. 卵巢子宫内膜异位囊肿　又称为卵巢巧克力囊肿。因卵巢组织内存在异位的子宫内膜，周期性出血形成单个或多个囊肿，直径 5～6 cm 或以下，往往与周围组织发生粘连，囊液为暗褐色、糊状的陈旧性血液。

【疾病相关因素】

卵巢肿瘤的发生及发展是由遗传、环境、心理社会等因素相互作用，相互影响产生的。流行病学研究显示，家族遗传史、不孕、月经初潮年龄早、绝经延迟、子宫内膜异位症、负性心理社会因素、激素替代治疗、口服促排卵药物、高脂饮食等是卵巢肿瘤的危险因素，妊娠、口服避孕药、哺乳等是保护因素。

【转移途径】

卵巢肿瘤主要通过直接蔓延、腹腔种植及淋巴转移。癌细胞可直接侵犯包膜累及邻近器官，并广泛种植于腹膜及大网膜表面。由于卵巢有丰富的淋巴引流，癌栓脱落后可随其邻近淋巴管扩散到髂区及腹主动脉旁淋巴结。因此，淋巴转移也是重要的转移途径，横膈为转移的好发部位，血行转移少见。

【临床表现】

卵巢良性肿瘤发展缓慢。早期肿瘤较小，多无症状，腹部无法扪及，往往在妇科检查时偶然被发现。当肿瘤增长至中等大小时，患者常感腹胀，或扪及肿块。较大的肿瘤可以占满盆腔，并出现压迫症状，如尿频、便秘、气短、心悸。

卵巢恶性肿瘤患者早期多无自觉症状，出现症状时往往病情已属晚期。由于肿瘤生长迅速，短期内可有腹胀、腹部肿块和腹水。症状轻重取决于肿瘤大小、位置、邻近器官受浸润程度、肿瘤的组织学类型、有无并发症等。若肿瘤向周围组织浸润或压迫神经，则引起腹痛、腰痛或下腹痛；如压迫盆腔静脉，可出现下肢水肿。晚期患者呈现明显消瘦、贫血等恶病质现象。

随堂测 16-5

【临床分期】

卵巢恶性肿瘤分期现多采用原发性卵巢恶性肿瘤手术 - 病理分期（FIGO，2014）（表 16-4），用以估计预后和评价疗效。

表16-4　原发性卵巢恶性肿瘤手术-病理分期（FIGO，2014）

期别	肿瘤范围	TNM 分期
Ⅰ 期	肿瘤限于卵巢或输卵管	T1
Ⅰ A	肿瘤限于一侧卵巢（未累及包膜）或一侧输卵管，表面无肿瘤；腹水或腹腔冲洗液中无恶性细胞	T1a
Ⅰ B	肿瘤限于双侧卵巢（未累及包膜）或双侧输卵管，表面无肿瘤；腹水或腹腔冲洗液中无恶性细胞	T1b
Ⅰ C	肿瘤限于一侧或双侧卵巢或输卵管，并伴有如下任何一项：	T1c
Ⅰ C1	手术导致肿瘤破裂	
Ⅰ C2	手术前肿瘤包膜已破裂或卵巢、输卵管表面有肿瘤	
Ⅰ C3	腹水或腹腔冲洗液发现恶性肿瘤细胞	
Ⅱ 期	肿瘤累及一侧或双侧卵巢或输卵管，并伴有盆腔蔓延（在骨盆缘以下）或腹膜癌（Tp）	T2
Ⅱ A	肿瘤蔓延和（或）种植到子宫和（或）输卵管（或）卵巢	T2a
Ⅱ B	肿瘤蔓延至盆腔的其他腹膜内组织	T2b

续表

期别	肿瘤范围	TNM 分期
Ⅲ期	肿瘤累及一侧或双侧卵巢、输卵管或原发性腹膜癌,伴有细胞学或组织学确认的盆腔外腹膜播散,和(或)转移至腹膜后淋巴结	T3
Ⅲ A	肿瘤转移至腹膜后淋巴结,伴或不伴骨盆外腹膜的微小转移	T1,T2,T3aN1
Ⅲ A1	仅有腹膜后淋巴结阳性(细胞学或组织学确认)	T3a/T3aN1
Ⅲ A1(i)	转移灶最大直径 ≤ 10 mm(注意是肿瘤直径,而非淋巴结直径)	T3a/T3aN1
Ⅲ A1(ii)	转移灶最大直径 > 10 mm	T3b/T3bN1
Ⅲ A2	骨盆外(骨盆缘之上)累及腹膜的微小转移,伴或不伴腹膜后淋巴结阳性	T3c/T3cN1
Ⅲ B	骨盆缘外累及腹膜的大块转移,最大直径 ≤ 2 cm,伴或不伴腹膜后淋巴结阳性	任何 T,任何 N
Ⅲ C	骨盆缘外累及腹膜的大块转移,最大直径 > 2 cm,伴或不伴腹膜后淋巴结阳性 [1]	M1
Ⅳ期	腹膜之外的远处转移	T3c/T3cN1
Ⅳ A	胸腔积液细胞学阳性	
Ⅳ B	肿瘤转移至腹腔外器官(包括腹股沟淋巴结和腹腔外淋巴结)[2]	

[1]. 包括肿瘤蔓延至肝和脾包膜,但不包括实质脏器受累;

[2]. 脏器实质转移属于Ⅳ B 期。

【并发症】

(一)蒂扭转

卵巢肿瘤蒂扭转为妇科常见急腹症,约 10% 的卵巢肿瘤发生蒂扭转。蒂扭转好发于瘤蒂长、活动度大、中等大小、重心偏于一侧的肿瘤,如畸胎瘤。患者突然改变体位或向同一方向连续转动时,妊娠期或产褥期由于子宫大小、位置的改变均易促发蒂扭转。卵巢肿瘤的蒂由骨盆漏斗韧带、卵巢固有韧带和输卵管组成。发生急性蒂扭转后,静脉回流受阻,瘤内极度充血,致瘤体迅速增大,后因动脉血流受阻,瘤体发生坏死变为紫黑色,可破裂和继发感染。患者的典型症状为突然发生一侧下腹部剧痛,常伴恶心、呕吐甚至休克,系腹膜牵引绞窄所致。盆腔检查可触及张力较大的肿物,压痛以瘤蒂处最剧,并有肌紧张。若为不全扭转,有时可自然复位,腹痛也随之缓解。蒂扭转一经确诊,应尽快手术。

(二)破裂

约有 3% 的卵巢肿瘤发生破裂,有外伤性破裂及自发性破裂两种。外伤性破裂可因腹部受重击、分娩、性交、穿刺、盆腔检查等所致;自发性破裂则因肿瘤生长速度过快所致,多数为恶性肿瘤浸润性生长穿破囊壁引起。症状轻重取决于囊肿的性质及流入腹腔的囊液量。轻者仅感轻度腹痛,重者表现为剧烈腹痛、恶心、呕吐以致腹膜炎及休克症状。妇科检查可发现腹部压痛、腹肌紧张,可有腹水征,原有的肿块摸不到或扪及缩小的低张性肿块。怀疑肿瘤破裂时,应立即剖腹探查,术中尽量吸尽囊液,彻底清洗盆、腹腔并进行细胞学检查。

(三)感染

感染较少见,多由肿瘤扭转或破裂后与肠管粘连引起,也可来源于邻近器官感染灶,如阑尾脓肿扩散。患者表现为发热、腹痛、腹部肿块,腹部压痛、反跳痛、肌紧张及白细胞计数升高等腹膜炎征象。对于发生感染者,应给予抗生素抗感染后手术切除肿瘤,若短期内不能控制感染,则宜即刻手术。

（四）恶变

肿瘤迅速生长（尤其双侧性）应考虑有恶变可能，诊断后应尽早手术。

【处理原则】

卵巢肿瘤一经确诊，首选手术治疗。手术范围及方式取决于肿瘤的性质、病变累及范围、患者年龄、生育要求、对侧卵巢情况以及患者对手术的耐受力等。

（一）良性肿瘤

年轻、单侧良性卵巢肿瘤者应行患侧卵巢肿瘤剥出术或卵巢切除术，保留患侧正常卵巢组织和对侧正常卵巢；双侧良性肿瘤者应行肿瘤剥除术。绝经后期妇女宜行子宫及双侧卵巢切除术，术中需判断卵巢肿瘤的良、恶性，必要时作冰冻切片组织学检查，明确肿瘤的性质，以确定手术范围。

（二）交界性肿瘤

交界性肿瘤主要采用手术治疗。年轻希望保留生育功能的 I 期患者，可以保留正常的子宫和对侧卵巢。

（三）恶性肿瘤

恶性肿瘤以手术为主，辅以化疗、放疗等综合治疗方案。晚期卵巢癌患者行肿瘤细胞减灭术，其目的是切除原发灶，尽可能切除所有转移灶，使残余肿瘤直径越小越好。

（四）卵巢肿瘤并发症

卵巢肿瘤并发症属急腹症，一旦确诊，须立即手术。怀疑卵巢瘤样病变且囊肿直径小于 5 cm 者可进行随访观察。

（五）妊娠合并良性卵巢肿瘤

妊娠早期发现者，须等待至妊娠 12 周后手术，以免引起流产；妊娠晚期发现者，可等待至妊娠足月行剖宫产术，同时切除肿瘤。考虑为卵巢恶性肿瘤者，应尽早手术，原则同非妊娠期。

【护理评估】

（一）健康史

早期患者多无特殊症状，通常于妇科普查中发现盆腔肿块而就医。收集病史时要注意与发病有关的主诉，如尿频、便秘、下坠感、腹部不适。根据患者年龄、病程长短及局部体征，初步判断是否为卵巢肿瘤、有无并发症，并对良、恶性做出判断。

（二）身心状况

卵巢良性肿瘤和恶性肿瘤的常见症状有：

1. 卵巢良性肿瘤　初期肿瘤较小，患者多无症状，常在妇科检查时偶然被发现。当肿瘤增长至中等大小时，患者可有腹胀或扪及肿块，较大的肿瘤占满盆腔时，可出现压迫症状，如尿频、便秘、心悸，触诊腹部膨隆，肿瘤活动度差等。双合诊检查和三合诊检查可在子宫一侧或双侧触及圆形或类圆形肿块，多为囊性，表面光滑，活动，与子宫无粘连。

2. 卵巢恶性肿瘤　早期多无症状，出现症状时往往病情已属晚期。由于肿瘤生长迅速，短期内可有腹胀、腹部肿块及腹水。症状轻重取决于肿瘤大小、位置、侵犯邻近器官程度、有无并发症及组织学类型。若肿瘤向周围组织浸润或压迫神经，则可引起腹痛、腰痛或下腹痛；压迫盆腔静脉，可出现下肢水肿；患功能性肿瘤者，可出现不规则阴道出血或绝经后阴道出血症状。晚期患者呈明显消瘦、贫血等恶病质征象。三合诊检查可在直肠子宫陷凹处触及质硬结节或肿块，肿块多为双侧，实性或囊实性，表面凹凸不平，活动差，与子宫分界不清，常伴有腹水。

等待判断肿瘤性质的时间是患者及家属一段艰难的时期，患者及家属迫切需要医护人员提供相关信息，早日拿到确诊结果。一旦确诊为恶性肿瘤，患者往往表现出悲观、绝望等不良情绪反应。

（三）辅助检查

1．B超检查 可检测肿瘤的部位、大小、形态及性质，从而对肿块来源做出定位；并能鉴别卵巢肿瘤、腹水和结核性包裹性积液。临床诊断符合率＞90％，但直径＜1 cm 的肿瘤不易测出。

2．放射学诊断 卵巢畸胎瘤行腹部 X 线检查，可显示牙齿及骨质等。淋巴造影可判断有无淋巴结转移，必要时行 MRI、CT、PET-CT 检查，通过检查，能清晰地显示肿块。

3．肿瘤标志物 可用于辅助诊断及病情监测。血清 CA12-5 敏感性较高，特异性较差，80％ 卵巢上皮性癌患者血清 CA12-5 水平升高，90％ 以上患者 CA12-5 水平与病情缓解或恶化相关；血清 AFP 对卵黄囊瘤有特异性诊断价值，对未成熟畸胎瘤、混合性无性细胞瘤中含卵黄囊成分者有协助诊断意义；血清 β-hCG 对原发性卵巢绒毛膜癌有特异性诊断价值；性激素，如颗粒细胞瘤、卵泡膜细胞瘤产生较高水平雌激素，浆液性、黏液性囊腺瘤等有时也可分泌一定量雌激素。人附睾蛋白 4（HE4）是一种新的卵巢肿瘤标志物，可用于卵巢癌的早期检测、鉴别诊断、治疗监测及预后评估，目前推荐其与 CA12-5 联合应用诊断卵巢癌。

4．腹腔镜检查 可直视肿物的大体情况，必要时在可疑部位进行多点活检，抽吸腹腔液进行细胞学检查。

5．细胞学检查 通过腹水、腹腔冲洗液和胸腔积液找癌细胞，有助于进一步确定患者的临床分期及选择治疗方案。

6．细针穿刺活检 用长细针（直径 0.6 cm）经阴道或直肠刺入肿瘤，在真空的情况下进行抽吸，边抽边退出穿刺针，将抽得的组织或液体立即行涂片或病理切片检查以明确诊断。

【主要护理诊断／问题】

1．焦虑 与发现盆腔肿块，担心肿瘤性质及预后有关。

2．知识缺乏 缺乏配合治疗的相关知识。

【预期目标】

1．患者能叙述缓解焦虑的方法。

2．患者主动配合治疗。

【护理措施】

（一）一般护理

1．护士应为患者提供表达情感的机会和环境。经常巡视患者，详细了解患者的疑虑和需求，耐心讲解病情并解答患者的提问。

2．评估患者焦虑程度和应对压力的技巧，鼓励患者尽可能地参与护理活动，接受患者无破坏性的应对压力方式。鼓励家属参与照顾患者，增进家庭成员间的互动。

3．嘱患者注意休息、保持充足睡眠，根据手术治疗要求给予相应的饮食，协助患者完成 B 超、CT、MRI 或 PET-CT 等各项辅助检查，向患者讲解检查的目的、配合要求等。

（二）缓解症状

卵巢肿瘤患者初期多无自觉症状，随着肿瘤生长，可有腹胀、腹部肿块及腹水。针对出现腹水的卵巢肿瘤患者，护士需要为医师备好腹腔穿刺用物，协助医师完成操作过程，结束后将腹水送检进行细胞学检查。在放腹水的过程中，严密观察、记录患者的生命体征变化、腹水性质及出现的不良反应。一次放腹水 3000 ml 左右，不宜过多，以免腹压骤降发生虚脱，放腹水的速度宜缓慢，然后用腹带包扎腹部，测量腹围，做好记录。

（三）用药护理

恶性肿瘤患者常需辅以化学药物治疗，按照组织类型制定不同的化疗方案，疗程因个体情况而异。卵巢上皮性恶性肿瘤通常采用以铂类药物和紫杉醇为主要药物的联合化疗方案，根据病情采用静脉化疗或腹腔化疗。腹腔化疗可以控制腹水，还能缩小腹腔内残存病灶。确认穿刺针进入腹腔内方可输注，腹腔化疗结束后，指导患者经常变换体位，左侧与右侧卧位交替，头低和足低位交替，促使化疗药物在整个腹腔更好地发挥疗效。观察患者有无腹痛、腹泻等胃肠道反应，同时定期监测肝功能、肾功能、血常规等。卵巢生殖细胞肿瘤对化疗比较敏感，常用的化疗方案包括 BEP（顺铂＋依托泊苷＋博来霉素）、BVP（顺铂＋长春新碱＋博来霉素）、VAC（长春新碱＋放射菌素 D+ 环磷酰胺），用药期间应严密观察不良反应，监测血常规等。

（四）手术护理

按照一般腹部手术患者的护理常规，认真做好术前准备和术后护理，围手术期护理同其他妇科恶性肿瘤。还应包括与病理科联系快速切片组织学检查事项，以助术中识别肿瘤的性质，确定手术范围；术前准备包括必要时扩大手术范围的需要。同时为巨大肿瘤患者准备沙袋加压腹部，以防腹压骤然下降出现休克。

（五）心理护理

卵巢生殖细胞肿瘤、卵巢子宫内膜异位囊肿等多发生于生育年龄的年轻女性，患者担心手术影响生育，术后疾病复发等问题，因此需要耐心地向患者讲解病情，解答患者的提问，使患者理解手术是最主要的治疗方法，解除患者对手术的顾虑。卵巢恶性肿瘤往往诊断时已属晚期，手术治疗范围广、损伤大、化疗疗程多、整个治疗周期长，患者担心疾病预后不良，害怕治疗影响生存质量，出现焦虑、担忧、恐惧、抑郁等不良心理问题，护士应为患者提供表达情感的机会和环境，详细了解患者的疑虑和需求，帮助患者顺利地从治疗期过渡到康复期。

（六）健康教育

1．患者应注意观察腹部切口愈合情况，如出现局部疼痛、红肿、流脓、流液等不适症状，应及时就医。

2．卵巢囊肿剥除术患者术后由于卵巢激素水平变化，可能出现月经提前来潮。

3．合理饮食，加强营养，鼓励患者进食高热量、高蛋白、富含维生素、易消化的食物。注意休息，劳逸结合，生活规律，避免重体力劳动。

4．疑为卵巢良性肿瘤，直径＜ 5 cm 者，每 3～6 个月定期复查；直径≥ 5 cm 者，宜手术治疗后根据病理报告结果配合治疗，术后 1 个月常规复查。

5．指导患者按时完成每个疗程的化疗，化疗期间做好化疗药物毒性反应及副作用的自我监测，如出现异常，及时就诊，采取有效的应对措施。

6．卵巢癌易复发，需长期接受随访和监测。随访时间：术后 1 年内，每个月 1 次；术后第 2 年，每 3 个月 1 次；术后 3～5 年，视病情每 4～6 个月 1 次；术后 5 年以上，每年 1 次。随访内容包括临床症状与体征、全身及盆腔检查、B 超检查等，必要时进行 CT 或 MRI 检查；根据病情需要，测定血清 CA12-5、AFP、hCG 等肿瘤标志物。

小结

对于妇科腹部手术，护士需根据不同疾病热点、处理原则以及手术方式进行个性化的围手术期评估及健康宣传教育和指导。

子宫肌瘤典型的临床表现为经量过多和继发性贫血。需在充分评估的基础上做好围手术期护理。

子宫内膜异位症是生育年龄妇女的多发病、常见病。需根据患者年龄、症状、体征、病变范围以及对生育要求等个性化选择治疗方法。

宫颈癌患者应在全面评估的基础上，力争早期发现、早期诊断、早期治疗，是提高

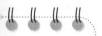

患者存活率的关键。

子宫内膜癌的治疗方法为手术、放疗、化学药物和孕激素治疗。除常规护理外，还应重点关注患者的心理状态。

卵巢肿瘤一经确诊，首选手术治疗。需根据患者的具体情况进行个性化有针对性的护理。

随堂测 16-6

思考题

1. 简述根据 ERAS 理念，妇科腹部手术患者术前肠道准备和饮食管理内容有哪些。
2. 简述妇科腹部手术患者术后常见的并发症及护理措施。

（李晓丹）

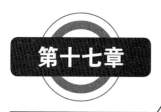

第十七章 会阴部手术患者的护理

导学目标

通过本章内容的学习，学生应能够：

◆ **基本目标**

1. 总结会阴部手术患者的术前及术后护理要点。

2. 复述外阴与阴道损伤、外阴癌、处女膜闭锁及盆底功能障碍性疾病的定义、临床表现及处理原则。

3. 举例说明子宫托的使用方法和注意事项。

◆ **发展目标**

1. 综合运用会阴部手术患者护理知识，对外阴癌患者实施术前、术后针对性的护理。

2. 运用护理程序对盆腔器官脱垂患者实施整体护理。

◆ **思政目标**

树立精益求精、责任担当、敬佑生命的职业素养，对患者能够尊重、关爱、同情、移情。

第一节 会阴部手术患者的一般护理

会阴部手术是女性外生殖器部位的手术，在妇科应用广泛。会阴部血管、神经丰富，组织松软，前方有尿道，后方近肛门，患者易出现疼痛、出血、感染等相关护理问题。由于手术部位涉及身体隐私处，患者在心理上常出现自我形象紊乱、自尊低下等护理问题。

【会阴部手术的种类】

根据手术范围，分为外阴、阴道局部手术以及途经阴道的手术，包括外阴癌根治术、外阴切除术、局部病灶切除术、前庭大腺切开引流术、处女膜切开术、陈旧性会阴裂伤修补术、阴道成形术、阴道前后壁修补术、宫颈手术、尿瘘修补术、子宫黏膜下肌瘤摘除术及阴式子宫切除术等。

【手术前准备】

（一）术前评估

术前应仔细询问病史，评估患者的营养状态及术前合并症，警惕营养不良、贫血等，并予以纠正。与临床医师、麻醉师一起，确定患者是否具备进入加速康复外科（enhanced recovery after surgery，ERAS）相关路径的基础和条件。

（二）心理准备

会阴部手术由于涉及隐私部位，患者担心隐私部位裸露、自我形象受损，可能导致心理负担加重。外阴部神经丰富，患者惧怕手术导致的疼痛。外阴切除术患者可能会担心损伤其身体的完整性，手术切口瘢痕导致将来性生活的不协调等。护士应针对该类患者的心理特点，与其一起讨论缓解心理应激的方法，为患者提供讨论病情和提问的场所及时间，耐心解释患者提出的疑问，在取得患者信任的基础上，让患者表达自己的感受，鼓励患者选择积极的应对措施，同时做好家属特别是患者丈夫的工作，帮助其理解患者，配合治疗及护理过程。

（三）健康指导

1. 根据患者的具体情况，可采用口头、图片、文字、视频等多种方式向其讲解疾病的相关知识，入院前准备、围手术期处理流程及患者需要配合的步骤、术后康复、出院标准等；告知患者术后保持外阴、阴道清洁的重要性和方法等。

2. 外阴、阴道手术患者通常卧床时间较长，床上使用便器的机会多。为此，应让患者术前练习，习惯在床上使用便器。

3. 向患者讲解外阴、阴道手术过程常用的体位及术后维持相应体位的重要性，以便患者在护理人员指导下保持必要的体位，促进切口愈合。同时，教会患者床上肢体锻炼的方法，以预防术后并发症。

4. 建议患者术前4周开始戒烟、戒酒，以降低术后感染及血栓的发生风险。对于静脉血栓高风险患者，建议穿着抗血栓弹力袜，遵医嘱术前皮下注射低分子量肝素。对于正在接受激素替代治疗的患者，建议术前4周停用或改为雌激素外用贴剂，口服避孕药的患者应更换为其他避孕方式。

（四）皮肤准备

皮肤准备的重点是皮肤清洁。患者应注意会阴部卫生，每日清洗外阴。外阴有炎症、破溃者，需治愈后手术。指南推荐患者在术前使用氯己定抗菌肥皂进行淋浴。建议手术当日备皮，提倡使用剪毛器或脱毛剂，避免剃毛、刮毛导致皮肤损伤，以免增加感染概率。备皮范围：上至耻骨联合上10 cm，下包括外阴部、肛门周围、臀部及大腿内侧上1/3。毛发稀少的部位无须常规备皮。备皮时间应尽量接近手术时间。会阴部手术切口常为Ⅱ类切口（清洁-污染切口），专家共识建议，预防性使用抗生素可减少手术部位感染，应按照原则选择抗生素，并在切皮前30分钟至1小时静脉滴注完毕。

（五）肠道准备

由于阴道与肛门解剖位置邻近，术后排便容易污染手术部位，因此手术前应做好肠道准备。对于不涉及肠道手术者，仅需术前1日口服肠道导泻药，常见的导泻药有20%甘露醇、50%硫酸镁、复方聚乙二醇电解质散等。可能涉及肠道手术者，患者术前3日进少渣饮食，并按医嘱口服覆盖肠道菌群的抗生素；术前1日禁食，静脉补液，口服肠道导泻药；术前夜及术日晨根据肠道清洁情况行清洁灌肠。

根据最新妇科手术ERAS专家共识，术前机械性肠道准备（口服泻药或清洁灌肠）不能减少手术部位感染及吻合口瘘的发生，反而可导致患者焦虑、脱水及电解质代谢紊乱。对妇科良性疾病手术者，建议取消术前常规肠道准备；预计有肠损伤可能，病变可能侵及肠管，或存在长期便秘者，可给予肠道准备，并建议同时口服覆盖肠道菌群的抗生素。对于无胃肠功能紊乱的非糖尿病患者，推荐术前8小时禁食油炸、脂肪及肉类食物，术前6小时禁食乳制品及淀粉类固体食物，术前2小时禁食清流质食物，术前2小时摄入适量清饮料（推荐12.5%糖类饮料，饮用量应≤5 ml/kg，或总量≤300 ml，可选择复合糖类，如含麦芽糖糊精的糖类饮料，可促进胃排空）。

随堂测 17-1

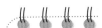

科研小提示

随着 ERAS 的发展，关于会阴部手术最佳肠道准备的方案，值得进一步研究。

来源：中华医学会妇产科学分会加速康复外科协作组．妇科手术加速康复的中国专家共识［J］．中华妇产科杂志，2019，54（2）：73-79.

（六）阴道准备

阴道内寄生多种微生物，为防止术后感染，途经阴道的手术可行阴道准备。术前积极治疗阴道炎症。术前1日行阴道冲洗或擦洗，常用聚维酮碘溶液。手术日晨行阴道局部消毒，注意擦净小阴唇之间的黏膜皱襞和阴道前、后、侧穹隆，消毒后用大棉签蘸干，必要时子宫颈、阴道穹上涂甲紫，作为手术标记。

（七）膀胱准备

进入手术室前，嘱患者排空膀胱，一般不需要放置导尿管。术中发现膀胱充盈时需随时导尿，术后根据需要留置导尿。

（八）特殊用物准备

根据不同的手术做好各种用物准备，会阴部手术多采取截石位，为避免胭窝处的血管、神经受压导致的血液循环障碍，手术室应准备软垫；有的手术采取膝胸卧位，应为这些患者准备支托等；根据手术需要准备阴道模型、丁字带、绷带等。

【手术后护理】

会阴部手术术后护理与腹部手术相似，以预防感染和减少疼痛为目标，应特别注意外阴部护理。

（一）体位与活动

根据不同手术需要采取相应的体位：处女膜闭锁及有子宫的先天性无阴道患者，术后应取半卧位，有利于经血流出；外阴癌根治术后患者，应取平卧位，双腿屈膝外展，膝下垫软枕，以减少腹股沟及外阴部的张力，有利于切口愈合；阴道前后壁修补或盆底修补术后患者，应以平卧位为宜，禁止半卧位，以减少外阴、阴道张力，促进切口愈合。

为防止下肢深静脉血栓，可在床上进行下肢踝泵运动、股四头肌等长收缩运动等，鼓励患者早期下床活动。

（二）切口护理

会阴部因肌肉组织少、张力大，切口不易愈合，应密切观察切口情况，注意有无渗血、红、肿、热、痛等炎症反应；注意观察局部皮肤的颜色、温度、湿度，有无皮肤或皮下组织坏死；观察术后患者阴道出血情况以及分泌物的量及性状，如发现异常情况，及时通知医师。嘱患者注意保持外阴清洁，每日行外阴擦洗2次，勤换内衣裤，便后清洁会阴。阴道内为止血填塞的纱条一般在术后12～24小时取出，取出时注意核对数量，并在病历单上记录。切口有炎症者外阴部可行烤灯治疗，保持切口干燥，促进血液循环，利于切口愈合。

（三）留置导尿的护理

会阴部手术患者根据手术范围及病情，导尿管一般留置2～10日。注意保持导尿管通畅，观察尿色、尿量，做好留置导尿患者的护理；拔除导尿管前，应训练膀胱功能，拔管后嘱患者尽早排尿，如有排尿困难，给予热敷、诱导等措施，必要时重新留置导尿。根据最新的妇科手术 ERAS 专家共识，留置导尿可影响患者术后活动，延长住院时间，并且增加泌尿系统感染的风险。因此，不推荐常规留置导尿，如需放置导尿管，也应尽早拔除。

（四）肠道护理

肠麻痹及肠梗阻是影响患者术后恢复的主要因素之一。因而，需促进肠道功能恢复，具体措施包括：多模式镇痛、减少阿片类药物用量、控制液体入量、实施微创手术、不留置鼻胃管、咀嚼口香糖、早期进食和离床活动，以及使用番泻叶、硫酸镁、乳果糖等轻泻药。目前尚无明确证据支持使用胃肠动力药可促进肠道功能的恢复。术后早期进食能够保护肠黏膜功能，防止菌群失调和异位，促进肠道功能恢复。对于常规妇科手术患者，建议术后 4 ～ 6 小时开始进食；对于妇科恶性肿瘤患者，包括接受肠切除吻合术的患者，建议术后 24 小时内开始饮食过渡。

（五）避免增加腹压

向患者讲解腹部压力增加对切口的影响，避免增加腹压的动作，如下蹲、用力排便、剧烈咳嗽等，以免增加会阴部切口的张力，影响切口愈合。

（六）疼痛管理

外阴神经末梢丰富，患者对疼痛尤为敏感。围手术期应对患者进行疼痛管理。在正确评估患者疼痛的基础上，通过多模式镇痛，即多种镇痛方式、多种非阿片类药物联合使用，在减少阿片类药物用量的同时，达到理想的镇痛效果，减少镇痛药相关的不良反应。推荐术前进行预防性镇痛，术后继续联合使用对乙酰氨基酚、非甾体抗炎药等作为基础镇痛方案，如镇痛效果欠佳，可加用阿片类药物。当患者 24 小时阿片类药物静脉给药超过 2 次时，可考虑使用自控式镇痛泵。

（七）出院指导

会阴部手术患者切口局部愈合较腹部手术者慢，常需间断拆线，经历换药过程直至切口愈合，患者回家后应保持外阴清洁；术后患者一般休息 3 个月，康复期间注意逐渐增加活动量，避免重体力劳动及增加腹压；出院 1 个月、3 个月到门诊检查术后恢复情况，经医师检查确定切口完全愈合后方可恢复性生活。如有异常，应及时就诊。

第二节　外阴、阴道创伤

案例 17-1A

某患者，女性，24 岁，未婚，骑电动自行车不慎摔倒，自述下身受到车架撞击，外阴部疼痛较重，目前行走困难。该患者到医院就诊，疑为外阴部血肿。

请回答： 此患者的护理评估内容包括哪些？

【病因】

（一）分娩损伤

分娩损伤是导致外阴、阴道创伤的主要原因，分娩时易导致外阴、阴道软组织损伤出血。

（二）外伤

外伤见于骑跨伤、粗暴性交或生殖道发育不良者性交后，创伤可伤及阴道，或穿过阴道损伤尿道、膀胱或直肠。初次性交时可使处女膜破裂，绝大多数可自行愈合，偶见裂口延至小阴唇、阴道或伤及阴道穹，引起大量阴道出血，甚至导致休克。

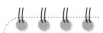

【临床表现】

由于创伤的部位、深浅、范围和就诊时间不同，临床表现存在差异。

（一）疼痛

疼痛为主要症状，程度可轻可重。由于疼痛，患者表现为坐卧不安、行走困难，甚至出现疼痛性休克。

（二）局部肿胀

常表现为局部水肿或血肿。由于外阴部皮肤、黏膜下组织疏松，血管丰富，局部受伤后可导致组织液渗出，血管破裂，血液、组织液在疏松结缔组织中迅速蔓延，形成外阴或阴道血肿。妇科检查可见外阴部有紫蓝色块状物突起，压痛明显。如处理不及时，可向上扩展，形成巨大阴道盆腔血肿。

（三）外出血

由于局部组织损伤、血管破裂，可见鲜血自阴道流出。检查外阴可见处女膜裂伤、局部裂伤或血肿，外阴皮肤、皮下组织或阴道有明显裂口及活动性出血。

（四）其他

出血量多者，可有头晕、乏力、脉搏加快、心悸、出汗等失血性休克或贫血的表现；合并感染者，可有发热和局部红、肿、热、痛等；伤及尿道和膀胱者，可见尿液自阴道流出；伤及直肠者，可见粪便从阴道排出。

【处理原则】

本病以止痛、止血、抗休克和抗感染为主要处理原则。有活动性出血者，应迅速缝合止血。对小血肿，早期进行冷敷，使血管收缩，减少出血；后期给予热敷，促进血肿吸收；也可用棉垫、丁字带加压包扎，防止血肿扩散。对大血肿，应切开血肿，行血肿清除术并止血。失血过多者，应防止休克。

【护理评估】

（一）健康史

了解导致创伤的原因，判断是因外伤或遭强暴所致，还是性交后阴道出血或分娩创伤未及时缝合而留下的创伤。根据患者的临床表现，评估疼痛的程度、性质、相关因素；因轻伤或性交所致的外阴血肿，轻者自觉症状不明显；损伤范围较大、出血多者，患者疼痛明显，常有贫血及休克表现；感染者，有局部红、肿、热、痛等炎症反应及体温升高等。

（二）身心状况

由于意外事件，患者及家属表现出明显的忧虑和担心。护士需要评估患者及家属对损伤的反应，并识别其异常的心理反应。

（三）辅助检查

1. 妇科检查　了解外阴裂伤或血肿的部位和程度，观察外阴、阴道血肿的大小。切口有无红、肿及脓性分泌物。此外，应注意局部创伤有无穿透膀胱、直肠，甚至腹腔等。

2. 实验室检查　出血多者红细胞计数及血红蛋白下降；切口有感染者，可见白细胞计数增高。

【主要护理诊断 / 问题】

（1）恐惧：与突发创伤事件有关。

（2）急性疼痛：与外阴、阴道创伤有关。

（3）潜在并发症：失血性休克。

【预期目标】

1. 患者恐惧程度减轻。

2. 住院期间，患者疼痛逐渐减轻。

3．患者在治疗期间未发生休克。

【护理措施】

案例 17-1B

经妇科检查，该患者外阴软组织挫伤、外阴血肿、处女膜裂伤，无尿道及膀胱损伤。

请回答：此患者应如何护理？

随堂测 17-2

（一）密切观察病情，预防和纠正休克

密切观察患者的血压、脉搏、呼吸等生命体征及尿量的变化，并准确记录。注意观察血肿的大小及其变化。对于外出血量多或较大血肿伴面色苍白者，立即协助患者平卧、吸氧，并做血常规检查及交叉配血；遵医嘱进行止血，并及时输液、输血，预防或抢救休克，做好术前准备。

（二）心理护理

突然的创伤可能导致患者恐惧、家属担忧。护士应安慰患者及家属，及时沟通、解释，鼓励患者面对现实，积极配合治疗，争取获得良好的结果。

（三）保守治疗患者的护理

对血肿较小采取保守治疗者，嘱患者取合适的体位，避免血肿部位受压；保持外阴清洁、干燥，每日外阴冲洗 3 次，大便后及时清洁外阴；遵医嘱及时给予止血药、镇痛药；24 小时内冷敷，可减少出血，降低局部神经敏感性，减轻患者疼痛及不适感；24 小时后可以热敷或行外阴部烤灯，促进水肿或血肿的吸收。

（四）手术治疗患者的护理

1．术前准备 外阴、阴道创伤者多急诊入院，有急诊手术的可能，应做好配血、皮肤准备，嘱患者暂时禁食，向患者及家属讲解手术的必要性、手术的过程及注意事项，取得配合，使患者及家属以良好的状态接受手术。

2．术后护理 保持外阴清洁、干燥。患者术后疼痛程度较腹部手术患者明显，应积极止痛。外阴、阴道创伤手术后阴道常填塞纱条或外阴加压包扎，阴道内纱条按医嘱如数取出，外阴包扎松解后应密切观察阴道及外阴切口有无出血，患者有无进行性疼痛加剧或阴道、肛门坠胀等再次血肿的症状。

（五）健康教育

1．生活指导 切口未完全愈合前，避免重体力劳动，避免手提重物、咳嗽、用力排便等增加腹压的活动，保持外阴清洁。待手术切口完全愈合后，复诊无异常，方可恢复性生活。

2．自我监测 出院后，应注意有无异常阴道出血、疼痛、肛门坠胀等症状，注意随诊。

【结果评价】

1．手术 24 小时后，患者主诉疼痛明显减轻。

2．患者在治疗期间生命体征和血流动力学指标平稳。

3．住院期间患者心情平静，积极配合治疗和护理。

第三节 外 阴 癌

案例 17-2A

某患者，女性，66 岁，已绝经。发现右侧大阴唇有黄豆大小结节 1 年，有灼痛及瘙痒感，搔抓后易破溃、出血。该患者到医院就诊，疑为外阴癌。

请回答：此患者的护理评估内容包括哪些？

外阴癌（carcinoma of vulva）是女性常见的外阴恶性肿瘤，占女性生殖器官原发恶性肿瘤的 3% ~ 5%，以外阴鳞状细胞癌最常见，占全部外阴恶性肿瘤的 80% ~ 90%，多见于老年妇女。早期无特异性症状，多表现为外阴瘙痒、结节、皮肤破损及溃疡，易被忽视或因治疗不当延误病情。外阴部结节、溃疡等病变应及时活检以明确诊断。

【病因】

外阴癌的发病原因至今尚未明确。外阴癌的癌前病变称为外阴鳞状上皮内病变（vulvar squamous intraepithelial lesion），包括低级别鳞状上皮内病变、高级别鳞状上皮内病变和分化型鳞状上皮内瘤变。高级别鳞状上皮内病变有进展为外阴浸润癌的风险。40% ~ 60% 的外阴癌与人乳头状瘤病毒（HPV）感染相关，尤其是 HPV-16 型。此外，外阴硬化性苔癣、分化型外阴鳞状上皮内瘤变也可能发展成外阴癌。

【病理】

癌灶为浅表溃疡或结节，可伴有感染、出血、坏死，周围皮肤增厚或色素改变。外阴鳞状细胞癌镜下可见癌细胞分化较好，有角化珠和细胞间桥。阴道前庭和阴蒂部位病灶分化程度较差，常伴有淋巴转移和周围组织侵犯。

【转移途径】

转移途径以直接浸润、淋巴转移为主，血行转移常发生在晚期。

（一）直接浸润

癌灶逐渐增大，沿皮肤、黏膜向内侵及阴道和尿道，晚期时可累及肛门、直肠和膀胱等。

（二）淋巴转移

外阴部淋巴管丰富，两侧淋巴管互相交通组成淋巴网。肿瘤一般向同侧淋巴结转移，最初转移到腹股沟浅淋巴结，然后至腹股沟深淋巴结，并经此进入盆腔内髂内淋巴结、髂外淋巴结、闭孔淋巴结等，最后转移至腹主动脉旁淋巴结，可继续向上至锁骨上淋巴结。阴蒂部癌灶常向双侧淋巴结转移，并可绕过腹股沟浅淋巴结直接至腹股沟深淋巴结。

【临床分期】

目前采用国际妇产科联盟（FIGO，2009 年）的手术 - 病理分期（表 17-1）。

表17-1　外阴癌FIGO分期（2009年）

分期	癌肿累及范围
Ⅰ期	肿瘤局限于外阴和（会阴），淋巴结未转移
ⅠA 期	肿瘤最大直径 ≤ 2 cm 且间质浸润 ≤ 1 mm
ⅠB 期	肿瘤最大直径 > 2 cm 或间质浸润 > 1 mm

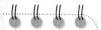

分期	癌肿累及范围
Ⅱ期	肿瘤侵犯下列任何部位：下 1/3 尿道、下 1/3 阴道、肛门，无淋巴结转移
Ⅲ期	肿瘤有或无侵犯下列任何部位：下 1/3 尿道、下 1/3 阴道、肛门，有腹股沟 - 股淋巴结转移
ⅢA 期	①1 个淋巴结转移（≥ 5 mm），或②1 ～ 2 个淋巴结转移（< 5 mm）
ⅢB 期	①≥ 2 个淋巴结转移（≥ 5 mm），或②≥ 3 个淋巴结转移（< 5 mm）
ⅢC 期	淋巴结阳性伴淋巴结囊外扩散
Ⅳ期	肿瘤侵犯其他区域（上 2/3 尿道、上 2/3 阴道）或远处转移
ⅣA 期	肿瘤侵犯下列任何部位：①上尿道和（或）阴道黏膜、膀胱黏膜、直肠黏膜、或达盆壁；或②腹股沟 - 股淋巴结固定或溃疡形成
ⅣB 期	包括盆腔淋巴结的任何远处转移

浸润深度是指肿瘤邻近最表浅真皮乳头的表皮 - 间质连接处至浸润最深点。

【临床表现】

（一）症状

约 2/3 的外阴癌发生在大阴唇，其次为小阴唇、阴蒂、会阴、尿道口等部位。病变初期常无特异性症状，患者可有外阴瘙痒、局部肿块或破溃、出血。稍晚期，癌肿向深部浸润，患者出现明显的疼痛。当血管被浸润时，可有大出血的危险。肿瘤侵犯尿道或直肠时，可出现尿频、尿急、尿痛、血尿、便秘、便血等症状。

（二）体征

妇科检查可见外阴局部（特别是大阴唇处）有单个或多个融合或分散的灰白色、粉红色丘疹或斑点，也可能是硬结、溃疡或菜花样赘生物。若转移至腹股沟淋巴结，可扪及增大、质硬而固定的淋巴结。

【处理原则】

本病以手术治疗为主，辅以放射治疗与化学药物治疗。对于早期患者，在不影响预后的前提下，尽量缩小手术范围，保留外阴正常结构，以提高生活质量。

（一）手术治疗

手术治疗是外阴癌的主要治疗手段。手术的范围取决于肿瘤分期、病变部位、肿瘤细胞的分化程度、浸润的深度、患者的身体状况以及年龄等。要求手术切缘距肿瘤边缘至少 1 cm，深度达会阴深筋膜（一般 2 ～ 3 cm）。ⅠB 期及以上患者除了广泛外阴切除术，还需要行腹股沟淋巴结切除术。

（二）放射治疗

放射治疗可用于术前、术后辅助治疗，如晚期肿瘤（病灶 > 4 cm 的 Ⅱ期 或 Ⅲ期）或盆腔外转移患者。外阴癌虽然对放射线敏感，但外阴正常组织对放射线的耐受性差，易发生放射皮肤反应（肿胀、糜烂、疼痛），使外阴癌灶接受剂量难以达到最佳放射剂量。

（三）化学药物治疗

化学药物治疗可作为较晚期或复发癌的综合治疗手段。常用化疗药物包括铂类、紫杉醇、氟尿嘧啶、丝裂霉素等，常采用静脉注射或局部动脉灌注。

【护理评估】

（一）健康史

外阴癌一般发生在绝经后老年女性，该年龄段人群常伴有高血压、冠心病、糖尿病等，应仔细评估患者的健康状况。了解有无不明原因的外阴瘙痒史、外阴赘生物史等。

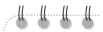

（二）身心状况

因患病部位特殊及会阴局部症状，患者感到自卑、烦躁，工作及参与活动能力下降。患者担心恶性肿瘤的疾病预后。外阴部手术致身体完整性受到损害，常导致患者出现自尊低下、身体意象紊乱、恐惧等心理问题。

（三）辅助检查

1. 外阴活组织病理学检查　有助于确诊，常采用1%甲苯胺蓝染色外阴病变皮肤，待干后再用1%醋酸液擦洗脱色，在蓝染部位做活检，或借助阴道镜做定位活检，以提高活检的阳性率。

2. 影像学检查　B超、CT、MRI判断盆腔组织及淋巴结转移情况。

【主要护理诊断／问题】

1. 慢性疼痛　与晚期癌肿侵犯神经、血管和淋巴系统有关。

2. 自我形象紊乱　与外阴完整性遭到破坏有关。

3. 有感染的危险　与患者年龄大、抵抗力低下、手术创面大、邻近肛门及尿道等特殊位置有关。

【预期目标】

1. 住院期间，患者疼痛程度逐渐减轻。

2. 手术后，患者有正确的自我认识。

3. 切口愈合过程中，患者不发生创面感染。

【护理措施】

案例 17-2B

经检查，该患者确诊为外阴癌ⅡA期，行外阴根治术并行放射治疗，现术后3天，患者主诉疼痛，不敢活动，担心手术效果。

请回答：针对以上问题，应如何开展护理？

（一）一般护理

注意保护患者的隐私，减轻其自卑心理，嘱其穿宽松、纯棉的内裤，减轻局部摩擦及刺激。向患者讲解外阴癌的相关知识及手术的方式、术后注意事项、成功的病例等，使患者对手术充满信心；鼓励患者表达自己的不适，针对具体问题给予耐心的解释、帮助和支持；做好患者家属的宣传教育工作，说明家庭在社会支持系统中的重要性。

（二）症状护理

1. 术前准备　根据外阴部手术要求，进行皮肤及肠道准备。外阴癌患者多为老年人，常伴有高血压、冠心病、糖尿病等疾患，应协助患者做好各项检查，积极纠正内科合并症。指导患者练习深呼吸、咳嗽、咳痰、床上翻身、床上使用便器等，防止术后并发症。外阴需植皮者，应在充分了解手术方式的基础上对植皮部位进行备皮、消毒后用无菌治疗巾包裹；将患者术后用的棉垫、绷带、各种引流管（瓶）进行消毒，备用。

2. 术后护理

（1）疼痛护理：除按一般会阴部手术患者的常规护理以外，应在准确评估患者疼痛的基础上积极止痛。术后取平卧外展屈膝体位，并在腘窝处垫一软垫，可缓解会阴张力，减轻疼痛。

（2）切口局部护理：有效引流能及时清除渗血、渗液，促使皮片与创面紧密贴合，防止皮片坏死，促进切口愈合。应保持引流通畅，注意观察引流物的量、颜色、性状等；观察切口有无渗血，严密观察切口皮肤有无红、肿、热、痛等感染征象以及皮肤的湿度、温度、颜色等移植皮瓣的愈合情况。术后第 2 日起，可直接暴露外阴切口，同时对会阴部、腹股沟部的切口行红外线照射，每日 2 次，每次 20 分钟，以促进切口愈合，但要注意避免烫伤。外阴部切口通常于手术后第 5 日开始间断拆线，腹股沟部切口宜于术后第 7 日拆线。

（3）导尿管护理：保留导尿管 5～10 天，每日行会阴擦洗 2 次，保持局部清洁、干燥，告知患者下床活动时使导尿管低于膀胱部位，以防止尿液逆流引起泌尿系统感染。

（4）肠道护理：外阴癌手术范围大，术后过早排便会增加切口张力，且容易使创面受到污染引起感染，不利于切口愈合，手术后应控制首次排便时间，一般以 5～7 日为宜，术后第 5 日，按医嘱给予轻泻药口服，使粪便软化。患者术后应以无渣或少渣、高蛋白、高热量、富含维生素、低脂肪食物为主。

（5）功能锻炼及康复指导：外阴癌手术创面大，容易导致切口瘢痕或挛缩，引起阴道口狭窄。术后 7～10 日指导患者进行功能锻炼，如双腿合拢、分开、前屈、后伸、外展、内收，每日练习 2 次，每次 10～20 分钟，动作宜轻柔、缓慢，活动范围由小到大。指导患者进行外阴肌肉锻炼，即屏气收缩尿道、直肠和阴道括约肌，然后放松，反复进行，可促进盆底功能康复。

3. 放疗患者的护理　放射线在破坏癌细胞的同时也会损伤外阴部正常皮肤，常在照射后 8～10 日出现皮肤反应。轻度者表现为皮肤红斑，然后转化为干性脱屑；中度者表现为水泡、溃烂和组织皮层丧失；重度者表现为局部皮肤溃疡。轻度放疗反应的患者可在保护皮肤的基础上继续照射，而出现中、重度放疗反应的患者应停止照射。护理人员应随时注意观察皮肤的颜色，避免局部刺激，避免搔抓、擦伤、热敷和粘贴胶布，保持局部清洁、干燥。如遇有皮肤破损面，可涂维生素 E 乳膏、尿素软膏或抗生素可的松软膏消炎止痛。

（三）健康教育

1. 出院指导　患者应于外阴根治术后 3 个月到医院复诊，在全面评估术后恢复情况的基础上，医师与患者一起商讨治疗及随访计划。

2. 随访指导　外阴癌的预后与分期、肿瘤分化、淋巴结转移有关，其中淋巴结转移是外阴癌预后最重要的因素。无淋巴结转移者 5 年生存率约为 90%，有淋巴结转移者 5 年生存率仅为 50%。术后应指导患者定期随访。术后 1 年内每 1～2 个月 1 次；第 2 年每 3 个月 1 次；第 3～4 年每 6 个月 1 次；第 5 年及以后每年 1 次，以全面评估治疗效果。

【结果评价】

1. 住院期间，患者诉说疼痛可以忍受或活动量逐渐增加。

2. 患者用语言表达或行为展示对自我形象的接受。

3. 治疗期间，患者切口无红、肿及渗血，无感染发生。

第四节　处女膜闭锁

处女膜闭锁（atresia of hymen）又称为处女膜无孔（imperforate hymen），是一种常见的女性外生殖器发育异常。一般很少在青春期前被发现，常在青春期因原发闭经、周期性下腹痛，或婚后因性生活困难就医时被确诊。

【病因】

胚胎发育过程中受到某些内在或外来因素的干扰，导致阴道末端的泌尿生殖窦组织未腔化，形成处女膜闭锁。

【临床表现】

（一）症状

在月经来潮前无症状。由于处女膜无孔，青春期后，月经来潮时经血排出受阻，常表现为原发闭经。由于经血不能排出，沉积于阴道，导致肛门、阴道胀痛，患者出现周期性下腹部疼痛，呈进行性加重。部分严重者可出现便秘、肛门坠胀、尿频、尿急等压迫症状。多周期以后，逐渐形成宫腔积血，宫腔积血反流至输卵管，可致输卵管粘连，造成输卵管血肿或盆腔积血（图 17-1）。经血逆流至盆腔易导致子宫内膜异位症。

（二）体征

检查可见处女膜膨出，无阴道开口，表面呈蓝紫色。肛查可触及盆腔囊性包块，阴道呈长形肿物，有囊性感，积血多时张力较大，向直肠突出并有触痛。宫腔积血较多时，可在耻骨联合上扪及肿块。

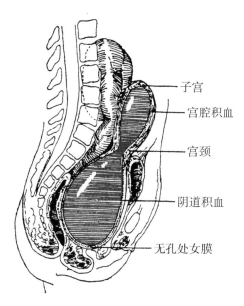

子宫
宫腔积血
宫颈
阴道积血
无孔处女膜

图 17-1　处女膜闭锁并阴道、宫腔积血

【处理原则】

确诊后立即手术治疗。先用粗针穿刺处女膜中部膨出处，抽出陈旧积血后再行 X 形切开，排尽积血，剪去多余的处女膜瓣，修剪处女膜，再用可吸收缝线缝合切口边缘，以保持引流通畅和防止创缘粘连。

【护理评估】

（一）健康史

评估患者的年龄，有无经血排出，详细询问患者有无周期性下腹部疼痛、肛门及外阴胀痛等症状。

（二）身心状况

处女膜闭锁患者常为青春期的学生，情绪不稳定，出现下腹胀痛后，除害怕、恐惧以外，因羞怯不对母亲及其他亲人述说，导致不能及时得到治疗。护理人员应注意评估患者的紧张、羞怯心理及对处理方案的疑虑。

（三）辅助检查

1．妇科检查　可见处女膜向外膨出，表面呈紫蓝色，无阴道开口。肛查可扪及阴道内有球状包块，积血较多时张力大，向直肠突出并有明显触痛。

2．B 超　盆腔 B 超检查可发现子宫及阴道内有积液。

【主要护理诊断 / 问题】

1．慢性疼痛 与经血潴留有关。

2．恐惧 与缺乏应对能力有关。

【预期目标】

1．住院期间患者疼痛逐渐减轻。

2．住院以后患者恐惧感逐渐消失。

【护理措施】

（一）心理护理

青春期女性遇异常情况通常表现为害怕、恐惧，家长多数也较为紧张。护士应和蔼地对待患者及家属，通过健康教育纸质资料、讲解等方式向患者和家属讲解疾病的发生及发展过程，让患者及家属理解，减少其紧张情绪。术后认真倾听患者的感受，肯定患者应对的能力，根据不同的心理特点进行护理。

（二）症状护理

术后一般取头高足低或半卧位，便于积血排出；术后指导患者早期下床活动。一般不留置导尿或仅保留导尿管 1～2 日，每日行外阴擦洗 2 次，直至积血排尽，并教会患者使用消毒会阴垫的方法。遵医嘱给予抗感染药物。

（三）健康教育

出院前，应教会患者保持外阴清洁、干燥的方法；1 个月后到门诊复查切口愈合情况；嘱患者及家属注意下个周期月经来潮时经血是否通畅，如仍有下腹部胀痛及肛门坠胀等症状，应及时就诊。

【结果评价】

1．手术后患者自述疼痛逐渐减轻或消失。

2．手术后月经来潮时经血流出通畅。

3．住院期间，患者能表达自身感受，积极配合治疗和护理。

随堂测 17-4

第五节　先天性无阴道

先天性无阴道（congenital absence of vagina）是因副中肾管未发育，或尾端发育停滞，未向下延伸所致。大部分患者合并无子宫或只有始基子宫，但卵巢一般正常。表现为原发闭经及性生活困难，一般在 18 岁后进行治疗。

【临床表现】

（一）症状

本病一般无症状，多数患者因青春期原发闭经或婚后性交困难而就诊。无子宫者无周期性腹痛。有子宫者，经血来潮后因宫腔积血，患者出现周期性下腹部疼痛。

（二）体征

检查可见患者体格、第二性征及外阴发育正常，无阴道口，或仅在阴道前庭后部见一浅窝，偶见浅短的阴道盲端。多数盆腔检查无法扪及子宫或子宫极小，多数无宫腔或为一实体肌性子宫。

【处理原则】

一般行人工阴道成形术，即采用各种方法在膀胱直肠间造穴。手术方式主要有游离皮瓣阴道成形术、羊膜阴道成形术、腹膜阴道成形术、外阴阴道成形术、乙状结肠阴道成形术等。有短浅阴道下段者，可采用阴道模型机械扩张法，逐渐加深阴道长度，直至能满足性生活需要为止。子宫发育正常者，月经来潮后，应尽快做人工阴道成形术，使宫腔积血引流通畅，保留子宫及生育能力；无子宫或只有始基子宫者，应在婚前 6 ～ 12 个月行人工阴道成形术。

【护理评估】

（一）健康史

患者就诊时，应详细了解患者的年龄、月经史，已婚者应了解是否有性生活困难。

（二）身心状况

先天性无阴道患者由于原发闭经和性生活困难，通常有自卑感及羞辱心理，经常沉默寡言，性格孤僻，难以与医护人员主动配合。患者由于不能生育，对婚姻、生育不抱希望，对未来生活失去信心，家庭成员也为患者的将来担忧。护理人员应评估患者就诊时的心情、社会及家庭支持状况等，准备结婚者要评估患者及丈夫对生育的态度。

（三）辅助检查

1. 妇科检查 外阴检查未见阴道口或在阴道外口处有一浅窝。多数盆腔检查无法扪及子宫或子宫极小。

2. B 超检查 检查盆腔内生殖器的情况，检查子宫、卵巢及其发育情况，有无增大的子宫及阴道子宫积血等。

【主要护理诊断／问题】

1. 慢性疼痛 与手术、更换阴道模型有关。

2. 自我形象紊乱 与先天性无阴道有关。

3. 知识缺乏 与缺乏人工阴道护理知识有关。

【预期目标】

1. 手术后患者疼痛减轻，并逐步消失。

2. 患者能正视目前的问题，并表达对未来积极的期待。

3. 出院时，患者能正确消毒、更换阴道模型。

【护理措施】

（一）心理护理

护士应尽量从患者的角度去考虑问题，注意保护患者的隐私，合理管理患者及家属期望值，向患者及家属讲解手术治疗的目的是解决性生活问题，不能恢复月经，更无法恢复生育功能。已婚女性可能因无生育能力使患者、家属感到绝望，影响家庭关系。所以，护士应与患者及家属一起商讨手术方式、制订护理计划，让家属（特别是丈夫）了解疾病的发生、发展过程，积极面对现实，用爱心去包容、理解患者，给患者以信心，消除悲观、自卑心态，主动配合治疗。术后鼓励患者尽快恢复原来的学习和工作，积极参与集体活动，在工作和学习中实现自我。

（二）症状护理

1. 术前肠道准备 行乙状结肠阴道成形术者术前需要进行充分的肠道准备，以减少术后吻合口瘘的发生。患者术前 3 日开始口服肠道抗生素（如甲硝唑），进无渣半流质饮食；术前 1 日进流质饮食，并口服肠道轻泻药，手术前晚清洁灌肠。

2. 术前阴道模具准备 根据术后逐步阴道扩张的要求，选择适当型号的阴道模型，并为患者准备 2 个以上阴道模型及丁字带，消毒后备用。对游离皮瓣阴道成形术者，应准备一侧大腿中部皮肤，皮肤进行剃毛及消毒后，用无菌治疗巾包裹，以备术中使用。

3. 术后人工阴道护理 如护理不当，可导致人工阴道瘢痕、挛缩、狭窄，甚至感染、坏死，导致手术失败。人工阴道填塞不应过紧，避免人工阴道内的组织受压缺血、坏死。术后取出阴道填塞物后，彻底清洁人工阴道内分泌物，观察人工阴道组织的弹性、颜色、有无渗血等，并进行人工阴道扩张，更换阴道模型。首次更换阴道模型，因切口未完全愈合，患者疼痛明显，常需在更换前半小时使用镇痛药。更换时从小号模型开始，模型外套无菌橡皮指套并涂以液状石蜡等润滑剂，以减轻疼痛。更换时，护士应陪同在患者床旁，协助医师放置阴道模型，以丁字带固定。阴道模型应每日消毒并更换，根据人工阴道扩张情况，逐渐从中号过渡到大号，动作宜轻柔，严格无菌操作。出院前评估患者是否掌握阴道模型的放置方法。

4．术后体位指导　术后患者取平卧位，以降低外阴、阴道张力，促进切口愈合。患者膝下可垫软枕，增加身体支撑面，减少腹股沟张力。

5．排尿及排便护理　为防止尿液污染会阴切口，术后应留置导尿。保持外阴、阴道、尿道口清洁，每日进行会阴擦洗。为防止会阴部污染，便于吻合口的愈合，可遵医嘱给予阿片酊等肠蠕动抑制药。注意保持排便通畅，避免排便时用力过度使模具排出。

（三）健康教育

鼓励患者出院以后坚持使用阴道模型，并每日消毒、更换，一般可以夜间放置，日间取出，便于日间工作和生活；青春期女性应用阴道模型至结婚有性生活为止；需结婚者，术后应到医院检查，阴道切口完全愈合后方可有性生活。嘱患者定期随访，了解患者阴道口大小、阴道排液量及性质、阴道长度、黏膜色泽。

【结果评价】

1．手术 24 小时以后，患者自诉疼痛减轻。

2．患者能正确认识疾病，积极面对现实。

3．出院前 1 日，患者消毒阴道模型方法正确，成功更换阴道模型。

第六节　盆底功能障碍性疾病

> ## 案例 17-3A
>
> 　　某患者，女性，60 岁，G₄P₂。2 年来患者用力排便时感觉阴道口有块状物脱出，平卧时能消失。近 1 个月来，脱出物经休息亦不能回纳。大笑、咳嗽时有尿液流出，伴尿频。患者的正常生活受到影响，非常苦恼。该患者到医院就诊，疑为子宫脱垂。
>
> 　　**请回答**：此患者的护理评估内容包括哪些？

盆底功能障碍性疾病（pelvic floor dysfunction，PFD），又称为盆底缺陷或盆底组织松弛，指女性盆底支撑组织因退化、创伤等因素致其支撑薄弱，进而盆腔脏器移位，连锁发生其他盆腔器官的位置和功能异常，包括盆腔脏器脱垂和压力性尿失禁等，严重影响女性生活质量。

一、盆腔器官脱垂

盆腔器官脱垂（pelvic organ prolapse，POP）指盆腔器官脱出于阴道内或阴道外，可单独发生，一般情况下联合发生。盆腔器官脱垂包括子宫或子宫颈脱垂、穹隆脱垂、阴道前壁膨出和阴道后壁膨出，其中阴道前壁膨出合并顶端脱垂最为常见（图 17-2）。

【病因】

（一）妊娠、分娩损伤

妊娠、分娩损伤是最主要的原因。妊娠期间腹腔内压增大、分娩时阴道助产或第二产程延长，均会导致盆底肌、筋膜以及子宫韧

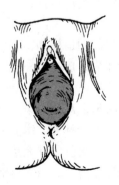

图 17-2　子宫脱垂

带过度延伸，张力降低，削弱其支撑力量，导致盆腔脏器脱垂。研究发现，剖宫产术并不能完全预防远期盆底功能障碍性疾病的发生。

（二）产褥期过早从事体力劳动

分娩以后，支持子宫的筋膜、韧带恢复要经过一定的过程，一般需要 42 天。如产后产妇过早参加体力劳动，尤其是重体力劳动，致使腹压增大，盆腔脏器脱垂。

（三）长期腹压增加

由于长期的慢性咳嗽、排便困难，经常超重负荷（如举重、蹲位）以及腹腔的巨大肿瘤、大量腹水等，使腹压增加或长期压力直接作用于子宫，使子宫下移，导致脱出。

（四）盆底组织松弛

随着年龄增长，雌激素水平下降导致盆底组织缺乏弹性、萎缩、退化，也可导致子宫脱垂或使脱垂程度加重。

【临床表现】

（一）症状

轻症患者一般无症状。重度脱垂患者由于下垂子宫对韧带的牵拉，盆腔充血，出现下坠感及腰背酸痛。常在久站、走路、蹲位、重体力劳动以后加重，卧床休息后减轻。重度脱垂患者常在走路、蹲、排便等用力时，感觉肿物自阴道脱出，脱出的子宫及阴道壁由于长期暴露、摩擦，可见宫颈及阴道壁溃疡，有少量出血或脓性分泌物。阴道前壁脱垂者，由于膀胱、尿道膨出，出现排尿困难、尿潴留或尿失禁，常出现咳嗽时溢尿症状。可继发泌尿道感染而出现尿频、尿急、尿痛等。阴道后壁膨出者可伴有便秘、排便困难。有的患者还可出现性交不适、阴道松弛、性欲降低等症状。

（二）体征

阴道内前后壁组织或子宫颈及宫体可脱出于阴道口外。脱出的组织黏膜常增厚、角化，伴有溃疡、出血。阴道后壁膨出行肛查时，可触及向阴道方向凸出的直肠。

【临床分度】

国际上多采用盆腔器官脱垂定量分度法（pelvic organ prolapse quantitation，POP-Q）。评价时，应以患者平卧最大用力向下屏气时的程度为准。采用阴道上 6 个指示点（表 17-2）与处女膜之间距离，描述盆腔器官脱垂程度（表 17-3）。处女膜部位为 0，指示点位于处女膜以上为负数，以下为正数。另外，还有 3 个衡量指标。①阴裂长度（gh）：尿道外口中线至处女膜后缘的中线距离；②会阴体长度（pb）：阴裂的后端边缘至肛门中点的距离；③阴道总长度（TVL）。POP-Q 通过记录以上各测量值，客观地反映盆腔器官脱垂的情况。

表17-2　盆腔器官脱垂评估指示点（POP-Q分期）

指示点	内容描述	范围
Aa	阴道前壁中线距处女膜 3 cm 处	–3 cm ~ +3 cm
Ba	阴道顶端或前穹隆到 Aa 之间阴道前壁上段中的最远点	无阴道脱垂时为 –3 cm，子宫切除术后阴道完全外翻时为 +TVL
C	宫颈或子宫切除后阴道顶端所处的最远端	–TVL ~ +TVL
D	有宫颈时的后穹隆位置	–TVL ~ +TVL 或空缺（子宫切除后）
Ap	阴道后壁中线距处女膜 3 cm 处，Ap 与 Aa 点相对应	–3 cm ~ +3 cm
Bp	阴道顶端或后穹隆到 Ap 点之间阴道后壁上段中的最远点，Bp 与 Ba 点相对应	无阴道脱垂时为 -3 cm，子宫切除术后阴道完全外翻时为 +TVL

TVL. 阴道总长度。

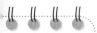

表17-3　盆腔器官脱垂分度（POP-Q分期）

分度	内容
0	无脱垂，Aa、Ap、Ba、Bp均在 -3 cm 处，C、D 两点在阴道总长度和阴道总长度 -2 cm 之间，即 C 点或 D 点量化值＜（TVL-2）cm
I	脱垂最远端在处女膜平面上＞1 cm，即量化值＜1 cm
II	脱垂最远端在处女膜平面上＜1 cm，即量化值＞ -1 cm，但＜+1 cm
III	脱垂最远端在处女膜平面上＞1 cm，但＜阴道总长度 -2 cm，即量化值＞（TVL-2）cm
IV	下生殖道呈全长外翻，脱垂最远端即宫颈或阴道残端脱垂超过阴道总长度 -2 cm，即量化值＞（TVL-2）cm

　　POP-Q 分期应在患者平卧最大用力向下屏气时，以脱垂完全呈现出来时的最远端部分计算。应针对每一个体采用 3×3 表格量化描述，再进行分期（图17-3）。

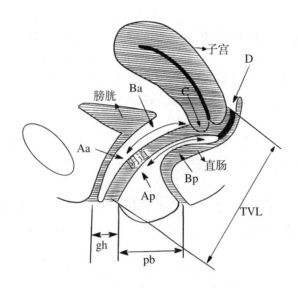

图 17-3　POP-Q 盆腔器官脱垂分期图解

Aa、Bb、C、D、Ap、Bp. 指示点；gh. 阴裂长度；pb. 会阴体长度；TVL. 阴道总长度

【处理原则】

（一）非手术治疗

　　非手术治疗为盆腔器官脱垂的一线治疗方法。非手术治疗是所有 POP 患者都应首先推荐的一线治疗方法。通常适用于 POP-Q I～II 度有症状患者，也适用于希望保留生育功能、年老不能耐受手术或不愿意手术治疗的患者。非手术治疗目的为缓解症状、增强盆底肌肉强度、耐力和支撑力，预防脱垂加重，避免或延缓手术。

　　1. 盆底功能锻炼及物理治疗　盆底肌肉锻炼适用于 POP-Q I～II 度患者，嘱患者进行缩肛运动，用力收缩盆底肌肉 3 秒以上后放松，每日 2～3 次，每次 10～15 分钟。

　　2. 子宫托治疗　此方法是一种古老而有效的保守治疗的方法。子宫托是一种支持子宫和阴道壁并使其维持在阴道内而不脱出的工具，常用的有环形、喇叭形和球形，首选环形支撑型子宫托，适用于各度子宫脱垂及阴道前后壁膨出者。重度子宫脱垂伴盆底肌肉明显萎缩以及宫颈、阴道壁有炎症及溃疡者不宜使用。

（二）手术治疗

　　手术治疗的目的是消除症状，修复缺陷的盆底支持组织，恢复正常解剖位置，用于非手术治疗无效或 II 度、III 度子宫脱垂患者。根据患者的年龄、全身状况及生育要求分为封闭手术和重建手术。封闭手术将部分或完全封闭阴道，术后失去性交功能，仅适用于年老体弱不能耐受较大手术者。盆底重建手术通过吊带、网片和缝线把阴道穹组织或宫骶韧带悬吊固定，包括阴道前后壁修补术、阴道前后壁修补术加主韧带缩短及宫颈部分切除术 [曼彻斯特（Manchester）手术]、阴道子宫全切术及阴道前后壁修补术、阴道纵隔形成术等。

【护理评估】

（一）健康史

了解患者妊娠、分娩经过，有无产程过长、阴道助产及盆底组织撕裂伤等。同时，还应评估患者其他系统健康状况，如有无慢性咳嗽、盆腹腔肿瘤、便秘。

（二）身心状况

由于长期的脏器脱出，患者行动不便，工作受到影响，导致其出现烦恼的心理反应；严重者性生活受到影响，患者常出现焦虑、情绪低落等。了解患者对盆腔脏器脱垂的感受、疾病造成的心理问题的程度、社会及家庭支持的方式和程度等。

（三）辅助检查

1. 妇科检查　嘱患者用力向下屏气，评估脱垂程度。注意评估盆腔脏器脱垂的程度，宫颈、阴道壁有无溃疡，溃疡面的大小、深浅等。同时，应注意检查有无直肠膨出。

2. 盆底肌功能评估　盆底肌功能分为正常、过度活跃、活动不足以及无功能等情况。

3. 宫颈细胞学检查　用于排除宫颈癌及癌前病变。

【主要护理诊断 / 问题】

1. 焦虑　与脏器脱出影响日常活动及性生活有关。

2. 疼痛　与子宫下垂牵拉韧带、宫颈，阴道壁溃疡有关。

3. 尿失禁及尿潴留　与脱垂的子宫压迫膀胱颈部有关。

4. 排便困难及便秘　与直肠膨出有关。

【预期目标】

1. 住院以后，患者的焦虑程度减轻。

2. 手术后患者疼痛减轻，出院以后疼痛消失。

3. 手术后患者恢复正常的排尿、排便方式。

【护理措施】

案例 17-3B

该患者妇科检查结果：会阴Ⅱ度陈旧性裂伤，阴道前壁膨出，宫颈脱出于阴道口外。子宫略小，两侧附件未触及。诊断为子宫脱垂Ⅱ度。患者选择非手术治疗。

请回答：该患者的护理要点包括哪些？

（一）一般护理

1. 生活方式干预　对于所有诊断为 POP 的患者，均应积极进行行为指导，包括减重、戒烟、减少使盆底压力增加的活动、治疗便秘和咳嗽等。加强营养，卧床休息，缓解症状。

2. 盆底肌训练　教会患者做盆底肌训练（pelvic floor muscle training，PFMT），增强盆底肌肉、肛门括约肌的张力，加强薄弱的盆底肌肉的力量和协调性，增强盆底支持力，改善盆底功能。必要时，可辅助电刺激、生物反馈或磁刺激等方法。

3. 心理护理　盆腔器官脱垂一般病程较长，患者往往有烦躁情绪，护士应亲切地对待患者，理解患者；鼓励患者说出自己的疾苦；讲解盆腔脏器脱垂的疾病知识和预后；做好家属的工作，让家属理解患者，协助患者早日康复。

（二）症状护理

1. 保守治疗患者的护理 教会患者子宫托的取放方法，以环形子宫托为例（图17-4）。首先指导患者选择大小适宜的子宫托；放置前排尿及排便，并洗净双手；平卧于床上，双腿屈膝外展，先将脱垂的子宫推入阴道内，一只手将大、小阴唇分开，另一只手将子宫托放入阴道口，将子宫托以斜位徐徐放入阴道内，逐渐将子宫托放平，将环形子宫托的后端用示指推至阴道后穹隆，再将前端向上推，使环形子宫托的前端卡在耻骨弓内侧。子宫托上好后，患者应站起或蹲下，并用力增加腹压，以试验子宫托是否会脱出。取托时取蹲位，将示指和中指伸入阴道，然后用示指勾住托的前端，将其平放于阴道内，随即轻稳地取出。子宫托应每日早上放入阴道，睡前取出，清洁后备用，避

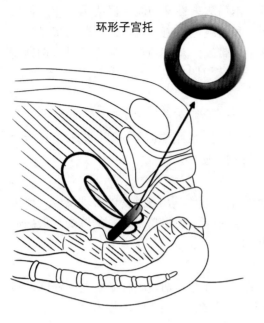

环形子宫托

图17-4 环形子宫托的放置

免放置时间过久压迫生殖道而致糜烂、溃疡，甚至坏死造成生殖道瘘。注意阴道清洁，妊娠期及月经期停止使用。绝经后妇女一般在应用子宫托前4～6周开始应用阴道雌激素霜剂，并在放托的过程中长期使用。上托以后，第1、3、6个月各到医院检查1次，以后每3～6个月到医院检查1次。

2. 手术治疗患者的护理

（1）术前准备：按照会阴部手术常规进行术前肠道、阴道及皮肤准备。注意观察脱垂局部是否有破溃或感染，遵医嘱局部用药，待溃疡、湿疹愈合再行手术。术前3日行阴道冲洗或擦洗，以降低感染的发生。绝经期女性可使用雌激素，增加阴道黏膜的弹性。

（2）术后护理：密切观察有无膀胱、直肠及血管损伤的表现，如外阴穿刺点有无渗血、红肿，阴道及肛门有无出血或血肿，有无粪瘘；注意观察排尿情况，尤其是术前存在排尿形态改变的患者；每日行外阴擦洗，注意观察阴道分泌物的特点，防止感染。

（三）健康教育

1. 出院指导 术后3个月内避免重体力劳动及增加腹压，出院后1个月到医院复查切口愈合情况。禁止性生活3个月，或者确认阴道黏膜修复完好为止。行盆底重建术患者6个月内注意有无网片侵蚀及感染的表现，如阴道出血、阴道异常排液、会阴部疼痛、性生活不适及血尿。

2. 预防指导 提倡晚婚晚育，防止生育过多、过频；正确处理产程，避免产程延长；提高助产技术，注意保护会阴，有指征者，及时行剖宫产术结束妊娠；避免产后过早参加重体力劳动；积极治疗慢性咳嗽、便秘等增加腹压的疾病，提倡做产后康复操。

【结果评价】

1. 患者能说出减轻焦虑的应对措施，并积极运用。

2. 患者参与减轻疼痛的护理，自述疼痛减轻。

3. 患者恢复正常排尿功能，无尿潴留或尿失禁症状。

二、压力性尿失禁

压力性尿失禁（stress urinary incontinence，SUI）指由于腹压突然增加导致尿液不由自主

地流出，但不是由膀胱逼尿肌收缩压或膀胱壁对尿液的张力压所引起，表现为正常状态下无遗尿，腹压增加的情况下尿液自动流出，也称为真性压力性尿失禁、张力性尿失禁。SUI 在成年女性的发生率为 18.9%，80% 女性伴有阴道前壁膨出。

【病因】

（一）妊娠及分娩损伤

妊娠及分娩导致盆底组织松弛，使膀胱颈及近端尿道脱出于盆底外，在腹内压增加时，压力不能均衡地传到膀胱和近端尿道，导致增加的膀胱内压大于尿道内压而出现漏尿。

（二）绝经后雌激素水平降低

老年女性雌激素水平下降，盆底支持结构松弛导致膀胱解剖位置改变，出现压力性尿失禁。

（三）其他

肥胖、多产、巨大胎儿、便秘、慢性咳嗽均是高危因素。此外，少数患者尿道内括约肌发育障碍，也可导致压力性尿失禁。

【临床表现】

（一）症状

本病主要的临床表现为在腹压增加情况下不由自主地溢尿。此外，尿频、尿急、急迫性尿失禁和排尿后膀胱区胀满感也是常见症状。

（二）体征

膀胱充盈时检查，嘱患者咳嗽时可见尿液溢出；患者用力屏气时可见阴道前壁膨出。

【分度】

（一）主观分度法

Ⅰ级尿失禁：只发生在剧烈压力下，如咳嗽、打喷嚏或慢跑。

Ⅱ级尿失禁：发生在中度压力下，如快速运动或上下楼梯。

Ⅲ级尿失禁：发生在轻度压力下，如站立时，但患者在仰卧位时可控制尿液。

（二）客观分度法

客观分度法常用尿垫试验。患者膀胱排空后，15 分钟内饮水 500 ml，随后 30 分钟散步，最后 15 分钟做规定的动作（包括快步走 3 分钟，上下楼梯 1 分钟，原地跑 1 分钟，坐下起立 10 次，咳嗽 12 次），然后检查尿垫并称重，参照国际尿控学会（International Continence Society，ICS）的漏尿量分度，无漏尿视为正常，1 g 为轻度漏尿，2 ~ 10 g 为中度漏尿，> 10 g 为重度漏尿。

【处理原则】

（一）非手术治疗

非手术治疗适用于轻、中度压力性尿失禁和手术治疗前后的辅助治疗。非手术治疗包括盆底肌肉锻炼、盆底电刺激、膀胱训练、阴道局部雌激素治疗等。多数患者经非手术治疗能改善症状，并治愈轻度压力性尿失禁。产后盆底肌肉锻炼对产后尿失禁患者效果明显。

（二）手术治疗

压力性尿失禁手术治疗一般在患者完成生育后进行。常见的手术治疗方式包括耻骨后膀胱尿道悬吊术和阴道无张力尿道中段悬吊带术。

【护理评估】

（一）健康史

了解患者妊娠、分娩经过，有无产程过长、软产道损伤等。还应评估有无慢性腹压增加疾病史，包括慢性咳嗽、便秘等。此外，还应评估患者的心肺功能、尿失禁程度、有无手术禁忌证等。

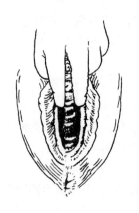

图 17-5 指压试验检查方法

（二）身心状况

压力性尿失禁患者常有自卑心理，羞于启齿，心理脆弱而敏感，不愿意就诊。护理人员应注意保护患者的隐私，针对其不同的心理，介绍同类患者的手术效果，或让其他患者现身说法，以增强患者对治疗的信心。

（三）辅助检查

1．指压试验　让患者先憋尿，在截石位下咳嗽，注意观察有无尿液溢出。如有尿液溢出，医师用示、中两指分别置于尿道口两侧，稍加压再嘱患者咳嗽，如能控制尿液外溢，证明有压力性尿失禁（图 17-5）。

2．棉签试验　患者取仰卧位，将涂有利多卡因凝胶的棉签置入尿道，使棉签头处于尿道与膀胱交界处，分别测量患者在静息时及用力向下屏气（瓦尔萨尔瓦动作）时棉签棒与地面之间形成的角度。在静息及做瓦尔萨尔瓦动作时该角度差小于 15° 为良好结果，说明有良好的解剖学支持；如角度差大于 30°，说明解剖学支持薄弱。

3．尿动力学检查　包括膀胱内压测定和尿流率测定：膀胱内压测定主要观察逼尿肌的反射以及患者控制或抑制该反射的能力；尿流率测定可以了解膀胱排尿速度和排空能力。

4．影像学检查　B 超检查可了解尿道与膀胱颈的关系、尿道与耻骨联合距离。

【主要护理诊断 / 问题】

1．焦虑　与尿失禁影响日常活动有关。

2．舒适度改变　与尿液溢出刺激局部皮肤有关。

【预期目标】

1．住院以后，患者焦虑程度减轻。

2．治疗后，患者恢复正常的排尿方式。

3．住院以后，局部皮肤无炎症、破溃。

【护理措施】

（一）一般护理

1．避免增加腹压　避免可能引起腹压增高的因素。对便秘患者，应鼓励其多食水果、蔬菜等，必要时给予轻泻药，避免排便用力。嘱患者注意保暖，防止受凉、呼吸道感染等。有慢性支气管炎的患者，应鼓励其排痰，利用叩背、雾化吸入等方法促进痰液排出，避免慢性咳嗽导致尿失禁症状加重。

2．会阴护理　尿失禁患者外阴长期处于潮湿的环境中，入院后应鼓励患者多饮水以稀释尿液，减少局部刺激。用温水清洗会阴部及指导患者及时更换卫生巾或护垫，每日更换内裤，保持会阴部清洁、干燥。观察会阴部皮肤有无发红、湿疹及溃疡等，如有，应及时向医师报告，待治愈后方可手术。

3．液体摄入量管理　尿失禁患者常为了减少排尿次数而减少饮水量，而饮水过少可增加尿路感染的危险性。护理人员需要向患者耐心讲解饮水的作用及尿液对排尿反射刺激的重要性，消除患者心中顾忌。在无输液的情况下，嘱患者每日饮水 1500 ～ 2000 ml，睡前减少饮水量，防止影响睡眠。

4．心理护理　较多的患者对尿失禁缺乏正确的认识，不愿去医院治疗。患者长期受尿失禁困扰，不敢参加社交活动，不敢大笑、咳嗽和打喷嚏，导致内心非常痛苦，思想负担重，有自卑心理。大多数患者术前表现为紧张、焦虑，对手术的方式、方法、效果极为关注，护理人员应针对以上心理问题，耐心细致地向患者介绍治疗的方法、原理、步骤及预后，以解除她们的紧张心理，树立治疗的信心，积极配合手术和护理。

（二）症状护理

1. 非手术治疗患者的护理　指导患者进行盆底功能锻炼，具体方法如下：嘱患者排空膀胱，采取卧位或坐位，缓慢收缩尿道、肛门及会阴部肌肉，收缩时间为 5 秒，然后吐气、放松，间隔 10 秒后再进行下一次，每日 2 ~ 3 次，每次 10 ~ 15 分钟。并对患者的排尿情况进行监测，指导患者有意识地延长排尿间隔，以帮助其恢复正常的排尿规律。对于其尿急的控制技巧，在大笑、咳嗽等腹压增加的情况下指导患者及时收缩盆底肌肉，可减少尿失禁发生。当尿意明显时，先放松、深呼吸，消除紧张感，转移注意力抑制排尿急迫感，待急迫感减退，再按正常步伐去如厕。

2. 手术治疗患者的护理　术前按照会阴部一般手术准备。术后留置导尿 24 小时，注意保持引流通畅，观察尿液的量及颜色。拔除导尿管前鼓励患者排尿，为防止术后因尿道阻力增大出现排尿困难，应在膀胱未达到最大充盈时排尿。术后前几次排尿较为关键，应嘱患者勤排尿，不应超过每 2 小时 1 次。若发生暂时性排尿困难，应指导患者正确使用腹压或听流水声促进尿液排出。

‖ 知识链接

女性压力性尿失禁管理循证指南

指南来源及内容：以下证据来源于国内外女性压力性尿失禁管理相关循证指南，主要涉及女性压力性尿失禁的筛选与评估、诊断性检查、非手术管理和手术管理 4 个方面。

筛选与评估：包括病史评估和体格检查、问卷评估、排尿日记评估。

诊断性检查：包含尿液分析和尿路感染、残余尿测定、尿动力学检查、尿垫试验和影像学。

推荐的治疗方案：非手术管理包括盆底肌锻炼、膀胱训练、生物反馈和电刺激等物理疗法、记录排尿日记、减重和运动、戒烟和限制咖啡因的摄入等生活方式干预及药物干预管理等。

来源：丛雪，徐杨，王斗，等. 女性压力性尿失禁管理相关循证指南的质量评价 [J]. 中国循证医学杂志，2019，19（11）：1341-1348.

（三）出院指导

告知患者应定期随访，术后 3 个月内避免重体力活动及增加腹压的运动。多进食水果及蔬菜，保持排便通畅，注意保暖，预防感冒和呼吸道疾病的发生，避免剧烈咳嗽。1 个月内禁止性生活。

【结果评价】

1. 患者能说出减轻焦虑的应对措施，并积极运用。

2. 患者恢复正常排尿功能，无尿失禁症状。

3. 患者治疗期间无失禁性皮炎，无局部皮肤破损。

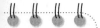

小 结

根据手术范围，会阴部手术分为外阴、阴道局部手术以及途经阴道的手术，如外阴癌根治术、处女膜切开术、阴道成形术、阴道前后壁修补术。

会阴部手术的术前准备包括术前评估、心理准备、健康指导、皮肤准备、肠道准备、阴道准备、膀胱准备及特殊用物准备。

会阴部手术术后应进行体位与活动、切口、留置导尿、肠道护理，避免增加腹压、缓解疼痛，进行出院指导。

外阴鳞状细胞癌最常见，多见于绝经后老年妇女。早期无特异性症状，多表现为外阴瘙痒、结节或皮肤破损及溃疡，易被忽视或因治疗不当延误病情。外阴部结节、溃疡等病变应及时活检以明确诊断。

盆底功能障碍性疾病包括盆腔脏器脱垂和压力性尿失禁。

思考题

1. 根据妇科手术加速康复外科意见，外阴手术术前肠道准备内容有哪些？

2. 人工阴道成形术阴道护理要点有哪些？

3. 王某，女性，60 岁，G_3P_2，近 2 年出现大笑、打喷嚏、用力排便后尿液不由自主溢出，患者非常苦恼，请问该患者可能患有什么疾病？目前对该患者进行非手术治疗，护士应如何指导其进行功能锻炼以改善症状？

（张　凤）

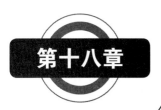

第十八章

妇女保健

导学目标

通过本章内容的学习，学生应能够：

◆ **基本目标**

1. 复述妇女保健工作的意义、目的、方法、组织机构、工作内容。
2. 解释妇女保健的统计指标。

◆ **发展目标**

综合运用孕产期保健质量统计指标，评价围生期妇女保健工作质量；根据保健工作内容指导哺乳期妇女进行保健。

◆ **思政目标**

通过对妇女保健知识的学习，增强人文关怀精神，形成促进妇女健康的专业价值观。

第一节　概　述

案例 18-1

某患者，女性，54 岁，退休工人。近几个月发现月经周期不规律，夜晚常出现盗汗、睡眠不佳。白天容易烦躁、心悸，偶尔出现腰酸背痛。患者经常因为整理家务、做饭习惯等琐事与丈夫及孩子发生争执，感觉丈夫、孩子对自己不关心。

请回答：

1. 你认为该患者处于哪一生理阶段？
2. 该患者在该生理阶段应该注意哪些问题？

【妇女保健工作的概念及目的】

妇女保健（maternal health care）是指以妇女为服务对象，通过积极的普查、预防、监护和保健等措施，开展贯穿妇女青春期、围婚期、围生期、围绝经期及老年期的各项保健工作。妇女保健工作是以维护和促进女性生殖健康为核心目的，降低孕产妇和围产儿死亡率，减少患病率和伤残率，消灭和控制某些疾病及遗传病的发生，控制性传播疾病的传播，从而促进妇女身心全面健康。

【妇女保健工作的意义】

妇女保健工作与临床医学、疾病预防控制构成我国医学卫生防病的基本体系，是公共卫生服务的重要组成部分。合理、有效地开展妇女保健工作，对改善妇女及后代健康水平、增进家庭幸福、提高民族综合素质、促进国民经济和社会发展具有极为重要的作用。

【妇女保健工作的方法】

原国家卫生和计划生育委员会于2015年发布《关于妇幼健康服务机构标准化建设与规范化管理的指导意见》（以下简称《指导意见》），指出妇幼健康服务机构要坚持"以保健为中心，以保障生殖健康为目的，保健与临床相结合，面向群体、面向基层和预防为主"的妇幼卫生工作方针；以妇女儿童健康为中心，采用保健与临床相结合的防治结合的有效服务模式；同时还应承担辖区妇幼健康工作业务管理等工作。妇女保健工作需要政府主导、部门合作、社会参与的共同协作，实现真正的"双轮驱动"，充分发挥各级妇幼保健专业机构及基层妇幼保健网的作用，才能不断完善和优化妇女保健工作，提高卫生服务绩效。

随堂测 18-1

知识链接 ···►

妇女保健领域相关部门的界定

郝模等明确了一个国家（地区）开展妇保工作应涵盖各个层级的政府、业务主管部门、3类专业机构（专业公共卫生、医疗、基层卫生服务机构）、4类关键支撑部门（政策、财力、人事、医保部门）、5类其他支撑部门（教育、福利、农业、建设、水利部门）及其他组织（如协会、基金会、高等院校）。其中承担核心管理保障及服务提供职能的主要部门包括政府、业务主管、3类专业机构、4类关键支撑部门等9类。

来源：贾海艺，于明珠，徐天强，等. 京沪妇女保健体系的优势分析［J］. 中国卫生事业管理，2019，36（11）：863-866.

【妇女保健工作的组织机构】

（一）卫生行政机构

1. 国家卫生健康委员会设妇幼健康司，下设综合处、妇女卫生处、儿童卫生处、出生缺陷防治处，领导全国妇幼保健工作。

2. 省（自治区、直辖市）卫生健康委员会设妇幼健康处。

3. 市（地）级卫生健康委员会设妇幼健康处。

4. 县（市）级卫生健康委员会设妇幼健康科、妇幼健康股、妇幼保健计划生育服务中心等。

（二）专业机构

《健康中国行动（2019—2030年）》指出，我国要"完善妇幼健康服务体系，实施妇幼健康和计划生育服务保障工程，以中西部和贫困地区为重点，加强妇幼保健机构基础设施建设，确保省、市、县三级均有一所标准化妇幼保健机构"。各级妇幼保健机构、各级妇产科医院、儿童医院、综合医院妇产科、计划生育科、预防保健科，中医医疗机构中妇科以及各级妇幼保健机构，不论其所有制关系（全民、集体、个体）如何，均属妇幼卫生专业机构。

《指导意见》中指出，妇幼健康服务机构应规范设置孕产保健部、儿童保健部、妇女保健部和计划生育技术服务部四大业务部门。2015年，国家卫生与计划生育委员会专门制定《各级妇幼健康服务机构业务部门设置指南》，对省、市、县各级妇幼健康服务机构业务部门设置和职能任务提出具体要求。

1．省级妇幼健康服务机构　除四大业务部门外，还应当设立妇幼保健科学研究中心、妇幼卫生计划生育适宜技术培训推广中心等。充分体现以保健为中心、保健与临床有机结合的特色，在整体发展的基础上，加强保健专科建设，突出保健优势。

2．市级妇幼健康服务机构　同样设立四大业务部门，并在省级和县级妇幼健康服务机构之间发挥承上启下的重要作用。

3．县级妇幼健康服务机构　是三级妇幼健康服务机构的基础。

第二节　妇女保健工作内容

妇女保健工作内容包括：妇女各期保健、妇女常见病及恶性肿瘤的普查普治、计划生育指导及妇女劳动保护。

【妇女各期保健】

（一）青春期保健

青春期保健（adolescence care）主要针对青春期女性的生理、心理、社会特点及出现的健康行为问题给予纠正、指导和治疗，促进女性健康成长，提高心理素质和社会适应能力。

根据青春期女性的生理、心理和社会行为特点，青春期保健可开展三级预防。一级预防包括合理营养，培养良好的个人生活习惯，参与适当的体力劳动和体育锻炼，重点给予经期卫生保健指导、乳房保健指导，进行心理卫生及性知识等教育。二级预防包括通过学校保健、就业体检等普及对青少年的体格检查，有利于早期发现各种疾病和行为异常。定期开展青春期生殖保健知识讲座，培养责任心和正确的人生观、世界观，以增强自我约束能力和自我保健意识。三级预防包括青春期女性疾病的治疗和康复。

（二）围婚期保健

围婚期保健（perimarital period care）是指围绕结婚前后，为保障婚配双方及其下一代健康所开展的一系列保健服务措施。内容包括婚前医学检查、婚前保健指导及婚前卫生咨询。婚前医学检查是对准备结婚的男女双方，对可能患有的影响结婚和生育的疾病进行必要的医学检查。2003 年 10 月 1 日开始实施的《婚姻登记管理条例》中指出，婚前检查可在自愿的基础上进行。婚前保健指导是对准备结婚的男女双方进行与结婚及生育有关的生殖保健知识的教育，包括性保健指导、新婚节育指导、生育保健指导等。婚前卫生咨询是针对医学检查发现的异常情况以及服务对象提出的具体问题进行解答、交换意见、提供信息，帮助受检对象在知情的基础上做出适宜的决定。

（三）生育期保健

生育期保健（reproductive period care）的目的是维护女性生殖功能的正常。内容包括生育指导，避免妇女在生育期内因孕育或节育引发各种疾病；卫生保健知识宣传，涉及经期卫生、性生活与疾病、乳房保健等；加强疾病普查和两癌（乳腺癌和宫颈癌）筛查，做到早发现、早防治。尤其是针对生育期内未婚未孕的女性，要做好相应的保健工作。

（四）围产期保健

围产期保健（perinatal health care）是指一次妊娠从妊娠前、妊娠期、分娩期、产褥期、哺乳期、新生儿期，为孕产妇和胎儿及新生儿提供持续的、高质量及全方位的健康保健措施，从而保障母婴安全，降低孕产妇及围生儿死亡率。

1．孕前保健　指导夫妇双方选择最佳的受孕时机；戒除对妊娠结局有影响的不良嗜好；长时间使用药物避孕者需停药改为工具避孕，半年后再妊娠；对患有严重疾病或者会接触可能

随堂测 18-2

知识链接

《孕前和孕期保健指南（2018）》

孕前保健（preconception care）和孕期保健（prenatal care）是降低孕产妇和围产儿并发症的发生率及死亡率、减少出生缺陷的重要措施。2011年，中华医学会妇产科学分会产科学组发布了《孕前和孕期保健指南（第1版）》，是第一部适宜我国国情的《孕前和孕期保健指南》。2018年中华医学会妇产科学分会产科学组在第1版的基础上，修改、制定了《孕前和孕期保健指南（2018）》。

指南内容包括：健康教育及指导、常规保健内容、辅助检查项目（分为必查项目和备查项目）。其中健康教育及指导、常规保健内容和辅助检查的必查项目适用于所有孕妇，有条件的医院或有指征时可开展备查项目。该指南仅适用于单胎妊娠、无妊娠并发症和合并症的孕妇。该指南推荐产前检查孕周分别是：妊娠 6 ~ 13^{+6} 周，14 ~ 19^{+6} 周，20 ~ 24 周，25 ~ 28 周，29 ~ 32 周，33 ~ 36 周，37 ~ 41 周（每周 1 次）。有高危因素者，可酌情增加产前检查次数。

来源：中华医学会妇产科学分会产科学组. 孕前和孕期保健指南（2018）[J]. 中华妇产科杂志，2018，53（1）：7-13.

危及孕妇生命安全或者严重影响孕妇和胎儿健康致畸物质的妇女，应给予必要的医学指导；积极治疗对妊娠有影响的疾病；避免接触有毒物质和放射线；孕前3个月合理补充叶酸或含叶酸的多种维生素；对有不良孕产史者，此次妊娠前应进行产前咨询。

国际妇产科联盟将分娩年龄 ≥ 35 岁的妊娠定义为高龄妊娠，此时期的孕产妇称之为高龄孕产妇（advanced maternal age，AMA）。中华医学会妇产科学分会妊娠期高血压疾病学组制定了《高龄妇女妊娠前、妊娠期及分娩期管理专家共识（2019）》，规范对高龄孕产妇妊娠前、妊娠期及分娩期的管理。对于高龄妇女，妊娠前评估涉及一般情况评估、遗传咨询、妊娠前健康教育、是否适宜妊娠的咨询与评估。

2. 妊娠早期保健　妊娠早期是指从末次月经的第 1 日开始到第 13 周末。该阶段应注意防病、防致畸。尽早确诊妊娠，及时为孕妇提供必要的心理支持和卫生健康、饮食与营养、运动与休息等方面的健康教育。指导孕妇合理应对孕吐，避免接触有害化学制剂和放射线，避免病毒感染，避免密切接触宠物，慎用药物。按时建立孕期保健卡，完成系统的产前检查，确定基础血压和体重，进行高危妊娠初筛并及时治疗各种内科合并症。高龄孕妇在早期建立保健手册时，需对高危因素进行详细登记，必要时增加检查次数。指导高龄孕产妇识别妊娠早期的不良症状，注意观察血糖与血压情况。

3. 妊娠中期保健　妊娠中期是指妊娠第 14 周开始至第 27 周末。评估首次产前检查结果，进行妊娠中期营养、生活方式、妊娠生理知识、流产及早产的认识与预防、胎儿染色体非整倍体异常筛查的意义等健康教育及指导，进行相应的体格检查。定期监测胎儿生长发育的各项指标，适当补充铁剂和钙剂，预防和及早发现胎儿发育异常。根据孕周时间，进行胎儿系统超声筛查、妊娠糖尿病筛查等，积极预防和治疗妊娠并发症。高龄孕产妇需更加重视胎儿畸形筛查，加强血压、血糖监测等。

4. 妊娠晚期保健　妊娠晚期是指妊娠第 28 周及以后。此期应指导孕妇注意补充营养，定期进行产前检查，防治妊娠并发症，及时发现并矫正胎位异常，注意调整生活方式。重点指导孕妇掌握自我监护胎儿宫内情况的方法，及时纠正胎儿缺氧。进行分娩相关知识的健康教育，做好分娩前心理和物质准备，进行母乳喂养指导以及新生儿护理指导。提前做好产后抑郁症的预防，进行产褥期知识宣传教育。对高龄孕妇，注意分娩方式的评估，年龄≥ 40 岁的孕妇，应加强胎儿监护，妊娠 40 周前适时终止妊娠。

5. 分娩期保健　全面了解和评估分娩期妇女的健康状况，加强对孕产妇与胎儿的产程监护，积极预防和处理分娩期并发症和合并症，对保证母儿安全非常重要。产时保健要点可概括为"五防""一加强"。"五防"是防产程停滞：注意产妇精神状态，密切观察宫缩，注意胎儿大小及产道情况，定时了解宫颈扩张及胎先露下降情况；防产褥期感染：严格执行无菌操作规程，及时治疗妇科炎症；防产道损伤：严格执行产程处理常规，正确处理难产，正确掌握剖宫产术和应用催产素的指征；防产后出血：积极做好产后出血的防治；防新生儿窒息：预防胎儿宫内窘迫和新生儿窒息。"一加强"是加强产时监护和产程处理，保证母儿平安。

6. 产褥期保健　目的是预防产后出血、感染等并发症的发生。产褥期是促进产妇产后生理功能恢复与心理调适的重要阶段。由于产后家庭关系和产妇身体形象的改变以及亲子关系的建立等因素，产妇处于一种压力情景中，因此护理人员有必要提供相应的身心指导和帮助。

（1）健康教育：指导产妇保持居室清洁、通风、安静、舒适；保证产妇营养合理、充分休息和睡眠，防止便秘；鼓励和帮助产妇做好会阴部皮肤和乳房的护理。指导产妇尽早适当活动及做产后康复训练，有利于体力恢复、排尿及排便，避免和减少静脉血栓的发生，而且可以恢复盆底肌及腹肌的张力。经阴道自然分娩的产妇，产后 6 ～ 12 小时可起床做轻微活动，产后第 2 日可在室内随意活动，按时进行康复训练；会阴部有切口或行剖宫产术者，可适当推迟活动时间，待拆线后切口不感觉疼痛时，也应开展康复训练；运动量应由小到大，循序渐进。

（2）家庭适应及产后亲子关系的建立：评估产后父亲、母亲角色获得情况，指导他们与新生儿进行语言交流，促进母子活动；帮助母亲获得更多的家庭支持，鼓励家属积极参与育婴活动，如喂奶、沐浴、抚触；促进正向的、积极的亲子互动；预防产后抑郁症，建立良好的家庭关系，维护家庭稳定、幸福。

（3）产后检查：包括产后访视及产后健康检查。具体内容可详见第六章。

7. 哺乳期保健　哺乳期指母乳喂养婴儿的时期，通常为 1 ～ 2 年。哺乳期保健的主要目的是保护母婴健康、降低婴幼儿死亡率、促进和支持母乳喂养。主要工作内容包括定期访视，指导母亲饮食、休息、运动、清洁卫生及合理用药；在产后 42 天体检正常并恢复性生活时应采取避孕措施，以工具避孕为宜；提倡母乳喂养，正确指导哺乳；评估新生儿睡眠、体重增长、大小便性状和次数等。及时检查产妇乳房情况，观察乳汁分泌情况，指导产妇早接触、早开奶，具体内容可详见第六章。

为提高母乳喂养率，应基于 WHO 提出"促进母乳喂养成功的十项措施"宣传和引导母乳喂养的各项工作。向产妇及家属宣传母乳喂养的好处：母乳中所含物质有助于婴儿发育并能提高婴儿的免疫功能；吸吮的肌肉运动有助于婴儿面部和牙齿的正常发育。同时也有助于建立亲子关系；可促进宫缩，防止产后出血；降低母亲患乳腺癌、卵巢癌的危险性。

（五）围绝经期保健

部分妇女在围绝经期前后会出现因性激素减少引发的一系列躯体和精神心理症状，故围绝经期保健（perimenopausal period care）的主要目的是提高围绝经期妇女的自我保健意识和生活质量，主要包括以下内容：

1. 通过多途径进行健康宣传教育，使围绝经期妇女合理安排生活，加强营养，保持心情愉悦，适度运动，保持外阴清洁，防止感染。给予心理卫生指导，正确看待各种相关症状，平稳度过该期。

2. 每 1 ～ 2 年定期进行 1 次妇科常见疾病及肿瘤筛查，预防妇科肿瘤。

3. 为预防子宫脱垂和压力性尿失禁的发生，鼓励并指导妇女进行肛提肌锻炼。积极防治绝经前期月经失调，重视绝经后阴道出血。

4．在医师的指导下，采用激素替代疗法或补充钙剂等方法防治围绝经期综合征、骨质疏松和心血管疾病的发生。

5．指导妇女合理避孕至停经1年以上，带宫内节育器者，应于绝经1年后取出。

（六）老年期保健

国际老年学会规定60～65岁为老年前期，65岁以后为老年期。处于老年期的妇女较易患各种身心疾病，如萎缩性阴道炎、子宫脱垂、妇科肿瘤、脂代谢紊乱、骨质疏松。应指导老年人进行定期体格检查，加强身体锻炼，合理饮食，保持生活规律。积极防治老年期常见病、多发病，提高生活质量。

【妇女常见病及恶性肿瘤的普查普治】

通过建立健全妇女常见病及防癌保健网络，定期进行妇女常见病及恶性肿瘤的普查普治工作。普查内容包括妇科检查、乳房检查、阴道分泌物检查、宫颈液基薄层细胞学检查（TCT）。如有特殊情况者，还需要进行阴道镜检查、宫颈活体组织检查、诊断性刮宫、超声检查等。有性生活史的妇女每1～2年筛查1次，中老年妇女以防癌为重点，做到早发现、早诊断、早治疗。针对普查结果，制定预防措施，降低发病率，提高治愈率，维护妇女健康。

【计划生育指导】

计划生育指导是通过对居民传播生殖健康知识的方式，提高育龄夫妇的节育知识水平，切实掌握各项节育措施。主要方式包括积极开展计划生育知识的健康教育及技术咨询，普及节育科学知识，大力推广以避孕为主的综合节育措施。指导育龄夫妇选择和实施安全、有效的节育方法，降低非意愿妊娠，预防性传播疾病。

【妇女劳动保护】

妇女劳动保护有两方面的含义：保护妇女的劳动权利和保护劳动妇女在生产中的安全和健康。采取法律手段，贯彻预防为主的方针，确保女职工在劳动工作中的安全与健康。目前我国已建立较为完善的妇女劳动保护和保健的法规，对妇女各期的有关规定如下：

1．月经期　女职工在月经期不得从事装卸、搬运等重体力劳动及高空、低温、冷水及用纯苯作为溶剂而无防护措施的作业，不得从事连续负重（每小时负重次数在6次以上者）单次负重超过20 kg、间断负重每次负重超过25 kg的作业。

2．妊娠期　妇女妊娠后在劳动时间进行产前检查，按劳动工时计算；妊娠满7个月后不得延长劳动时间或者安排夜班；不得因女职工怀孕、生育、哺乳降低基本工资或解除劳动合同；对有过两次以上自然流产史，现又无子女的女职工，应暂时调离有可能直接或间接导致流产的作业岗位。

3．围产期　女职工生育享受98天产假，其中产前可以休假15天；难产者，应增加产假15天；生育多胞胎者，每多生育1个婴儿，可增加产假15天。女职工妊娠未满4个月流产者，享受15天产假；妊娠满4个月流产者，享受42天产假。

4．哺乳期　对哺乳未满1周岁婴儿的女职工，用人单位不得延长劳动时间或者安排夜班劳动。女职工哺乳时间为1年，期间不得安排夜班及加班；每日劳动时间内为哺乳期女职工安排1小时哺乳时间；女职工生育多胞胎者，每多哺乳1个婴儿，每日增加1小时哺乳时间。

5．围绝经期　经医疗保健机构诊断为围绝经期综合征者，经治疗效果不佳，已不适应现任工作时，应暂时安排其他适宜的工作。

6．其他　妇女应遵守国家计划生育法规，但也有不生育的自由。各单位对妇女应定期进行以防癌为主的妇女病普查普治；女职工的劳动负荷，单人负重一般不得超过25 kg，两人抬运总重量不得超过50 kg等。

附 录 妇女保健统计指标

做好妇女保健统计，可以客观地反映妇幼保健工作的水平，评价工作的质量和效果，并为制订妇幼保健工作计划和规划，指导妇幼保健工作的开展和科研提供科学依据。

（一）妇女疾病普查普治统计指标

1．妇女疾病普查率 = 期内（次）实查人数 / 期内（次）应查人数 ×100%

2．妇女疾病患病率 = 期内妇女病患患者数 / 期内受检查妇女人数 ×100%

3．妇女病普治率 = 接受治疗人数 / 患病总人数 ×100%

（二）孕产期保健指标

1．孕产期保健工作指标

（1）产前检查率 = 报告期内某地区产妇产前检查人数 / 同期该地区活产数 ×100%

（2）产后访视率 = 期内产后访视的产妇人数 / 期内产妇总数 ×100%

（3）住院分娩率 = 期内住院分娩产妇人数 / 期内分娩产妇总数 ×100%

（4）产妇建卡率 = 期内某地区产妇建卡人数 / 同期该地区产妇数 ×100%

2．孕产期保健质量指标

（1）孕产妇系统管理率 = 期内某地区产妇系统管理人数 / 同期该地区活产数 ×100%

（2）高危妊娠管理率 = 期内高危妊娠管理人数 / 期内高危妊娠总数 ×100%

（3）妊娠期高血压疾病发生率 = 期内患者数 / 期内孕（产）妇总数 ×100%

（4）产后出血率 = 期内产后出血人数 / 期内产妇总数 ×100%

（5）产褥感染率 = 期内产褥感染人数 / 期内产妇总数 ×100%

（6）产后访视率 = 报告期内某地区产妇产后访视人数 / 同期该地区活产数 ×100%

3．孕产期保健效果指标

（1）孕产妇死亡率 = 期内孕产妇死亡数 / 期内孕产妇总数 ×10 万 /10 万

（2）新生儿死亡率 = 期内生后 28 日内新生儿死亡数 / 期内活产儿数 ×1000‰

（3）围生儿死亡率 =（妊娠 28 足周以上死胎、死产数 + 生后 7 日内新生儿死亡人数）/（妊娠 28 足周以上死胎、死产数 + 活产数）×1000‰

（4）母乳喂养率 =6 个月婴儿接受母乳喂养人数 / 同期被访视的婴儿总数 ×100%

（三）计划生育统计指标

1．人口出生率 = 某年出生人数 / 该年平均人口数 ×1000‰

2．计划生育率 = 符合计划生育要求的活胎数 / 同年活产儿总数 ×100%

3．节育率 = 落实节育措施的已婚育龄夫妇任一方人数 / 已婚育龄妇女数 ×100%

4．节育失败率 = 采取节育措施而妊娠的人数 / 落实节育措施总人数 ×100%

5．绝育率 = 男（或女）绝育数 / 已婚有生育能力的育龄妇女数 ×100%

小 结

妇女保健工作以维护和促进女性生殖健康为核心目的，是我国卫生保健事业的重要组成部分。应坚持政府主导、部门合作、社会参与的合作机制，充分发挥各级妇幼保健专业机构及基层妇幼保健网的作用；其组织机构包括卫生行政机构和专业机构。妇女保健工作内容包括妇女青春期、围婚期、生育期、围产期、围绝经期、老年期等各期保健，妇女疾病及恶性肿瘤的普查普治，计划生育技术指导，贯彻落实妇女劳动保护等。运用妇女保健统计指标，客观地评价妇幼保健工作的质量，反映妇女、儿童健康状况，为制订妇幼保健工作计划和规划，指导妇幼保健工作的开展和科研提供科学依据。

思考题

1. 围产期保健的内容是什么？
2. 分娩期保健的"五防""一加强"包括哪些内容？

（张雪琨）

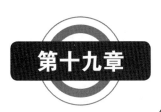

第十九章　　不孕症患者的护理

导学目标

通过本章内容的学习，学生应能够：

◆ **基本目标**

1．理解不孕症的病因。

2．识记常用辅助生殖技术及其适应证。

3．概括不孕症患者的护理措施。

4．识别辅助生殖技术的常见并发症。

◆ **发展目标**

根据不孕病因和患者具体情况，指导检查和选择合适的治疗策略，结合护理程序为不孕症患者提供整体护理。

◆ **思政目标**

识别女性作为不孕症治疗主要承担者的角色，理解关爱女性的社会意义。

第一节　不　孕　症

案例 19-1A

某患者，女性，34 岁，婚后未避孕未孕 2 年。月经 $13\dfrac{3\sim5}{32}$，量偏少，无痛经。患者在某三甲医院口腔外科工作，自述夜班多、工作压力大。患者配偶在交通管理部门工作，经常出差。

请回答：

1．患者可以诊断为不孕症吗？

2．目前来看，影响该患者受孕的因素有哪些？

女性无避孕性生活至少 12 个月而未受孕，称为不孕症（infertility），在男性则称为不育症。根据不孕病史，分为原发不孕和继发不孕。原发不孕是指既往从未有过妊娠史，继发不孕是指过去曾有过妊娠或分娩史，而后无避孕、规律性生活至少 12 个月未孕。不孕症的发病率存在国家、民族和地区差异，我国不孕症的发病率为 7% ~ 10%。

【病因】

不孕症的病因可能有女方因素、男方因素、免疫因素或不明原因。

（一）女方因素

1. 排卵因素 占不孕不育症病因的 25% ~ 30%，常见于多囊卵巢综合征、卵巢早衰和功能减退、性腺发育不良、高催乳素血症、未破卵泡黄素化综合征、低促性腺疾病或甲状腺功能异常等。

部分排卵障碍由遗传因素引起，如染色体异常所致的先天性卵巢发育不全，该状态可持久存在。有些排卵障碍则是动态变化的，可以通过药物或手术等方式纠正，因而不能作为绝对和持久的病因。

2. 输卵管因素 由输卵管异常引起的不孕症称为输卵管性不孕，是导致女性不孕的最主要因素之一，占不孕症的 25% ~ 35%。

盆腔炎引起输卵管黏膜炎和输卵管周围炎，是影响输卵管通畅性、精卵结合的主要病因。其病原体包括两个来源：寄居于阴道内的内源性病原体和主要来自性传播疾病的外源性病原体。此外，输卵管妊娠史或手术史可导致输卵管损伤，先天因素导致输卵管发育不良，如输卵管过长（大于 14 cm）或过短（小于 6 cm），输卵管副伞或肌层发育不良等，影响输卵管结构，也可引起输卵管性不孕。

3. 子宫因素 子宫未发育或发育不良、单角子宫、双子宫、纵隔子宫等发育异常，子宫肌瘤、子宫腺疾病等子宫体病变，子宫内膜增生、内膜息肉、宫腔粘连、子宫内膜炎等子宫内膜病变，宫颈发育异常、宫颈炎、宫颈息肉、宫颈粘连及肿瘤等宫颈病变，导致子宫腔形态改变，内膜容受性受损，精子通过受阻等，导致女性不孕。

（二）男方因素

1. 精液异常 指无精子或精子过少，活力减弱，形态异常，精液理化性状异常等。

（1）先天发育异常：性染色体异常导致的先天性睾丸发育不全，常染色体异常导致的性腺及生精细胞代谢紊乱，双侧隐睾导致的曲细精管萎缩，精曲小管发育不全（克氏综合征），雄激素受体异常等均影响精子的发生。

（2）睾丸组织破坏：睾丸外伤或手术、腮腺炎并发睾丸炎、睾丸结核均可破坏睾丸组织，导致生精异常或精液成分改变。

（3）睾丸局部环境改变：精索静脉曲张、巨大鞘膜积液等造成局部压迫，影响睾丸局部环境温度，破坏生精功能。

（4）精囊或前列腺病变：造成精液不凝固或液化不全。

2. 输精障碍 影响精子运送，妨碍精卵结合。

（1）输精管道梗阻：可由先天输精管缺如或闭锁畸形，手术结扎，生殖管道及其周围组织炎症等造成。

（2）逆行射精：膀胱颈部手术或损伤引发尿道局部变形，某些药物（如利血平）引起的交感神经功能改变，糖尿病引起阴部神经损害等，均可引起逆行射精。

（3）外生殖器异常：如两性畸形、尿道裂、阴囊水肿。

（4）男性性功能障碍：早泄、不射精、勃起障碍。

3. 全身因素

（1）营养因素：长期食用棉籽油，严重营养不良，如维生素 A、维生素 E 或微量元素缺乏，钙磷代谢紊乱。

（2）环境因素：高空、高温、放射线作业，劳动强度过高，生活及工作环境骤变。

（3）全身疾病：过度肥胖，垂体瘤或垂体功能减退症，先天性腺不发育症，慢性疾病（肝硬化、结核病、肾功能不全及糖尿病等），慢性中毒（吸烟、酗酒）等。

（三）免疫因素

免疫因素约占不孕症的10%。免疫紊乱引发针对生殖组织和生殖细胞的免疫反应，可导致生殖功能障碍。在女性，免疫性不孕主要包括两类问题，一是自身抗卵巢免疫；二是女性抗精子免疫。自身免疫性卵巢炎患者体内存在抗类固醇细胞抗体、颗粒细胞抗体、促性腺激素抗体、抗透明带抗体、抗卵母细胞抗体等抗卵巢抗体，导致卵巢储备能力降低，引发卵巢功能不全乃至卵巢功能早衰，导致不孕。抗精子抗体存在于女性血液、卵泡液、宫腔液、宫颈黏液等，在精子通道和受精部位证实有结合精子功能的抗体，有较大临床价值。

（四）男女双方因素

男女双方因素约占10%，如缺乏生育基本知识，或男女双方急切盼望妊娠、精神紧张，导致不孕。

（五）不明原因不孕

不明原因不孕指经过不孕症相关的检查、评估后无法确定具体病因者，约占10%。不明原因不孕并非没有原因，而是由于人类对精卵发育、受精、着床以及胚胎发育等生殖过程的认识存在局限性，未能准确识别影响生育功能的潜在影响因素。作为一个排除性诊断，不明原因不孕的确定有赖于所采用检查的范围和精确度。一般来说，经过精液分析、子宫输卵管通畅度检查和排卵监测后仍未明确不孕病因的，可称为不明原因不孕。对于该类患者，是否增加更多的检查来寻找潜在病因，仍存在争议。

【处理原则】

不孕症的治疗应根据病因选择合适的方案。应充分考虑女性年龄、卵巢功能和治疗方案的性价比，尽量选择自然、安全、有效的方案。

男方精液指标正常、女方卵巢功能良好、不孕时间在3年以内的年轻夫妇，可先试行期待治疗，或配合中医药调整。有生殖道器质性病变者，应积极采取措施纠正，如输卵管成形术、卵巢肿瘤切除术、子宫肌瘤切除术、宫腔粘连分离或矫形手术等。对于排卵障碍者，可通过氯米芬、绒促性素、尿促性素等诱导排卵。有指征或不明原因不孕者，可考虑采用人工授精、体外受精胚胎移植术等辅助生殖技术。

【护理评估】

（一）健康史

1. 婚育史　不孕症夫妇双方应同时就诊，详细询问双方年龄、职业、体重指数、婚育史（包括妊娠史，非初婚者要了解既往生育情况、孕产史及并发症）、性生活情况，是否分居，避孕方式及持续时间。

2. 现病史与月经史　初诊时，应仔细了解与不孕有关的病史。现病史包括不孕时长、盆腹腔痛、盆腔炎、附件炎、白带异常、盆腹腔包块和手术史；近期饮食、运动、情绪、体重变化，有无泌乳、多毛、痤疮；近期辅助检查与治疗经过。

了解女方的月经史，包括月经初潮年龄、月经周期、经期、经量以及伴随月经来潮的异常症状；妇科疾病史与盆腔手术史、用药史；既往史，盆腹腔结核等特殊传染病史，性传播疾病史；内分泌系统疾病及药物治疗史；家族遗传病、出生缺陷及流产史；个人史，如吸烟、酗酒、成瘾性药物与吸毒史，职业与特殊环境接触史。

3. 男方病史　应包括不育年限、性生活情况，既往全身疾病史、性病史、泌尿生殖器手术史、腮腺炎病史及睾丸创伤史，个人职业和有毒有害环境暴露史，烟酒嗜好及生活、工作情况，家族遗传病史。

（二）身心状况

1. 女方体格发育与营养状况　包括身高、体重、体脂分布、乳房及甲状腺情况，注意有无肥胖、多毛、痤疮、黑棘皮征等雄激素过多表现，注意第二性征的发育，如音调、乳房、阴毛及腋毛情况。妇科检查时注意生殖器发育，有无畸形、缺陷和肿瘤；白带性状；子宫的大小、形状、位置和活动度；附件区有无增厚、压痛、包块；盆腔有无触痛、结节等。

2．男方体格检查 包括全身检查和生殖器局部检查。注意有无特殊体型、全身疾病，重点检查外生殖器发育情况及有无病变，如阴茎发育程度、睾丸大小、尿道下裂、精索静脉曲张。

3．夫妇心理状态 评估夫妇双方是否存在焦虑、抑郁等情绪及不成熟的人格特征，评估夫妻关系状况，注意是否存在家庭关系紧张。

（三）辅助检查

1．男方检查

（1）精液分析：是衡量男性生育力重要而简便的方法，用于评估精液量、液化时间、pH、精子密度、精子存活率、精子活力及畸形精子数。

（2）生殖内分泌激素测定：包括睾酮、黄体生成素、卵泡刺激素、催乳素等。结合精液分析和体检，可鉴别不育症的原因。

（3）尿液和前列腺液检查：判断有无感染、前列腺炎或逆行射精。

（4）睾丸组织活检病理学检查：分穿刺活检和开放活检，可对精子发生障碍做出定性和定量诊断。

（5）精子功能试验：包括精液宫颈黏液交叉试验、性交后试验、人精子低渗肿胀试验等，用于区分不育的病因，评估精子有无异常。

（6）影像学检查：头颅及蝶鞍磁共振成像（MRI）或CT，有助于明确下丘脑、垂体及鞍区是否有占位性病变，从而判断高催乳素血症、低促性腺激素性性腺功能减退的病因。

（7）遗传学检查：染色体核型分析、染色体FISH检测或基因芯片拷贝数变异检测，可帮助诊断精曲小管发育不全（克氏综合征）等遗传性疾病。

2．女方检查

（1）输卵管通畅性检查

1）子宫输卵管造影（hysterosalpingography，HSG）：方法是经宫颈向宫腔注入造影剂，在X线监测下观察造影剂进入情况和子宫输卵管显影情况。HSG可以判断输卵管梗阻部位，并有助于评估输卵管周围炎症情况，是诊断输卵管通畅性的首选检查。该检查方便、价廉，同时兼具一定的治疗作用。缺点为对输卵管近端梗阻假阳性率较高。

随堂测 19-1

2）腹腔镜下亚甲蓝通液：是目前评估输卵管通畅性最准确的方法。但其操作复杂、价格昂贵，且腹腔镜诊断也有3%左右的假阳性率、需要住院及可能出现手术相关的并发症等，不作为首选。腹腔镜下亚甲蓝通液主要适用于其他检查发现可疑输卵管病变，且同时合并生殖系统病变需要腹腔镜手术处理者。

（2）卵巢储备与排卵功能检查

1）激素测定：月经第3日测定女性激素（主要是下丘脑促性腺激素释放激素、垂体促性腺激素、雌激素、孕激素、雄激素、垂体催乳素、促甲状腺激素、抗米勒管激素）基础值，月经前7日或排卵后1周测定孕酮，了解下丘脑-垂体-卵巢轴的功能，评估卵巢储备功能。临床上，年龄、抗米勒管激素与基础窦卵泡相结合，可以较好地预测卵巢低反应。

▍▍知识链接

卵巢储备功能评估

目前临床常用的卵巢储备功能评估可分为静态评估和动态评估两类。静态评估指标有：①年龄；②生化指标：血清生殖激素水平；③影像学指标：超声下卵巢大小、基础窦卵泡数和卵巢基质血流等。动态评估是指卵巢刺激试验。

　　年龄是评估女性生育力最直接、最关键的指标。女性生育力从 35 岁开始明显减退，37 岁以后减退更迅速。评估卵巢储备功能的生化指标包括：①基础 FSH 水平，即月经第 2 ～ 3 日的血清 FSH 水平。连续 2 个周期基础 FSH 水平 > 10 ～ 15 IU/L，提示卵巢功能不良；> 20 IU/L，提示卵巢功能衰竭隐匿期；> 40 IU/L，提示卵巢功能衰竭。②基础 FSH/LH 比值，> 3 提示卵巢储备功能下降。③基础雌二醇水平：> 80 pg/ml，提示卵泡发育过快、卵巢储备功能下降。④抑制素 B：一般认为 < 40 ～ 56 mg/L 提示卵巢储备功能减退。⑤血清抗米勒管激素（AMH）：在月经周期任何时间都可检测，一般认为 1.0 ～ 1.5 ng/ml 可作为预测卵巢储备功能降低的阈值。超声下窦卵泡计数 < 5 个，卵巢体积小于 3 cm³、卵巢基质内动脉收缩期血流速度峰值低，提示卵巢储备功能降低。

　　枸橼酸氯米芬刺激试验、促性腺激素释放激素激动剂刺激试验和促性腺激素刺激试验在月经周期的不同时间给予外源性刺激，检测激素水平与变化情况，反映卵巢储备功能。

　　来源：黄荷凤，陈子江. 生殖医学 [M]. 北京：人民卫生出版社，2021.

　　2）B 超检查：多用经阴道超声，可计数基础卵泡数量以评估卵巢储备功能，动态 B 超可以判断有无优势卵泡发育与排卵。

　　3）各类刺激性试验：黄体酮试验、人工周期试验有助于确定闭经的类型与病变部位；氯米芬刺激试验用于鉴别下丘脑和垂体病变；垂体兴奋试验可判断垂体功能。

　　4）其他检查：如基础体温测定、宫颈黏液检查、阴道细胞周期涂片检查、子宫内膜活检等，可间接判断有无排卵。

　　（3）子宫检查

　　1）B 超检查：观察子宫大小、形态、内膜厚度等。

　　2）宫腔镜检查：可直视宫腔内部情况，观察子宫内膜的色泽、形态、平滑度、血管分布，判断有无宫内异常，如子宫肌瘤、内膜病变、宫腔粘连、子宫畸形及宫腔异物。

　　3）血清学检查：CA-125、抗子宫内膜抗体测定有助于诊断子宫内膜异位症。

案例 19-1B

　　该患者配偶已进行 2 次精液检查，结果显示轻度少、弱精。该患者经输卵管碘油造影检查，发现左侧输卵管通而不畅，右侧输卵管堵塞。患者担心自己经常上夜班，加速衰老。

　　请回答：为评估患者卵巢储备功能，应推荐其进行哪些检查？

【主要护理诊断 / 问题】

1. 知识缺乏　缺乏生育的相关知识。

2. 焦虑　与长期治疗效果不佳和急切盼望妊娠有关。

3. 性功能障碍　与长期不孕和心理压力过大有关。

4. 慢性疼痛　与慢性盆腔炎、子宫内膜异位症有关。

5. 社交孤立　与不孕受到来自家庭的压力和周围人群的歧视有关。

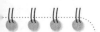

【预期目标】

1．夫妇双方能陈述自身不孕的主要原因。

2．患者夫妇接受心理疏导，焦虑和社交孤立感减轻，积极配合并坚持治疗。

3．疼痛减轻或消失。

【护理措施】

（一）配合临床诊疗

在进行每项检查前，应向患者说明检查的目的、最佳时间及注意事项。不孕症患者药物治疗方案多变，以激素类药物居多，护理人员应根据不同的治疗方案，耐心讲解药物的使用量、用法及用药时间，并告知用药后可能发生的副反应及预防、治疗措施。需手术治疗者，做好术前、术中、术后护理。对治疗后的患者做好随访工作。

（二）心理护理

不孕症既是一种以生殖障碍为主要表现的特殊生理疾病，也是夫妇双方共同经历的重要压力事件。护理人员应充分认识不孕夫妇产生压力的原因，如传宗接代的传统文化，期望有爱情结晶的婚姻规划，双方父母及亲朋好友的关心或同情，迫切希望妊娠的自身生育要求，以及不孕症诊断及长时间的检查、治疗等，都会给患者带来巨大的精神压力，导致性功能障碍，乃至家庭破裂。

护理人员应仔细观察患者的心理问题表现形式，分析其对情绪、人格特征、内分泌系统和生殖功能的影响，充分运用认知调整、完善不良的个性特征、支持性心理治疗、团体心理辅导、启动社会支持系统、专业健康教育等方式，疏导心理压力，使其积极配合检查和治疗。

对于盼子心切、精神高度紧张的患者，更应重视心理护理的作用。对于通过现有治疗手段不能受孕的患者，引导其面对现实，重新调整生活规划。

（三）生殖健康信息护理

向患者讲解生育与不孕的有关知识，教会预测排卵期，适当调整同房频率和时机，纠正不利于受孕的性生活习惯，增加受孕机会。提供合适的辅助生殖技术信息，告知许多不孕症患者经过治疗可以受孕，增强其信心，更好地配合治疗。及时治疗性心理异常。适当多吃一些富含胆固醇的食物，有利于性激素合成。保证精氨酸、锌及各种维生素的摄入，可改善精液质量。

（四）健康教育及预防

1．保持健康的生活方式　指导夫妇双方规律生活，适度锻炼，保持良好的身心状态。营养适度、均衡。保持合理的体重，避免过胖或过瘦。

2．避免不良环境因素影响　夫妇双方均应避免吸烟、大量饮酒和饮用含有咖啡因的物质。男性应避免长时间桑拿、汗蒸、穿紧身内衣裤、久坐等使睾丸局部温度升高的因素，避免不良的环境因素，如放射线、重金属、高温作业、有害化学物。

3．及早发现影响生育的疾病　若女性出现多毛、痤疮、月经不规律等表现，男性出现睾丸肿大、变硬、疼痛或腮腺炎等病变，应予以重视，及早诊治。避免全身及生殖系统感染，尤其是性传播疾病。

4．重视婚前检查，杜绝近亲婚配　早期发现异常，避免不孕，提高出生人口素质。

▌ 知识链接 - ➤

肥胖对生育力的影响

肥胖严重影响女性生殖健康。超重和腹型肥胖女性月经异常、排卵障碍性不孕的风险增加。在控制性促排卵过程中，肥胖降低卵巢对促排卵药物的反应性，卵母细胞质量下降。肥胖还是早期妊娠流产的一个独立危险因素，并且增加妊娠高血压、先兆子痫、

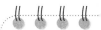

妊娠糖尿病、巨大胎儿等妊娠并发症的风险。

　　肥胖对男性生育力也有不利影响。肥胖的不育症患者精液量、精子浓度、精子总数和活动精子总数显著降低。相比体重正常者，肥胖男性患少精子症的风险增加 3 倍以上。

　　来源：Practice Committee of the American Society for Reproductive Medicine. Obesity and reproduction：a committee opinion. [J]. Fertil Steril，2021，116（5）：1266-1285.

【结果评价】

1. 夫妇双方紧张、焦虑情绪消除，积极配合医疗工作。
2. 患者能正确地使用药物治疗，无明显副作用发生。

第二节　辅助生殖技术与护理

　　辅助生殖技术（assisted reproductive technique，ART）指在体外对配子和胚胎进行人工操作，以获得生育的一项医疗技术，包括人工授精（artificial insemination，AI）、体外受精胚胎移植术（in vitro fertilization and embryo transfer，IVF-ET）及其衍生技术等。ART 的发展，催生了生殖医学这一新型学科，而且带动了妇产科学、男科学、胚胎学、生殖伦理学等学科的迅速发展和深度交叉融合。

【常用辅助生殖技术】

（一）人工授精

　　人工授精是指通过人工方式将精子置入女性生殖道，使其受孕的一种技术。根据精液来源，分为夫精人工授精（artificial insemination with husband's sperm，AIH）和供精人工授精（artificial insemination with donor's sperm，AID）。根据精液储存时间和方式，可分为鲜精人工授精和冻精人工授精。根据精子置入部位，可分为阴道内、宫颈内、宫腔内和输卵管内人工授精等。

　　AIH 一般用于男方因素、宫颈因素及不明原因的不孕人群，要求至少满足以下基本条件：女方至少一侧输卵管通畅，女方子宫不影响人工授精操作和胎儿发育，女方有优势卵泡发育，男方能收集到精液并有数量和质量适当的精子。

　　AID 适用于不可逆的无精子症、严重的少精子症、弱精子症和畸形精子症，男方因输精管结扎后复通失败，射精障碍，男方或其家族有不宜生育的严重遗传性疾病，母儿血型不合无法得到存活新生儿。其要求的女方条件与 AIH 基本相同。

　　人工授精技术是通过人工方法帮助精子越过宫颈与宫颈黏液屏障，增加进入女性生殖道的精子数量及活力，从而增加受孕机会。与其他辅助生殖技术相比，AI 更接近自然妊娠，且具有操作简单、经济、创伤小、并发症少的优点，推荐有适应证的患者以 AI 作为一线助孕治疗。

（二）体外受精胚胎移植术

　　体外受精胚胎移植术（IVF-ET）是将卵子和精子分别取出，在体外完成受精并发育成胚胎后，再将胚胎移植入子宫内，使其着床并继续发育生长，以达到受孕目的的一组人工助孕技术，俗称"试管婴儿"。

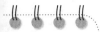

科研小提示

ART 是否安全，对子代健康影响如何，是否影响人类的物种进化？

来源：BERNTSEN S，LAIVUORI H，LA COUR FREIESLEBEN N，et al. A systematic review and meta-analysis on the association between ICSI and chromosome abnormalities［J］. Hum Reprod Update，2021，27（5）：801-847.

1. 适应证 女方各种因素导致的配子运输障碍；排卵障碍；子宫内膜异位症和子宫腺肌病；男方轻至中度少、弱精症；不明原因不孕；免疫性不孕。

2. 主要步骤

（1）控制性促排卵（controlled ovarian hyperstimulation，COH）：在一个周期中使用促排卵药物刺激卵巢，诱发多个卵泡同时发育，以获得多个卵母细胞进行体外受精。COH 包括 3 个主要环节：一是使用外源性促性腺激素诱导多个卵泡生长；二是利用 GnRH 类似物移植内源性 LH 峰；三是在适当时机诱导内源性 LH 峰或利用 hCG 模拟 LH 的作用促进卵母细胞成熟，控制取卵时间。

（2）卵母细胞采集：是 IVF-ET 过程的关键步骤之一。一般在注射 hCG 或内源性 LH 升高 35 ~ 38 小时后，在 B 超引导下经阴道穹细针穿刺，负压吸引卵泡液获取卵母细胞。卵母细胞获得率与卵母细胞成熟度、操作者的技术、负压与穿刺针是否恰当有关，一般大于成熟卵泡数的 80%。

（3）卵母细胞质量与成熟度评价：将负压抽吸的卵母细胞 - 卵丘复合物迅速置于光镜下评估形态，机械性去除部分卵丘细胞后，在倒置显微镜下观察卵母细胞，评价质量与成熟度。成熟的减数分裂 Ⅱ（M Ⅱ）中期卵母细胞才能受精。

（4）精子处理：洗涤精子，去除精液中有害和不必要的成分，收集活动力良好的精子，并使精子获能。

（5）体外受精：按照每个卵子对应 5 万 ~ 10 万精子的比例，将精子悬浮液加入体外培养的卵母细胞悬液或液滴中，孵育 12 ~ 16 小时后观察。有 2 个原核的卵母细胞为受精卵。数小时后，雌原核和雄原核融合消失，形成合子（zygote）。一般情况下，受精率为 65% ~ 80%。

将受精卵随后置入生长培养液中。体外培养第 3 日，根据形态进行胚胎评分。此时，综合胚胎评分、助孕方案与患者的个体条件，决定胚胎培养和移植策略。

（6）胚胎移植：将胚胎移植入宫腔。决定胚胎是否能着床和发育的主要因素是胚胎自身发育潜能和子宫内膜的容受性。根据胚胎数量、患者意愿等，可选择第 3 日的卵裂期胚胎，或第 5 ~ 6 日的囊胚期胚胎进行移植。

（7）黄体支持：主要黄体支持制剂是天然黄体酮，有针剂、阴道制剂和口服制剂。人绒毛膜促性腺激素（hCG）也有显著的黄体支持效果，但研究提示其是卵巢过激的主要致病因子，不建议作为常规 IVF 刺激周期的黄体支持。

（三）体外受精衍生技术

1. 卵细胞质内单精子注射（intra cytoplasmic sperm injection，ICSI） 是借助显微操作将单个精子注入成熟的卵母细胞质内，使其受精，主要适用于严重的少、弱、畸形精子症，无精子症，及常规 IVF 受精失败或低受精患者。该技术避开了人类生殖的自然选择和受精过程，显微操作可能对精子和卵子造成损伤，安全性有待随访和研究。

2. 胚胎植入前遗传学诊断（preimplantation genetic testing，PGT） 是结合了辅助生殖和遗传学诊断的胚胎检测技术，指在植入前胚胎进行染色体或特定基因检测，以选择未携带遗

随堂测 19-2

传缺陷的胚胎进行移植。最初，PGT 仅适用于遗传性疾病高风险夫妇，即夫妻双方或一方有染色体或基因异常，有较高风险生育染色体病或单基因病患儿。随着技术的发展和改进，运用 PGT 预防胚胎染色体异常已成为临床常规项目。并且，PGT 还可用于新发变异、HLA 分型、线粒体病的预防。

3. 配子及胚胎冷冻技术 将辅助生殖过程中剩余的胚胎按照一定标准选择后进行冷冻保存，提高了单次 IVF 周期的效率，并有效地解决了多胎妊娠问题。常用方法有慢速冷冻和玻璃化冷冻两种，冷冻复苏效果受胚胎质量、胚胎发育时间与保存时间、母体因素以及冷冻技术等因素影响。

人类精子超低温冷冻保存自 20 世纪 60 年代取得成功以来，近些年得到了广泛应用和长足发展，已成为辅助生殖技术的重要组成部分。精子冷冻是男性生育力保存的重要方式，尤其适用于患有各种良恶性疾病、穿刺或活检取精等患者。

卵母细胞冷冻因难度较大，直到 2013 年才开始应用于临床。其适应证主要有：在体外受精胚胎移植中作为取卵当日无法获得精子的必备方案，保存常规 IVF 过程中剩余的卵母细胞；在生育力保存方面用于因盆腔疾病、手术或放化疗等可能损害卵巢功能的女性，或目前不想生育、为将来的优生优育提供保障的女性。

（四）辅助生殖技术的进展

1. 卵母细胞体外成熟（in vitro maturation，IVM）技术 从卵巢中获取未成熟的卵母细胞，在体外适宜的条件下进行培养，使卵子发育到 M Ⅱ 成熟阶段，完成第一次减数分裂，具备体外受精能力。IVM 可免除患者超促排卵造成过度刺激的危险，尤其适用于多囊卵巢综合征患者。对于卵巢功能正常的患者，也可以避免高剂量促性腺激素刺激，降低费用和减少就诊次数。

2. 线粒体置换（mitochondria replacement，MR） 指在卵母细胞或受精卵内，用健康的线粒体替换患者基因突变的线粒体，从而形成携带健康线粒体的胚胎，用于预防线粒体遗传病。

【辅助生殖技术的并发症】

（一）卵巢过度刺激综合征

卵巢过度刺激综合征（ovarian hyperstimulation syndrome，OHSS）是超促排卵最具潜在危险的医源性并发症之一。使用 hCG 是 OHSS 发生的重要因素，但具体发病机制尚不清楚。OHSS 主要病理特征是双侧多个卵泡发育、卵巢体积增大、雌激素水平超生理水平的增高及颗粒细胞黄素化，引起全身毛细血管通透性增加，血液中水分进入人体第三间隙，导致腹水、胸腔积液、局部或全身水肿，严重者血栓形成，可危及生命。

OHSS 诊断和治疗的主要原则是早期识别、及时评估，对中、重度患者合理治疗。目前主要的治疗措施是对症治疗，包括提高血液胶体渗透压，解除胸腔积液、腹水压迫，改善微循环，纠正水、电解质代谢紊乱和血液浓缩状态，处理心脏、肝、肾功能障碍。对病情严重且难以控制者，应果断终止妊娠。

OHSS 的预防关键在于早期识别高危人群。目前认为，OHSS 的高危因素包括：年龄 < 35 岁，BMI < 22.5 kg/m²，既往 OHSS 病史，多囊卵巢综合征，hCG 日雌激素水平高于 5000 ng/L，大卵泡数 > 20 个，抗米勒管激素水平高于 3.4 ng/ml 等。

（二）多胎妊娠

ART 多胎发生率高于自然妊娠，主要与促排卵治疗以及移植多个胚胎有关。多胎妊娠显著增加流产、早产和出生缺陷的发生率，并可增加母婴并发症、围产儿患病率和死亡率。

应限制移植胚胎的数量，对具有良好预后的患者提倡单胚胎移植；对三胎及以上的高序多胎，建议早期诊断后行选择性减胎术。

（三）异位妊娠

接受 ART 治疗的妊娠者中，异位妊娠的发生率为 3%～5%，高于自然妊娠者。此外，ART 治疗还可引起宫内妊娠合并异位妊娠，可能与移植多个胚胎有关。

（四）自然流产

接受 IVF-ET 治疗的妊娠者中，自然流产发生率为 18%～29%，可能与胚胎质量、子宫内膜容受性、黄体功能和多胎妊娠有关。

（五）取卵手术并发症

经阴道 B 超引导穿刺取卵可导致阴道壁、卵巢或盆腔其他部位出血；术后感染，如盆腔炎、输卵管卵巢脓肿、腹膜炎；脏器损伤，如膀胱、子宫、肠管和输尿管损伤。

【护理措施】

（一）做好心理护理

不孕症患者经过多年的检查、治疗，耗费大量的人力、物力，最后决定采用辅助生殖技术治疗，对治疗抱有极高的希望，并且认为这是妊娠的最后机会。对整个治疗过程不熟悉；对手术有恐惧和担心手术失败；害怕花费昂贵的医药费取不到卵子、取卵后不受精及胚胎移植后不妊娠、受孕后出现并发症，以上情况都会引起患者产生紧张和焦虑情绪。护理人员要与患者多交流，准确掌握她们的心理状态，提供有效的精神鼓励和支持，使她们有信心、有准备，积极配合治疗。

科研小提示

患者心理状态与辅助生殖结局有关。那么，是否可以借助心理干预改善妊娠结局？

来源：RAAD G，TANIOS J，AZOURY J，et al. Neurophysiology of cognitive behavioural therapy，deep breathing and progressive muscle relaxation used in conjunction with ART treatments：a narrative review［J］. Hum Reprod Update，2021，27（2）：324-338.

（二）做好咨询工作

1. 提供信息咨询 协助医师为患者提供医学方面的信息，帮助患者理解各项检查和治疗的意义。

2. 提供治疗意义的咨询 告知患者治疗对她们自身、家庭、未来的子女可能产生的影响，包括辅助生殖技术的成功率、适应证、禁忌证、并发症以及供精、赠卵、胚胎捐赠等可能带来的伦理和法律问题。

3. 提供治疗后的咨询 随着科学技术的进步，辅助生殖技术成功率不断提高，但多数患者仍会经历治疗失败，对她们来说，痛苦是巨大的，治疗后的咨询工作意义重大。帮助分析失败原因，协助患者调整心态，树立信心，为下一次治疗做准备。对无法妊娠者，缓解其心理压力，使之接受事实，重新调整生活规划。

（三）用药护理

在超促排卵过程中，促性腺激素释放激素与促性腺激素的剂量和使用时间对卵泡发育起着至关重要的作用，在治疗时必须严格遵医嘱，尽量做到准时、定量给药。在抽取药液时，要做到剂量准确。注射药物时，应两侧部位交替，防止注射区域发生硬结，影响疗效。在黄体支持过程中，要告知用药剂量、持续时间、剂量调整以及药物不良反应，嘱患者仔细观察，如有不良反应，及时处理。

（四）手术护理

1. 手术前一日，交代手术前注意事项 做好个人卫生准备、取卵前 4 小时禁食、禁水等。

患者可能对手术有恐惧心理，应介绍手术操作过程，尽量消除其心理负担。

2．手术当日，遵医嘱给予术前用药 嘱患者排空膀胱、更衣，取截石位，准备好手术物品。协助医师完成手术过程，手术中注意观察患者的生命体征，如发现异常，及时向医师汇报，对于精神紧张的患者，给予心理安慰和支持。

3．取卵术后护理 患者入观察室卧床休息2小时，观察生命体征变化，测量血压、脉搏，或做阴道B超观察有无内出血现象，根据医嘱指导黄体支持治疗。

（五）做好随访工作

实施辅助生殖技术后，要按时随访。定期随访对刚接受治疗的患者是一种心理支持，并可以解答他们的问题；对未妊娠的患者，可以分析治疗失败的原因，预约下次治疗的时间；对妊娠者，给予祝贺并指导继续用药，告知超声检查时间；对确定临床妊娠者，建议定期做产前检查；对分娩者，要询问生产方式及新生儿情况；对子代，最好可以随访。

（六）并发症护理

自然流产、早产、异位妊娠的护理见有关章节，这里着重介绍OHSS和多胎妊娠减胎术的护理。

1．卵巢过度刺激综合征（OHSS）

（1）心理护理：不孕症患者对治疗抱有很大的希望，一旦出现OHSS，尤其是中、重度OHSS，容易产生恐惧、焦虑心理，甚至悲观、绝望。护理人员应给予同情和关怀，为患者讲明OHSS的病因，让夫妇双方认识到发生OHSS可能是妊娠的预兆，告知经治疗后很快能缓解症状，帮助其消除紧张、不适，积极配合治疗。

（2）饮食指导：患者大多有腹胀、恶心、呕吐及食欲减退，加之毛细血管通透性增加，造成血浆蛋白丢失，患者易出现低蛋白血症和营养不良。因此，应鼓励患者多饮水，预防血液浓缩；少食多餐，选择易消化、高蛋白、富含维生素、适量粗纤维的食物，建议食用利于消肿的蔬菜，如冬瓜、赤豆；重度OHSS患者应适当控制食盐摄入。

（3）体位指导：患者有胸腔积液、腹水时，腹胀明显，有时伴刺激性咳嗽和呼吸困难，应采取半坐卧位，缓解症状。患者常有双侧卵巢增大，应卧床休息，慎行盆腹腔检查，避免过度用力、腹部重压及剧烈活动，防止卵巢破裂或扭转。避免身体局部长时间受压，预防压疮。

（4）密切观察病情变化：严密观察体温、脉搏、呼吸、血压的变化；准确记录24小时液体出入量，密切观察尿量，保持尿量＞30 ml/h；每日晨起空腹测量体重、腹围并做好记录；观察血常规、肝功能、肾功能及血生化的变化；有胸腔积液或心包积液者，定期复查心电图。如OHSS在胚胎移植后1周出现，应进行妊娠试验。

（5）控制输液速度：中、重度OHSS患者存在腹水和低蛋白血症，治疗原则是先扩容、后利尿，按医嘱采用白蛋白或低分子右旋糖酐扩容治疗时，输液速度应缓慢，待血容量充足后，再使用甘露醇等利尿药，此时输液速度应加快，以便取得好的治疗效果。

（6）抽吸腹水时的护理：重度OHSS抽吸腹水时，护理人员应严密观察患者的神志、面色及生命体征的变化，注意有无咳嗽、胸痛、呼吸困难等；配合医师手术操作，控制放腹水的速度，一般在1000 ml/h左右，每次放腹水不超过2000 ml，必要时可少量分次进行；协助患者取半卧位，以利液体引流；遵医嘱及时补充白蛋白及液体，以防止电解质代谢紊乱及低血容量性休克，可给予持续低流量吸氧。

（7）出院指导：患者出院后应加强营养并继续肌内注射黄体酮进行黄体支持；嘱未做妊娠试验的患者于胚胎移植术后14日来医院查hCG确诊是否妊娠；告知已妊娠的患者按时来医院做B超，观察妊娠的胎数及胎心率情况。告知患者若有任何不适，及时与生殖中心联系、治疗，以免不知情的医师将OHSS误诊为其他疾病而给予错误治疗。

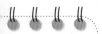

2. 多胎妊娠减胎术

（1）心理护理：不孕症患者经辅助生殖技术获得多胎妊娠，心理上不易接受减胎治疗，担心减胎治疗会造成流产、剩余胎儿畸形。要向患者讲明多胎妊娠可引起母儿多种并发症，减胎后能减少并发症的发生；向患者介绍减胎的方法和过程，介绍减胎成功的病例并介绍该技术的成熟性，消除患者紧张、焦虑、恐惧情绪，减轻心理压力，同时讲明减胎术的风险，使患者自愿接受减胎术，积极配合医疗工作。

（2）术前护理：协助医师做好术前准备，完善必要的化验检查；帮助患者充分理解减胎手术的必要性、可行性及可能发生的并发症，协助医师让患者及家属签署手术知情同意书；准备减胎所需物品。

（3）术中配合：嘱患者排空膀胱，取截石位；术中注意观察患者的生命体征，认真对待患者的不适并查找可能的原因；与患者交流，告知手术进展，以缓解其精神紧张。

（4）术后护理：擦拭阴道，检查穿刺点有无渗血；观察体温、脉搏、血压变化；嘱孕妇卧床休息 2 ～ 3 日，尽量减少活动；鼓励孕妇进食高热量、高蛋白、富含维生素的食物，保持排便通畅；遵医嘱给予保胎治疗，必要时给予抗生素治疗；密切观察有无阴道出血，如果有阴道出血，应注意出血量、出血时间、血的颜色、有无血块和组织排出，立即报告医师并及时处理；对有少量阴道出血的孕妇，及时更换会阴垫，每日擦洗会阴 2 次预防感染；观察腹痛情况，如有明显的子宫收缩，应遵医嘱给予宫缩抑制药，如硫酸镁或舒喘灵治疗；提醒患者术后及时复查 B 超，确认减胎成功。

（5）出院指导：嘱患者继续保胎治疗；注意休息，避免重体力劳动，禁止性生活，以免引起早产；嘱孕妇定期进行产前检查，并定期复查 B 超，观察保留胎儿的生长发育情况。

小 结

不孕症的发生与卵母细胞、精子、男女生殖道解剖与功能的异常有关。不孕症诊断和治疗的关键在于查找不孕的原因。女性不孕症的常见病因有排卵障碍、输卵管因素和子宫因素，治疗措施包括矫正生殖道器质性病变、诱导排卵和辅助生殖技术。

辅助生殖技术主要包括人工授精和体外受精胚胎移植术，其衍生技术包括卵细胞质内单精子注射、胚胎植入前遗传学诊断、配子及胚胎冷冻技术等。辅助生殖可导致卵巢过度刺激综合征、多胎妊娠、异位妊娠、自然流产等并发症，应做好相应的护理。

思考题

1. 针对不孕症患者的护理措施有哪些？

2. 体外受精胚胎移植术的适应证有哪些？

3. 案例分析

夫妇共同来诊。女方 30 岁，初婚。男方 33 岁。主诉：婚后未避孕未孕 3 年。3 年来，夫妇希望生育，性生活正常，每周 1 ～ 2 次，未采取避孕措施。女方月经规律，$\frac{5 \sim 8}{32}$，无痛经。该夫妇 5 年前结婚，使用避孕套避孕 2 年。4 年前曾妊娠，因为计划外妊娠，于妊娠 7 周时药物流产失败，行清宫术。既往无盆腔炎、结核病、药物过敏或其他手术史。无家族遗传病史，非近亲结婚。

  问题：

  （1）通过上述主诉和病史，获得的临床信息是什么？

  （2）针对该患者，如何安排后续检查？

（陈新霞）

计划生育妇女的护理

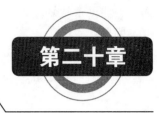
第二十章

导学目标

通过本章内容的学习，学生应能够：

◆ **基本目标**

1．复述计划生育的内容及要求，各种避孕、绝育方法，人工流产手术的适应证、禁忌证及护理要点。

2．解释避孕的概念及各种避孕方法的原理，口服避孕药的副反应及护理要点。

3．识别各种避孕措施的优点、缺点及护理要点。

◆ **发展目标**

综合考虑各种避孕方法的优点、缺点，结合护理程序为妇女提供有针对性的计划生育护理。

◆ **思政目标**

指导育龄夫妇采用科学的方法实施生育调节，提高人口素质。

计划生育（family planning）是妇女生殖健康的重要内容，是采用科学的方法推进生育服务管理改革，提倡适龄婚育、优生优育，实施三孩生育政策；引导家庭负责任、有计划地安排生育；控制人口数量，提高人口素质，使人口增长与经济、资源和社会发展计划相适应。实行计划生育仍是我国的基本国策。避孕节育是计划生育工作的重要组成部分。节育以避孕为主，辅以绝育，达到短期避孕或长期不生育的目的。如果节育措施失败，则采用补救措施，行人工流产或引产终止妊娠。

知识链接

党的十八大以来，以习近平同志为核心的党中央高度重视人口问题，根据我国人口发展变化形势，做出逐步调整、完善生育政策，促进人口长期、均衡发展的重大决策。2021年5月31日，中央政治局会议审议通过的《中共中央 国务院关于优化生育政策促进人口长期均衡发展的决定》（以下简称《决定》）提出，修改人口与计划生育法，提倡适龄婚育、优生优育，实施三孩生育政策。

来源：周誉东. 人口与计划生育法修改：为促进人口长期均衡发展提供法治保障 [J]. 中国人大，2021，17：32-33.

第一节　计划生育妇女的一般护理

计划生育措施以避孕为主，包括避孕、绝育及避孕失败的补救措施。做好避孕知情选择是计划生育优质服务的根本。医护人员应根据妇女的具体情况，包括身体、家庭及心理社会状况，协助其选择适宜的计划生育措施，提供优质的医疗护理服务及健康指导。

【护理评估】

（一）健康史

护士要全面收集拟采取计划生育措施妇女的病史，重点了解计划生育妇女的疾病史、月经史、婚育史及既往采取计划生育措施的方法及反应；了解有无采取计划生育措施的禁忌证。评估妇女各项计划生育措施禁忌证有关的病史。如对欲采用药物避孕者，应询问有无严重心血管、内分泌和血栓性疾病及肿瘤等；对欲采用宫内节育器避孕者，应询问有无月经过多、过频史，有无生殖器官畸形，有无节育器脱落史；对欲行输卵管结扎术者，应询问有无神经、精神疾病及盆腔炎后遗症等。

（二）心理社会状况

计划生育措施实施前必须全面评估患者的生理和心理社会状态，提供正确的个体化的健康指导，使妇女自愿采取有效的计划生育措施；了解护理对象的需求及生育计划，充分评估其对所选择计划生育措施的认识、心理承受能力及其家属配合情况。

接受计划生育手术的妇女在传统观念的影响下，易出现惧怕疼痛、担心手术后遗症、担心术后影响性生活及今后生育等心理活动。由于缺乏相关知识，妇女及配偶对不同的计划生育措施可能存在思想顾虑，如采用药物避孕者担心药物的副反应及对今后正常生育的影响；采用避孕套者担心其对性生活质量的影响；采用宫内节育器者担心节育器的脱落及带器妊娠。

（三）辅助检查

1．血常规、尿常规、出凝血时间及宫颈刮片细胞学检查。

2．根据妇女的具体情况选择检查项目，如阴道分泌物检查，肝功能、肾功能、心电图检查及 B 超。

3.妇科检查评估白带的性状，阴道黏膜情况，宫颈糜烂程度，宫颈有无急性炎症及陈旧性损伤，子宫大小、位置、有无压痛及脱垂；附件有无肿块及触痛等，排除与所选择措施的禁忌证相关的症状。

【主要护理诊断／问题】

1．知识缺乏　缺乏计划生育的相关知识。

2．有感染的危险　与腹部手术切口及子宫腔创面有关。

3．焦虑　与药物的副作用、害怕手术过程或担心避孕失败有关。

【预期目标】

1．妇女获得计划生育的相关知识，焦虑减轻，并以正常的心态积极配合。

2．采取计划生育措施的妇女无感染征象。

【护理措施】

（一）避孕措施的知情选择

护士讲述计划生育常用避孕方法的种类、适应证、禁忌证及注意事项等，使育龄夫妇做到知情选择。根据每对夫妇的具体情况和需求，协助选择最适宜的避孕方法。

（1）新婚夫妇：选择使用方便、不影响生育的避孕方法。短效口服避孕药使用方便，避孕效果好，列为首选；男用避孕套也是较理想的避孕方法；由于尚未生育，一般不选用宫内节育器。

（2）生育后夫妇：应坚持选择长期、安全、可靠的避孕方法，首选宫内节育器，也可采用男用避孕套，口服避孕药等其他避孕方法。已生育 3 个或以上孩子的妇女可采取绝育措施。

（3）哺乳期妇女：可选用宫内节育器、男用避孕套，不宜选用甾体激素药物避孕，若放置宫内节育器，应先排除妊娠，操作宜轻柔，防止子宫损伤。

（4）绝经过渡期妇女：有排卵可能性，应避孕。可选用男用避孕套，原来使用宫内节育器无不良反应者可继续使用，至绝经后半年取出。年龄超过 45 岁的妇女一般不使用口服避孕药。

（二）缓解疼痛，预防感染

1. 减轻疼痛、促进舒适　陪伴患者，随时为其提供心理支持，协助缓解不适。加强巡视观察，配合完成手术过程。术后为患者提供舒适的休息环境。根据手术类型及患者的身体状况嘱其卧床休息 2 ~ 24 小时，逐渐增加活动量。按医嘱给予止痛、镇静等药物。

2. 密切观察、预防感染　住院期间定时测量患者的生命体征，密切观察患者的阴道出血、腹部切口和腹痛等情况。根据医嘱使用抗生素，督促其保持外阴清洁，预防感染，促进康复。对于宫内节育器引起的疼痛，及时告知医师，按医嘱给予抗感染药及解痉药。

（三）健康教育

1. 与夫妇双方共同讨论并采取适宜的计划生育措施，告知其正确的使用方法、如何观察副反应和一般应对措施。

2. 增强妇女的自我保护意识，告知计划生育措施应以避孕为主，人工流产手术等不是常规的避孕手段。教会工具和药物避孕妇女正确的使用方法，告知如何观察不良反应及一般应对措施，如出现阴道出血量多、持续时间长、腹部疼痛加重等情况，及时就诊。

3. 人工流产术、宫内节育器的放置和取出术等可在门诊进行，患者术后稍事休息即可回家休养。须告知患者手术的有关注意事项、预约复查时间，如宫内节育器放置及取出术后，患者应禁性生活及盆浴 2 周。早期妊娠行钳刮术后应休息 3 ~ 4 周，人工流产后应禁性生活及盆浴 1 个月等。

4. 拟行输卵管结扎术的妇女需住院，术后应休息 3 ~ 4 周，禁止性生活及盆浴 1 个月。经腹腔镜手术绝育者术后静卧数小时方可下床活动，需观察有无腹痛、腹腔内出血或脏器损伤等征象。术后 1 个月到门诊复查。

【结果评价】

1. 妇女获得计划生育知识，积极参与并采取适宜、有效的计划生育措施。

2. 妇女不存在感染的征象，如体温升高、白细胞计数升高等。

第二节　常用避孕方法及护理

避孕（contraception）是用科学的方法使妇女暂不受孕，应遵循安全、有效、简便、实用、经济的原则，使育龄夫妇易于接受并乐意长期使用，对性生活与性生理无不良影响。主要通过以下 3 个关键环节达到避孕目的：①抑制精子和卵子的产生，如使用避孕药；②阻止精子和卵子结合，如使用避孕套、阴道隔膜或行输卵管结扎术等；③改变宫腔环境，使其不利于精子获能与生存，或不适宜受精卵的着床和生长发育。目前常用的避孕方法有工具避孕和药物避孕。

案例 20-1A

> 某患者，女性，32 岁，G_2P_1，现有一女 4 岁。10 天前月经来潮，现月经干净后 3 天，要求避孕。体格检查：外阴、阴道正常，子宫颈光滑，子宫体前倾位、正常大、无压痛、活动好，双侧附件区未触及异常。
>
> **请回答：**对该妇女建议采取何种避孕措施？

【工具避孕】

工具避孕是指利用工具防止精子进入阴道；或阻止进入阴道内的精子进入宫腔；或者通过改变宫腔内环境达到避孕目的。目前常用的避孕工具有宫内节育器、男用避孕套和女用避孕套。

（一）宫内节育器

宫内节育器（intrauterine device，IUD）是一种安全、有效、经济、简便且可逆，易被广大妇女接受的节育器具，目前已成为我国育龄妇女的主要避孕措施。我国是世界上使用 IUD 最多的国家。

1. 种类　常用的宫内节育器主要有两大类（图 20-1）。

（1）惰性宫内节育器：为第一代 IUD，主要为金属单环及其改良产品，因其脱落率及带器妊娠率高，已于 1993 年停止生产。

（2）活性宫内节育器：为第二代 IUD，其内含有活性物质，如金属铜、孕激素、药物及磁性物质，可提高避孕效果，减少不良反应。主要类型有：①带铜宫内节育器，如 T 字型 IUD、带铜 V 型 IUD、母体乐 IUD、含铜无支架 IUD（又称吉妮 IUD），这些节育器一般可放置 5～8 年；②药物缓释宫内节育器：为含孕激素 T 形 IUD、含左炔诺孕酮 IUD［又称曼月乐（Mirena）］，有效期 5 年。

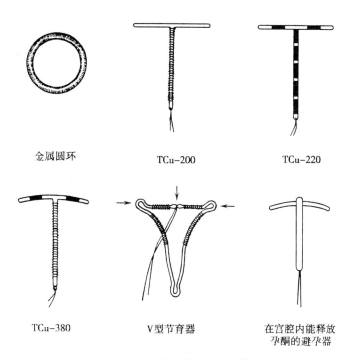

图 20-1　常用的宫内节育器

2．避孕机制

（1）杀精作用：IUD 在宫腔内机械性压迫和摩擦，诱发子宫内膜慢性无菌性炎症，分泌的炎症细胞因子有吞噬精子和毒害胚胎的作用。

（2）干扰着床：IUD 作为宫腔内的长期异物刺激，导致子宫内膜损伤，产生前列腺素，改变输卵管蠕动，使受精卵与子宫内膜周期发生不同步，从而影响受精卵着床。

（3）影响胚胎发育：IUD 刺激产生大量的巨噬细胞覆盖于子宫内膜，影响胚胎发育。

（4）带药 IUD 的作用：含孕激素 IUD 所释放的孕酮主要引起子宫内膜腺体萎缩和间质蜕膜化，不利于受精卵着床，同时宫颈黏液变稠，妨碍精子运行，并对精子的代谢（如氧的摄取和葡萄糖利用）产生影响。

3．宫内节育器放置术

（1）适应证：已婚育龄妇女无禁忌证自愿放置 IUD。

（2）禁忌证：①生殖道急性炎症；②月经过多、过频或不规则阴道出血；③重度子宫脱垂、宫颈内口松弛、重度陈旧宫颈裂伤；④生殖器官肿瘤、子宫畸形；⑤严重全身性疾患；⑥妊娠或妊娠可疑；⑦有铜过敏史者，禁止使用含铜 IUD；⑧宫腔深度 < 5.5 cm 或 > 9.0 cm。

（3）放置时间：①月经干净 3 ～ 7 日，近 3 日无性生活；②人工流产后立即放置；③产后 42 日；④剖宫产术后半年放置；⑤含孕激素 IUD 在月经第 3 日放置；⑥自然流产于转经后，药物流产 2 次正常月经后放置；⑦哺乳期放置需排除早期妊娠。

随堂测 20-1

（4）物品准备：弯盘 1 个，阴道窥器 1 个，宫颈钳 1 把，子宫探针 1 个，卵圆钳 2 把，放环器 1 个，剪刀 1 把，洞巾 1 块，无菌手套 1 副，放环器各 1 个，小纱布 3 ～ 4 块，棉球数个，节育器 1 个，0.5% 聚维酮碘溶液。

（5）操作方法：向患者讲解手术过程，消除其顾虑，嘱其排空膀胱，取截石位。外阴部常规消毒铺巾，双合诊检查复查子宫大小、位置及附件情况。阴道窥器暴露宫颈后再次消毒，以宫颈钳夹持宫颈前唇，用子宫探针顺子宫屈向探测宫腔深度。一般无须扩张宫颈管，宫颈管较紧者应以宫颈扩张器顺序扩至 6 号。用放置器将节育器推送入宫腔，其上缘必须抵达宫底部，带有尾丝者在距宫口 2 cm 处剪断。观察无出血，即可取出宫颈钳及阴道窥器。

（6）护理要点

1）术前护理：①评估有关禁忌证；②做好患者的心理护理，解除其对手术的恐惧心理。

2）术中配合：①仔细核对患者姓名、手术名称，测量体温。嘱患者排空膀胱，取截石位，消毒外阴、阴道；②检查器械包消毒有效期，并逐层铺开，取消毒溶液棉球放置于弯盘内；③根据探测的宫腔深度或宽度，选择相应大小的节育器；④指导患者配合手术。注意患者的主诉，有无急性腹痛等症状，对于剖宫产术后和处于哺乳期的患者，应密切观察术中情况，如发现异常，及时报告医师；⑤保证物品的供应，配合手术顺利完成；⑥宫内节育器放置前和取出后，均应给患者确认。

3）术后护理：让患者在观察室休息，无异常后方可离开。

4）健康教育：①告知患者术后可出现少量阴道出血及下腹不适、腰酸等，出血期间应保持外阴清洁。若出现发热、下腹痛、阴道出血较多或分泌物有异味，应及时就诊。经治疗无效，则考虑取出节育环，改用其他方法避孕；②术后休息 3 日，1 周内避免重体力劳动，2 周内禁性生活及盆浴；③术后 3 个月内尤其在经量较多时，应注意在经期或排便时有无 IUD 脱落，定期进行随访；④术后第 3、第 6、第 12 个月各复查 1 次，以后每年复查 1 次。如出现异常情况，随时复查。

4．宫内节育器取出术

（1）适应证：①因不良反应治疗无效或出现并发症；②拟改用其他避孕措施或绝育；③带器妊娠；④计划再生育；⑤放置期限已满需更换；⑥绝经过渡期停经 1 年内。

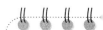

（2）禁忌证：生殖器官急性、亚急性炎症或患有严重全身性疾病。

（3）取器时间：①以月经干净后 3 ～ 7 日为宜；②带器早期妊娠行人工流产时取出；③带器异位妊娠术前行诊断性刮宫时，或在术后出院前取出；④子宫不规则出血可随时取出。

（4）物品准备：基本同节育器放置术，将放环器更换为取环钩，外加血管钳 1 把。

（5）操作方法：取器前，通过宫颈口尾丝或 B 超确定宫腔内是否存在节育器及其类型。常规外阴、阴道和宫颈消毒、双合诊、妇科检查，有尾丝者，用血管钳夹住后轻轻牵引取出；无尾丝者，先用子宫探针查清 IUD 的位置，再以取环钩或长钳牵引取出。取器困难者可在 B 超监护下操作。

（6）护理要点：术后休息 1 日，术后 2 周内禁性生活及盆浴，并保持外阴清洁，出血多时随时就诊。

案例 20-1B

该妇女因已有一女，放置宫内节育器是首选方法，也可采用口服避孕药或皮下埋植避孕。

请回答：宫内节育器放置术后常见哪些不良反应、并发症？如何处理？

---

5. 常见不良反应、并发症及处理

（1）阴道出血：常发生在放置 IUD 最初 3 个月内。主要表现为经量增多、经期延长或少量点滴出血。一般无须处理，3 ～ 6 个月后逐渐恢复。

（2）腰酸、下腹胀痛：节育器与宫腔大小或形态不符时，可引起子宫过度收缩，而致腰酸或下腹坠胀。轻者无须治疗，重者应待下次月经干净后更换合适的节育器。

（3）感染：多因放置时无菌操作不严格或因节育器尾丝导致上行性感染。临床表现为腹痛、白带增多等。一旦确诊，应用抗生素积极治疗并取出节育器。

（4）节育器下移或脱落：多发生在放置后第 1 年，尤其在放置后前 3 个月。可能因宫颈口松弛、节育器大小不合适、月经过多或操作不规范、节育器未放至子宫底部所致。放置 IUD 1 年内应定期随访，及时发现有无脱落。

（5）节育器嵌顿或断裂：由于节育器放置时损伤子宫壁或带器时间长，致 IUD 部分或全部嵌入子宫肌壁或发生断裂。一经确诊，应及时取出。

（6）节育器异位：可造成子宫穿孔，发生率低但危害性大。多因操作不当、未查明子宫位置、哺乳期子宫软且壁薄等原因，术中造成子宫穿孔，将节育器放置于子宫腔以外。确诊后，应经腹或在腹腔镜下将节育器取出。

（7）带器妊娠：多见于宫内节育器下移、脱落或异位，囊胚仍可着床于子宫底部而发生。一经确诊，应行人工流产，同时取出节育器。

（二）避孕套

避孕套（condom）又称阴茎套，为男性避孕工具。作为屏障，阻止精子进入阴道，达到避孕目的。避孕套为筒状优质薄型乳胶制品，筒径有 29 mm、31 mm、33 mm、35 mm 4 种，顶端呈小囊状，射精时精液潴留于小囊内，容量约为 1.8 ml。每次性生活时均应更换新的避孕套，吹气检查证实确无漏孔，排去小囊内空气，套外涂以润滑膏后方可使用。射精后阴茎尚未软缩时，即捏住套口和阴茎一起取出。使用避孕套经济、方便、无副作用，既可避孕，又可防止感染获得性免疫缺陷综合征等性传播疾病。正确使用者避孕成功率可达 93% ～ 95%。

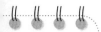

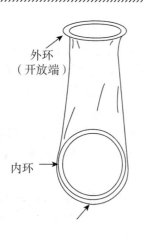

外环
（开放端）

内环

图 20-2　女用避孕套

（三）女用避孕套

女用避孕套（female condom）是由聚氨酯（或乳胶）制成的宽松、柔软的袋状物，长 15 ～ 17 cm，又称阴道套（vaginal pouch）。开口处连接直径 7 cm 柔韧的"外环"，套内为游离直径 6.5 cm 的内环（图 20-2），套底完全封闭，使用时紧贴阴道末端，外端的环较大且较薄，使用时始终置于阴道口外部，以阻隔男性阴茎根部与女性外阴的直接接触。女用避孕套较男用避孕套更有效地防止了病原菌的传播，具有防止性传播疾病的作用。但Ⅱ度子宫脱垂以及对其过敏者不宜应用。

【药物避孕】

药物避孕也称激素避孕（hormonal contraception），是指使用女性甾体激素避孕，是一种高效的避孕方法。自 20 世纪 60 年代美国第一个复方口服避孕药异炔诺酮（enovid）上市以来，一直显示了其可靠的避孕效果。甾体激素避孕的激素成分为雌激素和孕激素，包括口服避孕药、长效避孕针、缓释系统避孕药和避孕贴剂。

案例 20-2A

某患者，女性，32 岁，曾足月分娩 1 次。月经周期 $\dfrac{5 \sim 6}{23 \sim 25}$，经量多，既往身体健康，无急、慢性肝炎病史。体格检查：宫颈Ⅲ度糜烂，宫口松，子宫后倾，正常大小，双附件未见异常。患者要求避孕，前来咨询。

请回答：对该妇女如何进行避孕指导？为什么？

（一）甾体激素避孕药的作用机制

1. 抑制排卵　避孕药中雌、孕激素负反馈抑制下丘脑释放促性腺激素释放激素（GnRH），抑制垂体分泌卵泡刺激素（FSH）和黄体生成素（LH），同时直接影响垂体对 GnRH 的反应，不出现排卵前 LH 峰，排卵受到抑制。

2. 改变宫颈黏液性状　宫颈黏液受孕激素影响，分泌量减少而黏稠度增加，拉丝度降低，不利于精子穿透。

3. 改变子宫内膜形态与功能　孕激素使子宫内膜增殖变化受抑制，子宫内膜与胚胎发育不同步，不适于受精卵着床。

4. 改变输卵管功能　在雌、孕激素作用下，输卵管上皮纤毛功能、肌肉节段运动和分泌功能均受到影响，改变受精卵在输卵管内正常运动，干扰受精卵着床。

（二）适应证和禁忌证

1. 适应证　健康育龄妇女均可服用。

2. 禁忌证

（1）严重心血管疾病。孕激素对血脂蛋白代谢有影响，加速冠状动脉粥样硬化；雌激素使凝血功能亢进，增加血浆肾素活性，增加高血压患者脑出血发生率。

（2）急、慢性肝炎或肾炎。

（3）血液病或血栓性疾病。

（4）内分泌疾病，如糖尿病需用胰岛素控制、甲状腺功能亢进。

（5）恶性肿瘤、癌前病变、子宫或乳房肿块。

（6）哺乳期，因避孕药中雌激素抑制乳汁分泌，会影响乳汁质量。

（7）精神疾病生活不能自理。

（8）月经稀少或年龄大于 45 岁。

（9）年龄大于 35 岁的吸烟妇女不宜长期服用，以免卵巢功能早衰。

案例 20-2B

该妇女为 32 岁经产妇，因宫口松，不适合带宫内节育器；且宫颈Ⅲ度糜烂，不建议采用避孕套避孕；既往身体健康，无急、慢性肝炎病史，无服避孕药禁忌证，可采用口服避孕药避孕。

请回答：口服避孕药的不良反应有哪些？如何处理？

（三）药物不良反应及处理

1. 类早孕反应　服药后雌激素刺激胃黏膜引起食欲缺乏、恶心、呕吐、乏力、头晕等类早孕反应。轻症无须处理，数日后症状可减轻或自行消失。对于症状严重者，给予对症处理，按医嘱口服维生素 B_6 20 mg、甲氧氯普胺 10 mg，每日 3 次，连服 1 周。

2. 月经影响

（1）闭经：1% ~ 2% 的妇女发生闭经，常发生于月经不规则妇女。原有月经不规则妇女使用避孕药应谨慎。停药后月经不来潮者需除外妊娠，停药 7 日后可继续服用，若连续停经 3 个月，需停药观察。

（2）阴道不规则出血：服药期间发生阴道不规则少量出血，称为突破出血，多发生在漏服避孕药后，少数人虽未漏服，也能发生。若出血量稍多，可每晚增服炔雌醇 1 片（0.005 mg），与避孕药同时服至第 22 日停药。若阴道出血量多如月经，应停药，作为一次月经来潮，于出血第 5 日再开始下一周期用药或更换避孕药。

3. 体重增加　可能由于避孕药中炔诺酮兼有弱雄激素活性，促进体内合成代谢增加，也可因雌激素使水钠潴留所致。

4. 色素沉着　少数妇女颜面部皮肤出现蝶形淡褐色色素沉着如妊娠期所见，停药后多数可自然消退或减轻。

5. 其他影响　偶可出现皮疹、皮肤瘙痒、头痛和乳房胀痛等，可对症处理。

（四）甾体激素避孕药种类

甾体激素避孕药包括口服避孕药、长效避孕针、缓释系统避孕药及避孕药贴剂。目前常用的避孕药种类列于表 20-1。

1. 口服避孕药（oral contraceptive，OC）

（1）复方短效口服避孕药：以孕激素为主，辅以雌激素配伍而成。雌激素成分为炔雌醇，孕激素成分各不相同，构成不同的制剂和配方。一般在停药后 2 ~ 3 日发生撤药性出血，如月经来潮。①复方炔诺酮片、复方甲地孕酮片：自月经周期第 5 日开始，每晚 1 片，连服 22 日，停药 7 日后服用第 2 周期。若漏服，可于次晨补服 1 片。若停药 7 日尚无月经来潮，则当晚开始第 2 周期药物。②复方去氧孕烯片（妈富隆）、复方孕二烯酮片和炔雌醇环丙孕酮片：于月经第 1 日服药，连服 21 日，停药 7 日后服用第 2 周期。若漏服，可于次晨补服 1 片。③三相片：模仿正常月经周期中内源性雌、孕激素水平变化而制成不同剂量，药盒内的每一相药物颜

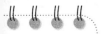

表20-1　常用甾体激素避孕药的种类

类别			名称剂型	成分		给药途径
				雌激素（mg）	孕激素（mg）	
口服避孕药	短效片	单相片	复方炔诺酮片（避孕片1号）（1/4量）	炔雌醇 0.035	炔诺酮 0.6	口服
			复方甲地孕酮片（避孕片2号）（1/4量）	炔雌醇 0.035	甲地孕酮 1.0	
			复方左炔诺孕酮片	炔雌醇 0.03	左炔诺孕酮 0.15	
			复方去氧孕烯片（妈富隆）	炔雌醇 0.03	去氧孕烯 0.15	
			复方孕二烯酮片（敏定偶）	炔雌醇 0.03	孕二烯酮 0.075	
			屈螺酮炔雌醇片（优思明）	炔雌醇 0.03	屈螺酮 3.0	
		三相片	左炔诺孕酮片			
			第一相（1～6片）	炔雌醇 0.03		
			第二相（7～11片）	炔雌醇 0.04		
			第三期（12～21片）	炔雌醇 0.03		
	长效片		复方炔雌醚片	炔雌醚 3.0	氯地孕酮 12.0	
			复方炔诺孕酮二号片（复甲2号）	炔雌醚 2.0	炔诺孕酮 10.0	
			三合一炔雌醚片	炔雌醚 2.0	氯地孕酮 6.0 炔诺孕酮 6.0	
	探亲避孕药		炔诺酮探亲避孕片		炔孕酮 5.0	
			甲地孕酮探亲避孕片1号		甲地孕酮 2.0	
			炔诺孕酮探亲避孕片		炔诺孕酮 3.0	
			双炔失碳酯片（53号避孕药）		双炔失碳脂 7.5	
长效避孕针	单方		庚炔诺酮针		庚炔诺酮 200.0	肌内注射
			醋酸甲羟孕酮避孕针		甲羟孕酮 150.0	
	复方		复方己酸孕酮针	戊酸雌二醇 2.0	己酸孕酮 250.0	
			复方甲地孕酮避孕针	17-雌二醇 5.0	甲地孕酮 25.0	
			复方甲羟孕酮注射针	环戊丙酸雌二醇 5.0	醋酸甲羟孕酮 25.0	
缓释系统避孕药	皮下埋置剂		左炔诺孕酮硅胶棒Ⅰ型		左炔诺孕酮 36×6	皮下埋植
			左炔诺孕酮硅胶棒Ⅱ型		左炔诺孕酮 70×2	
	微球和微囊避孕针		庚炔诺孕酮微球针剂		庚炔诺孕酮 65.0 或	
			左旋诺孕酮微球针剂		左旋诺孕酮 50.0	
			肟高诺酮微囊针剂		肟高诺酮 50.0	
	缓释阴道避孕环		甲硅环		甲地孕酮 200.0 或 250.0	阴道放置
避孕贴剂			Ortho Evra	炔雌醇 0.75	17-去酰炔诺肟脂 6.0	贴皮

色不同，服药者按照箭头所示顺序服药，每日1片，连服21日。

科研小提示

口服避孕药研发已有60余年，如何从基础研究发现性激素到研制成口服避孕药临床应用值得思考。

来源：孟阳，李志平. 口服避孕药的开发史［J］. 中华医师杂志，2021，51（2）：92-96.

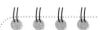

（2）长效口服避孕药：由长效雌激素和人工合成的孕激素配伍制成，这类药物主要是利用长效雌激素炔雌醇环戊醚（简称炔雌醚），经胃肠道吸收后储存于脂肪组织内缓慢释放，起长效避孕作用。因不良反应较多，临床已较少应用。

2. 长效避孕针　目前有单纯孕激素类和雌、孕激素复合制剂两种。单纯孕激素类制剂的优点是不含雌激素，可用于哺乳期妇女避孕，但易并发月经紊乱，故主要应用雌、孕激素复合制剂。

用法及注意事项：第 1 个月于月经周期第 5 日和第 12 日各肌内注射 1 支，以后在每次月经周期第 10 ~ 12 日肌内注射 1 支。一般于注射后 12 ~ 16 日月经来潮。肌内注射 1 次可避孕 1 个月，避孕有效率可达 98%。可能出现月经不规则或经量过多，可以应用止血药或用雌激素或短效口服避孕药调整。月经频发或经量过多者不宜选用长效避孕针。

3. 探亲避孕药　为甾体化合物，除双炔失碳酯片（53 号避孕药）外，均为孕激素类制剂或雌、孕激素复合制剂。服用时间不受经期限制，适用于短期探亲夫妇。避孕有效率可达 98% 以上。

用法及注意事项：孕激素类制剂和雌、孕激素复合制剂在探亲前一日或当日中午服用 1 片，以后每晚服 1 片，连续服用 10 ~ 14 日，若服 14 日而探亲期未满者，可改用口服短效避孕药至探亲结束。双炔失碳酯片在第一次性交后立即服 1 片，次晨加服 1 片，以后每次性交后立即服用 1 片。

4. 缓释系统避孕药　是将避孕药（主要是孕激素）与具备缓慢释放性能的高分子化合物制成多种剂型，一次给药后在体内持续、恒定、缓慢释放，起长效避孕作用。

（1）皮下埋植剂：是一种缓释系统的避孕药，有效率可达 99% 以上。第一代产品称 Norplant Ⅰ，有 6 个硅胶囊，每个含左炔诺孕酮（LNG）36 mg，使用年限为 5 ~ 7 年。第二代称 Norplant Ⅱ，只需 2 根硅胶棒，每根含 LNG 70 mg，有效期为 5 年。国产皮下埋植剂称为左炔诺孕酮硅胶棒 Ⅰ 型和 Ⅱ 型，Ⅰ 型与国外相同。Ⅱ 型 2 根硅胶棒，每根含 LNG 70 mg，使用年限为 3 ~ 5 年。

用法：于月经周期第 7 日在上臂内侧作皮下扇形插入。放置后 24 小时发挥避孕作用，每日释放 LNG 30 μg，优点是不含雌激素，随时可取出，恢复生育功能快，不影响乳汁质量，使用方便。不良反应为不规则阴道出血或点滴出血，少数可闭经。

（2）缓释阴道避孕环：其原理同皮下埋植剂，通过载体携带甾体激素避孕药，制成环状放入阴道，阴道黏膜直接吸收产生避孕作用。我国研制的硅胶阴道环也称为甲硅环，每日释放甲地孕酮 130 μg，有效避孕率达 97.3%。

用法：月经干净后将甲硅环放入阴道后穹隆或套在宫颈上，有效期为 1 年，缓释阴道避孕环具有取放方便的优点。

（3）微球和微囊避孕针：是一种新型缓释系统的避孕针。采用具有生物降解作用的高分子化合物与甾体避孕药混合或包裹制成微球或微囊，通过针头注入皮下，缓慢释放避孕药。而高分子化合物自然在体内降解、吸收，不必取出。

用法：皮下注射微球和微囊避孕针，注射 1 次可避孕 3 个月。我国研制的复方甲地孕酮微囊，每个月注射 1 次，妊娠率为 0.88%。

5. 避孕贴剂　是一种外用的缓释系统避孕药。贴剂中含人工合成雌激素和孕激素储存区，黏附皮肤后，药膜可按一定浓度及比例释放，通过皮肤吸收，效果同口服避孕药。

用法：美国研制成的 Ortho Evra 贴剂含有炔雌醇和 17- 去酰炔诺肟酯，月经周期第 1 日使用，每周 1 贴，使其黏附皮肤，用药 3 周，停药 1 周。

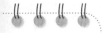

【其他避孕方法】

（一）紧急避孕

紧急避孕（emergency contraception）是指无防护性性生活或者避孕失败后3日内，妇女为防止非意愿性妊娠而采取的补救避孕措施。主要方法包括放置宫内节育器和口服紧急避孕药，其避孕机制包括阻止或延迟排卵、干扰受精或阻止受精卵着床。

1. 适应证

（1）避孕失败者：包括避孕套破裂、滑脱；未能做到体外排精；错误计算安全期；IUD脱落或移位、漏服避孕药等。

（2）未采取任何避孕措施者。

（3）遭遇性强暴者。

2. 禁忌证 已确定妊娠者。

3. 方法 放置宫内节育器和口服紧急避孕药。

（1）放置宫内节育器：在无保护性生活后5日（120小时）内放置带铜宫内节育器，有效率可达95%以上。尤其适合希望长期避孕而无放置IUD禁忌证的妇女。

（2）口服紧急避孕药：无保护性生活后3日（72小时）内口服紧急避孕药。①激素类：如左炔诺孕酮片，首剂1片，相隔12小时再服1片。目前我国生产的左炔诺孕酮片有"毓婷""惠婷"和"安婷"，正确使用妊娠率仅为4%。②非激素类：如米非司酮（mifepristone），为抗孕激素制剂，无保护性生活后5日（120小时）内服用，单次口服25 mg。有效率达85%以上，妊娠率为2%。

紧急避孕药品不是常规避孕药，只在一次避孕失败或未采取避孕措施时使用，且用药剂量大，副作用也大，不能替代常规避孕药。

（二）安全期避孕

1. 原理 大多数育龄妇女月经周期为28～30日，排卵时间多数在月经来潮前14日左右，成熟卵子自卵巢排出后可存活1～2日，精子进入女性生殖道可存活2～3日，因此排卵期前后4～5日内为易受孕期，其余时间不易受孕，故称为"安全期"。采用在"安全期"内进行性生活而达到避孕目的，称为安全期避孕法，又称自然避孕。

2. 方法 一般根据月经周期，结合基础体温测量和宫颈黏液变化来推算安全期。育龄期妇女的基础体温可在排卵后上升0.3～0.5 ℃，基础体温升高3昼夜后为安全期。观察宫颈黏液变化也有助于推算安全期，排卵期宫颈黏液稀薄且量多，拉丝度达10 cm以上。但妇女排卵受情绪、健康状况或外界环境等因素影响可提前或推后，还可发生额外排卵，因此，安全期避孕法并不十分可靠，失败率达20%，不宜推广。

随堂测 20-2

（三）外用避孕药

由阴道给药杀精或改变精子的功能达到避孕目的。目前常用的避孕药膜为非离子型表面活性剂，如以壬苯醇醚为主药制成的避孕药膜，具有高效快速杀精能力。性交前10分钟将药膜揉成团置于阴道深处，待其溶解后即可性交。如正确使用，避孕率可达95％以上。

（四）其他避孕方法

黄体生成激素释放激素类似物避孕、免疫避孕法的导向药物避孕和生育疫苗等正在研制中。

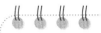

第三节 女性绝育方法及护理

女性绝育术（female sterilization）又称输卵管绝育术（tubal sterilization），通过手术对输卵管结扎或用药物黏堵等，阻断精子与卵子相遇而达到绝育目的，是一种安全、永久性节育措施。手术可经腹或经阴道操作。经阴道手术目前开展极少，药物黏堵因输卵管吻合复通困难，输卵管再通率低，现已较少应用。

【经腹输卵管结扎术】

经腹输卵管结扎术是国内应用最广泛的绝育方法，具有操作简单、安全、方便、切口小等优点。

（一）适应证

1．要求接受绝育术且无禁忌者。

2．患严重全身疾病不宜生育者。

（二）禁忌证

1．各种疾病的急性期，腹部皮肤感染灶，急、慢性盆腔感染者等。

2．24 小时内 2 次体温超过 37.5 ℃者。

3．全身状况不能耐受手术者，如心力衰竭、血液病等。

4．严重的神经官能症者。

（三）手术时间

1．非妊娠妇女可在月经干净 3～4 日实施手术。

2．人工流产后、中期妊娠引产或宫内节育器取出术后宜在 48 小时内实施手术；自然流产待 1 个月转经后实施手术。

3．剖宫产术同时，或正常产后 24 小时内实施手术。

4．哺乳期或闭经妇女应排除妊娠后再行手术。

（四）物品准备

甲状腺拉钩 2 个，中号无齿镊 2 把，短无齿镊 1 把，弯蚊钳 4 把，12 cm 弯钳 2 把，鼠齿钳 2 把，巾钳 4 把，无齿小头卵圆钳 1 把，有齿卵圆钳 2 把，输卵管钩 1 个，持针器 1 把，组织剪及线剪各 1 把，刀片及圆刀片各 1 个，刀柄 2 把，弯盘 1 个，5 ml 注射器 1 个，1 号及 4 号线各 1 团，9×24 弯三角针及弯圆针各 1 个，6×14 的弯圆针 1 个。

双层大包布 1 块，双层方包布 1 块，腹单 1 块，治疗巾 5 块，粗纱布 2 块，细纱布 10 块，手术衣 2 件，手套 2 副。

（五）麻醉

多使用局部浸润麻醉，也可采用硬膜外麻醉。

（六）操作方法

1．手术体位 患者排空膀胱，取臀高头低仰卧位，留置导尿，手术野常规消毒、铺单。

2．切口 取下腹正中耻骨联合上方 3～4 cm 处做 2 cm 长的纵切口，产妇则在宫底下方 2 cm 处做纵切口，逐层切开进入腹腔。

3．提取、辨认输卵管 术者左手示指伸入腹腔，沿宫底后方宫角处滑向一侧，到达输卵管后方，右手持弯头无齿卵圆钳将输卵管夹住，轻轻提至切口外，并以两把无齿镊交替夹取输卵管直至露出伞端，确认输卵管无误，并检查卵巢情况。亦可用指板法提取输卵管。

4．结扎输卵管 有抽芯包埋法、输卵管银夹法和输卵管折叠结扎切除法。目前国内多采用抽心包埋法，在输卵管峡部背侧浆膜下注入 0.5% 利多卡因 1 ml 将浆膜膨胀，用尖刀切开膨

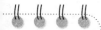

胀的浆膜层，再用弯蚊钳轻轻分离该段输卵管，剪除输卵管长约 1 cm，两端以 4 号丝线各作一道结扎，最后用 1 号丝线连续缝合浆膜层，将近端包埋于输卵管系膜内，远端留在系膜外。同法处理对侧输卵管。

5. 关腹 清点手术器械、敷料、纱布等后，分层关腹。

（七）术后并发症及预防

1. 出血或血肿 多因过度牵拉、钳夹损伤输卵管或其系膜，或因创面血管结扎不紧或漏扎引起腹腔内积血或血肿。术后应严密观察切口及敷料情况，及时发现出血。

2. 感染 可发生盆腔及腹壁切口感染，甚至全身感染。体内原有感染灶未很好控制可致术后发生内源性感染；手术器械、敷料消毒不严或手术操作无菌观念不强造成外源性感染。预防措施是术前严格掌握适应证，术中严格无菌操作，术后严密观察切口、体温及血象变化，如发现有感染征兆，及时处理。

3. 脏器损伤 多见膀胱及肠道损伤，因解剖关系辨认不清或操作粗暴所致。故术前应排空膀胱并做好肠道准备。术中操作应谨慎、细致，以避免损伤其他脏器。

4. 绝育失败 绝育手术失败输卵管再通导致再次妊娠。绝育有 1% ～ 2% 的再通率。可因绝育措施本身缺陷，也可因手术时操作失误引起。可发生宫内妊娠或输卵管妊娠。

以上并发症一般不易发生。

（八）护理要点

1. 术前准备

（1）消除患者思想顾虑，做好解释和咨询。

（2）按妇科腹部手术前常规准备。

（3）协助医师做好手术时间的选择。

2. 术时护理配合

（1）器械护士熟悉手术步骤，与术者做好术中配合，按顺序递送器械和敷料。术前、术后清点用物，核对无误。

（2）巡回护士注意观察患者情况，如有异常，及时向手术医师汇报。

3. 术后护理

（1）注意体温、脉搏变化，观察腹部切口有无渗血、腹痛及内出血体征。

（2）如采用局部麻醉，术后 4 小时可进食，鼓励患者术后及早排尿和下床活动。

（3）若发生脏器损伤等，按照医嘱给予药物治疗。

（4）保持切口清洁、干燥，防止感染。

4. 健康教育 术后嘱患者休息 3 ～ 4 周，禁止性生活 1 个月，1 个月后到医院复查。

【经腹腔镜输卵管绝育术】

随着医学科学技术的发展，腹腔镜的临床应用越来越广泛。利用腹腔镜技术实施绝育术对患者损伤小、恢复快，广大妇女易于接受，但需要相关设备、费用较高，目前尚难推广。

（一）适应证

适应证同经腹输卵管结扎术。

（二）禁忌证

禁忌证主要为腹腔粘连、心肺功能不全和膈疝等，余同经腹输卵管结扎术。

（三）操作方法

采用局部麻醉、硬膜外麻醉或全身麻醉，常规消毒腹部皮肤，于脐孔下缘做 1 ～ 1.5 cm 横弧形切口，将气腹针插入腹腔，充 CO_2 2 ～ 3 L，然后换置腹腔镜。在腹腔镜直视下，将弹簧夹钳夹或硅胶环环套于输卵管峡部，以阻断输卵管通道。也可采用双极电凝烧灼输卵管峡部 1 ～ 2 cm。检查无出血、绝育部位无误后取出腹腔镜，缝合腹壁切口。经统计，各种方法绝育术的失败率，以电凝术再通率最低（1.9‰），硅胶环为 3.3‰，弹簧夹高达 27.1‰。机械性绝育术与电凝术相比，毁损组织少，可能为以后输卵管复通提供更高的成功率。

（四）术后护理

严密观察患者的脉搏、血压变化，防止发生内出血，术后静卧 4 ~ 6 小时后可下床活动。

第四节　避孕失败补救措施及护理

无论采取工具避孕、药物避孕和绝育术，均有一定的避孕失败率。因避孕失败所致的意外妊娠，可在妊娠早期采取人工流产和药物流产等补救措施终止妊娠。护士应协助育龄妇女及早发现并及时采取适宜的避孕失败补救措施。

案例 20-3A

某患者，女性，29 岁，G_1P_1，足月自然分娩后 10 个月，现为哺乳期，停经 60 日，尿妊娠试验阳性，B 超示宫内早期妊娠，今日来院要求终止妊娠。

请回答：该患者应采用哪种方法终止妊娠？

【人工流产】

人工流产（artificial abortion）是避孕失败的补救措施，指在妊娠 14 周内用手术方法终止妊娠，包括负压吸引术和钳刮术。一般在妊娠 10 周内采用负压吸引术，妊娠 10 ~ 14 周采用钳刮术。

（一）适应证

1. 妊娠 14 周内要求终止妊娠而无禁忌证者。

2. 因患某种疾病不能继续妊娠者。

（二）禁忌证

1. 各种急、慢性传染病急性发作期患者。

2. 急性生殖器官炎症患者。

3. 严重的全身性疾病或全身状况不佳，不能耐受手术者。

4. 术前相隔 4 小时 2 次体温均在 37.5 ℃以上者。

（三）物品准备

弯盘 1 个，阴道窥器 1 个，宫颈钳 1 把，子宫探针 1 个，宫颈扩张器 1 套，不同型号吸管各 1 根，有齿卵圆钳 2 把，刮匙 1 个，长镊子 2 个，剪刀 1 把，洞巾 1 块，无菌手套 1 副，小纱布 3 ~ 4 块，棉球数个，0.5% 聚维酮碘溶液，同时准备人工流产负压电动吸引器。

（四）操作方法

1. 负压吸引术　适用于妊娠 10 周内终止妊娠者。

（1）体位与消毒：患者排空膀胱，取截石位。常规消毒外阴和阴道，铺消毒巾。作双合诊检查复查子宫位置、大小及附件情况。阴道窥器暴露宫颈并消毒。

（2）探测宫腔与扩张宫颈：使用宫颈钳夹持宫颈前唇，用探针探测宫腔方向和深度。宫颈扩张器以执笔式顺子宫位置方向扩张宫颈管，一般自 5 号开始，扩张至大于准备用的吸管半号或 1 号。扩张时用力要稳、准、轻，切忌强行伸入。

（3）负压吸引：提前连接好吸引管，并已进行负压吸引试验。按孕周选择吸管粗细及负压大小，所用负压不宜超过 500 mmHg。一般按顺时针方向吸引宫腔 1～2 圈，即可将妊娠物吸引干净。当感觉宫腔缩小、宫壁粗糙、吸头紧贴宫壁、上下移动受阻时，慢慢取出吸管，仅见少量血性泡沫而无出血，表示已吸净。再用小号刮匙轻刮宫腔一圈，尤其是宫底及两侧宫角部，检查是否吸刮干净。术前若经 B 超测知孕囊附着部位，将吸管开口处对准该处吸引，可迅速吸出妊娠物，减少出血量。

（4）检查吸出物：全部吸出物用纱布过滤，检查有无绒毛、胚胎或胎儿组织、水泡状物，吸出量是否与孕周相符，若肉眼观察发现异常，即送病理学检查。

2. 钳刮术 适用于妊娠 10～14 周，因胎儿较大，需做钳刮及吸宫终止妊娠。

（1）扩张宫颈：为保证钳刮术顺利进行，应做好宫颈扩张准备，在术前 12 小时将 16 号或 18 号导尿管慢慢插入宫颈，直至宫腔深度的 1/2 以上，而露在阴道内的一段导尿管则用消毒纱布包裹，置于阴道后穹隆，次日行钳刮术时取出导尿管。

（2）钳刮方法：用有齿卵圆钳（胎盘钳）夹破胎膜，使羊水流出，再钳取胎盘及胚胎组织，破膜后可酌情肌内注射缩宫素 10 U，然后用胎盘钳伸入宫腔夹取胎盘及胚胎组织。应尽可能将组织大块夹出，胎儿肢体通过宫颈时，应使其长轴与子宫纵轴一致，避免暴力牵拉造成宫颈损伤。钳夹完毕，必须核对胎儿及胎盘是否完整。大块组织钳夹出后，用中号钝刮匙搔刮宫壁，或用 6～7 号吸管低负压吸刮 1 圈，清除残留组织。观察宫腔有无活动性出血。

案例 20-3B

该妇女应行人工流产。术前此妇女异常紧张，术中突然感觉胸闷、头晕，大汗淋漓，并有恶心、呕吐。体格检查：BP 70/50 mmHg，P 48 次 / 分，探宫腔深度未超过术前宫腔。

请回答：该患者人工流产中出现了哪种并发症，如何预防与处理？

（五）人工流产并发症及防治

1. 人工流产综合征 指患者在手术中或手术结束时出现心动过缓、心律不齐、血压下降、面色苍白、出汗、头晕、胸闷，甚至发生昏厥和抽搐等。其发生主要由于宫颈和宫体遭受机械性刺激引起迷走神经兴奋所致，并与孕妇精神紧张、不能耐受宫颈扩张、牵拉和过高的负压有关。因此，术前应对患者进行精神安慰、操作力求轻柔，扩张宫颈不可施用暴力，吸宫时掌握适当负压，吸净后勿反复吸刮宫壁。一旦出现人工流产综合征，立即停止手术，给予氧气吸入，重者静脉注射阿托品 0.5～1 mg，同时安慰患者，消除紧张情绪，可有效地控制症状。

2. 子宫穿孔 多发生在哺乳期子宫、瘢痕子宫和子宫过度倾屈或有畸形等情况。器械进入宫腔突然出现"无底"感觉，或其深度明显超过检查时子宫大小，术中患者有剧烈腹痛，即可诊断为子宫穿孔，应停止手术，给予缩宫素和抗生素，严密观察患者的生命体征，有无腹痛、阴道出血及腹腔内出血征象。子宫穿孔后，若患者情况稳定，胚胎组织尚未吸净者，可在 B 超或腹腔镜监护下清宫；尚未进行吸宫操作者，则可等待 1 周后再清除宫腔内容物。发现内出血增多或疑有脏器损伤者，应立即剖腹探查修补穿孔处。如无明显内出血症状、穿孔小、流产已尽者，可协助患者卧床休息，并使用子宫收缩药和抗生素，待病情稳定后出院。

3. 吸宫不全 手术流产后有部分胚胎组织或胎盘组织残留宫腔。子宫过度屈曲或技术操作不熟练时容易发生。术后流血超过 10 日，血量多或经一般对症处理（子宫收缩药）无效时，应考虑吸宫不全，B 超检查有助于诊断。若无明显感染征象，应行刮宫术，刮出物送病理学检查，术后加用抗生素。

4. 漏吸 已确定为宫内妊娠，但术中未吸到妊娠物。多因孕囊过小、子宫过度屈曲或子宫畸形造成。当吸出物过少时，需复查子宫位置及大小，重新探查宫腔，及时发现问题。将吸出物送病理学检查有助于排除异位妊娠。

5．术中出血　多发生于妊娠月份较大的钳刮术，主要因组织不能迅速排出，影响子宫收缩。可在扩张宫颈后，宫颈注射缩宫素促使子宫收缩，同时尽快钳出或吸出胎盘及胎体，吸管过细或胶管过软时，应及时更换。

6．术后感染　多因吸宫不全或流产后过早性交引起，也可因器械、敷料消毒不严或手术消毒不严等所致。患者表现为体温升高、下腹疼痛、白带异常或不规则阴道出血等。双合诊检查时子宫或附件区有压痛。一旦发生感染，应嘱患者取半坐卧位休息，保持外阴清洁，积极使用抗生素控制感染。宫腔内有妊娠产物残留者，应按感染性流产处理。

随堂测 20-3

7．羊水栓塞　偶可发生在人工流产钳刮术。宫颈损伤、胎盘剥离使血窦开放，为羊水进入创造了条件，此时应用缩宫素更可促使发生羊水栓塞。妊娠早、中期时羊水中有形成分较少，即使发生羊水栓塞，症状轻微，多迅速好转。

8．远期并发症　有宫颈粘连、宫腔粘连、慢性盆腔炎、月经失调及继发性不孕等。

（六）护理要点

1．术前护理

（1）术前向患者简单介绍手术过程，告知孕妇惧怕疼痛可选择无痛人工流产，解除其对手术的恐惧心理，并主动配合手术。

（2）对患者行全身检查及妇科检查，全面评估患者的身心状况，检查子宫大小是否与停经月份相符。

（3）测量体温、血压，进行血常规、出凝血时间检查，必要时进行阴道清洁度和阴道分泌物滴虫、白念珠菌化验。使用 B 超协助诊断，明确早期宫内妊娠。

（4）评估有无禁忌证，无禁忌证时预约手术日期，嘱患者清洗外阴，术前 3 日禁止性生活。

2．术中配合

（1）陪伴患者，随时提供心理支持。

（2）协助将吸管连接至负压瓶，及时供应术中所需器械、敷料、子宫收缩药等。

（3）认真观察患者的一般反应，及时发现并防止手术并发症的发生，如出现异常情况，及时报告医师，并配合处理。

（4）配合手术者认真检查人工流产吸出物，必要时送病理学检查，排除异位妊娠的可能性并避免流产不全等情况。

3．术后护理　术后患者在观察室休息 1～2 小时，观察腹痛及阴道出血情况，如无特殊情况，可离院。

4．健康教育　术后保持外阴清洁，1 个月内禁止盆浴及性生活。术后休假 2 周，1 个月后复查。阴道出血量多或持续流血达 10 日以上者，或有腹痛等异常情况，应随时就诊。术前宫腔插管进行宫颈准备者，术后按医嘱给抗生素预防感染。做好计划生育宣传，避免再次意外妊娠。

【药物流产】

药物流产（medical induction）是指用药物而非手术终止早期妊娠的一种避孕失败补救措施。其优点是方法简便、无创伤性。目前广泛应用于临床的抗早孕药物是米非司酮（mifepristone）配伍米索前列醇。经临床应用证实，完全流产率达 90% 以上。米非司酮是黄体酮受体拮抗药，对子宫内膜孕激素受体的亲和力比黄体酮高 5 倍，因而能与黄体酮竞争结合蜕膜的孕激素受体，阻断黄体酮活性而终止妊娠；米索前列醇具有兴奋子宫肌和软化宫颈的作用。

（一）适应证

药物流产临床应用比较广泛。主要用于：

1．年龄小于 40 岁，停经 49 日内（自末次月经的第 1 日算起），经 B 超证实为宫内妊娠，本人自愿要求使用药物终止早期妊娠的健康妇女。＞ 49 日者应酌情考虑，必要时住院流产。

2．人工流产高危因素者，如瘢痕子宫、哺乳期、宫颈发育不良或严重骨盆畸形。

3．多次人工流产史，对手术流产有顾虑或恐惧心理者。

（二）禁忌证

1．禁忌应用米非司酮者，如有肾上腺及其他内分泌疾病、血液病、血管栓塞等病史。

2．禁忌应用前列腺素者，如心血管疾病、青光眼、哮喘、癫痫、结肠炎。

3．带器妊娠、异位妊娠者。

4．其他，如过敏体质、带宫内节育器妊娠、异位妊娠、妊娠剧吐，长期服用抗结核、抗癫痫、抗抑郁、抗前列腺素药者。

（三）用药方法

米非司酮分顿服法和分服法。顿服法为 200 mg 一次口服。分服法米非司酮总量 150 mg 分 2 日服用，第 1 日晨服 50 mg，8 ~ 12 小时再服 25 mg；用药第 2 日早晚各服米非司酮 25 mg；第 2 日上午 7 时再服 25 mg。每次服药前后至少空腹 1 小时。两种方法均于服药的第 3 日早上口服米索前列醇 0.6 mg，前后空腹 1 小时。服药后可出现恶心、呕吐、腹痛、腹泻等胃肠道症状。

（四）护理要点

1．用药指导　告知孕妇正确的用药方法和可能的副作用，如出血、消化道症状（恶心、呕吐、下腹痛、腹泻），以便采取相应的应对措施，药物流产必须在正规、有抢救条件的医疗机构开展。

2．用药观察　在医院服用米索前列醇者，要注意以下几点：

（1）严密观察血压、脉搏、阴道出血和有无孕囊排出，观察有无药物副反应，较重者可报告医师对症处理。

（2）口服米索前列醇后 3 小时若未发生流产，可酌情加服 0.2 ~ 0.6 mg。

（3）孕囊排出后认真检查，出血多时及时处理，继续留观 1 小时方可离开，并嘱 2 周后随诊。如离院后出血过多，或持续流血超过 2 周，应及时就诊，必要时行清宫术，并送病理学检查。

（4）观察期间未见孕囊排出的，需 6 小时后方可离开，用药后第 8 日应到医院检查，经检查证实流产失败者必须行人工流产。

3．健康教育

（1）服药前要在医疗单位进行详细的检查，证实孕囊在宫腔内且无禁忌证时方可在医师指导下服用，需空腹或进食 2 小时后服药，服药期间忌用拮抗前列腺素的药物（吲哚美辛等），注意服药用水的温度不得超过 30 ℃，最好用凉开水服药。

（2）少数早期妊娠妇女服用米非司酮后即发生流产，如出血量多，或有组织物排出，应及时就诊。服用前列腺素类药物最好在医疗单位，用药者应按医嘱用药和随诊。在开始阴道出血后，大小便应使用专用便器，以便观察有无组织物排出，如有，应及时送医疗单位检查。

（3）流产后保持会阴部清洁，并口服抗生素，如突然发生大量活动性阴道出血、发热、持续或剧烈腹痛，立即就诊。

（4）药物流产后转经前应禁性生活。转经后及时采取避孕措施。

【中期妊娠引产术】

孕妇患有严重疾病不宜继续妊娠，或防止先天性畸形儿出生需要终止中期妊娠者，可采用药物引产（如依沙吖啶、前列腺素）和水囊引产术。因胎儿较大，且子宫处于不敏感状态，易并发出血、感染等，故引产术不能作为计划生育措施，更不宜多次实施，以免影响妇女身体健康，引产应在具有抢救条件的医院内进行。

（一）乳酸依沙吖啶（利凡诺）引产术

依沙吖啶是乳酸依沙吖啶衍生物，具有较强的杀菌作用，且能刺激子宫平滑肌兴奋、内源性前列腺素升高而导致宫缩，胎儿因药物中毒死亡。中期妊娠多将依沙吖啶注入羊膜腔内引产。

1．适应证

（1）妊娠 14 ～ 27 周，要求终止妊娠而无禁忌证者；

（2）因患有某种疾病不宜继续妊娠者；

（3）妊娠期服用有致畸作用的药物者。

2．禁忌证

（1）有急、慢性肾病，或肝、肾功能不全者；

（2）各种急性疾病或慢性疾病急性发作期者；

（3）严重心脏病、高血压及血液病者等；

（4）术前 1 日体温 2 次均超过 37.5 ℃者；

（5）行剖宫产术或子宫肌瘤切除术后 2 年内者；

（6）术前 3 日有性生活或经阴道行阴道、宫颈手术者；

（7）生殖道炎症者。

3．物品准备　依沙吖啶引产包：双层包布 1 块，孔巾 1 块，纱布 3 块，10 号丝线 30 cm，5 ml 和 50 ml 注射器各 1 个，腰椎穿刺针 2 个，消毒皮肤用无齿卵圆钳 2 把，无菌手套 1 副等，均应高压灭菌备用。0.2% 依沙吖啶（利凡诺）溶液 25 ～ 50 ml。

4．操作方法

（1）羊膜腔内注入法：孕妇排空膀胱取仰卧位。常规消毒下腹部皮肤，铺无菌巾，在宫底二、三横指下方，腹中线上胎儿肢体侧，囊性感最强部位穿刺，或 B 超定位。用 7 ～ 9 号腰椎穿刺针垂直刺入腹壁，经过 2 次明显落空感后，即进入羊膜腔内，抽出针芯，有羊水溢出。换装有药物依沙吖啶的注射器，稍加回抽，证实有羊水抽出后，缓缓注入 0.2% 依沙吖啶（利凡诺）溶液 25 ～ 50 ml。注射完毕快速抽出穿刺针，用无菌纱布压迫穿刺部位 2 ～ 3 分钟，用胶布固定。

（2）宫腔内羊膜腔外注入法：孕妇排尿后取截石位。常规消毒外阴、阴道，铺无菌巾；使用阴道窥器暴露阴道及宫颈，再次消毒，用宫颈钳钳夹宫颈前唇，用敷料镊将无菌导尿管送入子宫壁与胎囊间，将 0.2% 依沙吖啶（利凡诺）溶液 25 ～ 50 ml 由导尿管注入宫腔；折叠并结扎外露的导尿管，放入阴道穹，填塞纱布；24 小时后取出纱布及导尿管。

5．注意事项

（1）每次注药 50 ～ 100 mg，不超过 100 mg。

（2）注射器回抽时见血，可能是刺入胎盘，不应注药，应结合 B 超胎盘定位，改变针头深度或方向。如仍有血液，可另换穿刺点，重复操作不得超过 3 次。

6．护理要点

（1）术前护理

1）患者准备：测体温，做全身系统体格检查；仔细检查子宫底高度，是否与妊娠月份相符，能否听到胎心音。

2）辅助检查：B 超检查确定羊水量及胎盘位置；化验血常规、出凝血时间、血小板计数、尿常规、肝功能、肾功能等，了解有无异常情况。术前 3 日禁性生活，每日冲洗阴道 1 次。

3）向孕妇及其家属讲明可能出现的并发症，签署知情同意书。

4）腹部羊膜腔穿刺前备皮。

（2）术中配合：熟悉手术过程，严格无菌操作，为医师提供所需物品，并注意观察术中患者的反应，如出现呼吸困难、发绀、腹痛等症状，及时通知医师。

（3）术后护理

1）注意观察孕妇体温、脉搏、血压情况：个别孕妇在注药后 24～48 小时内有发热现象，体温一般不超过 38 ℃，在胎儿排出后体温降低；不必处理。

2）观察孕妇子宫收缩情况，注意产程进展：一般在给药 24～48 小时胎儿、胎盘排出。应注意子宫收缩频率和强度，观察产程进展，如发现横位，及时纠正，严防子宫破裂。

3）注意无菌接产：胎儿娩出后可用缩宫素加强宫缩，促使胎盘完整娩出。胎盘娩出后，仔细检查胎盘、胎膜是否完整，疑有胎盘、胎膜残留者，可行清宫术。仔细检查软产道有无裂伤，如有，立即缝合并注意保持外阴清洁，预防感染。

4）妊娠月份较大者，产后遵医嘱给予退乳。

（4）心理护理：中期引产患者一般因某种疾病或某些社会家庭原因而不能继续妊娠，心情比较复杂，加之对手术的恐惧和担心，可产生各种各样的情绪。护士要了解患者的心理及不良情绪，有针对性地进行心理护理，给患者以安慰，讲解中期引产方法及可能出现的问题，消除患者的思想顾虑。

（5）健康指导

1）术后休息 1 个月：手术 1 个月后复诊。如有发热、腹痛、出血量多，要随时就诊。

2）保持外阴清洁：术后 6 周内禁止性生活及盆浴；并宣传计划生育，指导避孕措施。

3）泌乳及乳胀的护理：退乳期间若出现泌乳，指导患者不要挤压，保持局部清洁；避免饮用过多汤类滋补饮食。遵医嘱用药，数日后乳胀逐渐消退。

（二）水囊引产术

水囊引产术是将预先制备并高压灭菌的橡皮水囊置于子宫壁与胎膜之间，水囊内注入适量无菌生理盐水使子宫膨胀，宫内压增加，刺激子宫引起宫缩，促使胎儿及附属物排出。

1．适应证 同依沙吖啶引产。尤其适于患有心脏、肝、肾疾病稳定期患者。

2．禁忌证

（1）宫颈发育不良或子宫发育畸形者；

（2）瘢痕子宫者；

（3）妊娠期反复出血史者，B 超确定为前置胎盘者；

（4）其他情况者，同依沙吖啶引产。

3．手术过程 孕妇取截石位。常规外阴阴道冲洗消毒，测量宫底高度。暴露宫颈，碘酊、乙醇消毒，用宫颈钳钳夹宫颈前唇，在水囊顶端涂少许无菌石蜡液后，用敷料镊夹住水囊顶端，慢慢送入宫腔直到水囊全部放入宫腔，置于子宫壁与胎膜之间，一般将盐水瓶挂在输液架上滴入水囊内，一般以 300～500 ml 为宜。注药后将导尿管末端折叠、结扎，防止水囊内液体流出。测量宫底高度并与术前对照，以便观察放入水囊后有无胎盘早剥和宫腔内出血征象。

4．注意事项

（1）一般放置 1 个水囊，囊内注水量不超过 500 ml，如注水量过多，易导致胎盘早剥。

（2）放水囊最好只放 1 次，不得超过 2 次。第 2 次放水囊前应注意局部有无感染，确定无感染后再放置，两次间隔 72 小时以上并给予抗生素预防感染。

（3）放置水囊时不要接触阴道壁，严格无菌操作，放置时间不超过 24 小时。如有宫缩增强、阴道分泌物有臭味，应及时取出。

5．护理要点

（1）术前护理

1）制备水囊：选择两个避孕套，仔细检查无破损后套在一起，将一条 16 号或 18 号导尿管插入新避孕套内，导尿管顶端距避孕套顶端约 2 cm，用手挤捏，排除避孕套内气体。用粗丝线适度结扎避孕套口部，用注射器从导尿管口抽出残余气体，然后用粗丝线结扎导尿管口，进行无菌处理后备用。

2）水囊引产包：阴道窥器 1 个，宫颈钳 1 把，弯盘 1 个，备好水囊 2 个（1 个备用），双层包布 1 块，孔巾 1 块，纱布 3 块，10 号丝线 30 cm，长棉签 2 根，干棉球若干个，无菌手套 1 副。

3）患者准备：同依沙吖啶引产。

（2）术中护理：注意观察孕妇的生命体征，并识别有无呼吸困难、发绀等羊水栓塞等症状。

（3）术后护理

1）放置水囊后，让孕妇卧床休息，避免阴道内纱布及导尿管脱出，注意保持外阴清洁，防止感染。

2）行水囊引产术时，如患者体温升高，孕妇出现寒战、发热等不适症状，未见宫缩而宫体压痛，可怀疑感染，立即取出水囊，给予抗生素；如出现宫底升高，子宫持续变硬、压痛明显，血压及脉搏改变，要考虑胎盘早剥的发生，应立即取出水囊，迅速结束分娩。

3）水囊一般放置 10 小时左右即可出现宫缩，待子宫收缩规律、有力时，即可放出囊内液体，取出水囊；若 24 小时仍无宫缩或宫缩较弱，也应取出水囊，静脉滴注缩宫素加强宫缩。注意按宫缩调整缩宫素滴速与浓度，并有专人专护。

4）接产时注意无菌操作，并预防产后出血与感染，遵医嘱协助产妇退乳。

（4）心理护理：向患者解释手术过程，消除其紧张心理。

（5）健康指导：同依沙吖啶引产。

小 结

计划生育措施以避孕为主，包括避孕、绝育及避孕失败的补救措施。使用宫内节育器是我国育龄妇女主要的避孕措施，带铜 IUD 应用最广泛，须严格掌握 IUD 的种类，放置术和取出术的适应证、禁忌证、操作方法和护理要点；正确使用避孕套，既可避孕，又可预防性传播疾病。激素避孕包括口服避孕药、长效避孕针、缓释系统避孕药和避孕贴剂。

输卵管绝育术通过结扎、电凝或用药物黏堵输卵管管腔，阻止精子和卵子相遇达到永久不孕目的，最广泛采用经腹输卵管抽芯包埋法。避孕失败补救措施主要有人工流产和药物流产。人工流产适于妊娠 10 周内，采用负压吸引术，预防人工流产并发症。药物流产适于妊娠 49 日内。中期妊娠终止常用的方法是依沙吖啶羊膜腔内注入法。

 思考题

1．简述放置 IUD 的并发症。

2．陈女士，25 岁，平素月经正常，结婚半年，因工作原因暂时不准备要孩子，今来院咨询避孕措施。妇科检查外阴、阴道正常，B 超提示纵隔子宫，肝功能异常，如何指导该妇女选择避孕措施？为什么？

3. 孙女士，27 岁，G_1P_1，足月自然分娩后 10 个月，现为哺乳期，停经 60 日，尿妊娠试验（+），B 超提示宫内早期妊娠。今日来院行人工流产，术中清除绒毛组织约 5 g，探测宫腔时有明显落空感，探针探不到宫底，该女士感到下腹疼痛，生命体征平稳，此时考虑发生了什么情况？应该如何处理？

（柳韦华）

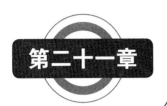

第二十一章 妇产科常用护理技术

第二十一章数字资源

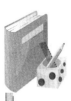 **导学目标**

通过本章内容的学习，学生应能够：

◆ **基本目标**

1. 解释妇产科常用护理技术的名称、目的及适应证。
2. 陈述妇产科常用护理技术的用物准备、操作要点及注意事项。
3. 应用舒适护理实施各项妇产科常用护理技术。

◆ **发展目标**

综合运用妇产科常用护理技术解决护理工作中实际存在的问题，提升临床思维和操作能力。

◆ **思政目标**

养成严谨的职业素养、良好的沟通能力与医德医风。

第一节 会阴擦洗与冲洗

案例 21-1

某初产妇，女性，28岁，于昨晚自然分娩一男婴，体重3800 g，有会阴侧切切口，因尿潴留行导尿术，今晨见会阴略红，产妇诉侧切口疼痛。

请回答：

1. 应为这位产妇实施哪种妇产科常用护理技术？
2. 在实施护理技术操作过程中，有哪些护理要点？

会阴擦洗与冲洗是利用消毒液对会阴部进行擦洗与冲洗的技术，是妇产科护理中最常见的护理技术。由于女性尿道、阴道及肛门彼此相邻，且会阴部潮湿、温暖，容易滋生细菌，从而发生感染，因此对会阴部进行擦洗与冲洗是十分必要的。

【目的】

1. 保持会阴部清洁，有利于会阴切口愈合，预防生殖、泌尿系统感染，促进患者舒适。

2. 会阴擦洗与冲洗适用于长期卧床、妇科术后、产后、会阴有切口或有留置导尿的患者。

【用物准备】

1. 一次性手套 1 副，大、小无菌弯盘各 1 个，无菌大棉签 1 包，纱布 2 片。

2. 量杯 1 个，水温计 1 根，冲洗壶，一次性防水垫单，便盆，屏风等。

3. 配制 0.02% ～ 0.04% 聚维酮碘溶液或 0.1% 苯扎溴铵溶液（图 21-1）。

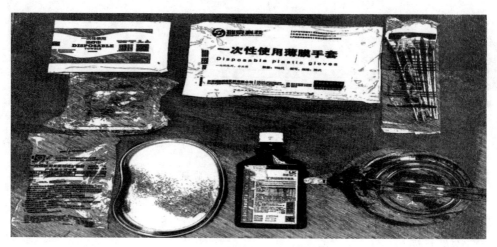

图 21-1 会阴擦洗与冲洗用物准备

【操作方法】

1. 操作者携用物至患者床旁，使用 PDA（条码扫描器）扫描患者腕带，核对患者床号、姓名及年龄；评估患者会阴情况，解释擦洗与冲洗的目的及操作方法，取得患者的理解及配合，使用屏风遮挡保护患者隐私。

2. 嘱患者排空膀胱，协助取屈膝仰卧位，操作者站于患者右侧，脱下患者裤腿至脚踝处，嘱患者双腿外展，注意保暖；臀下垫一次性防水垫单，放便盆，充分暴露会阴部。

3. 操作者洗手后戴一次性手套，将一个消毒弯盘垫于患者会阴部，用浸泡 0.02% 聚维酮碘消毒液的大棉签进行擦洗，一般擦洗 3 遍。第 1 遍遵循自上而下、由外向内、由对侧到近侧的原则，擦洗顺序为：阴阜—对侧大腿内上 1/3—近侧大腿内上 1/3—对侧大阴唇—近侧大阴唇—对侧小阴唇—近侧小阴唇—尿道口—肛门。第 2 遍遵循自上而下、由内向外、由对侧到近侧的原则，擦洗顺序为：阴阜—尿道口—对侧小阴唇—近侧小阴唇—对侧大阴唇—近侧大阴唇—对侧大腿内上 1/3—近侧大腿内上 1/3—会阴切口或导管—肛门。第 3 遍同第 2 遍。

4. 会阴冲洗时，操作者左手持盛有消毒液的冲洗壶，右手持消毒大棉签，一边冲一边擦洗，顺序同会阴擦洗。

5. 在会阴切口没有感染的情况下，先擦洗切口，再擦洗周围；有感染的情况下，先擦洗周围，再擦洗切口。

6. 消毒会阴切口时，用聚维酮碘原液浸泡的消毒棉签由内到外消毒切口。

7. 每个棉签只能用一次，直至将会阴部分泌物和血迹擦洗与冲洗干净，撤除便盆。

8. 自然待干后，协助患者穿好衣裤，取舒适卧位。

9. 整理用物，洗手、记录（图 21-2）。

【护理要点】

1. 保护患者隐私及注意保暖，注重舒适护理。

2. 冲洗液水温以患者感到舒适为宜，一般为 39 ～ 41 ℃。

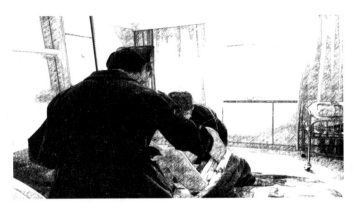

图 21-2　会阴擦洗操作

随堂测 21-1

3．所用物品为无菌物品，遵循擦洗与冲洗原则，消毒 3 遍。

4．擦洗与冲洗时应注意观察会阴有无水肿、血肿；阴道分泌物的性质和会阴切口愈合情况。如发现异常，及时记录并向医师汇报。

5．会阴手术及侧切患者，每次排便后应行会阴擦洗与冲洗，以防感染。

6．留置导尿者，需妥善固定导尿管，保持尿道口清洁、干燥。

7．操作前后均应做好手卫生。

知识链接

舒适护理模式

舒适护理模式由我国台湾华杏出版机构总裁萧丰富先生于 1998 年提出，又称"萧氏双 C 护理模式"。将舒适护理的理念应用于护理操作过程中，目的是使患者在整体上达到愉悦的程度。让患者在接受外阴擦洗操作过程时，最大限度地降低恐惧、紧张的情绪，从而减轻操作带来的不适，达到安全、有效的妇产科会阴护理。

来源：章玉兰. 急诊舒适护理模式对慢性阻塞性肺疾病急性加重患者肺功能及心理应激的影响研究 [J]. 中国预防医学杂志，2020，21（6）：636-640.

第二节　阴道灌洗与擦洗

阴道灌洗与擦洗是使用消毒液对阴道进行清洗，保持宫颈和阴道清洁的技术，有清洁、收敛和热疗的作用，是妇科手术前准备内容之一。作为重要的辅助技术，当子宫切除术中阴道与盆腔相通时，阴道灌洗与擦洗可避免细菌或病原体进入盆腔引起感染；减少术后因阴道残端炎症引起感染等并发症；预防宫颈癌放疗并发症。

【目的】

1．清洁阴道，减少分泌物，减轻阴道黏膜充血、水肿。

2．促进阴道血液循环，控制局部阴道炎、宫颈炎。

3．常用于妇科手术前阴道准备。

4．清除宫颈癌放疗后坏死组织，增加放疗敏感度，观察放疗后的治疗效果，预防阴道粘连及盆腔腹膜炎。

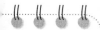
知识链接

阴道灌洗在宫颈癌放疗中的重要作用

阴道灌洗作为一种护理手段，一直应用于宫颈癌放疗中阴道炎的控制和治疗。放疗后阴道内坏死组织脱落，分泌物增多，提供了细菌滋生的环境，增加了感染的机会。所以在放疗过程中配合阴道灌洗，目的是及时清除放疗后坏死、脱落的组织，减少感染，促进局部血液循环，改善组织营养状态，避免阴道粘连，利于炎症的吸收与消退；同时能提高放疗敏感度。另外，放疗后坚持居家自我阴道冲洗2年能够很好地预防放疗后引起的阴道挛缩及狭窄。

来源：钱英净，施璠，邢舒，等．抑菌护理凝胶联合阴道冲洗对宫颈癌患者急性放射性阴道炎的影响［J］．护理研究，2021，36（6）：44-45.

【用物准备】

1．治疗车、输液架、橡胶单、治疗巾或一次性防水垫单、便盆、污物桶。

2．一次性手套、阴道窥器、一次性大棉签、无菌纱布2块、一次性灌洗器（带有流速调节器）、弯盘、水温计。

3．配制好的灌洗溶液，如0.02%聚维酮碘溶液，2%～4%碳酸氢钠溶液，1%乳酸溶液，生理盐水，1：5000高锰酸钾溶液，洁尔阴、妇炎洁等（图21-3）。

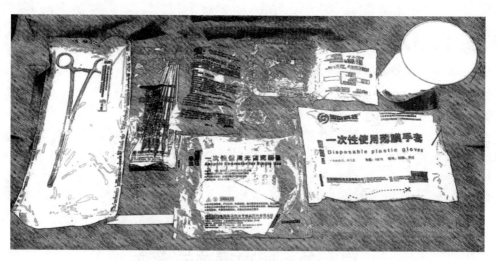

图 21-3　阴道灌洗与擦洗用物准备

【操作方法】

1．灌洗液配制。先将灌洗装置流速调节器关好，将配制好的0.02%聚维酮碘溶液倒入一次性灌洗器内，水温计垂直放入，测量溶液温度，勿碰壁，观察水温计刻度直至不升，温度为39～41℃为宜。将聚维酮碘倾倒于小量杯内，按1：40配聚维酮碘溶液500～1000 ml。

2．将一次性灌洗器悬挂于床旁输液架上，调节液面高度，距床沿60～70 cm，点滴架距床旁30 cm，排出气体。

3．核对患者身份，向患者说明阴道灌洗的目的及方法，取得配合。

4．嘱患者排空膀胱，协助患者进入检查室，仰卧于检查床，取截石位，脱下近侧裤腿，搭于对侧腿上，臀下垫橡胶单及一次性防水垫单。

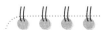

5．操作者洗手，戴口罩及手套，面向患者，右手持灌洗头，先用灌洗液冲洗外阴部，然后左手持阴道窥器暴露宫颈，将冲洗头向下，沿阴道侧纵壁方向缓缓插入阴道至阴道后穹隆处开始灌洗。灌洗时，缓慢旋转阴道窥器更换位置，左手控制水流速度，右手持灌洗头边冲洗边上、下、左、右移动，使灌洗液能充分清洗宫颈及阴道各个部位。

6．待灌洗液剩 100 ml 左右时，夹闭流速调节器，轻轻下压阴道窥器，使阴道内残留液体流出，取出灌洗器及阴道窥器，再冲洗一遍会阴部。

7．协助患者坐起，待阴道内残存的液体流尽后，用干纱布协助患者擦干会阴。协助患者穿好衣裤，送入病房，采取舒适体位。

8．行阴道擦洗者，先用 0.02% 聚维酮碘大棉签擦洗会阴部，再置阴道窥器暴露宫颈，依次擦洗宫颈—阴道穹—阴道壁，用无菌大棉签擦净多余消毒液，取出阴道窥器，擦净会阴，协助患者穿好衣裤。

9．整理用物，做记录（图 21-4）。

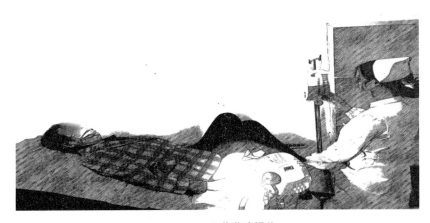

图 21-4 阴道灌洗操作

【护理要点】

1．阴道出血者、月经期及产后 42 日内禁止行阴道灌洗与擦洗。人工流产后宫颈内口未闭，不宜行阴道灌洗，以防逆行感染。宫颈癌有活动性出血者，禁止阴道灌洗，可行阴道擦洗。

2．未婚妇女（无性生活者）禁止使用阴道窥器，可用导尿管冲洗。

3．灌洗液温度适中，应以 39 ~ 41 ℃为宜。温度过低，患者感觉不舒适；温度过高，容易造成烫伤。

4．一次性灌洗器高度应适中，至床沿的距离不应超过 70 cm，若灌洗器与床沿的距离过高或过宽，造成压力过大，水流过速，容易使液体或污物进入子宫腔。对于宫颈癌患者，压力过大容易造成宫颈出血，也使灌洗液与局部组织作用时间不足；若距离过低，压力不足，造成灌洗效果不佳。

5．灌洗动作要轻柔，充分暴露宫颈，灌洗头插入不宜过深，避免刺激阴道后穹隆引起不适或损伤阴道壁和宫颈组织，注意保暖及遮挡患者。

6．低位灌洗是指灌洗袋与床沿不超过 30 cm，适用于产后 10 日或妇产科手术 2 周后的患者，合并阴道分泌物混浊、有臭味、阴道切口愈合不良、黏膜感染坏死等，低位灌洗能够避免污物进入宫腔或损伤阴道切口。

7．灌洗后应询问患者并严密观察有无阴道不适感，并做好解释工作。

8．阴道擦洗时，严格遵循擦洗操作规程，避免交叉感染，动作轻柔，避免损伤阴道黏膜。

随堂测 21-2

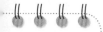

科研小提示

应用不同阴道灌洗方案用于预防宫颈癌放疗患者阴道黏膜损伤的观察研究。

来源：章康.白头翁汤正丁醇提取物通过下调 NLRP3 炎症小体及相关信号通路治疗小鼠外阴阴道念珠菌病的作用机制研究 ［J］. 中国中药杂志，2021，12（27）：14-15.

第三节 会阴湿热敷

会阴湿热敷是妇产科常用的消除会阴肿胀的方法，通过热原理和药物化学反应，促进血液循环，增强局部白细胞的吞噬作用和组织活力，可使血肿局限，利于会阴切口愈合，常用于会阴部水肿、陈旧性血肿、切口硬结、早期感染及放射性外阴炎等。

【目的】

1．促进血液循环，改善组织缺血、缺氧，减少致炎物质产生。

2．通过对深部组织透热力，减轻深部组织充血，减轻炎性水肿，缓解疼痛。

3．可使炎症、血肿局限，有利于外阴切口愈合。

【用物准备】

1．一次性手套、一次性换药碗 2 个、镊子 2 把、无菌纱布数块、棉签、一次性垫单、治疗巾。

2．凡士林、装有水（水温 41 ～ 48 ℃）的热水袋、红外线灯。

3．外敷药物，如加热的 50% 硫酸镁溶液、95% 乙醇及中药制剂。

【操作方法】

1．携用物至床旁，使用 PDA 核对患者腕带信息，向患者解释会阴湿热敷的目的、操作方法和效果，取得患者配合。

2．嘱患者排空膀胱，取截石位。遮挡患者，臀下垫一次性垫单，脱去一侧裤腿，暴露外阴，为患者进行会阴擦洗与冲洗，清洁局部。

3．热敷部位先涂一薄层凡士林，盖上干纱布，再将浸泡温热 50% 硫酸镁溶液的纱布拧干，以不滴水为宜，用止血钳将纱布敷于患处，外盖大棉纱保温。

4．一般每 3 ～ 5 分钟更换热敷纱布 1 次，在大棉纱外用治疗巾包裹的热水袋（检查热水袋有无漏水）或红外线灯照射，可延长更换热敷纱布的时间。一次热敷可持续 15 ～ 30 分钟。

5．热敷完毕，观察局部皮肤，评估热敷效果，协助患者穿好衣裤，整理用物，取舒适体位（图 21-5）。

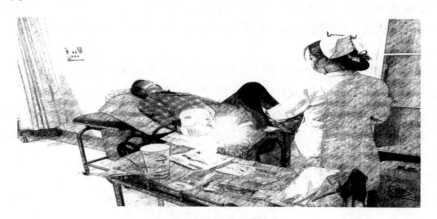

图 21-5 外阴湿热敷操作

随堂测 21-3

【护理要点】

1. 注意保护患者隐私及保暖。

2. 湿热敷前，将会阴部的血迹及分泌物擦洗干净。

3. 湿热敷的温度一般为 41 ~ 48 ℃。

4. 湿热敷过程中防止烫伤，对休克、虚脱、昏迷及术后感觉不灵敏的患者更应注意。

5. 湿热敷面积应为病损范围的 2 倍。

科研小提示

探讨中药制剂、50% 硫酸镁等不同溶液应用于会阴水肿护理中的效果观察。

来源：赵升兰，罗永红，李秀丽，等．自制硫酸镁冷敷垫在防治产后会阴部水肿中的应用［J］．皖南医学院学报，2019，38（6）：600-602．

第四节　阴道或宫颈上药

阴道或宫颈上药是通过阴道将药物涂抹到阴道壁或宫颈黏膜上，是局部治疗妇科炎症最直接、最常见的方式，也是妇科手术术前准备的内容之一。

【目的】

1. 治疗各种阴道炎、宫颈炎及术后的阴道残端炎等。

2. 教会患者居家自我护理上药。

【用物准备】

1. 一次性手套、阴道灌洗用品、阴道窥器、长镊子、消毒长棉签、一次性防水垫单。

2. 药品，如阴道栓剂、20% ~ 50% 硝酸银、1% 甲紫、2% 碘甘油及喷雾剂。

【操作方法】

1. 核对患者信息，向患者解释阴道或宫颈上药的目的及方法，取得配合。

2. 嘱患者排空膀胱，协助患者仰卧于检查床，取截石位，臀下垫一次性垫单，脱下一侧裤腿，置于对侧。

3. 上药前，先做阴道灌洗或擦洗，去除宫颈黏液或炎性分泌物。

4. 阴道灌洗或擦洗完毕，操作者面向患者，用阴道窥器充分暴露阴道及宫颈，用消毒长棉签擦干宫颈及阴道穹内残存灌洗液及分泌物。

5. 将药物直接放入阴道后穹隆或涂抹于患处。

根据患者病情及药物性状不同，采用以下方法：

（1）阴道后穹隆放药法：适用于栓剂、片剂、丸剂或胶囊状药物，如甲硝唑、制霉菌素片等，常用于阴道炎、慢性宫颈炎等患者的治疗。用长镊子夹取药物放至阴道后穹隆，也可指导患者自行放置，于睡前洗净外阴及双手，戴手套，用示指和中指将栓剂或药片向阴道后壁推进，至手指完全伸入为止。

（2）涂抹法：适用于液体或软膏状药物，如20% ~ 50% 硝酸银、1% 甲紫、制霉菌素软膏。用长棉签蘸药物均匀涂抹于阴道或宫颈病变部位。

（3）喷洒法：适用于粉末状药物，如土霉素、磺胺嘧啶、己烯雌酚。常用于阴道炎患者的治疗。可用喷雾器喷洒，使药物粉末均匀地散布在炎性组织表面。

（4）宫颈棉球上药：适用于消炎止血粉、抗生素等药物，如云南白药、高锰酸钾粉，常用于宫颈亚急性或急性炎症伴出血者。操作时，用阴道窥器暴露宫颈，用长镊子（卵圆钳）夹持带尾线棉球蘸药后塞压宫颈出血面，按压片刻后取出阴道窥器，再取出卵圆钳，将宫颈棉球留于阴道，尾线露出于阴道口外。嘱患者 12 ～ 24 小时后自行将尾线取出。

6．上药完毕，协助患者穿好衣裤，整理用物，送回病室（图 21-6）。

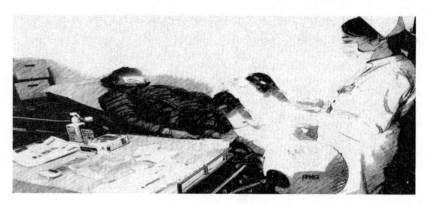

图 21-6　阴道上药操作

【护理要点】

1．阴道灌洗擦干后放药，使药物直接接触炎性组织而提高疗效。

2．如上栓剂、片剂、丸剂药物，可戴一次性手套，将药物放于阴道后穹隆处，并嘱患者卧床休息 30 ～ 60 分钟，最好于睡前或休息时放入，以防起床后脱出，影响用药效果。

3．应用非腐蚀性药物时，应转动阴道窥器，使阴道四壁能均匀涂抹药物。

4．应用腐蚀性药物如 20% ～ 50% 硝酸银时，要注意保护阴道壁及正常组织。上药前用纱布垫于阴道后壁和阴道后穹隆，以免药液下流灼伤正常组织。

5．月经期及子宫出血者不宜采用阴道及宫颈给药。

6．阴道上药期间禁止性生活。

7．未婚妇女上药时不用阴道窥器，用细长棉签涂抹或送入。

随堂测 21-4

第五节　坐　浴

坐浴是利用药液和水的热效应直接作用于患部，改善局部血液循环和全身功能，促进外阴局部炎症的愈合，常用于阴道炎、外阴感染、尿道炎、外阴手术等，另外，坐浴还可用于外阴和阴道手术前的准备。

【目的】

1．促进局部血液循环，减轻外阴炎症与疼痛。

2．清洁外阴，促进外阴术后切口愈合。

【用物准备】

1．30 cm 高的坐浴椅、坐浴盆，41 ～ 43 ℃或 35 ～ 37 ℃或 14 ～ 15 ℃的水 2000 ml。

2．无菌纱布或小毛巾。

3．配制好的药液：1∶5000 高锰酸钾溶液，2% ～ 4% 碳酸氢钠溶液，0.5% 醋酸溶液等。

【操作方法】

1．核对患者信息，做好解释工作，取得患者配合。

2．按医嘱配制坐浴药液，将配制好的药液倒入坐浴盆中，1/3 ～ 1/2 满，再放置在坐浴椅上。

3．嘱患者排尿及排便，洗净外阴及双手，脱裤至膝，先用纱布沾水接触患者皮肤，如水温合适，即可慢慢坐入盆中，浸泡会阴部，持续浸泡 15 ～ 20 分钟。

4．根据水温不同，坐浴分为 3 种：

（1）热浴：先熏后坐浴，待水温为 41 ～ 43 ℃坐浴，适用于急性炎症有渗出性病变者，持续 20 分钟左右。

（2）温浴：水温在 35 ～ 37 ℃，适用于慢性盆腔炎、手术前准备。

（3）冷浴：水温在 14 ～ 15 ℃，可刺激肌肉、神经，使其张力增加，改善血液循环，适用于膀胱、阴道松弛等，持续 2 ～ 5 分钟即可。

5．坐浴结束后，用无菌纱布或小毛巾由前向后擦净会阴部。

6．协助患者更换内衣裤，整理用物。

【护理要点】

1．月经期、阴道出血、孕妇及产后 7 日内、妇科盆腔手术后 2 个月内禁止坐浴。

2．根据阴道炎及其他外阴疾病配制药液。例如：

（1）滴虫性阴道炎：常用 0.5% 醋酸溶液、1% 乳酸溶液。

（2）假丝酵母菌性阴道炎：一般用 2% ～ 4% 碳酸氢钠溶液等。

（3）老年性阴道炎：常用 0.5% ～ 1% 醋酸溶液。

（4）外阴部炎症：1∶5000 高锰酸钾溶液，中药制剂（如洁尔阴、妇炎洁）。

（5）外阴阴道手术前准备：1∶5000 高锰酸钾溶液、1∶1000 苯扎溴铵溶液、0.02% 聚维酮碘溶液等。

3．严格配制坐浴药液，避免药液浓度过高造成皮肤、黏膜灼伤；药液浓度过低影响用药效果。

4．坐浴药液的温度不可过高，防止烫伤皮肤、黏膜。在坐浴过程中，水温会随之降低，注意随时加入热水，以保持必要的温度。

5．保护患者隐私，应用屏风遮挡。

6．坐浴时全臀应浸于药液之中，注意保暖。

7．在坐浴过程中，护士应加强巡视，观察患者情况，以防出现安全隐患。

科研小提示

不同坐浴药液对外阴癌患者术后疗效观察。

来源：张兵，饶佳，吴涛，等．七叶硝矾洗剂与金玄痔科熏洗散熏洗坐浴治疗湿热下注型混合痔术后患者的疗效对比研究［J］．四川中医，2021，39（1）：144-147．

小　结

妇产科常用护理技术属于妇产科专科技术，主要包括会阴擦洗与冲洗，阴道灌洗与擦洗，会阴湿热敷，阴道、宫颈上药及坐浴。本章主要介绍了妇产科最常用的 5 项护理技术的操作目的、适应证、物品准备、操作方法及护理要点。其中会阴擦洗与冲洗时应注意擦洗顺序。阴道灌洗与擦洗时应注意灌洗液的温度、高度，避免灌洗压力过大，以免造成宫颈活动性出血。会阴湿热敷应注意热敷的温度和时间，避免烫伤。阴道、宫颈上药应掌握不同的上药方法，护士应做好对患者居家自我上药的指导。对于坐浴，应根据阴道炎的种类配制药液，掌握不同水温 3 种不同的坐浴方法。

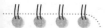

思考题

1. 李女士，55岁，已婚，绝经8年，近期同房时阴道疼痛，外阴瘙痒，行妇科检查阴道壁红、肿、有充血点。

请回答：

（1）该女士诊断为何种阴道炎？

（2）应为该女士实施何种妇产科常用护理技术？

2. 会阴湿热敷的注意事项有哪些？

3. 患者刘女士，明日拟进行阴式子宫全切术，作为一名病房护士，你将为刘女士进行术前阴道准备。

请回答：

（1）应为该患者实施何种妇产科常用护理技术？

（2）为其进行该项操作时的体位是哪种？

（3）为该患者选择的溶液是哪种，水温为多少度？

（4）在实施该护理技术时，应注意什么护理要点？

（赵海丽）

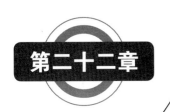 妇产科诊疗及手术患者的护理

 导学目标

通过本章内容的学习，学生应能够：

◆ **基本目标**

1. 描述妇产科常用诊疗技术的用物准备。

2. 总结各项检查的操作步骤、注意事项。

◆ **发展目标**

综合运用所学知识，对接受妇产科诊疗术患者提供整体护理。

◆ **思政目标**

培养学生的爱伤观念。

第一节　生殖道细胞学检查

女性生殖道细胞是指阴道、宫颈管、子宫和输卵管的上皮细胞（以阴道上段和宫颈阴道部的上皮细胞为主）。通过观察女性生殖道脱落上皮细胞，了解其生理和病理变化。由于阴道上皮细胞受卵巢激素的影响而呈周期性变化，所以阴道上皮细胞检查既可以反映女性体内激素水平，又可以协助诊断生殖系统不同部位恶性肿瘤。生殖道脱落细胞检查方法简便、经济、实用，是临床防癌普查和内分泌检查时的常用手段。

【适应证】

1. 卵巢功能检查，适用于卵巢功能低下、功能失调性子宫出血、性早熟等患者。

2. 生殖道感染性炎症。

3. 用于流产治疗效果的判断。

4. 生殖器癌肿检查（早期宫颈癌筛查、宫颈炎症需除外癌变等）。

【禁忌证】

1. 月经期。

2. 生殖器官急性炎症期。

【用物准备】

阴道窥器 1 个，宫颈刮片 2 个或宫颈刷 1 个，装有固定液（95% 乙醇）的标本瓶 1 个，吸管，载玻片 2 个，棉签、棉球、大镊子、病理学检查申请单等。

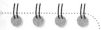

【操作方法】

（一）阴道涂片

阴道涂片主要目的是了解卵巢或胎盘功能。对已婚妇女，一般取宫颈刮片在阴道侧壁上 1/3 处轻轻刮黏液及细胞作涂片，避免将深层细胞混入而影响诊断，薄而均匀地涂于玻片上，置于 95% 乙醇中固定。对无性生活的妇女，阴道分泌物极少，可将消毒棉签先浸湿，然后伸入阴道，在其侧壁上 1/3 处轻卷后取出棉签，在玻片上涂片并固定。

（二）宫颈刮片

宫颈刮片是筛查早期宫颈癌的重要方法。取材应在宫颈外口鳞 - 柱交接处，以宫颈外口为圆心，将木质铲形小刮板轻轻刮取一周，避免损伤组织引起出血而影响检查结果。若白带过多，应先用无菌干棉签轻轻擦净黏液，再刮取标本，然后均匀地涂布于玻片上。该法获取细胞数目较少，制片也较粗劣，故多推荐涂片法。

（三）宫颈刷片

先将宫颈表面分泌物擦净，将宫颈刷置于宫颈管内，达宫颈外口上方 10 mm 左右，在宫颈管内旋转数圈后取出，旋转宫颈刷，将附着于小刷子上的标本均匀地涂布于玻片上或立即固定或洗脱于保存液中。涂片液基细胞学（liquid-based cytology）特别是用液基薄层细胞学检查（thin-prep cytology test，TCT）所制备单层细胞涂片效果清晰，阅片容易，与常规制片方法比较，可提高样本收集率并使细胞均匀地分布在玻片上。

（四）宫腔吸片

疑宫腔内有恶性病变时，可采用宫腔吸片，较阴道涂片及诊刮阳性率高。选择直径 1 ～ 5 mm 不同型号的塑料管，一端连于干燥消毒的注射器，用大镊子将塑料管另一端送入子宫腔内达宫底部，上、下、左、右转动方向，轻轻抽吸注射器，将吸出物涂片、固定、染色。取出吸管时停止抽吸，以免将宫颈管内容物吸入。宫腔吸片标本中可能含有输卵管、卵巢或盆腹腔上皮细胞成分。亦可用宫腔灌洗法，用注射器抽吸 10 ml 无菌 0.9% 氯化钠注射液注入宫腔，轻轻抽吸洗涤内膜面，然后收集洗涤液，离心后取沉渣涂片。此法操作简单，取材效果好，特别适合于绝经后出血妇女，与诊刮效果相比，患者痛苦小，易于接受，但取材不够全面。

【检查结果及临床意义】

（一）测定雌激素对阴道上皮的影响程度

阴道与宫颈阴道部上皮的鳞状上皮相仿，为非角化性分层鳞状上皮，上皮细胞分为底层、中层和表层。生殖道脱落细胞的监测通过计算阴道上皮的底层细胞、中层细胞及表层细胞数的百分比得到，正常时各层细胞的比例随月经周期中雌激素变化而变化，涂片上基本看不到底层细胞，表层细胞居多。轻度影响者表层细胞占 20% 以下，见于早期卵泡期或接受少量雌激素治疗者；中度影响者表层细胞占 20% ～ 60%，见于卵泡中期或接受中等量雌激素治疗者；高度影响者表层细胞占 60% 以上，超过正常排卵期水平，见于接受大量雌激素治疗者或患有卵巢细胞瘤、卵巢颗粒细胞瘤者等。如果卵巢功能低落时出现底层细胞。轻度低落者底层细胞占 20% 以下，中度低落者底层细胞占 20% ～ 40%，高度低落者则底层细胞占 40% 以上。

（二）宫颈细胞学诊断标准及临床意义

生殖道脱落细胞学诊断的报告方式有两种：一种是分级诊断，以往我国多用分级诊断，应用巴氏 5 级分类法；另一种是描述性诊断，采用阴道细胞 TBS（the bethesda system）分类法，目前我国正在临床上推广使用。

1. 巴氏 5 级分类法

巴氏 I 级：正常，为正常宫颈细胞涂片。

巴氏 II 级：炎症，细胞核增大，核染色质较粗，但染色质分布尚均匀。一般属良性改变或炎症。

巴氏Ⅲ级：可疑癌，主要是核异质，表现为核大、深染，核形不规则或双核。

巴氏Ⅳ级：高度可疑癌，细胞具有恶性改变，但在涂片中恶性细胞较少。

巴氏Ⅴ级：癌，具有典型的多量癌细胞。

2．TBS分类法及其描述性诊断　为使细胞学诊断与组织病理学术语相一致，使细胞学报告与临床处理密切结合，1988年TBS分类法被国际癌症协会正式采用。TBS分类法包括标本满意度的评估和对细胞形态特征的描述性诊断。对细胞形态特征的描述性诊断内容包括：

（1）良性细胞学改变：感染及反应性细胞学改变。

（2）鳞状上皮细胞异常：无明确诊断意义的不典型鳞状上皮细胞、鳞状上皮细胞内病变（分低度、高度鳞状上皮内病变）、鳞状细胞癌。

（3）腺上皮细胞改变：不典型腺上皮细胞、腺原位癌、腺癌。

（4）其他恶性肿瘤细胞。

【护理要点】

1．向患者讲解操作的意义、步骤及相关知识，使其积极配合检查。

2．备齐用物，协助患者取截石位。

3．患者于检查前2日内禁止性交、阴道检查、阴道灌洗及阴道内放置药物治疗。

4．刮片及阴道窥器（最好采用一次性的）必须消毒、干燥，未吸附任何化学药品或润滑剂，必要时可用生理盐水湿润阴道窥器。另外，所用的载玻片应进行脱脂处理。

5．取标本时，动作应轻、稳、准，以免损伤组织，引起出血。如阴道分泌物较多，可先用无菌干棉球轻轻拭去，再行标本刮取。

6．涂片应均匀，不可来回涂抹，以免破坏细胞。

7．载玻片应做好标记，标本应立即放入装有95%乙醇固定液的标本瓶中固定并及时送检。

8．嘱患者及时取回病理报告结果交给医师，以免有异常时延误治疗。

随堂测 22-1

第二节　宫颈活组织检查

宫颈活组织检查即宫颈活检，是自宫颈病变处或可疑部位取小部分组织进行病理学检查，绝大多数宫颈活检是诊断最可靠的依据。常用的取材方法有局部活组织检查和诊断性宫颈锥形切除术。

一、局部活组织检查

【适应证】

1．阴道镜检查时反复可疑阳性或阳性。

2．宫颈脱落细胞学检查巴氏Ⅲ级及以上，TBS分类鳞状细胞异常。

3．疑有宫颈癌或慢性特异性炎症，需进一步明确诊断。

【禁忌证】

1．生殖道急性或亚急性炎症。

2．妊娠期原则上不做活检，避免发生流产、早产；月经前期和月经期不做活检，以免与活检处出血相混淆，且月经期子宫内膜在切口种植机会增加、活检伤口不宜愈合。

3．患血液病有出血倾向。

【物品准备】

阴道窥器1个，宫颈活检组织钳1把，宫颈钳1把，刮匙1把，长平镊1把，带有线尾的棉球或纱布卷1个，普通棉球数个，棉签数根，无菌巾，装有固定液（10%甲醛溶液）的标本瓶或标本袋 4 ~ 6 个及 0.5% 聚维酮碘消毒液、复方碘溶液等。

【操作步骤】

1. 嘱患者排空膀胱，协助患者取截石位。

2. 用 0.5% 聚维酮碘溶液消毒外阴，铺无菌巾，用阴道窥器暴露宫颈，干棉球擦净宫颈表面分泌物后，用消毒液进行宫颈、阴道消毒。

3. 用宫颈钳夹持宫颈前唇，选择宫颈外口鳞 - 柱交接处或肉眼糜烂较深或特殊病变处，用宫颈钳钳取小块病变组织，如疑宫颈癌者，在宫颈按时钟位置 3 点、6 点、9 点、12 点四处用活检钳各取下一块组织，必要时用刮匙搔刮宫颈部组织。为提高取材准确性，可以用复方碘溶液涂擦宫颈阴道部，选择不着色区取材，或在阴道镜引导下取材。

4. 将所取组织立即分装于标本瓶或标本袋内，并做好标记。

5. 宫颈局部用带有线尾的棉球或纱布卷压迫止血，嘱患者 24 小时后自行取出。

6. 将所有钳取的组织分别放在标本瓶内，并做好部位标记，及时送病理学检查。

【护理要点】

1. 术前应向患者讲解手术的目的、过程及注意事项，以取得患者的配合。

2. 应在月经干净后 3 ~ 7 日内施行，以防感染和出血过多。

3. 患生殖器急性炎症者，需待治愈后进行活检，以免炎症扩散。

4. 术中协助医师在标本瓶或标本袋上注明钳取部位，便于确定病变位置。

5. 护理人员陪伴在患者身边，予以心理支持。

6. 术后健康指导，嘱患者于 24 小时后自行取出阴道内棉球或纱条，如出血量多，必须立即就诊；指导患者术后保持会阴部清洁，1 个月内禁止盆浴及性生活。

7. 告知患者及时领取病理报告单并交给医师，以免有异常时延误治疗。

知识链接

《预防宫颈癌：WHO 宫颈癌前病变筛查和治疗指南（第二版）》解读

1. 宫颈癌筛查策略

（1）筛查 - 治疗（screen-treatment）：治疗的决定仅基于阳性的初筛试验。指南将管理更加细化，强调治疗的依据是仅对基于初筛为阳性者实施治疗策略，不需要经过分流和组织病理学诊断。这主要基于患者在筛查后，有条件者，理想情况下应立即同时进行消融治疗；不符合消融治疗者，如有条件，则当日即进行冷冻治疗或子宫颈环形电切术或转化区大环状切除术，无条件者，转上级医院进行手术或进一步评估。

（2）筛查 - 分流 - 治疗（screen-triage-treat）：其依据是基于 HPV DNA 初筛阳性，并在二次分流中为阳性者，无论有无组织学确诊的诊断，均可以治疗。主要考虑如果对于二次分流为阳性者需要阴道镜检查和组织病理学检查，在一些地区有挑战性，难以实施，故制定了可以不依赖阴道镜检查和组织病理学检查，仅对筛查和二次分流阳性者予以治疗。对 HPV 初筛阳性者可以应用 HPV 分型、阴道镜、醋酸染色肉眼观察（VIA）或细胞学进行分流。对于筛查阳性而分流阴性者可进行随访。

2. 初筛年龄和筛查间隔

（1）一般人群：采用筛查 - 治疗和筛查 - 分流 - 治疗 2 种策略，从 30 岁开始采用 HPV DNA 检测作为初筛，每 5 ~ 10 年定期筛查 1 次。

（2）感染人类免疫缺陷病毒的妇女：采用筛查 - 分流 - 治疗策略，从 25 岁开始筛查，采用 HPV DNA 检测作为初筛，每 3 ~ 5 年定期筛查 1 次。

来源：胡尚英，赵雪莲，张勇，等．《预防宫颈癌：WHO 宫颈癌前病变筛查和治疗指南（第二版）》解读 [J]．中华医学杂志，2021，101（34）：2653-2657．

二、诊断性宫颈锥切术

【适应证】

1. 宫颈细胞学检查多次发现恶性细胞，而宫颈多处活检及分段诊刮病理学检查均未发现癌患病灶者。

2. 宫颈活检为原位癌或镜下早期浸润癌，而临床可疑为浸润癌，为明确病变累及程度及决定手术范围者。

3. 宫颈活检证实有重度不典型增生者。

【禁忌证】

同宫颈局部活组织检查。

【物品准备】

导尿包1个，阴道窥器1个，宫颈钳1把，宫颈扩张器4～7号，子宫探针1个，长镊子2把，尖手术刀1把（或高频电切仪1台，环形电刀1把，等离子凝刀1把，电凝球1个），刮匙1把，持针器1把，可吸收缝合线，棉球及棉签若干，孔巾1块，无菌手套1副，无菌手术衣1件，复方碘溶液，标本瓶或标本袋1个及0.5%聚维酮碘溶液。

【操作方法】

1. 采用脊椎麻醉或硬膜外麻醉。患者取截石位，常规消毒外阴和阴道，铺无菌孔巾并导尿。

2. 使用阴道窥器暴露宫颈，消毒阴道及宫颈。用宫颈钳夹住宫颈前唇，用宫颈扩张器逐号扩张宫颈管，用刮匙刮取宫颈内口以下的宫颈管组织，刮取物装入标本瓶或标本袋。

3. 在宫颈表面涂复方碘溶液，在病灶或碘不着色区外0.5 cm处用手术刀做环形切口，深约0.2 cm，按照30°～50°向内做宫颈锥形切除，根据病变深度和组织学类型，切除宫颈管深度可达1～2.5 cm。也可采用宫颈环形电切除术（loop electrosurgical excision procedure, LEEP），根据病灶范围及宫颈体积不同，选用合适的电极，设计恰当的治疗参数，避免损伤影响切缘的病理分析。

4. 将切下组织放入装好固定液及做好标记的标本瓶中，送病理学检查。

5. 用无菌纱布卷填塞创面，压迫止血。若有动脉出血，用可吸收线缝扎止血，也可加用局部止血方法。

6. 行宫颈成形缝合术或荷包缝合，术毕探查宫颈管。

7. 术后留置导尿24小时。

【护理要点】

1. 手术前告知患者在月经干净后3～7日内进行（月经干净后禁止同房）。

2. 向患者及家属讲解手术过程，解除其疑虑，使其能积极配合手术。

3. 术后留患者在观察室内观察，注意是否有阴道出血、头晕及血压下降等情况，如出现上述症状，立即通知医师处理。

4. 术后注意休息，遵医嘱服用抗生素预防感染。

5. 保持会阴部清洁，2个月内禁止性生活及盆浴。

6. 嘱患者如阴道出血量多，应及时就诊，6周后到门诊复查宫颈管有无狭窄。

第三节 常用穿刺检查

腹腔穿刺检查和羊膜腔穿刺检查是妇产科常用的穿刺检查技术。腹腔穿刺检查可经腹壁穿刺和经阴道后穹隆穿刺术两种途径完成。羊膜腔穿刺检查通常采用经腹羊膜腔穿刺术。

一、经腹壁腹腔穿刺

经腹壁腹腔穿刺（abdominal paracentesis）是指在无菌条件下用穿刺针经腹壁进入腹腔，抽取腹腔及盆腔积液进行实验室检查、细菌培养及脱落细胞学检查等，以明确积液性质或查找肿瘤细胞。经腹壁腹腔穿刺还可用于人工气腹，对盆腔恶性肿瘤患者可通过穿刺，留置塑料导管，放出腹水使症状减轻，并注入化疗药物进行治疗，达到诊断和治疗目的。

【适应证】

1．协助诊断，明确腹水的性质。

2．确定靠近腹壁的盆腔及下腹部肿块性质。

3．穿刺放出部分腹水，降低腹压，减轻腹胀，暂时缓解呼吸困难等症状，使腹壁松软，便于进行腹部及盆腔检查。

4．腹腔穿刺同时注入化学药物行腹腔化疗。

5．腹腔穿刺注入 CO_2 气体，作气腹 X 线造影，使盆腔器官清晰显影。

【禁忌证】

1．疑有腹腔内严重粘连、肠梗阻。

2．疑为巨大卵巢囊肿。

3．大量腹水伴有严重电解质代谢紊乱禁大量放腹水。

4．精神异常或不能配合。

5．中、晚期妊娠。

6．弥散性血管内凝血。

【物品准备】

腹腔穿刺包 1 个（内有孔巾 1 块、弯盘 1 个，穿刺针，小镊子 2 把，止血钳 1 把，硅胶管 3 根），20 ml 注射器 1 支，纱布 6 块，棉球若干，2% 利多卡因注射液 1 支，0.5% 聚维酮碘溶液，标本瓶，胶布，无菌手套 1 副。根据病情需要准备导尿管或橡皮管、引流袋、化疗药物等。

【操作方法】

1．经腹 B 超引导下穿刺时，需膀胱充盈状态；经阴道 B 超引导下穿刺者，则需排空膀胱。

2．选好体位和穿刺点（若腹水较多，患者应取仰卧位；若腹水少，取半卧位或侧斜卧位），常规消毒后铺孔巾。穿刺点一般选择在左下腹，脐与左髂前上棘连线中外 1/3 交界处或脐与耻骨联合连线的中点偏左或右 1.5 cm 处。

3．穿刺一般无须麻醉。对于精神过于紧张者，可用 0.5% 利多卡因行局部麻醉，然后用穿刺针从选定的穿刺点垂直刺入，有突破感时，证明通过腹壁，停止进入，避免刺伤血管及肠管。拔出针芯，即有液体流出，随即连接 20 ml 注射器或引流袋，按需要量抽取液体送检。腹水细胞学检验需 100 ～ 200 ml，其他检查仅需 10 ～ 20 ml 液体。

4．操作结束后，拔出针头，再次消毒局部，覆盖无菌纱布，压迫片刻后用胶布固定。若针孔有腹水溢出，可稍加压迫。

【护理要点】

1．向患者讲解腹腔穿刺手术的目的、操作过程，为患者提供心理支持。

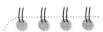

2．严格遵守无菌操作规程，以免腹腔感染。

3．大量放液时，针头必须固定好，以免针头移动损伤肠管。放液速度不宜过快，每小时放液量不应超过 1000 ml，一次放液量不应超过 4000 ml；严密观察患者的血压、脉搏、呼吸等生命体征，随时控制放液量及放液速度。若出现休克征象，应立即停止放腹水。放液过程中需使用腹带束腹，并逐渐缩紧腹带，以防腹压骤降，内脏血管扩张而引起休克。

4．在放腹水的过程中，应注意观察引流管是否通畅，并进行体位调节。

5．抽取足量积液并应标记及时送检，以免标本变质，脓性液体还应做细菌培养和药物敏感试验。

6．因气腹造影而做穿刺者，X 线摄片完毕，需作穿刺将气体排出。

7．嘱患者术后卧床休息 8 ～ 12 小时，必要时给予抗生素预防感染。

二、经阴道后穹隆穿刺术

经阴道后穹隆穿刺术（transvaginal culdocentesis）是指在无菌条件下，用穿刺针经阴道后穹隆刺入盆腔，抽取直肠子宫陷凹处积液（该处是盆腔最低部位，与阴道后穹隆接近，腹腔中游离血液、渗出液、脓液、肿瘤破碎物或腹水等常积聚于此），进行肉眼观察、化验和病理学检查。经阴道后穹隆穿刺术是妇产科临床常用的辅助诊断方法。

【适应证】

1．疑有腹腔内出血，如异位妊娠、卵巢黄体破裂等。

2．疑盆腔内有积液、积脓，穿刺抽液检查和了解积液性质、盆腔脓肿穿刺引流及局部注射药物。

3．B 超引导下穿刺取卵，用于各种助孕技术。

4．B 超引导下行卵巢子宫内膜异位囊肿或输卵管妊娠部位药物注射治疗。

5．盆腔肿块位于直肠子宫陷凹内，经阴道后穹隆穿刺术直接抽吸肿块内容物做涂片或细胞学检查以协助诊断。若怀疑恶性肿瘤需明确诊断时，可行细针穿刺活检，送组织学检查。

【禁忌证】

1．盆腔严重粘连，较大肿物占据直肠子宫陷凹部位。

2．疑有肠管与子宫后壁粘连，穿刺易损伤肠管或子宫。

3．高度怀疑恶性肿瘤。

4．准备采用非手术治疗的异位妊娠，以免引起感染。

【物品准备】

阴道窥器 1 个，宫颈钳 1 把，18 号脊椎麻醉针或 8 号注射针头 1 个，长镊子 2 把，10 ml注射器 1 支，孔巾 1 块，无菌试管，纱布，棉球若干，无菌手套 1 副，0.5% 聚维酮碘溶液。

【操作方法】

1．患者排空膀胱，取截石位。常规用 0.5% 聚维酮碘溶液消毒外阴、阴道后铺孔巾。

2．行阴道检查，了解子宫及附件情况，用阴道窥器暴露宫颈与阴道后穹隆，用 0.5% 聚维酮碘溶液消毒。

3．用宫颈钳夹持宫颈后唇向前牵引，充分暴露阴道后穹隆，再次消毒。

4．于宫颈阴道黏膜交界下方 1 cm 阴道后穹隆中央部，平行进针，当针穿过阴道壁后失去阻力、有落空感时，表示进入直肠子宫陷凹，穿刺深度 2 ～ 3 cm，立即抽吸，若无液体抽出，可调整穿刺针方向或深浅度，抽吸时可以边抽吸、边退针。

5．抽吸完毕后拔针，观察穿刺点有无活动性出血，若有出血，局部用无菌纱布压迫片刻，止血后取出宫颈钳和阴道窥器（图 22-1）。

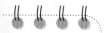
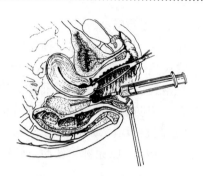

图 22-1　阴道后穹隆穿刺

【护理要点】

1．手术前帮助患者摆好体位，嘱患者术中不要移动体位，避免穿刺针伤及盆腔脏器。

2．穿刺过程中注意观察患者生命体征的变化，重视患者主诉，做好抢救准备。

3．穿刺时应注意进针方向、深度，防止伤及直肠，如误入直肠，应立即拔出针头，重新消毒，更换针头和注射器后再穿刺。

4．如抽出物为血液，应观察是否凝集。如凝集，为血管内血液；相反，为腹腔内血液。如为脓液，应送细菌培养、涂片检查及作药物敏感试验；如为黏液及渗出液，应一部分送化验检查，另一部分送病理学检查。

5．术后观察患者阴道出血情况，嘱患者保持外阴清洁。

6．协助医师做好记录，以帮助疾病诊断。

三、经腹羊膜腔穿刺术

经腹羊膜腔穿刺术（amniocentesis）是在妊娠中、晚期时用穿刺针经腹壁及子宫壁进入羊膜腔抽取羊水供临床分析诊断，或注入药物或生理盐水用于治疗的一种方法。

【适应证】

1．**用于产前诊断**　如孕妇年龄超过 35 岁、曾生育过遗传病患儿、夫妇双方或直系亲属患有遗传性疾病，通过对羊水中细胞染色体核型分析、染色质检查，来明确胎儿性别、诊断胎儿是否患有遗传病。

2．**了解胎儿成熟度**　孕妇为高危妊娠者，了解胎儿成熟度、胎儿血型及胎儿神经管是否存在缺陷。

3．**用于治疗**　如胎儿异常或死胎，需要羊膜腔内注入药物行引产终止妊娠；母儿血型不合时，需给胎儿输血；在短时间内需终止妊娠但胎儿又未成熟，通过羊膜腔内注射药物促进胎肺成熟。

4．**处理羊水量异常**　羊水过少时，胎儿无畸形，需羊膜腔内注入适量生理盐水以适量补充羊膜腔内液体，防止脐带或胎盘受压；羊水过多时，需抽出适量羊水，以改善症状及延长孕周。

【禁忌证】

1．术前 24 小时内 2 次体温 > 37.5 ℃。

2．孕妇有先兆流产时。

3．孕妇心脏、肝、肾功能严重异常，或各种疾病的急性阶段，不宜进行羊膜腔内注射药物引产。

4．穿刺部位皮肤感染。

【物品准备】

羊膜腔穿刺包，内容包括：孔巾 1 个、7 号腰穿针 1 根、弯盘 1 个、长镊子 2 把、纱布 2块、棉签及棉球若干。另外，还需 20 ml 注射器 1 支、标本瓶或标本袋 1 个、胶布、0.5% 聚维酮碘、2% 利多卡因注射液 1 支、无菌手套 1 副。

【操作方法】

1．术前先经 B 超检查确定胎盘位置及羊水最大暗区垂直深度并标记穿刺部位。穿刺点应避开胎盘，一般选在胎儿肢体侧或胎头与胎背间的颈下部。

2．孕妇排空膀胱，取仰卧位，腹部常规消毒铺巾。

3．穿刺点处用 2% 利多卡因行局部浸润麻醉，然后用 7 号腰穿针与腹壁垂直经穿刺点刺入，经过腹壁穿刺，第一次感觉阻力消失表明穿刺针已经进入腹腔，再继续进针遇到阻力表明已刺入子宫壁，再次阻力消失表明进入羊膜腔内。

4．拔出针芯即有羊水流出，用 20 ml 注射器抽取羊水 20 ml（要将最先抽取的 1 ~ 2 ml 羊水弃掉，以免混入母体细胞），并立即送检或羊膜腔内注入药物。

5．插入穿刺针芯，拔出穿刺针后压迫穿刺点 5 分钟，观察针孔是否有外渗、出血等，一般无须加压包扎，特殊情况腹壁加压包扎。使用纱布覆盖穿刺点，用胶布固定（图 22-2）。

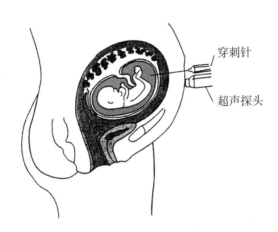

图 22-2　羊膜腔穿刺术

【护理要点】

1．穿刺前应向孕妇及家属说明检查的目的、过程等，以取得孕妇及家属的配合，缓解其紧张心理。

2．产前诊断需在妊娠 16 ~ 22 周进行，异常胎儿引产宜在妊娠 16 ~ 26 周进行。

3．术中需严格执行无菌操作规程，以防感染。

4．如抽不出羊水，可能为针孔被羊水中有形物质阻塞，需调整穿刺针方向或深度。若羊水过少，则不勉强穿刺，以免误伤胎儿。

5．如抽出血液，应立即拔针，并压迫穿刺点，包扎腹部（血液可能来自腹壁、子宫壁、胎盘或胎儿）。若胎心率无明显改变，1 周后择期再行穿刺。

6．穿刺时，进针不可过猛、过深，尽可能一次穿刺成功，最多不超过 2 次。穿刺与拔针后，注意观察孕妇有无呼吸困难、发绀等异常情况，警惕羊水栓塞的发生。

7．穿刺完毕，听胎心，注意观察胎动、胎心率变化，如有异常，立即通知医师处理。

8．术后当日嘱孕妇减少活动，注意休息；注意观察穿刺部位和阴道有无液体溢出或流血。

9．术后遵医嘱服用保胎药，如有不适，及时就医。

10．术后保持穿刺部位敷料干燥，24 小时后可自行去除。

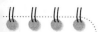

第四节 会阴切开术

会阴切开术（episiotomy）是最常用的产科手术，是在第二产程胎儿娩出时为避免会阴及盆底组织严重裂伤，减轻盆底组织对胎头的压迫，缩短第二产程，加速分娩过程的手术。常用的式式有会阴侧切开和会阴正中切开两种，由于会阴正中切开易并发会阴Ⅲ度裂伤，且行此操作需要具备一定的临床经验，因此多以会阴侧切为主。

【适应证】

1. 初产妇需阴道手术助产时（胎头吸引术、产钳术、臀位助产术等）。

2. 产妇会阴体较长或会阴部组织坚韧，分娩时有严重裂伤的可能。

3. 因各种原因需要缩短第二产程，如重度先兆子痫、胎儿窘迫、胎儿较大、部分早产情况。

【禁忌证】

1. 死胎。

2. 不能经阴道分娩的情况。

【术前准备】

（一）环境准备

准备接产，应关闭门窗，减少人员走动。调节室内温度至 26 ~ 28 ℃，为产妇适当遮挡和保暖。打开辐射暖台提前预热（足月分娩调节到 28 ~ 30 ℃，早产分娩调节到 32 ~ 34 ℃）。

（二）体位和会阴准备

产妇取截石位，并给予产妇会阴皮肤清洁和消毒。

（三）物品准备

1. 会阴侧切包 内容包括侧切剪，止血钳，持针器，线剪各 1 把，有齿镊 1 把，治疗巾 1 ~ 2 块，纱布 4 ~ 5 块，长棉签 4 根，缝合丝线，可吸收缝合线各 1 根，尾纱 1 个，接产巾。

2. 药品 2% 利多卡因 1 支（20 ml/ 支）、0.9% 生理盐水 4 支（10 ml/ 支）（稀释利多卡因至 0.5% ~ 1%）。

3. 空针和针头 20 ml 注射器 1 支、7 号长针头 1 个。

4. 消毒用品 2% 碘酊、75% 乙醇。

【操作方法】

（一）会阴侧切开术

操作步骤以会阴左侧切开为例。

1. 皮肤消毒 用 2% 碘酊棉签 1 次，75% 乙醇棉签 2 次，以侧切口为中心，由内向外消毒皮肤（首先是侧切口皮肤，依次向上、向下消毒），消毒皮肤范围约为 10 cm × 10 cm。

2. 麻醉 以左侧切开为例，用 0.5% ~ 1% 利多卡因 20 ml 进行阴部神经阻滞麻醉和局部浸润麻醉。操作者将左手示指放入阴道内，触清产妇左侧坐骨棘的位置。右手持 7 号长注射针头，在左侧坐骨结节至肛门连线中点稍偏向坐骨结节处，先注射一皮丘，然后在阴道内手指的引导下，将针头刺向坐骨棘内下方，即阴部神经经过的部位。针头穿刺到位后，先回抽空针，如无回血（因利多卡因不能静脉注射，有回血时应调整针刺部位），局部注射稀释后的利多卡因 10 ml，即可麻醉阴部神经。然后将针退至皮下（边退针、边注射麻药），再分别向侧切口、会阴体方向及坐骨结节处，做扇形浸润麻醉。注射的利多卡因总量应控制在 20 ml 左右。数分钟后，即可使会阴肌肉松弛。

3. 切开 经阴部神经阻滞麻醉后，操作者将左手示指和中指放入阴道，稍分开，放于胎先露与阴道壁之间。右手将侧切剪张开，一叶置于阴道外，一叶沿示、中二指间放入阴道内。

切口起点在阴道口5点方向处，切线与垂直线约成45°，侧切剪刀刃应与皮肤垂直，待宫缩会阴绷紧时，一次全层剪开，会阴体高度膨隆时，侧切切口交角应略大于45°，长度视需要而定，通常为3～5cm。剪开后，可用盐水纱布压迫止血。有小动脉出血者，应立即给予缝扎止血。

4．缝合　分娩结束后，仔细检查会阴切口，有无深延、上延，检查阴道壁是否有裂伤及血肿。检查完毕，按层次缝合。

（1）以生理盐水冲洗外阴及切口，重新更换无菌手套，铺接产巾（遮住肛门）。

（2）阴道放入尾纱将宫颈上推暴露切口。从切口顶端上方超过0.5cm处开始缝合（以防回缩的血管漏缝合），用可吸收缝合线间断或连续缝合阴道黏膜至处女膜内缘处打结，注意将两侧处女膜的切缘对齐。

（3）继之用可吸收缝合线间断缝合肌层，严密止血，不留死腔。缝线不宜过深，防止穿透直肠黏膜（皮下组织过厚时，可分两层缝合皮下组织，须对准筋膜层）。

（4）用75%乙醇消毒切口两侧皮肤，消毒时用纱布遮挡切口，以免造成产妇疼痛。用丝线间断缝合皮肤，缝线松紧度适宜、间距均匀。如切口整齐，可用可吸收缝合线皮内缝合（包埋缝合）。

（5）缝合结束后，检查切口顶端是否有空隙，阴道是否有纱布遗留，取出尾纱。

（6）用有齿镊对合表皮，防止表皮边缘内卷，影响愈合。

（7）用生理盐水将切口及周围皮肤擦净，嘱产妇向健侧卧位，注意局部清洁卫生。向产妇做护理会阴切口知识的宣传教育。

（8）肛查：检查有无肠线穿透直肠。

（9）将产床调节成水平位，帮助产妇放平双腿休息，注意为产妇保暖。

（二）会阴正中切开

会阴体长、可以配合的产妇适宜做会阴正中切开。消毒后沿会阴后联合中线垂直切开2～3cm。此法出血少，易缝合，但分娩过程中应注意避免会阴切口延长，造成会阴重度撕伤。其他步骤同会阴侧切。

【护理要点】

1．向产妇讲解会阴切开术的目的并征得产妇同意。

2．准备好会阴切开各种用物。

3．观察产程进展，适时做会阴切开。

4．护理人员陪伴在产妇身边，给予心理支持。

5．术后保持外阴清洁、干燥，及时更换会阴垫，嘱产妇多向健侧卧位；每日进行外阴擦洗2次，并于排便后及时清洗会阴。

6．注意观察外阴切口有无渗血、红肿、脓性分泌物及硬结等，如有异常，及时通知医师处理。

7．外阴切口肿胀、疼痛明显者，可用50%硫酸镁或95%乙醇湿热敷，然后配合理疗，利于切口愈合。

8．会阴切口一般术后3～5日拆线。

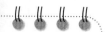

第五节　胎头吸引术

　　胎头吸引术是将胎头吸引器置于胎头，形成一定的负压后吸住胎头，通过牵引以协助胎儿娩出的一种阴道助产手术。常用的胎头吸引器有金属锥形、金属牛角形、金属扁圆形及硅胶钟形等，基本构造相同，由胎头端、牵引手柄、吸引管构成。

【适应证】

　　1．宫缩乏力，第二产程延长者。

　　2．母体患有某些合并症需要缩短第二产程者，如妊娠合并心脏病、高血压。

　　3．有剖宫产术史或子宫手术史，不宜在分娩时增加腹压用力屏气者。

　　4．轻度头盆不称，胎头内旋转受阻者。

　　5．胎儿窘迫需尽快结束分娩者。

【禁忌证】

　　1．有严重头盆不称、产道阻塞、畸形、尿瘘修补术后、宫颈癌、子宫脱垂手术后等，胎儿不能或不宜经阴道分娩者。

　　2．宫口未扩张完全者。

　　3．胎膜未破者。

　　4．胎头未衔接，位置高，未达到阴道口者。

　　5．胎位异常，颜面位、横位，臀位后出胎头者。

【用物准备】

　　（一）环境、体位、会阴准备

　　同会阴切开术。

　　（二）物品准备

　　胎头吸引器1个、负压装置（也可准备50 ml注射器1支）、止血钳1把、治疗巾2块、纱布4块、供氧设备、新生儿低压吸引器1台、一次性吸引管1根、吸氧面罩1个及新生儿复苏抢救药品等。

　　（三）术前准备

　　1．常规消毒外阴，导尿。

　　2．检查胎头吸引器有无损坏、漏气，橡皮套有无松动，连接负压装置后，接吸引管至胎头吸引器上。

　　3．再次行阴道检查，确认宫口已经开全，胎头为顶先露，胎头骨质部分已达坐骨棘水平及以下，排除禁忌证。如此时胎膜未破，应给予破膜。

　　4．产妇会阴紧者行会阴侧切术。

　　5．做好抢救新生儿的准备。

【操作方法】

　　（一）放置胎头吸引器

　　在胎头吸引器胎头接触端涂润滑油，操作者用左手分开两侧大、小阴唇，以左手示、中指撑开阴道后壁，右手持涂好润滑剂的吸引器，沿阴道后壁进入；再以左手示、中指掌面向外拨开右侧阴道壁，使开口侧缘滑入阴道内；然后手指向上撑起阴道前壁，使胎头吸引器从前壁进入，再以右手示、中指撑起左侧阴道壁，整个胎头吸引器放入阴道内，使吸引器边沿与胎头紧贴，避开囟门。

（二）检查吸引器

以右手示指沿吸引器周边检查一圈，确保宫颈、阴道壁组织没有夹于吸引器及胎头之间，检查无误后调整胎头吸引器横柄，使之与胎头矢状缝方向一致，作为旋转胎头的标记。

（三）形成负压

用空针抽出吸引器内空气 150 ～ 180 ml，使吸引器内形成负压或使用负压装置形成负压，所需负压约为 400 mmHg，用血管钳夹住橡皮连接管，等候 2 ～ 3 分钟，使胎头吸引器与胎头吸牢。

（四）牵引与旋转吸引器

负压形成后，应先轻轻、缓慢、适当地用力试牵，了解胎头与吸引器是否衔接紧密。待子宫收缩产妇屏气时，顺骨盆轴方向，按正常胎头分娩机制牵引，使胎头俯屈、仰伸、旋转娩出，并保护好会阴。如胎儿枕位异常时，可利用胎头吸引器旋转胎头至正常枕位，如胎头左枕横位，可边向下、向外、边稍向逆时针方向旋转牵拉，胎先露到达会阴部时则向外牵引。操作者用力不可过大，并能控制用力，宫缩间歇时停止牵引。

（五）取下胎头吸引器

胎头最大径线通过阴道口后，去除负压，取下胎头吸引器，帮助胎头仰伸，娩出胎儿身体。

【注意事项】

在整个实施过程中，负压形成不宜过快、过大，吸引时间不超过 10 分钟。如出现吸引头滑脱，应仔细寻找原因，是否存在不适合阴道分娩的因素，经检查排除禁忌证，可第二次重新放置胎头吸引器重新形成负压牵引，一般不超过 2 次，否则改行产钳术助产或行剖宫产术结束分娩。

【并发症】

（一）母体并发症

（1）宫颈裂伤：因宫颈未完全扩张实施牵拉所致。

（2）外阴阴道裂伤。

（3）阴道壁血肿：因牵拉时阴道壁组织进入吸引器内所致。

（二）新生儿并发症

（1）头皮下血肿：因牵引时负压过大、牵引力过大、牵引时间过长所致。

（2）头皮擦伤或坏死：牵引时间过长，导致胎儿头皮水肿、破损或坏死。

（3）颅内出血：易发生在多次牵引滑脱失败或改用产钳术者。

（4）颅骨损伤：因吸引负压过大或牵引力过大造成。

【护理要点】

1．向产妇讲解胎头吸引的助产目的、方法，取得产妇的同意和配合。

2．注意胎头吸引器的压力适当，如负压不足，容易滑脱；负压过大，则易使胎儿头皮受损；胎头娩出阴道口时，应立即解除负压，取下胎头吸引器。

3．术后应认真检查软产道有无裂伤和血肿，如软产道有撕裂伤，应立即缝合；血肿应缝扎，必要时使用纱布压迫止血。

4．密切观察新生儿头皮产瘤位置、大小，有无头皮血肿、颅内出血、头皮损伤的发生，以便及时处理。

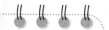

第六节 产钳术

产钳术是使用产钳（forceps）牵引胎头以娩出胎儿的手术。根据手术时胎头处于骨盆的位置高低，分为出口、低位、中位、高位产钳术。目前临床出口产钳术和低位产钳术应用较多。中位和高位产钳术已被剖宫产术替代。

【产钳的构造】

产钳由左、右两叶组成，每叶分为钳叶、钳茎、钳锁扣和钳柄。

【适应证】

1．同胎头吸引术。

2．实施胎头吸引术失败。

3．臀先露后出头娩出困难。

【禁忌证】

1．同胎头吸引术。

2．胎头颅骨最低点在坐骨棘水平或以上，有明显头盆不称。

3．确定死胎、胎儿畸形，应尽可能做穿颅术，以免损伤产道。

【用物准备】

1．环境和产妇体位准备同会阴切开。

2．根据胎先露与骨盆的位置选择产钳，做好物品准备。

3．如需会阴切开，同时还要准备会阴切开包。

4．做好新生儿复苏准备。

【操作方法】

1．消毒外阴皮肤，给予导尿。

2．行阴道检查，确定胎头下降位置及胎方位。

（1）出口产钳术：在阴道口处可以看到胎儿头皮时。

（2）低位产钳术：胎头骨质部分已达骨盆底，矢状缝在骨盆出口前后径上。

（3）中位产钳术：胎头双顶径已过骨盆入口，但未达骨盆底。

（4）高位产钳术：胎头尚未衔接，即双顶径未过骨盆入口。

3．根据产妇会阴条件决定是否需要行会阴切开（一般多行左侧会阴切开）。

4．放置产钳，以枕前位为例。操作者面对产妇站立，以"三左法"——即左手持产钳左叶钳柄，钳叶垂直向下，右手深入胎头与阴道壁之间做引导，将左叶沿右手掌面伸入手掌与胎头之间，将钳叶缓缓向胎头左侧（产妇骨盆左侧）及深部推进，将钳叶置于胎头左侧顶颞部，钳叶与钳柄处于同一水平面上，由助手持钳柄帮助固定。然后，操作者右手持右叶钳柄，左手四指伸入阴道后壁与胎头之间，引导产钳叶至胎头右侧顶颞部，达左叶产钳对应位置。尝试扣合产钳，用产钳右叶在上、左叶在下的方法，两钳叶柄平行交叉，扣合锁住，钳柄对合。并在宫缩间隙略放松钳锁。检查产钳放置情况，产钳放置后做阴道检查，了解钳叶与胎头之间有无软组织及脐带夹入、胎头矢状缝是否在两钳叶正中间。

5．牵拉产钳。操作者坐好，等待宫缩时术者将合拢的产钳沿骨盆轴方向牵拉，先向外、向下，然后再平行牵拉，用力要均匀并能控制力量。助手保护会阴，两人相互配合。当胎头着冠时停止牵拉。如一次宫缩时未将胎头牵引出，应等待下一次宫缩，宫缩间歇时应松开产钳锁扣。

6．取下产钳。当胎头最大径线越过骨盆出口时即停止牵拉，即可松解产钳。先将产钳右叶顺势向产妇腹部方向轻轻上推产钳柄，取下右叶，再用同样的方法取下左叶，应顺胎头缓缓滑出，协助胎头仰伸，然后按分娩机转娩出胎体。

【并发症】

（一）母体并发症

1. 产道损伤　主要是软产道撕裂伤，如宫颈裂伤、阴道壁裂伤、阴道裂伤。

2. 阴道壁血肿　由裂伤出血导致，血肿可达阔韧带及腹膜后，向下可达会阴深部。

3. 产后出血　由于产道裂伤，增加了出血量。

4. 感染　阴道操作增加、会阴切开、产钳放置及牵引时产道的损伤等，均增加了感染机会。

5. 会阴伤口裂开　与术前多次阴道检查、切口延裂、缝合时间过长等有关。

6. 远期后遗症　由于可能造成盆底软组织损伤，可后遗膀胱、直肠膨出或子宫脱垂等。

（二）新生儿并发症

1. 头皮血肿。

2. 头、面部皮肤擦伤，多为面部擦伤。

3. 新生儿窒息。

4. 其他损伤，如锁骨骨折、颅内出血、颅骨骨折、臂丛神经损伤、面瘫及新生儿死亡。

【护理要点】

1. 术前检查产钳是否完好。向产妇及家属交代病情，说明使用产钳的目的，征得同意后实施产钳术。

2. 指导产妇正确使用腹压。

3. 应在宫缩间歇时放置产钳。

4. 扣合产钳后，立即听胎心，及时发现有无脐带受压。

5. 取出产钳时，手法正确，避免胎儿和产道损伤。

第七节　剖宫产术

剖宫产术（cesarean section）为经腹切开子宫取出已成活胎儿及其附属物的手术。如手术应用适当，可使母婴转危为安，但也存在出血、感染和脏器损伤的危险，故应严格掌握手术适应证。主要手术方式有子宫下段剖宫产术、子宫体部剖宫产术和腹膜外剖宫产术。

【适应证】

1. 头盆不称、相对头盆不称及产力异常者。

2. 妊娠合并症及并发症者，如妊娠合并心脏病、严重妊娠高血压综合征、前置胎盘、胎盘早剥。

3. 临产后出现胎儿窘迫，短期内不能分娩者。

4. 胎位异常者。

【禁忌证】

死胎及可经阴道处理的畸形胎儿者。

【用物准备】

剖宫产术手术包1个，内有25 cm不锈钢盆1个、弯盘1个、卵圆钳6把、1号及7号刀柄各1把、解剖镊2把、小无齿镊2把、大无齿镊1把、18 cm弯形止血钳6把、直止血钳（10 cm、12 cm、14 cm）各4把、鼠齿钳4把、巾钳1把、持针器3把、吸引器头1个、拉钩1个、腹腔双头拉钩1个、刀片3个、手术刀柄3个、双层剖腹单1块、手术衣6件、治疗巾

10 块、纱布垫 6 块、纱布 20 块、手套 10 副、丝线（1 号、4 号、7 号）各 1 根、可吸收缝线 2 根。

【麻醉方式】

以持续硬膜外麻醉为主，特殊情况选用局部麻醉或全身麻醉。

【手术方式】

（一）子宫下段剖宫产术

在妊娠晚期或临产前后，子宫下段已形成。术前安置导尿管，消毒手术野，取下腹正中切口或下腹横切口，切开子宫膀胱腹膜后，下推膀胱，暴露子宫下段，在子宫下段前壁正中做小横切口，并用两手示指向左、右两侧钝性撕开延长切口约 10 cm，刺破胎膜，取出胎儿、胎盘及胎膜。缝合子宫切口及腹膜反折，清理腹腔，清点敷料及器械无误，缝合腹壁各层至皮肤。此术式切口愈合好，与盆腔粘连少，再次妊娠发生子宫破裂的机会少，被临床广泛采用。

（二）子宫体剖宫产术

子宫体剖宫产术也称为古典式剖宫产术。在子宫体正中纵行切开，长约 10 cm，取出胎儿、胎盘及胎膜，缝合子宫切口。此手术方法较易掌握，手术时间短，可用于妊娠任何时期。缺点是术中出血多，术后易与周围脏器粘连，再次妊娠、分娩时发生子宫破裂的可能性较大。此手术仅用于急于娩出胎儿或不能在子宫下段进行手术者。

（三）腹膜外剖宫产术

腹膜外剖宫产术是在腹膜外分离、推开膀胱，暴露子宫下段后切开取出胎儿、胎盘及胎膜的手术。此术式虽较复杂，但不进入腹腔，可减少术后腹腔感染的危险，多用于子宫腔有严重感染者。优点是术后肠蠕动恢复快。

【护理要点】

（一）术前护理

1. 心理护理　向产妇及家属讲解剖宫产术的目的、手术的过程及术后的注意事项，消除产妇紧张情绪，以取得产妇及家属的配合。

2. 备皮　按一般妇科腹部手术备皮范围准备。

3. 术前用药　禁用呼吸抑制药，如吗啡，以防新生儿窒息。常规做药物过敏试验。

4. 手术前安置　保留导尿管，查血常规、凝血五项，做好配血、输血准备。

5. 准备好新生儿保暖和抢救工作　如气管插管、氧气及急救药品、新生儿辐射台。

6. 密切观察胎儿、胎心　并做好记录。

（二）术中配合

1. 注意观察产妇生命体征，配合医师顺利完成手术过程。

2. 必要时按医嘱输血、给予子宫收缩药。如因胎头入盆过深导致取出胎头困难，助手可在台下戴消毒手套，自阴道向上推胎头，以利胎儿娩出。

3. 观察并记录产妇各管路是否通畅，如导尿管、输液管。

4. 手术过程中注意产妇是否有呛咳、呼吸困难等，警惕羊水栓塞的发生。

5. 协助助产士处理好接产及抢救新生儿。

（三）术后护理

1. 按腹部手术及产褥期妇女护理。

2. 术后回到母婴同室病房后，协助母婴完成皮肤接触、早吸吮。

3. 鼓励产妇术后勤翻身，促进肠蠕动；鼓励产妇 6 小时后进流食，并根据肠道功能恢复的情况逐步过渡到半流质饮食、普食，以保证产妇营养，有利于乳汁分泌。

4. 术后 24 小时拔除尿管，产妇取半卧位，指导产妇自行排尿及下床活动，以利恶露排出。

5. 遵医嘱补液，有感染者按医嘱加用抗生素。

6．术后注意观察产妇子宫收缩及阴道出血情况。

7．指导产妇保持外阴清洁；鼓励其坚持母乳喂养；摄取营养丰富的食物，以保证产后恢复及母乳喂养的进行；坚持做产后保健操，以帮助身体恢复。术后避孕 2 年；产后 6 周禁止性生活，产后 42 日到门诊复查子宫复旧情况。

科研小提示

我国婴儿纯母乳喂养率低，提高母乳喂养的最佳干预模式值得探讨。

来源：周漾，薛程，金华怡，等．父亲支持母乳喂养自我效能简式量表的汉化与信效度检验［J］．中华护理杂志，2020，55（7）：1116-1120．

第八节　人工剥离胎盘术

人工剥离胎盘术是指胎儿娩出后，胎盘不能自然与子宫壁剥离，部分或全部粘连，为了减少产妇出血而进行的操作者用手剥离并取出滞留于宫腔内胎盘的手术。

【适应证】

1．胎儿娩出后，胎盘部分与子宫壁剥离引起子宫大量出血者（阴道活动性出血量达 200 ml 及以上）。

2．胎儿娩出后 30 分钟，胎盘尚未剥离或部分剥离引起子宫出血，经按摩子宫底、给予子宫收缩药或牵拉脐带等措施，胎盘仍未能完全剥离排出者。

【禁忌证】

1．已经确诊胎盘植入者。

2．有子宫破裂征兆者。

【用物准备】

无菌手套 1 副，无菌治疗巾 1 块，导尿管 1 根（必要时导尿），盐酸哌替啶 50 mg，5 ml 注射器 2 支，缩宫素 1 支，急救药品等。

【操作方法】

1．助手遵医嘱为产妇静脉注射盐酸哌替啶 50 mg（肌内注射 100 mg），帮助产妇镇痛。

2．人工剥离胎盘前再次消毒外阴，接产者更换手套，将无菌治疗巾铺于产妇臀下。

3．操作者左手轻轻牵拉脐带，右手沿脐带进入子宫腔，找到胎盘边缘。如宫口较紧，操作者手不能进入宫腔时，可肌内注射阿托品 0.5 mg。进入宫腔后，手背紧贴子宫壁，五指并拢，插入胎盘与子宫壁之间，以手掌的尺侧缘从胎盘边缘开始将胎盘慢慢地从子宫壁分离，全部剥离后，助手协助按压子宫，操作者娩出胎盘，仔细检查。同时注射缩宫素。操作时必须动作轻柔，避免强行剥离或用手抓胎盘或抠挖子宫壁，防止子宫破裂。若找不到能剥离的胎盘边缘，可能是胎盘植入，不应强行剥离。如疑有不完整处，立即行产后刮宫，清除残留胎盘及胎膜，刮出物送病理学检查。

【护理要点】

1．术前应向产妇说明人工剥离胎盘术的目的，取得产妇配合。

2．做好输液、输血的准备。

3．密切观察产妇的生命体征。

4．严格执行无菌操作，动作轻柔，切忌粗暴。若确实剥离困难，应考虑可能为胎盘植入，切不可强行剥离。

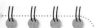

5. 胎盘剥离后，要密切观察子宫收缩情况，如宫缩不佳，及时按摩子宫并注射子宫收缩药。

6. 认真检查胎盘、胎膜是否完整，若有缺损，应行刮宫术。

7. 术后注意观察患者有无发热、阴道分泌物异常等体征，必要时遵医嘱给予抗生素。

第九节　诊断性刮宫手术

诊断性刮宫手术（diagnostic curettage）简称诊刮，是诊断宫腔疾病最常用的方法，是通过刮取子宫内膜和内膜病灶进行活组织检查，做出病理学诊断。诊断性刮宫手术是妇科常用的诊疗手段，如疑有颈管病变，则对宫颈管和宫腔分别进行诊刮，简称分段诊刮。

【适应证】

1. 子宫异常出血或阴道排液，需证实或排除子宫内膜癌或其他病变。

2. 无排卵性功能失调性子宫出血或怀疑子宫性闭经，需在月经周期后半期了解子宫内膜改变情况。

3. 女性不孕症，需了解有无排卵，并能发现子宫内膜病变。

4. 功能失调性子宫出血或疑有宫腔内组织残留致长期多量出血时，刮宫有助于诊断并迅速止血。

【禁忌证】

1. 急性宫颈炎、急性或亚急性附件炎。

2. 诊刮前体温 > 37.5 ℃

3. 假丝酵母菌及滴虫性阴道炎。

4. 急性传染病。

5. 严重心血管疾患。

6. 出、凝血功能异常，有出血倾向。

【用物准备】

无菌刮宫包1个，内有孔巾1块，宫颈钳1把，长平镊2把，子宫探针1个，有齿卵圆钳1把，长持物钳1把，宫颈扩张器（4 ~ 8号）各1根，6号吸管1根，阴道窥器1个，大、小刮匙各1把，弯盘1个，纱布2块，棉球4个，标本瓶1个（装有固定标本的溶液），0.5%聚维酮碘溶液。

【操作方法】

1. 嘱患者排空膀胱，仰卧于检查床上，取截石位。常规外阴消毒后铺巾，双合诊检查查清子宫的位置、大小及附件情况。

2. 使用阴道窥器充分暴露宫颈，清除阴道分泌物，并消毒宫颈及阴道，然后用宫颈钳钳夹宫颈前唇，用子宫探针探测宫腔深度及方向。

3. 按子宫屈向，用宫颈扩张器自4号开始逐号扩张宫颈管至8号，使刮匙能进入宫腔。

4. 使用探针探测宫腔，了解宫腔的屈度和深度，用刮匙顺子宫屈向送入刮匙达子宫底部，由内向外自子宫前壁、侧壁、后壁、子宫底和两侧宫角部刮取组织。

5. 在刮宫过程中，如功能失调性子宫出血者，应全面、彻底地清除肥厚的内膜，既可止血，又可做组织病理学检查，了解子宫内膜分泌期或增殖期及增长的程度，结合临床明确诊断；若高度怀疑刮出物为癌组织，应立即停止刮宫，以免引起出血及癌扩散。若疑为内膜结核，须注意刮取子宫两角部的组织。

6. 进行分段诊刮时，先不探测宫腔，先用小细刮匙刮取颈管内口以下的宫颈管组织，然后按诊刮再刮宫腔内组织，将刮出的宫颈管和宫腔组织分开送检。

【护理要点】

1．刮宫的主要并发症是出血和感染，应准备好各种抢救物品，以便刮宫出现紧急情况时的抢救，做好输液、配血准备。

2．术前向患者讲解诊断性刮宫的目的、手术过程，使患者能够配合手术。

3．根据病情正确预约诊刮时间，并应告诉患者在手术前 5 日禁止性生活。

4．对不孕症需诊刮者，应选择月经前 1 ~ 2 日或月经来潮 6 ~ 12 小时内进行，以便判断有无排卵或黄体功能不良。

5．协助医师仔细观察刮出的组织，固定好标本，及时送病理科检查。

6．术后观察患者 1 小时，如无腹痛、内出血等征象，可让患者离开。

7．嘱患者保持外阴清洁，勤换内裤。禁性生活和盆浴 4 周，遵医嘱口服抗生素。

8．术后 2 周门诊复查，根据病理学检查结果给予相应处理。

随堂测 22-2

第十节　妇产科内镜检查

内镜检查是临床常用的一种诊疗技术，利用连接摄像系统和冷光源的内镜，检查人体体腔及脏器内部，观察组织形态、有无病变，必要时取活组织行病理学检查，以明确诊断，也是对部分妇产科疾病的一种治疗方法。妇产科常用的内镜有阴道镜、宫腔镜和腹腔镜。

一、阴道镜检查

阴道镜检查（colposcopy）是利用阴道镜将宫颈阴道部上皮放大 5 ~ 40 倍，借以观察肉眼不能直接看到的较微小病变（异型上皮、异型血管和早期癌前病变），对可疑部位行定位活检，以提高宫颈疾病确诊率。同时还具备摄像系统和电脑图像显示。阴道镜观察不到宫颈管，对位于宫颈管内的鳞 - 柱移行带的观察受到限制。

【适应证】

1．宫颈刮片细胞学检查结果 LISL 及以上，或 ASCUS 伴高危型 HPV 阳性或 AGC。

2．HPV 检测 16 或 18 型阳性者，或其他高危型 HPV 阳性持续 1 年以上。

3．可疑外阴皮肤病变；可疑阴道鳞状上皮内病变、阴道恶性肿瘤。

4．宫颈锥切术前确定切除范围。

5．宫颈、阴道及外阴病变治疗后复查和评估。

【禁忌证】

1．阴道炎症、宫颈疾患治疗期。

2．月经期。

3．阴道放置药物、宫颈刮片及有性交者的妇科检查。

【用物准备】

弯盘 1 个、阴道窥器 1 个、宫颈钳 1 把、卵圆钳 1 把、长平镊 1 把、宫颈活检钳 1 把、弯盘 1 个、标本瓶或标本袋 4 ~ 6 个、孔巾 1 块、纱布 4 块、棉球数个、长棉签 2 根及阴道镜、3% 醋酸溶液、1% 复方碘液等。

【操作步骤】

1．患者排空膀胱，取截石位。用阴道窥器充分暴露阴道和宫颈。

2．用棉球轻轻擦净阴道、宫颈分泌物。

3．打开阴道镜光源，调整阴道镜目镜，一般物镜距宫颈 15 ~ 20 cm，距阴道口 5 ~

10 cm。调节焦距至物像清晰，观察宫颈、阴道部上皮及血管等变化。

4．先将物镜扩大 10 倍观察，然后再增大倍数循视野观察。

5．宫颈先涂 3% 醋酸溶液（柱状上皮在醋酸溶液的作用下水肿，变为微白呈葡萄状），以此鉴别宫颈鳞状上皮和柱状上皮。再涂 1% 复方碘液（正常鳞状上皮呈棕褐色，不典型增生和癌变上皮因糖原少而不着色），使组织净化、肿胀及确定病变范围，便于观察病变，然后仔细观察；对血管做精密观察时加上绿色滤光镜片，并放大 20 倍。

6．观察不着色的区域，在可疑病变部位取活组织送病理学检查。

【护理要点】

1．嘱受检者于检查前 24 小时避免性交、阴道和宫颈检查操作和治疗等。

2．阴道镜检查前应排除滴虫、假丝酵母菌、淋病奈瑟菌等感染。急性阴道炎、宫颈炎患者应先治疗。

3．术前向患者讲解阴道镜检查的目的及方法，消除其顾虑。

4．禁止将润滑剂涂于阴道窥器上，以免影响观察和检查结果。

5．术中配合医师调整光源，及时传递所需用物。

6．若取活体组织，及时固定，标本瓶上应注明病理组织部位，填好申请单后及时送检。

二、宫腔镜检查

宫腔镜检查（hysteroscopy）是应用膨宫介质扩张宫腔，通过插入宫腔的光导玻璃纤维窥镜，直视观察宫颈管、宫颈内口、宫腔及输卵管开口的生理与病理变化，以便针对病变组织直观、准确取材并送病理学检查；同时也可直接在宫腔镜下手术治疗。

【适应证】

1．异常子宫出血者。

2．原发或继发不孕者的子宫内病因诊断。

3．可疑宫腔粘连及畸形者。

4．超声提示有异常宫腔回声及占位病变及输卵管碘油造影检查发现的宫腔异常者。

5．需节育器定位与取出者。

6．子宫造影异常者。

【禁忌证】

1．生殖道急性或亚急性炎症者。

2．经期、妊娠期、活动性子宫出血者。

3．严重心脏、肺功能不全或血液疾患者。

4．近期（3 个月内）有子宫穿孔或子宫手术史者。

5．宫颈恶性肿瘤者。

6．宫颈瘢痕影响扩张者，宫颈裂伤或松弛致灌流液外漏者。

【用物准备】

阴道窥器 1 个、宫颈钳 1 把、敷料钳 1 把、卵圆钳 1 把、长平镊 1 把、子宫腔探针 1 根、宫腔刮匙 1 把、宫颈扩张器（4 ~ 8 号）各 1 根、小药杯 1 个、弯盘 1 个、纱球 2 个、纱布 2块、棉签数根、无菌巾、5% 葡萄糖 1000 ml、庆大霉素 8 万 U 1 支、地塞米松 5 mg、宫腔镜及设备等。

【操作步骤】

1．患者排空膀胱后取截石位。常规外阴冲洗及外阴、阴道消毒后铺无菌巾，用阴道窥器暴露宫颈，并用宫颈钳牵持宫颈前唇。

2．用探针探明子宫腔的屈度和深度后，适当扩张宫颈至 6.5 号扩张器（扩张宫颈至大于镜体外鞘直径半号），使光学视管能进入。

3．连接宫腔镜器械，将摄像头、光源与光学视管相连，入水管及排水管连接于操作手柄，开启液体膨宫泵，将 5% 葡萄糖注入水管内，排空管内气体，调节压力在 100 ~ 150 mmHg，将光学视管顺宫腔方向送入宫颈内口，使膨宫液经宫颈管注入宫腔，行宫腔冲洗，至流出液清亮为止。

4．继续注入 5% 葡萄糖 50 ~ 100 ml，使宫腔扩张，当子宫内膜清晰可见时，移动镜管，按顺序检查宫腔和宫颈管。

5．检查宫颈内口和宫颈管，然后徐徐退出镜管。

【护理要点】

1．术前询问患者病史，全面评估患者的一般情况，排除有禁忌证者，做好心理护理。

2．以月经干净后 1 周检查为宜，此时子宫内膜处于增生早期，较薄，且不易出血，黏液分泌量少，宫腔病变易显露。

3．人工流产可能引起的并发症，如子宫穿孔、泌尿系及肠管损伤、出血、过度水化综合征、心脑综合征，也可能发生于子宫镜检查，所以术中、术后应注意观察患者的生命体征、有无腹痛等，如有异常，应及时处理。

4．配合医师控制宫腔总灌流量，葡萄糖进入患者体内血液循环不应超过 1000 ml，否则易发生低钠血症。

5．术后患者卧床 1 小时，观察其生命体征和有无腹痛等，按医嘱使用抗生素 3 ~ 5 日。

6．告知患者经子宫镜检查后 2 ~ 7 日阴道可能有少量血性分泌物，需保持会阴部清洁；术后 2 周内禁止性交、盆浴。

三、腹腔镜检查

腹腔镜检查（laparoscopy）是将光学视管经腹壁插入腹腔，通过视屏观察盆腹腔内脏器的形态、有无病变，必要时取有关组织做病理学检查，以明确诊断的方法。近几年临床已普遍利用腹腔镜进行手术。

【适应证】

1．诊断不明确的盆腔包块，如肿瘤、炎症、异位妊娠、子宫内膜异位症。

2．原因不明的急、慢性腹痛，盆腔痛。

3．人工流产放环术后可疑子宫穿孔、腹腔脏器损伤或节育器异位。

4．不孕症患者需排除盆腔疾病，判断输卵管是否通畅，观察排卵情况。

5．恶性肿瘤手术或化疗后的效果评价。

【禁忌证】

1．严重心脏、肺功能不全。

2．弥漫性腹膜炎或腹腔有广泛粘连。

3．凝血功能障碍。

4．盆腔巨大肿瘤，超过脐水平。

5．腹腔内大出血。

6．过度肥胖。

【用物准备】

阴道窥器 1 个、宫颈钳 1 把、敷料钳 1 把、卵圆钳 1 把、气腹针、子宫腔探针 1 根、细齿镊 2 把、刀柄 1 把、组织镊 1 把、持针钳 1 把、小药杯 2 个、缝线、缝针、刀片、剪刀 1 把、棉球、棉签、纱布、内镜、CO_2 气体、举宫器、2 ml 注射器 1 支、2% 利多卡因 2 支或全身麻醉用药及腹腔镜设备等。

【操作步骤】

1. 行全身麻醉、硬膜外麻醉或静脉辅助用药。

2. 常规消毒腹部皮肤及外阴、阴道后，安置导尿管，放置举宫器。

3. 建立人工气腹，其目的是为避免损伤腹腔脏器及便于腹腔镜的送入与观察。将气腹针于脐孔中央处与腹部皮肤呈 90° 穿刺进入腹腔，充气气体一般为 CO_2，以充气流量 1 ~ 2 L/min 的速度充入 CO_2，调整患者为头低臀高位（倾斜度 15° ~ 30° 为宜），继续注入 CO_2 2000 ~ 3000 ml，使腹腔内压力达 12 mmHg 左右，停止充气，拔出气腹针。

4. Trocar 穿刺（以下简称抽克）基本方法同腹腔穿刺，但光学视管的套管较粗，刺入部位一般选择脐下 1 cm。将抽克从切口处垂直穿刺入腹腔，拔出抽克针芯，将光学视管自抽克插入腹腔，打开冷光源，按照顺序检查盆腔内各脏器。必要时取组织活检。

5. 检查有无出血及脏器损伤，取出光学视管。然后排除腹腔气体，拔除抽克，缝合穿刺切口，以无菌纱布覆盖并固定。

【并发症】

1. 血管损伤 可因误伤腹膜后大血管或腹壁下动脉，引起大出血。

2. 脏器损伤 误伤膀胱、直肠等。

3. 皮下气肿 因气腹针未能正确穿入腹腔而引起。

4. 其他并发症 如穿刺口不愈合或穿刺口痛、术后肩痛。

【护理要点】

（一）术前准备

1. 全面评估患者身心状况，向患者讲解腹腔镜检查的目的、操作步骤、术中配合及注意事项等，使其消除疑虑，配合手术。

2. 术前 1 日晚清洁肠道，腹部皮肤准备（注意清洁脐孔）。

3. 术日晨患者禁食、水。

（二）术中配合

术中注意观察患者生命体征的变化。

1. 患者排空膀胱，取截石位。随着 CO_2 气体进入腹腔，将患者改为臀高头低位，并根据需要变换体位。进行检查时，需使患者臀部抬高 15°。

2. 注意观察患者生命体征的变化，如发现异常，及时报告医师处理。

3. 陪伴在患者身旁，了解患者的感受，并指导患者与医师配合的技巧。

（三）术后护理

1. 根据麻醉方式选择不同的护理措施。拔除导尿管，嘱患者尽快自行排尿。卧床休息 30 分钟后可下床活动，询问患者的感受，并密切观察患者生命体征、有无并发症的出现，如发现异常，及时向医师汇报并协助处理。

2. 向患者解释可能因腹腔残留气体而感到肩痛及上肢不适的症状，会逐渐缓解，严重者给予吸氧。鼓励患者早期活动，尽快排除腹腔气体。

3. 观察脐部穿刺口有无红肿、渗出。

4. 患者术后当日可进半流食，次日正常饮食。

5. 按医嘱给予抗生素。

6. 术后 2 周内禁止性交，如有发热、出血、腹痛，应及时到医院就诊。

第十一节　输卵管通畅试验

输卵管通畅试验的主要目的是检查输卵管是否畅通，了解宫腔、输卵管腔的形态及输卵管的阻塞部位。常用方法有输卵管通液术、子宫输卵管造影。输卵管通气术因有发生气栓的潜在危险，准确率仅为45% ～ 50%，临床上已逐渐被其他方法所取代。随着内镜在妇产科的广泛应用，腹腔镜直视下输卵管通液检查、宫腔镜下经输卵管口插管通液检查等方法日益普及。

一、输卵管通液术

输卵管通液术（hydrotubation）是检查输卵管是否通畅的一种方法，且具有一定的治疗功效。医师通过导管向宫腔内注入液体，根据注液阻力大小、有无回流及注入液体量和患者感觉等判断输卵管是否通畅。由于操作简便，不需特殊设备，广泛应用于临床。

【适应证】

1．不孕症，男方精液正常，疑有输卵管阻塞。

2．检验和评价输卵管绝育术、输卵管再通术或输卵管成形术的效果。

3．对输卵管黏膜轻度粘连有疏通作用。

【禁忌证】

1．急性、亚急性生殖器炎症或盆腔炎。

2．月经期或不规则阴道出血。

3．可疑妊娠。

4．有严重的全身性疾病，如心脏、肺功能异常，不能耐受手术。

5．体温高于37.5 ℃。

【用物准备】

通液器（宫颈导管）1个、Y形管1个、阴道窥器1个、弯盘1个、卵圆钳1把、宫颈钳1把、子宫探针1根、长镊子1把、宫颈扩张器（2 ～ 4号）各1根、纱布6块、治疗巾和孔巾各1块、棉签和棉球数个、氧气、抢救用品等、输卵管通气机1台。20 ml注射器1支、生理盐水20 ml、庆大霉素1支、地塞米松5 mg、透明质酸酶1500 U、0.5%利多卡因2 ml。

【操作步骤】

1．患者排尿后取截石位。外阴、阴道常规消毒，铺无菌巾，双合诊检查了解子宫位置及大小。

2．放阴道窥器暴露宫颈，消毒阴道及宫颈，以宫颈钳钳夹宫颈前唇，沿宫腔方向置入通液器（宫颈导管），并使其与宫颈外口紧密相贴。

3．用Y形管将宫颈导管与压力表相连，压力表应高于Y形管水平，以免液体进入压力表。

4．将注射器与宫颈导管相连，并使宫颈导管内充满生理盐水或抗生素溶液。排出空气后，沿宫腔方向将其置入宫颈管内，缓慢推注液体，压力不超过160 mmHg。观察推注时阻力大小、经宫颈注入的液体是否回流、患者下腹部是否疼痛等。

5．术毕取出宫颈导管，再次消毒宫颈、阴道，取出阴道窥器。

【护理要点】

1．月经干净3 ～ 7日进行手术，术前3日禁性生活。

2．手术前检查用物是否完备，各种管道是否通畅；向患者讲解输卵管通液术的目的、步骤及配合要点，消除其恐惧、紧张心理，以取得患者的合作。

3．术前半小时肌内注射阿托品0.5 mg解痉，并嘱患者排空膀胱。

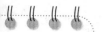

4．术中随时了解患者的感受，观察患者下腹部疼痛的性质、程度，如有不适，应立即处理。

5．通液所用生理盐水应加温至接近体温后应用，以免引起输卵管痉挛。

6．注入液体时必须使宫颈导管紧贴宫颈外口，以防液体外漏，导致注入液体压力不足。

7．术后2周禁盆浴及性生活，酌情给予抗生素预防感染。

二、子宫输卵管造影

子宫输卵管造影包括传统的子宫输卵管造影（hysterosalpingography，HSG）和超声下子宫输卵管造影（hysterosalpingo contrast sonography，HyCoSy）。前者是通过导管向宫腔及输卵管注入造影剂，行X线透视及摄片，根据造影剂在输卵管及盆腔内的显影情况了解输卵管是否通畅、阻塞部位及宫腔形态。后者能在超声下实时观察造影剂流动与分布，图像清晰、无创、无放射性、操作较为简便，具有较高的诊断价值。子宫输卵管造影具有一定的治疗功效。

【适应证】

1．了解输卵管是否通畅及其形态、阻塞部位。

2．了解宫腔形态，确定有无子宫畸形及类型，有无宫腔粘连、子宫黏膜下肌瘤、子宫内膜息肉及异物等。

3．内生殖器结核非活动期。

4．不明原因的习惯性流产，了解宫颈内口是否松弛，宫颈及子宫有无畸形。

【禁忌证】

1．急性、亚急性生殖器炎症或盆腔炎。

2．严重的全身性疾病，不能耐受手术。

3．妊娠期、月经期。

4．产后、流产、刮宫术后6周内。

5．碘过敏者禁用子宫输卵管碘油造影。

【用物准备】

通液器（宫颈导管）1个、Y形管1个、阴道窥器1个、弯盘1个、卵圆钳1把、宫颈钳1把、子宫探针1根、长镊子1把、宫颈扩张器（2～4号）各1根、纱布6块、治疗巾和孔巾各1块、棉签和棉球数个、氧气、抢救用品、输卵管通气机1台。10 ml注射器1支、40%碘化钠造影剂1支。

【操作步骤】

1．患者取截石位。常规消毒外阴、阴道，铺无菌巾，检查子宫位置及大小。

2．以阴道窥器扩张阴道，充分暴露宫颈。消毒宫颈及阴道穹，用宫颈钳钳夹宫颈前唇，探查宫腔。

3．将40%碘化油充满宫颈导管，排出空气，沿宫腔方向将其置入宫颈管内，缓慢推注碘化油，在X线透视下观察碘化油流经输卵管及宫腔情况并摄片。24小时后再摄盆腔平片，以观察腹腔内有无游离碘化油。若用76%泛影葡胺液造影，应在注射后立即摄片，10～20分钟后第二次摄片，观察泛影葡胺液流入盆腔的情况。

4．注入碘化油后子宫角圆钝，输卵管不显影，则考虑输卵管痉挛，可保持原位，肌内注射阿托品0.5 mg或针刺合谷、内关穴，20分钟后再透视、摄片；或停止操作。

【护理要点】

1．宜于患者月经干净3～7日进行检查，术前3日禁性生活。

2．手术前检查用物是否完备，各种管道是否通畅；向患者讲解子宫输卵管造影的目的、步骤及配合要点，消除其恐惧、紧张心理，以取得患者的合作。

3．行造影术前，应询问患者是否有过敏史并做碘过敏试验。

4．术前排空膀胱，便秘者术前行清洁灌肠，以使子宫保持正常位置，避免出现外压假象。

5．注射造影剂的过程中，如患者出现呛咳，应警惕造影剂栓塞，需立即停止注射，取出造影管，严密观察患者的生命体征，必要时按肺栓塞处理。

6．由于气体对横膈的刺激，患者可出现胸闷、气急或呼吸困难等，严重者可出现休克。所以，术后应嘱患者取头低臀高位，使腹内气体趋向盆腔，减轻刺激，症状即可缓解。

7．术后 2 周内禁性生活和盆浴，可酌情给予抗生素预防感染。

小　结

　　妇产科诊疗及手术患者的护理主要包括生殖道细胞学检查、宫颈活组织检查、经腹壁腹腔穿刺和羊膜腔穿刺、经阴道后穹隆穿刺术、会阴切开术、胎头吸引术、产钳术、剖宫产术、人工剥离胎盘术、诊断性刮宫手术、妇科内镜检查及输卵管通畅试验，描述以上各检查及手术的适应证、禁忌证、用物准备、操作步骤及护理要点。

 思考题

1．简述经阴道后穹隆穿刺术的适应证和禁忌证。

2．简述剖宫产术术后护理要点。

（石　艳）

中英文专业词汇索引

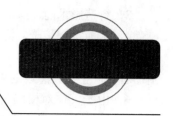

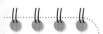

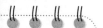

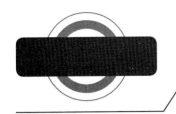

主要参考文献

[1] 杨慧霞，狄文，朱兰．妇产科学 [M]．2 版．北京：人民卫生出版社，2021．

[2] 黄荷凤，陈子江．生殖医学 [M]．北京：人民卫生出版社，2021．

[3] Tekoa L K，Mary C B，Kathryn O，等著．瓦尔尼助产学：第 6 版 [M]．陆虹，庞汝彦，主译．北京：人民卫生出版社，2020．

[4] 谢幸，孔北华，段涛．妇产科学 [M]．9 版，北京：人民卫生出版社，2018．

[5] 丁焱，李笑天．实用助产学 [M]．北京：人民卫生出版社．2018．

[6] 王卫平，孙锟，常立文．儿科学 [M]．北京：人民卫生出版社，2018．

[7] 安力彬，陆虹．妇产科护理学 [M]．6 版，北京：人民卫生出版社，2017．

[8] 余艳红，陈叙．助产学 [M]．北京：人民卫生出版社，2017．

[9] 崔焱，仰曙芬．儿科护理学 [M]．北京：人民卫生出版社，2017．

[10] 沈铿，马丁．妇产科学 [M]．3 版．北京：人民卫生出版社，2015．